JN253690

CE 臨床実習ルートマップ

【編集】
日比谷 信
藤田保健衛生大学 医療科学部 臨床工学科 准教授

MEDICAL VIEW

本書では，厳密な指示・副作用・投薬スケジュール等について記載されていますが，これらは変更される可能性があります．本書で言及されている薬品については，製品に添付されている製造者による情報を十分にご参照ください．

A Route Map of Clinical Practice for Clinical Engineers
(ISBN 978-4-7583-1721-4 C3047)

Editor: Makoto Hibiya

2016. 9. 30 1st ed

Medical View Co., Ltd.
2-30 Ichigayahonmuracho, Shinjyukuku, Tokyo, 162-0845, Japan
E-mail ed@medicalview.co.jp

編集の序

臨床実習は臨床工学技士の養成課程に必須の科目です。その教育目標は，「臨床工学技士としての基礎的な実践能力を身につけ，医療における臨床工学技術の重要性を理解し，かつ，患者への対応について臨床現場で学習し，チーム医療の一員としての責任と役割を自覚する」と掲げられています。これに基づき各養成学校では必要な教育がなされています。一方，臨床実習を受け入れる医療施設では，臨床実習の学生を受け入れるべく実習テキストを用意，実習指導者育成などの努力がされています。さらに，日本臨床工学技士会は，「臨床実習指導ガイドライン」を公開し，日本臨床工学技士教育施設協議会と連携して，臨床実習指導者教育が継続されています。

本書は，こうした各方面の努力がなされているなかで，患者の診療経過に臨床工学技士がどのような診療支援をしているのかに視座を置き，学校教育と臨床業務とをつなぐ導入テキストといった意味合いをもたせるよう計画されました。具体的には，代表的な疾患モデルを用いて，診察，診断，内科的治療，生命維持装置を用いた治療支援，治療評価と，その診療経過における臨床工学技士の業務の重要性と臨床で学ぶことに焦点を当てました。

「臨床実習基礎知識編」は，臨床実習に臨む学生が，医療施設という社会で医療活動を行う場合に必要な基本的な知識について執筆いただきました。法律，規則，マナーなどの社会常識に加え，学ぶものの責任についても触れ，さらに医療倫理・教育倫理にも言及していただきました。

「臨床実習実践編」では，臨床工学技術が提供される代表的な疾患を例示し，治療の進行に従って臨床工学技術業務がどのように関わっていくのかを具体的に解説していただきました。これにより，他の疾患への技術適用が容易に理解でき，基礎医学・臨床医学・基礎工学・臨床工学の4分野の知識の連携ができると期待できます。

本書は，より多彩なアクティブ・ラーニングが臨床実習において実践できるよう提案しました。実施記録を例示し，治療の進行に伴って刻々と変わる生体情報などを自ら記録し，その記録と治療計画・治療評価・学習ポイントとを照らし合わせ，実習指導者とのディスカッションに利用し，臨床実習での学習がさらに実りあるものになると考えます。

本書が，臨床工学技士を目指す学生諸君や彼らの教育に関わる方々の一助になれば幸いです。なお，忌憚のないご意見，ご指摘など聞かせていただきたく思います。

最後に，本書の企画から刊行まで協力していただいたメジカルビュー社の野口真一氏に深謝します。

2016年8月

藤田保健衛生大学 医療科学部 臨床工学科

日比谷　信

執筆者一覧

編集

日比谷 信	藤田保健衛生大学 医療科学部 臨床工学科 准教授

執筆者（掲載順）

小寺宏尚	姫路獨協大学 医療保健学部 臨床工学科 教授
織田　豊	大阪ハイテクノロジー専門学校 局次長 / 教務部長 / 臨床工学技士科 統括リーダー
南部由喜江	大阪ハイテクノロジー専門学校 臨床工学技士科
砂子澤 裕	九州保健福祉大学 保健科学部 臨床工学科 講師
大島　浩	東海大学 工学部 医用生体工学科 教授
田中直子	川崎医療福祉大学 医療技術学部 臨床工学科 講師 / 川崎医科大学附属病院 ME センター 主任臨床工学技士
三春摩弥	山形大学医学部附属病院 臨床工学部
石田沙織	かわぐち心臓呼吸器病院 臨床工学科 主任
菅谷友里恵	亀田総合病院 ME 室
荒木康幸	済生会熊本病院 臨床工学部 技師長
長澤洋一	川崎幸病院 CE 科 科長
岩城秀平	静岡県立こども病院 臨床工学室 主任
窪田將司	市立旭川病院 臨床工学室
平野　匠	大阪大学医学部附属病院 ME サービス部 主任
杉浦裕之	名古屋第二赤十字病院 第二臨床工学課 第一医療機器管理係長
神谷典男	聖隷浜松病院 臨床工学室 係長
木下昌樹	岡崎市民病院 臨床工学室
大坪克浩	一宮市立市民病院 臨床工学室 主査
塚本　功	埼玉医科大学国際医療センター ME サービス部 係長
土屋陽平	埼玉医科大学国際医療センター ME サービス部
寺谷裕樹	聖隷三方原病院 CE 室 室長
和田　透	聖隷三方原病院 CE 室
山田幸恵	藤田保健衛生大学病院 血液浄化センター
岡本花織	北海道大学病院 ME 機器管理センター 主任
志賀美子	名古屋大学医学部附属病院 臨床工学技術部
正木俊彦	金沢大学附属病院 ME 機器管理センター 主任
藤田智一	刈谷豊田総合病院 臨床工学科 リーダー
杉浦悠太	刈谷豊田総合病院 臨床工学科
立野　聡	北里大学病院 ME 部
東條圭一	北里大学病院 ME 部 技師長
熊代佳景	富山市立富山市民病院 医療技術局病棟診療部 臨床工学科 係長
福岡和秀	三豊総合病院 臨床工学科 科長
山下由美子	倉敷成人病センター 臨床工学科 技士長

目次／CONTENTS

第1章

臨床実習基礎知識編

臨床実習の基本的な流れ

1st Step はじめに

臨床工学技士養成課程における臨床実習は，これまでの学内授業から生命維持管理装置だけでなくさまざまな医療機器と患者（疾患，病態）との接点を理解させるために臨床実習指導者が行う教育であり，基本的な生命維持管理技術の理解と治療効果およびチーム医療のなかでの臨床工学技士の役割や責任などについて学習するものと位置づけている。

患者を中心としたチーム医療における臨床工学の重要性を臨床現場で学ぶことで，他の職種との協調性を養いながら臨床工学技士の使命を自覚し，将来どの分野の業務をするにしても最低限必要な医学知識・臨床推論法・技能・態度などの能力を実践的に身に付けることを目標としている。

2nd Step 臨床実習の利点

学生が臨床実習を通じて得られる利点として，以下のことが挙げられる。

知識やその使い方（臨床推論法）について

講義形式や机上の自己学習で臨床推論法を身に付けるには，双方向授業を受けたり，症例を準備するなどかなりの工夫が必要となる。しかし，臨床実習では患者のデータや治療方針について教科書や文献を調べたり，指導に関わる臨床工学技士とディスカッションをすることにより，知識や臨床推論法を自然に身に付けることができる。

技能について

コミュニケーション技能，観察技能，操作手技，保守点検手技などについては，臨床実習のなかで自分自身の体験なくしては「できる」ようにはならない。

態度について

臨床実習は患者や患者家族および他の医療職への接し方，自己の職業的能力とその限界を認識した行動，助力と助言の受け入れ，自己学習への意欲など，態度や姿勢を学ぶ場となる。指導に関わる臨床工学技士以外の医療職とのチーム医療のあり方や，患者への説明などに同席することにより，説明の仕方や相手の反応などを実地に体験することができる。

3rd Step 臨床実習において修得すべき単位

臨床実習における実習単位は以下の4項目に大別されており（表1），各項目45時間以上を1単位とし，合計で最低4単位修得する必要がある。施設によっては臨床工学技士の業務範囲が異なるため，下記項目に限らず幅広い実習となる可能性がある。

表1 臨床実習における実習単位

Ⅰ	血液浄化装置実習	1単位	45時間以上
Ⅱ	集中治療室実習（人工呼吸器実習を含む）	1単位	45時間以上
Ⅲ	手術室実習（人工心肺装置実習を含む）	1単位	45時間以上
Ⅳ	医療機器管理業務実習	1単位	45時間以上

上記4項目について臨床実習の内容は，基本的には実習を依頼する学校と受け入れ医療機関の協議によって定められるものであり，現状で実習医療機関の格差を最小限とするためのミニマムレベルを示すものである。また単位は4単位であるが，他に実習されるべき項目として高気圧酸素治療業務と心臓ペーシングおよび心臓カテーテル関連業務実習がある。

4th Step 臨床実習に向けて

事前準備

医療・福祉・教育など，あらゆる施設において，対象者（児）・職員・施設の円滑な管理運営を図るためにさまざまな規則・規定・方針が定められている。

実習を実施する各施設も同様に独自の方針や規則があり，実習に入る前にその説明をよくうかがって，内容を理解しておくことが必要である。ここでは，実習生が守るべき一般的な心得について述べる。学生は実習開始に先立ち，以下の項目①～④についてよく理解する必要がある。また，実習では節度があり正しい言葉遣いができ，わからないこと，新しいことに意欲的に取り組み，誠実な姿勢で臨むことが要求される。

1 実習施設に関する情報収集

施設の特色，所在地，アクセス，病床数，管理者(院長，理事長)名，実習指導者名，職員数などは事前に調べておくこと。

2 実習指導者への連絡

実習開始1週間前までに，実習指導者へ連絡をとり，表2のような確認事項表の内容に関して確認する。

表2 確認事項表(確認した項目はチェック記入)

- 氏名・学校名・学年を正確に伝える(代表者の場合は，その旨を伝える)。
- 実習初日の集合時間，場所の確認。
- 服装(白衣の種類・服装・靴など含む)，名札(縫い付けが必要か)について確認。
- 持参するものについて。
- 昼食について。
- 昼食持参(要　不要)，昼食(¥　　　　)で注文できる，食堂の有無と学生利用の可否。
- 交通手段(事前に調べておく。再確認程度)
- 学生のバイク，自転車の乗り入れは可能か？
- その他
- 事前に学習しておくべきこと。
- (必須項目/重点項目について。事前課題の有無。提出手段と期限などの確認)

3 時間の厳守

実習開始時間，昼食時間，休憩，会議，カンファレンス開催時間，実習指導者または他職種の方との指導・相談時間などの時間については，遅れることがないように注意すること。やむをえない理由で遅れる場合は，その旨を事前に連絡し，先方の了承を得ること。実習施設ごとに勤務時間についての規定があるので，原則としてその規定に従う。

4 整容

整容の如何によって，他者(特に患者)に与える印象が異なってくる。清潔感がある身だしなみを心がけること。

臨床実習施設におけるオリエンテーション

養成施設と実習施設とで事前に協議された実習内容および計画に基づいて，そこで習得すべき技術，実習時間，実際の指導者などの詳細について具体的に説明を受ける。そこで教わった施設における規則や病院倫理については必ず理解し，また医療

倫理綱領→P.36

者を目指す学生としてのわきまえをもち，日本臨床工学技士会の倫理綱領を遵守しなければならない。

臨床実習での基本的な学生の姿勢と1日の流れ

臨床実習における基本的な1日の流れは以下のとおりとなる。

①毎朝，前日の課題レポートを提出し，出欠票に印鑑（サイン）をもらう。

②指導者に当日の実習内容を確認し，その日の到達目標を各自で設定する。

③ベッドサイドで行われる手技など実習中に見学したこと，学んだことは必ずメモにとり，わからないことは質問するなどして指導を受ける。

④実習終了後は，実習内容を整理して日誌に記録し，レポートを作成する。

⑤翌日の実習内容に対する事前準備をする。

また臨床現場では多忙な日常業務のなか，手取り足取りの指導や直接業務実習（実施実習）の時間的余裕がきわめて少ない場合がある。実習指導者は学生の指導に束縛されることなく日常業務を安全に遂行することをまず優先するので，実習生は見学実習になったとしても，それが**患者中心の医療現場の実際**であることを理解して臨まなければならない。

臨床実習の中間期

臨床実習を開始してから3週目以降は，初期にさまざまな点で実習指導者から指摘を受けた箇所について振り返り，それを常に改善していく姿勢が望まれる。特に臨床工学技士は医師の指導の下さまざまな治療に直接的に関わることが多く，ミス1つが重大な事故につながる可能性がある。臨床現場においてミスの起こりやすい状況が「慣れ」であり，常に緊張感を保ちながら，自らの行いを振り返り改善し意欲を向上させる姿勢が望まれる。

臨床実習の終盤

臨床実習の終盤期となる5週目以降は実習項目が異なったとしても，「現場の臨床工学技士がどのように業務を行っているか」という視点に立つことを常に念頭に置き，一歩先を推測しながら機転を利かす能力を鍛える必要がある。ここで鍛えた推察力が，どんな状況に置かれても臨機応変に対応できる能力へと結びつくことになる。

最後に臨床実習を終えるにあたり指導いただいた技士および関連部署に御礼の挨拶を忘れないこと。

5th Step 臨床実習の評価

臨床実習における評価は大きく分けて，以下の3つからなる。

①**適性評価：**身だしなみ，態度，情緒，積極性，協調性，知識など医療従事者でありかつ臨床工学技士を目指す学生としての基本的姿勢を備えているか。

②**技能評価：**心構え，血液浄化装置学実習，集中治療室実習，手術室実習，医療管理機器業務実習，その他の業務実習，判断力など各項目において基礎知識を活用して理解し実践できる能力および技能を備えているか。

③**課題評価：**その日に指導を受けた内容についてレポートに適切にまとめ，かつ自分の考えを明確に表現できているか。また与えられた課題について消化し期日を守れているか。

この3つの評価を実習施設で細かく評価していただき，客観的総合意見を加えて施設評価となる。そのほかに記述試験や口頭試問，実習報告会なども併用する場合がある。

6th Step 臨床実習を終えて

臨床実習は臨床工学技士という職業人かつ医療従事者になるうえで必要不可欠なカリキュラムである。座学や学内実習とは違い，ここでの経験や学びが自らの臨床工学技士としての将来像につながることは確かである。常に自らの目標を立てて，クリアーしたとしても決して満足することなく前進することが職業人としての臨床工学技士に不可欠である。

（小寺宏尚）

■参考文献

1）日本臨床工学技士会，実習指導者講習会運営委員会：臨床実習指導ガイドライン改訂版（松金隆夫ほか）. p.4-5, 2013.

1 臨床実習マナー：実習前の準備

1st Step はじめに

臨床工学技士国家試験を受験するためには臨床実習は必修科目である。また，臨床実習はこれから臨床工学技士として勤務する病院やクリニック内のチーム医療を体験する貴重な機会にもなる。臨床実習は，臨床工学技士学校養成施設指定規則で規定された，1. 血液浄化装置実習，2. 集中治療室実習（人工呼吸器実習含む），3. 手術室実習（人工心肺実習含む），4. 医療機器管理業務実習の4部門にて構成されている。ここでは，臨床実習について，一般的な実習前オリエンテーション〜実習期間中〜実習後に分けて解説する。

2nd Step 実習前

オリエンテーションと実習前基礎知識の整理と確認

臨床実習に行く前には，臨床実習の目的，期間，到達目標，評定方法，諸注意などを養成校の教員と学生とで共有しておく必要がある。各校共通ではないが，臨床実習にあたって養成校の教員が作成する到達目標やその達成度を評価する項目があるので，学校で配布される実習手引きや実習日誌を熟読して養成校の教員と共有しておかなくてはならない。そして，実習関連の知識を総整理するために「透析回路・人工呼吸器回路・人工心肺装置回路の組み立て」「各種チェッカーの使用方法」などをOSCEや口頭試問などによって確認する。

OSCE：objective structured clinical examination

実習先病院との実習前打ち合わせと挨拶

学生の実習先病院が決定すると，養成校の教員とともに実習先病院を訪問し，挨拶を兼ねた，臨床実習指導者との打ち合わせを行う。臨床実習指導者と学生が初めて出会う日なので，お互いの第一印象が形成される機会である。よって，養成校の教員の両者への紹介が非常に重要になってくる。なお，臨床実習指導者と養成校の教員は，実習の目的，到達目標，実習計画，実習中の注意点，緊急時の対応，課題の提出方法や評価方法などについて十分な情報共有が行われている。

3rd Step 実習中

臨床実習は，血液浄化装置実習，人工呼吸器実習を含む集中治療室実習，人工心肺装置実習を含む手術室実習，医療機器管理業務実習の4つの基本業務を中心に構成されていると記載したが，これは**臨床現場における医療機器の安全管理者としての臨床工学技士への各方面からの役割期待の背景から生じている**。これらの実習では各実習部署での注意点，到達目標，実習目標が設定されている。さらに，共通した「教育目標」が設定されている。特に**患者を中心としたチーム医療における臨床工学技術の重要性を臨床現場で学ぶ点**が強調されている。これは他の職種との協調性を養い，また，臨床工学技士の使命を自覚し，医療の発展に寄与できる基本的な技術と知識を身に付けることが目標であることが背景にある。そして，さらには「チーム医療と臨床工学技士の位置付けについて」「患者コミュニケーション能力」「医療安全と臨床工学技士」「臨床工学領域での感染防止対策」「臨床工学技士（医療人）としての資質」がある。これらは「臨床工学技士が医療機関等において業務するうえで基本的に保持しなくてはならないものであり，臨床実習においては重点的な指導項目」とされている。これらの実習項目が順調に進捗しているか，なかなか結果がついてこない学生がいないかなどの経過報告を，養成校の教員と臨床実習担当者は定期的に報告・連絡し合って情報を共有することにより効果的な学びを支援している。

また，実習のない土曜日や日曜日に学生が一堂に集まり「実習先病院ごとの報告会」を開催するなど，学生たちの意見交換の場の提供は，苦労しているのは自分だけではないということをお互いに共有するために大切と考える。また，グループごとに実習で学んだことを発表することによって，プレゼン能力も鍛えられる。

学生は自身からの率先した挨拶，清潔感，謙虚さと知識吸収への貪欲さ，使用する語彙，はっきりとした主語と述語，時間管理，報告書などの期限厳守，マナーやルールの遵守などの能力が要求される。しかし，これらは，臨床実習に行く直前に行動修正できるものではなく，やはり，普段からの学生自身のモチベーション（考え方）によってスキルが上昇してくると思われる。臨床実習へ臨むには，学生の普段の生活のなかでの，社会人に向けての意識やスキルを身に付ける自己管理，学習へ取り組む姿勢や考え方が非常に大切と思う。例えば，日々遅刻や無断欠席をしないこと，スマートフォンなどの管理，受講する姿勢，レポートを期限内に提出すること，積極的な課外活動への参加である。そして学生は，実習先病院の指導技士や他部門からの指摘や注意を，しっかりと受け止めてほしい。また，落胆したときは臨床実習指導者や養成校の担任とも相談してほしい。この臨床実習は社会人になるための行動修正の時期にもなると期待する。

4th Step 実習後

実習先病院から各学生への評価が返却されてくる。また，各書類や報告書なども返却されてくるので十分な情報管理が必要になってくる。また，実習終了後に関係部署へ挨拶することは言うまでもない。

5th Step 臨床工学技士像を明確に

最近は，進級学年時に「早期現場見学」という教育理念の下，実際に現場で働いている臨床工学技士を見学できる養成校も存在するが，臨床実習までに自分なりの臨床工学技士像をもって日々の勉学に励んでいる学生がほとんどであると思う。そして，実際に臨床実習を経験することによって，自分のなかの臨床工学技士像が変化することがあるかもしれない。また，学校を卒業して社会人としてのスキルをもった臨床工学技士になるための練習期間になると思う。是非，この臨床実習を通じて明確な将来の臨床工学技士像を育み，そして，国家試験に向けて自分がこれからやらなくてはならない事項を整理整頓し，PDCAサイクルで勉強や就職に向けて人生設計をしてほしい。

PDCA：plan-do-check-act

（織田　豊）

■参考文献
1）柳澤　健：ＰＴ臨床実習ルートマップ，2-5，メジカルビュー社，2011.
2）公益社団法人　日本臨床工学技士会：臨床実習指導ガイドライン改訂版，2013.

2 臨床実習マナー：接遇の5原則

接遇とは他者との関係を築くうえで重要なスキルである。

医療において接遇は，病院が患者やその家族との良好な関係を保つために必要なものであり，提供する「医療の質」や「施設に対する信用・信頼」を高めることにつながる。

実習生の接遇に対する意識が低いとそれらを損なう危険性がある。病院では白衣やKCをまとっているだけで周りからは実習生ではなく「スタッフ」として見られるためである。

接遇とはどのようなものか事前にしっかりと学習し，実習中は抵抗なく実践できるように備えてもらいたい。

接遇の原則は「挨拶，笑顔・表情，言葉遣い，身だしなみ，態度」である（表1）。

これらの項目は自分自身の第一印象を左右するといっても過言ではない。第一印象で評価が低ければ，その後の実習にも影響が出てくることがあるので注意したい。

表1 接遇の5原則

①挨拶
②笑顔・表情
③言葉遣い
④身だしなみ
⑤態度

1st Step 挨拶

挨拶はコミュニケーションの第一歩であり，患者やスタッフに自分自身を認識してもらうために必要である。小さな声や軽い会釈などでは相手に認識されず「挨拶ができない人」と評価されることがある。実習が開始するまでにきちんとした挨拶ができるよう，普段の学生生活において実習生同士で練習しておき，教員に確認してもらうのも1つの方法である。

お辞儀の仕方

お辞儀は図1に示すように角度によって意味が変わる。

初対面の人に対しては最敬礼でお辞儀するように心がけたい。実習が進んでいくなかで，毎日会う患者やスタッフには会釈や敬礼で挨拶するようにしていく。首だけ動かして挨拶しないように気をつける。

また，挨拶における順序は以下に示すものが基本となる。

①体を相手に向け，相手と視線を合わせる
②背筋を伸ばして足はそろえる
③相手に聞こえる声の大きさで挨拶する
④お辞儀をする（このとき地面を1秒間ほど見ると姿勢が崩れない）
⑤最後に相手と視線を合わせて終える

図1 お辞儀の仕方

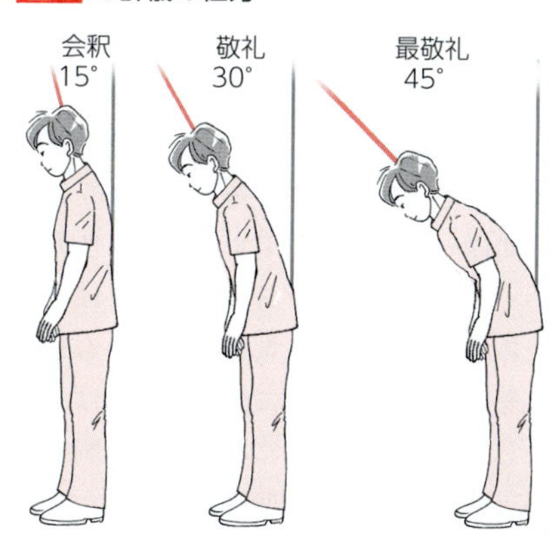

（柳澤　健 編集：PT臨床実習ルートマップ．メジカルビュー社，p.10，2011より引用）

ポイント

「明るく」「元気に」「はきはきと」「自分から」「大きな声」で行うことが大事である。

決して「無表情で」「ぼそぼそと」「目も合わせず」挨拶しないように気を付ける。

また実習生は緊張してうまく声が出ないことがあるが，腹部に力を入れて大きな声を出す習慣をつけてもらいたい。

2nd Step 笑顔・表情

笑顔は人を癒し，人間関係を円滑にしていく。いつも笑顔でいるスタッフは他のスタッフや患者から信頼を得やすい。

無表情やふてくされた表情は相手に不快感を与え，マイナスの印象となるため避けたい。さらに，はしゃいだ表情，口を大きく開けて笑うなども避ける。

特に気をつけたいのが「目の表情」である。「目は口ほどにものを言う」というが，特に話しているときにうつろな目や相手に視線を合わせないなどがあってはならない。病院ではマスクを着用することで，相手に目だけしか見えない状態になることも多い。日頃から鏡などを見て「いきいきとした目」を心がけてほしい。

3rd Step 言葉遣い

実習生の皆さんにとってたいへん難しいものの1つではないかと思う。言葉遣いはすぐに習得できるものではない。

では，どのようにすればよいか。

まず，実習生は「学ばせていただいている」という気持ちを忘れず，実習指導者・スタッフ・患者とその家族に対して敬意をはらって，はきはきと発言するよう心がけることである。最初は間違った敬語を使用することも仕方ないが，恐れずに使っていく。そこに敬意があれば，相手はその気持ちをくんでくれるだろう。ときには注意を受けるかもしれないが，勉強になったと思い，落ち込まずに直していけばよい。

しかし，学生生活において特に馴染んでいると思われる以下の言葉については，使用することがないように気をつけたい。

友達言葉

先に述べたように，相手に敬意をはらって発言すれば出てくることは少ない。しかし，スタッフ・患者のなかには，年齢が近い方や自身の学校の卒業生がいる場合もある。つい気安く話したくなると思うが，立場が違うことを忘れないで敬語を使って接すること。また相手が「敬語でなくてよい」と言っても最低限，丁寧語で話しかける。

バイト言葉

最近，コンビニエンスストアやファミリーレストランなどでよく聞くようになったので正しい敬語だと思われている言葉である。自身で使っていないか確認してほしい。例えば「～はよろしかったでしょうか」は過去との比較に使う言葉で，正しくは「～はよろしいでしょうか」となる。また「～のほう」という言葉もよく使われるが正しくない。「こちらのほうになります」は「こちらです」となる[1)]。

4th Step 身だしなみ

日常生活における「キレイでおしゃれ」や「かっこいい」「自分の好み」という基準とは異なることを，まず認識すること。

「清潔であること（清潔感があることも含む）」「安全性が保たれていること」「機能的であること」「健康的に見えること」が重要となる。

特に目につきやすい項目について図2にまとめる。

そのほか実習施設へ通う際の服装については，華美でなく，その施設の信用を損ねるような服装は避けるべきである。実習中，スーツで通うように指導している学校もある。私服が許されていても，スーツに準じるようなデザイン・色などを考慮した服装を準備しておく。ジーパン・半パン・サンダルなどは論外である。

図2 実習生の身だしなみ

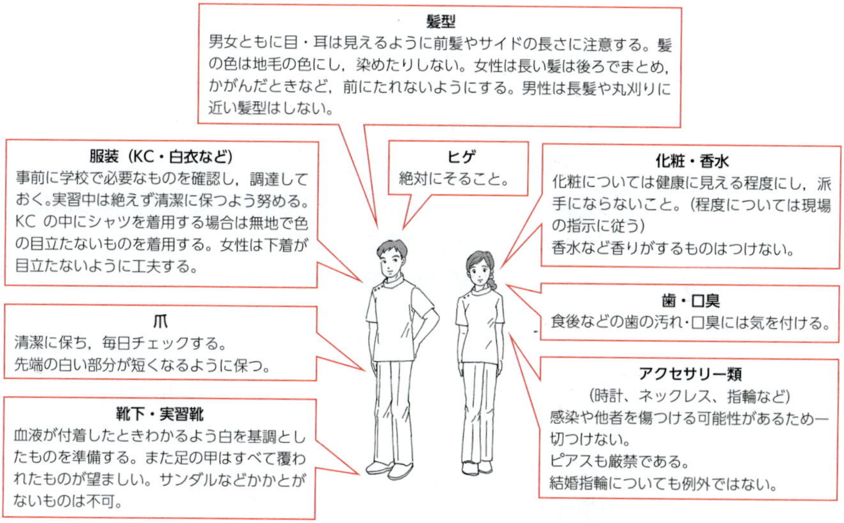

髪型
男女ともに目・耳は見えるように前髪やサイドの長さに注意する。髪の色は地毛の色にし，染めたりしない。女性は長い髪は後ろでまとめ，かがんだときなど，前にたれないようにする。男性は長髪や丸刈りに近い髪型はしない。

服装（KC・白衣など）
事前に学校で必要なものを確認し，調達しておく。実習中は絶えず清潔に保つよう努める。KC の中にシャツを着用する場合は無地で色の目立たないものを着用する。女性は下着が目立たないように工夫する。

ヒゲ
絶対にそること。

化粧・香水
化粧については健康に見える程度にし，派手にならないこと。（程度については現場の指示に従う）
香水など香りがするものはつけない。

爪
清潔に保ち，毎日チェックする。
先端の白い部分が短くなるように保つ。

歯・口臭
食後などの歯の汚れ・口臭には気を付ける。

靴下・実習靴
血液が付着したときわかるよう白を基調としたものを準備する。また足の甲はすべて覆われたものが望ましい。サンダルなどかかとがないものは不可。

アクセサリー類
（時計、ネックレス、指輪など）
感染や他者を傷つける可能性があるため一切つけない。
ピアスも厳禁である。
結婚指輪についても例外ではない。

5th Step 態度

実習生として望ましいとされる態度や振る舞いなどをまとめた。実習施設ごとのルールは守りつつ，実践してもらいたい。

①明るく元気に，はきはきと動く

②メモをとる

レポートや報告書を書くために必要なので，メモは積極的にとってもらいたい。しかし，実習生は口頭でのみ説明される速さにメモをとるスピードが追いつかない。よって十分なメモをとれずにレポートが不十分になることがよくある。例えば日頃の授業で講師が話す内容についてメモをとる練習をし，実習本番に備えてみてはどうか。

③休憩時間を無駄にしない

昼休みなど食後に時間が残った場合は無駄にせず，メモの内容確認や午前中の実習を思い出し，午後の実習につなげるようにする。同じ実習生がいるなら，ディスカッションなどをして，知識を深める。

④疑問に思ったことは質問するが，批判はしない

⑤時間を厳守する

遅くとも指定された集合時間の5分前には準備を整えて指定された場所で待機すること。

⑥立位，座位での姿勢に注意する

実習中は立っていることが多く疲れてくると思うが，片方に重心を置いたり腕を組んだりして立つことがないようにする。また座るときは椅子に深く腰掛け，背筋を伸ばし，足を投げ出したり，組んだりはしない。

⑦人に不快感を与える癖を直す

貧乏ゆすりや爪を噛むなどの癖などは直すようにする。

⑧職場にいる人の名前は実習開始後遅くとも1週間以内に覚え，声をかける際は名前で呼ぶ

⑨実習施設への感謝の気持ちを忘れない

実習施設にとって実習生を受け入れることは「当たり前ではない」。未来の臨床工学技士の育成に対して，理解・賛同をいただき施設全体に協力をいただいている。実習生はそのことに対し，実習中だけでなく実習終了後も感謝の気持ちをもち続けてほしい。間違っても批判・誹謗をしないこと。

⑩情報の取り扱いには十分注意をする

実習中に得た情報やデータ（数値・写真など）の取り扱いには細心の注意をはらってもらいたい。他の項目でも記載はあるが，守秘義務に関することは絶対に漏らさない。また，施設スタッフの情報なども同様である。特にSNS（LINEなど）は友人同士で行うため軽く考えてしまうが，安易な書き込みはしないこと。

これまで接遇に関して述べてきたが，どう感じただろうか。

今までの学生生活において特別に意識することなく過ごしてきたと思う。しかしこれらの接遇が臨床実習，そして医療業界で働くときには当たり前に求められる。

急にできるわけではないが，臨床実習を機会に接遇について勉強し，恥ずかしがらずにそのとおり実行する。まずは「接遇の台本で演じる」ことを意識してはどうだろうか。その行動がやがて習慣になっていくまで，ときには失敗を繰り返しながら，「演じる」から「自然な態度」となるまで続けてもらいたい。

（南部由喜江）

■参考文献
1) 太田幸美：医療接遇　第1版，メディカル情報サービス，2015.
2) 川村秀樹 監，井上富士子 著：看護管理者・教育担当者のためのナースの品格 接遇・マナー指導ツール集．メディカ出版，2012.

1 安全管理

臨床工学技士とは「厚生労働大臣の免許を受けて，臨床工学技士の名称を用いて，医師の指示の下に，生命維持管理装置の操作及び保守点検を行うことを業とする者」と定義されている（臨床工学技士法第2条）。

医療機器を患者に施行する際は，正しい操作法で安全に使用し，また医療機器を操作する医療従事者の安全性も担保しなければならない。

1st Step 臨床工学技士の保守点検関連業務（臨床工学技士基本業務指針2010）

臨床工学技士は，生命維持管理装置の操作のみではなく，工学的知識を医療現場に提供し，医療の安全性，信頼性，効率性を高めなければならない。また，医療従事者に対して各種医療機器に関する安全教育を行うことは医学・工学・臨床工学を専門的に学んだ臨床工学技士の責務である。

表1に臨床工学技士の保守点検関連業務（臨床工学技士業務指針2010）を示す。

表1 臨床工学技士の保守点検関連業務（臨床工学技士基本業務指針2010）

A．日常の保守点検業務
1. 業務に関連した機器の定期点検（安全性と性能）と記録
2. 機器の日常的なトラブル（不具合）の調査と対処
3. 故障時の点検と応急処置（一次サービス）
4. 修理完了時の再点検と記録
5. 新規購入機器の安全性・性能の調査・評価
6. 機器の受入試験（安全性と性能）と記録
7. 安全点検試験とは，漏れ電流測定，接地線抵抗測定，エネルギー漏れ測定，アラーム作動性点検など
8. 性能点検試験とは，それぞれの機器の基本性能の点検と調整

B．医療機器管理業務
1. 保守点検に関する計画と実施に関する管理
2. 医療機器の安全使用に関する研修会の実施
3. 医療機器の安全使用のための情報収集と他の医療職への啓発

C．特記事項
1. 臨床工学技士は，医療機器の専門医療職として積極的に，医療機関の電気設備及び医療ガス設備の安全管理を推進しなければならない。
2. 臨床工学技士による機器の保守点検は，当該機器製造販売業者の指定した手順に従い実施しなければならない。
3. 臨床工学技士による機器の修理は，医療機器を安全に管理できる部屋で当該機器製造販売業者の指定した部品及び手順書に従い実施し，修理後は機器製造販売業者が指定した性能の確認を行なわなければならない。
4. 臨床工学技士は保守点検または修理を実施した場合に，その内容を記録して保管しなければならない。
5. 臨床工学技士は常に機器のトラブル（不具合等）の調査に心がけ，「医薬品・医療機器等安全性情報報告制度」及び「医薬品・医療機器等安全性情報」を活用すること。
6. 医療機器業公正取引協議会「医療機関等における医療機器の立会いに関する基準」を遵守すること。

D．その他
1. 機器の保守点検に必要な機器と設備との整合性の調査及び設備の整備の企画等へ参加すること。
2. 機器の保守点検に必要な機器安全管理に関する他の医療職種との合同勉強会等へ参加すること。

2nd Step リスクマネジメント

近年，医療安全をキーワードに医療現場でのリスクマネジメントが推進されている。リスクマネジメントとは，「リスクの分析，評価，コントロール及び監視に対して，管理方針，手順及び実施を体系的に適用すること」と定義されている（JIS T 1497：2012「医療機器－リスクマネジメントの医療機器への適応」）。

リスクマネジメントは，医療チーム全体で医療事故を防止するための情報収集と分析，それに基づいた対策の実施，その効果の評価を行うことである（図1）。医療事故を防止するために

図1 リスクマネジメントの基本プロセス

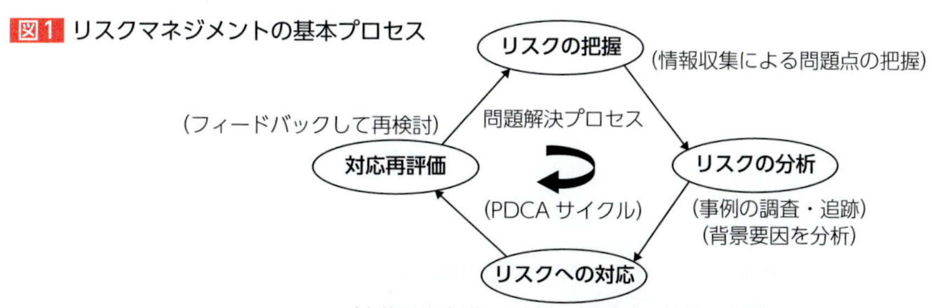

（文献2より引用）

は，医療従事者間のみではなく，患者もチーム医療の一員としてとらえることが重要である。

3rd Step インシデント・アクシデント

インシデントとは，「ヒヤリ・ハット」ともよばれ，誤った医療行為を実施する前に気付き発見できた事例，または誤った医療行為を実施したが結果的に患者に被害がなかった潜在的事例を指す。

アクシデントとは，医療事故のことであり，医療現場で医療の全過程において発生する人身事故事例を指す。

インシデント，アクシデントレポートの内容は医療施設によって異なるが，その分類，患者への影響度により，レベルを6段階に分けて区別している（表2）。

表2 レベルによる影響度

分類	患者への影響度	内容
インシデント	レベル0	エラーや医薬品・医療用具の不具合が見られたが，患者には実施されなかった
インシデント	レベル1	患者への実害はなかった（何らかの影響を与えた可能性は否定できない）
インシデント	レベル2	処置や治療は行わなかった（患者観察の強化，バイタルサインの軽度 変化，安全確認のための検査などの必要性は生じた）
アクシデント	レベル3a	簡単な処置や治療を要した（消毒，湿布，皮膚の縫合，鎮痛剤の投与など）
アクシデント	レベル3b	濃厚な処置や治療を要した（バイタルサインの高度変化，人工呼吸器の 装着，手術，入院日数の延長，外来患者の入院，骨折など）
アクシデント	レベル4a	永続的な障害や後遺症が残ったが，有意な機能障害や美容上の問題は伴わない
アクシデント	レベル4b	高度永続的な障害や後遺症が残り，有意な機能障害や美容上の問題を伴う
アクシデント	レベル5	死亡（原疾患の自然経過によるものを除く）

（文献3より一部改変引用）

臨床指導者の目

臨床現場では，常にインシデント，アクシデントが発生する危険性がある。その発生を可能な限り防ぐことは基本である。仮にインシデント，アクシデントが発生してしまった場合，その原因を調査して同様な事態が今後起こらないように防止対策を施すことが求められる。そのためには，インシデント，アクシデントを記録，報告することが重要である。
臨床実習生はインシデントに遭遇した場合，必ず実習指導者に報告・連絡・相談を行い，意見を仰ぐことが望ましい。またその際，具体的な内容（5W1H，いつ：When，どこで：Where，誰が：Who，何を：What，なぜ：Why，どのように：How）を実習指導者に伝え，周囲環境を見ながら冷静に判断し，行動しなければならない。

（砂子澤　裕）

■引用文献

1) 臨床工学合同委員会：臨床工学技士基本業務指針2010, p.20-21, 日本臨床工学技士会, 2010.
2) 佐藤幸光, ほか著：医療安全に活かす医療人間工学, p.99, 医療科学社, 2007.
3) 国立大学附属病院長会議常置委員会：国立大学附属病院における医療上の事故等の公表に関する指針(改訂版), 平成24年6月.

2 事故・過誤

医療技術の進歩による医療機器の多様化，高度化に伴い，医療事故も年々増加してきている。臨床現場では，医療行為そのものの危険性に加え，多職種の医療従事者が患者のために医療行為を行っている。その際，判断の誤り，情報伝達の誤り，患者の不適切な判断や不注意な行動，医療機器の不具合や操作ミスなど，さまざまな要因によって，患者に不利益をもたらす事故が発生する危険性がある。医療事故を防止するためには，各施設および医療従事者などが，事故防止の必要性・重要性を十分認識し，事故防止に努め，防止体制の確立を図ることが重要である。

1st Step 医療事故と医療過誤[1)]

医療事故とは，医療に関わる場所で，医療の全過程において発生するすべての人身事故で，以下の場合を含む。なお，医療従事者の過誤，過失の有無を問わない。

①死亡，生命の危険，病状の悪化等の身体的被害及び苦痛，不安等の精神的被害が生じた場合。

②患者が廊下で転倒し，負傷した事例のように，医療行為とは直接関係しない場合。

③患者についてだけでなく，注射針の誤穿刺のように，医療従事者に被害が生じた場合。

医療過誤とは，医療事故の一類型であって，医療従事者が，医療の遂行において，医療的準則に違反して患者に被害を発生させた行為をいう。医療過誤の大きな原因には，医療従事者のコミュニケーション不足，チェック不足によるものが多い。

2nd Step 医療事故と分析法

SHELモデル

事故の原因は，当事者本人の周囲環境によるものと考え，これらの要因を一つひとつ分析し解決することで事故の再発を防止する方法(図1)。

図1 SHELモデル

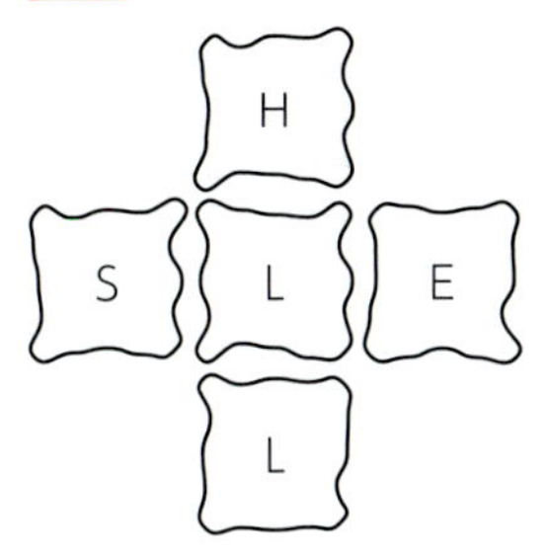

中央のL（Liveware）：当事者本人
下部のL（Liveware）：医療現場で一緒に働く同僚など当事者を取り巻く人的な要素
S（Software）：マニュアル，業務指示，教育訓練などソフトウェアに関する要素
H（Hardware）：ME機器，医療器具，設備などハードウェアに関する要素
E（Environment）：温度，湿度，照明，騒音など仕事や行動に影響を与える医療環境に関する要素

（文献2より引用）

4M－4E方式

事故の要因を4つのカテゴリー（4M）に大別し，それぞれの要因ごとに4つの視点（4E）で対策を追及する分析法（表1）。

表1 4M－4E方式

	MAN（人間）	MACHINE（物・機械）	MEDIA（手段・環境）	MANAGEMENT（管理）
EDUCATION（教育・訓練）				
ENGINEERING（技術・工学）				
ENFORCEMENT（強化・徹底）				
EXAMPLE（模範・事例）				

（砂子澤　裕）

■引用文献
1）リスクマネジメントスタンダードマニュアル作成委員会：リスクマネジメントマニュアル作成指針，厚生労働省．
2）見目恭一，編：臨床工学技士イエロー・ノート．p.382，メジカルビュー社，2013．

3 感染症対策

すべての感染症は，感染源（病原体），感染経路，感受性宿主の3要因が成立した場合に発生する。感染により何らかの症状を呈するものを顕性感染，症状を呈しないものを不顕性感染という。臨床現場では，これらの要因が散在しており，院内感染の危険性が高い。

1st Step 院内感染

院内感染とは，病院内で患者が原疾患以外に新たな感染症に罹患することや医療従事者が病院内で感染症に感染することである。

院内感染は人から人への直接，または医療器具などを介して間接的に発生する。免疫力低下患者，高齢者，低出生体重児などの易感染患者は，感染力の弱い微生物によって院内感染を引き起こす可能性がある。

また，病院内で微生物に感染したことによる感染症は，病院内で発症したもののみではなく，病院外で発症したものもすべて院内感染として取り扱う。その対象は，患者，医療従事者など病院内のすべての人に適応される。

2nd Step 感染の3要因（感染源，感染経路，感受性宿主）

感染源（病原体）

病原体による感染が直接どこに由来するかを示すものであり，多くは病原巣自体の場合が多い。人が病原巣の場合，患者と保菌者（キャリア）[*1]がある。保菌者は，無自覚で排菌している場合が多く，日常生活で多くの人と接するため，重要な感染源となる。

臨床現場では，患者の血液，体液，分泌液，排泄物，創傷，粘膜，患者に使用した医療器具などを感染源と見なして対応しなければならない。

[*1] **保菌者（キャリア）**
現在，症状は発症していないが病原体を保有している者。

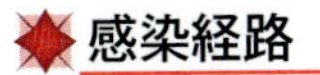

感染経路

1 接触感染

患者との直接接触によって起こる感染症，または医療器具などとの間接接触によって起こる感染症のことをいう。感染経路のほとんどが手指による接触感染（図1）である。

対象病原体：MRSA，多剤耐性菌感染症，緑膿菌，腸管出血性大腸菌O-157，ノロウィルス，B型肝炎など。

図1 接触感染

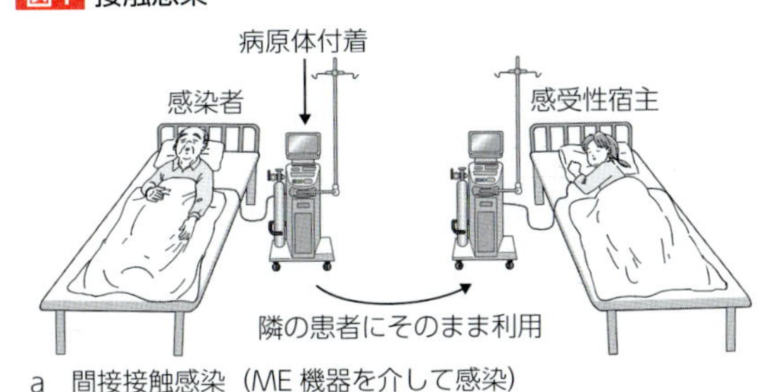

a　間接接触感染（ME機器を介して感染）

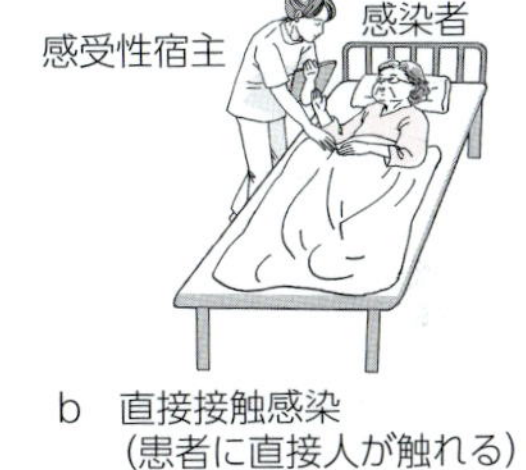

b　直接接触感染
（患者に直接人が触れる）

（文献1より引用）

2 飛沫感染

直径5 μm以上の粒子により伝播する感染であり，咳，くしゃみ，会話，気管内吸引などで伝播する。その飛散距離は1～1.5m程度である（図2）。

対象病原体：インフルエンザウィルス，ムンプスウィルス，風疹ウィルス，マイコプラズマなど。

図2 飛沫感染

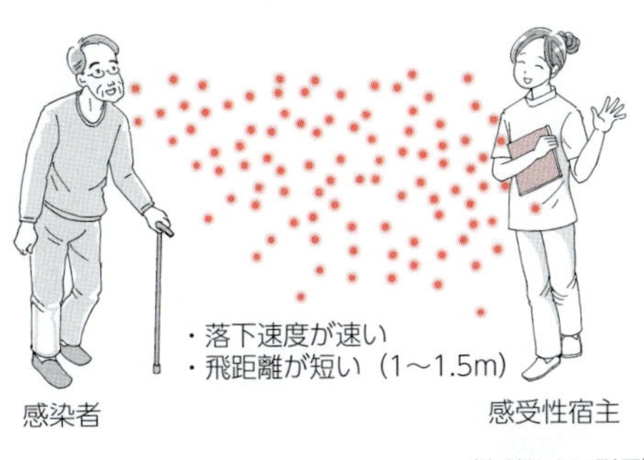

（文献1より引用）

3 空気感染(飛沫核感染)

直径5μm以下の浮遊粒子により伝播する感染であり，その飛散距離は数m以上である(図3)。

対象病原体：結核菌，水痘ウィルス，帯状疱疹ウィルス，麻疹ウィルスなど。

図3 空気感染

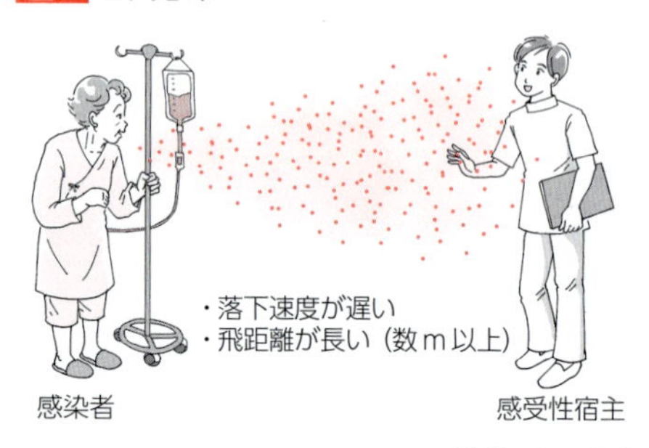

（文献1より引用）

感受性宿主

個体の個人に対する感受性は，年齢，性別，栄養条件，免疫力などのさまざまな条件によって決定され，病原体が体内に侵入しても必ず感染が成立するとは限らない。

3rd Step 標準予防策

標準予防策(Standard Precautions)とは，米国疾病管理対策センター（CDC）が「病院における隔離予防策のためのガイドライン」で提唱した概念である。

CDC：Centers for Disease Control and Prevention

すべての患者の汗を除く，湿性生体物質(血液，体液，分泌物，排泄物，粘膜など)を感染媒体と考え，患者および医療従事者の感染リスクを抑えるための感染防止対策の基本である。これらに接触する可能性がある場合，手袋，マスク，ガウン，ゴーグル，フェイスシールドなどを着用する(ただし防護服は含まれない)。また，湿性生体物質に触れた場合，手袋の有無に関係なく手洗いを励行する。

4th Step 抗体検査とワクチン接種

近年，臨床実習受入施設において，実習・研修に関わる感染管理対策について，実習生が研修を行う前段階でウィルス抗体検査およびワクチン接種を実施し，その抗体価の証明書提出を義務化する施設が増えてきている。

臨床実習受入施設が求めるウィルス抗体検査項目には，麻疹，風疹，水痘，流行性耳下腺炎，B型肝炎がある。これらのウィルスは臨床現場において，感染力が強く，患者が発症した場合には重症化や死亡リスクが高まる。そのため，抗体検査の結果が陰性または基準値を満たさない場合は，ワクチン接種を実施し，接種後に再度，抗体検査を行い，抗体価が基準値を満たしていることを確認しなければならない。

また，臨床施設によっては，インフルエンザの予防接種を強く推奨している施設や結核に関する検査（胸部写真）を義務化している施設も存在する。

（砂子澤　裕）

■引用文献

1) 見目恭一 編：臨床工学技士イエロー・ノート，p.403-404，メジカルビュー社，2013.
2) Siegel JD, et al：2007 Guideline for Isolation Precautions：Preventing Transmission of Infectious Agents in Healthcare Settings. Am J Infect Control, 35(10 supple 2)：S65-164, 2007.
3) 日本環境感染症学会ワクチンに関するガイドライン改訂委員会：医療関係者のためのワクチンガイドライン第2版. 日本環境感染学会誌, 29(Supple Ⅲ)：S1～S14, 2014.

4 インフォームド・コンセント

1st Step インフォームド・コンセントとは

IC：informed consent

インフォームド・コンセント（IC）とは，医の倫理に基づき医療従事者と患者の関係を表す用語であり，「説明と同意」と訳されている。ICの概念は，「個人の尊重」と「個人の自己決定権」が基盤となっており，医療従事者は医療行為の実施にあたり十分な説明を行うこと，患者への理解と納得を前提とし医療行為への同意を得ることが求められる。ICの努力義務として，医療法第1条の4第2項では，「医師，歯科医師，薬剤師，看護師その他の医療の担い手は，医療を提供するに当たり，適切な説明を行い，医療を受ける者の理解を得るように努めなければならない」と定義されている。またICは，患者の年齢，理解力，判断力，意思疎通困難，医療従事者の時間的余裕などさまざまな問題点がある（表1）。

表1 インフォームド・コンセントの問題点

- あらゆる医療行為についてICが必要なことは普及
- しかしICには，患者に十分な理解力，判断力があり，患者と説明する医療者の双方に十分な時間的余裕が必要
- 医師，看護師の側に十分な時間をあてる余裕がない。患者・家族の都合に合わせて勤務時間外（夜間，休日）の実施を余儀なくされる。
- ICが困難な患者

・未成年：米国小児科学会は15歳以上でICが必要。日本は病院により12〜20歳
・意思の疎通困難（意識障害，認知症，ほか）の場合は家族などの代理人の同意
・精神病患者：告知内容に制限がありうる
　医療保護（強制）入院有
・がん：本人への告知率は100％ではない

（文献2より引用）

ICは医療従事者と患者との，日々のコミュニケーションの積み重ねを経て成立するものであり，あくまで患者を主体とし，患者に観点が置かれていることを理解する必要がある。治療を受ける際，ICで必要とされる説明事項の1例を表2に示す。

表2 インフォームド・コンセントで必要とされる説明事項

1. 病名と症状の説明
2. 治療が必要な理由
3. 推薦する治療法を選んだ理由
4. その治療法の内容(方法，期間など)
5. 予測される結果
6. 予測されるリスクや副作用・合併症
7. 代替えとなる治療法の有無，内容，副作用など
8. これらを行わない場合に予測される結果
9. 治療を拒否した場合でも，不利益を被らないことの保障
10. セカンド・オピニオンの機会の提供

(文献1より引用)

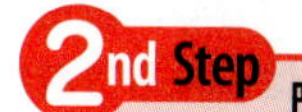

臨床実習におけるインフォームド・コンセント

臨床実習では，実習指導者の指導の下，実習生が診療の見学や患者の治療などを担当する(臨床工学技士が関係する業務を見学することがほとんどである)。これらの行為には，当然ながらICが必要であり，患者からの同意を得なければならない。実習指導者は，患者に対して臨床実習に協力してほしい旨を口頭あるいは同意書など(図1)で説明しており，承諾を得てから初めて臨床実習を開始できる。

図1 臨床実習協力に関する同意書の1例

臨床実習協力に関する同意書

○○○病院では，○○○大学で臨床工学を学ぶ学生の臨床実習を受け入れております。下記の項目にご賛同いただき，当院の学生の臨床実習教育にご協力をお願いいたします。
なお，実習に関するご意見，質問は担当の臨床工学技士，科長へ遠慮なく申し出て下さい。

1．患者様への説明と同意を得てから臨床実習を開始します。
2．担当臨床工学技士の指導と監督の下で学生は臨床実習を行います。
3．患者様の個人情報を守ることを徹底いたします。
4．何らかの理由で実習継続困難な事態が発生した場合，患者様が希望されない事態が発生した場合には，直ちに臨床実習を中止，または終了することができます。
5．臨床実習への協力依頼を拒んでも不利益を被ることはありません。

私は，上記の臨床実習教育に協力することに同意します。

平成○○年○○月○○日
署名________________

(文献3より一部改変引用)

(砂子澤　裕)

■参考文献
1) 見目恭一，編：臨床工学技士ブルー・ノート，p.5，メジカルビュー社，2013.
2) 柳澤信夫：現代医学概論 第2版，p.174，医歯薬出版，2015.
3) 柳澤　健，編：PT臨床実習ルートマップ，p.25，メジカルビュー社，2011.

5 守秘義務・個人情報保護・患者情報管理

1st Step 守秘義務

臨床工学技士など医療従事者には，守秘義務があり，職務上知り得た秘密を正当な理由なく漏らしてはならない。**臨床実習に臨む実習生においても，同様に厳守し，患者の個人情報を漏洩し，プライバシーを損なうことは慎まなければならない。**

臨床工学技士法 第四章 業務等（秘密を守る義務）第四十条では，「臨床工学技士は，正当な理由がなく，その業務上知り得た人の秘密を漏らしてはならない。臨床工学技士でなくなった後においても，同様とする」と明記されている。また同法，第五章 罰則 第四十七条では，「第四十条の規定に違反した者は，五十万円以下の罰金に処する」と明記されている。さらに，守秘義務に関する各種国際的宣言（日本医師会訳）においても，患者情報の守秘義務の重要性が強調されている（表1）。

表1 守秘義務に関する各種国際宣言（日本医師会訳）

ジュネーブ宣言（1948）	私は，私への信頼のゆえに知り得た患者の秘密を，たとえその死後においても尊重する。
ヘルシンキ宣言（1964）	21．被験者の完全無欠性を守る権利は常に尊重されることを要する。被験者のプライバシー，患者情報の機密性に対する注意及び被験者の身体的，精神的完全無欠性及びその人格に関する研究の影響を最小限に留めるために，あらゆる予防手段が講じられなければならない。
リスボン宣言（1981）	8．守秘義務に対する権利 a. 患者の健康状態，症状，診断，予後および治療について個人を特定しうるあらゆる情報，ならびにその他個人のすべての情報は，患者の死後も秘密が守られなければならない。ただし，患者の子孫には，自らの健康上のリスクに関わる情報を得る権利もありうる。 b. 秘密情報は，患者が明確な同意を与えるか，あるいは法律に明確に規定されている場合に限り開示することができる。情報は，患者が明らかに同意を与えていない場合は，厳密に「知る必要性」に基づいてのみ，他の医療提供者に開示することができる。 c. 個人を特定しうるあらゆる患者のデータは保護されねばならない。データの保護のために，その保管形態は適切になされなければならない。個人を特定しうるデータが導き出せるようなその人の人体を形成する物質も同様に保護されねばならない。

2nd Step 個人情報保護と患者情報管理

個人情報とは，「生存する個人に関する情報であって，当該情報に含まれる氏名，生年月日その他の記述等により特定の個人を識別することができるもの」と個人情報保護法で定義されている。

個人情報保護法とは，本人の個人情報に関し，権利や利益を保護するために，個人情報を取り扱う事業者などに一定の義務を課す法律であり，2005年から施行されている。特に医療施設では，患者の電子カルテに記載された病歴，検査データ，処方薬など患者の個人情報を大量に取り扱っている。正当な理由がなく，本人の同意を得ることなく，これらの個人情報を第三者に提供したり，情報管理の欠陥（ID，パスワードの紛失，PCウィルスによるデータのリーク，盗難など）から情報漏洩すると取り返しのつかない損害を与えることとなる。そのため，管理保全や利用に関し，最大限の注意を払わなければならない。

3rd Step 臨床実習における守秘義務・個人情報保護・患者情報管理

臨床実習を開始する際には，養成校と臨床実習施設あるいは，臨床実習施設と実習生との間に誓約書が交わされる場合がある（図1）。

図1 臨床実習に関する誓約書の1例

誓約書

○○○○病院
病院長　○○○○殿

私は，この度の貴院での臨床実習に際し，実習生として下記の通り誓約いたします。

1．実習期間中は，貴院の定める規則および規定を遵守し，実習指導者の指示に従います。ただしこれに違背した時は，実習を中止されても異議はありません。
2．実習期間中に知り得た，患者・家族・病院関係者の個人情報および貴院の事項の取扱いに十分留意し，正当な事由なく，第三者への漏洩，開示，提供は行いません。
3．実習期間中，故意または重大な過失により，施設，機器等の損傷または個人情報の漏洩および無断使用等によって，貴院および第三者に損害を与えた場合，私の責任において賠償いたします。
4．実習期間中に被った一切の事故（交通事故含む）による負傷または罹患した場合，私の責任において処理し，貴院へ一切の迷惑をかけません。

なお，上記誓約内容は実習期間終了後も同様にこれを遵守いたします。

平成○○年○○月○○日
○○○○大学
第○○学年　臨床工学科

氏名＿＿＿＿＿＿＿＿㊞

（砂子澤　裕）

6 記録，報告，連絡，相談

臨床実習は，実際の病院勤務に従って業務を経験する貴重な機会である。臨床工学技士法第39条（他の医療職種との連携）に「臨床工学技士は，その業務を行うに当たっては，医師その他の医療関係者との緊密な連携を図り，適正な医療の確保に努めなければならない」とされていて，医療関連法で初めて「チーム医療」の概念が導入されている。臨床実習では，「チーム医療」をいかに円滑に行うかについて，実践を通じて学びとることが重要である。そのための手段として記録，報告，連絡，相談が重要になる。

ビジネスマナーの基本は「ホウ・レン・ソウ」と言われている。ご存知のとおり，仕事をスムーズに進めるために欠かせない「報告」「連絡」「相談」の略である。ただし，マナーを無視した「ホウ・レン・ソウ」は相手に正しく伝わらないだけでなく，迷惑ですらある。ここでは心構え，注意点，言葉遣いを解説する。

1st Step 記録（メモ）

臨床実習においては，記録が重要である。充実した実習にするために，また法的に自分を守るために記録をとる習慣を身に付けてほしい。そのためには，ポケットに入るメモ帳を常に身に付けておくことをお勧めする。メモ帳には，実習日，実習項目，指示事項，実習内容，疑問点をこまめに記録する。指導者から指示を受けた場合は，時刻も記入しておくとなおよい。これはあくまでメモなので，1日の終わりに各養成校で配布されている臨床実習記録に清書すると，実習で得た知識を整理することができ有効である。

実習中はメモをとる時間も十分にない場合が多い。その場合は，キーワードのみ箇条書きにするとよい。説明を受けているときにメモをとることに夢中になり，説明を行っている実習指導者を見ないで下ばかり見てしまう場合もあるので，注意してほしい。

学生が何を学ぶべきか

「明日，午前10時から2時間，術前カンファランスをするので，実習生全員への連絡をお願いします。全員に筆記用のペンとメモ帳を持参するように伝えてください。資料は当日に渡します。飲食不可なのでペットボトルは持ち込まないでください」と言われたとする。
この場合，「明日，10：00，カンファ，メモ，ペン，ペットなし」というようにメモする。これで十分であるが，後で必ず，誰が読んでもわかる文章に書き直しておく必要がある。

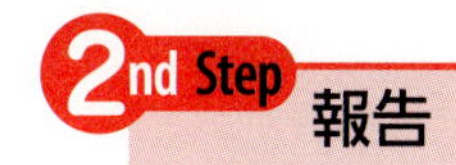

報告

指導者からの指示に対して，経過や結果を知らせることである。

報告における禁忌は他人を介することである。指示を受けた指導者に直接報告する必要がある。報告を行う場合，重要な事項であるか，そうでないかを的確に判断する能力が問われる。

報告をするうえで心がけることは，客観的に事実を報告することであり，前置きは短く，結果を要領よく伝えるようにする。

相手の都合を確認する

報告が重要であることは言うまでもないが，報告するときに相手の状況を確認するのは，マナーとして重要なことである。その内容が急ぎであるかを判断し，急ぎでない場合は，後ほど報告するか，メモに書いて伝えるなどの方法をとる。しかし，後で伝える場合は忘れることがあり，またメモを見てもらえるかは不確定であるので，自分の予定表に書き込み，改めて直接伝えることを心がける。

こまめに報告する

学生への指導は指導者にとって本来の業務ではない。指導者は本来の業務の進捗状況とバランスをとりながら指導している。このことを忘れないでほしい。

ミスやトラブルはすぐに報告する

あなたは学生であり，ミスを犯すことは当然である。ここで重要なのは，報告を速やかに行うことである。ミスを犯したとき，トラブルに遭遇したときは速やかに状況を報告する。例えば，滅菌区域にある器具に触れてしまったときは，すぐに報告して適正な対処を行わないと患者に影響が出ることになる。また，使用する器具を壊してしまったときも報告を怠ると大変なトラブルに発展することがある。ミスやトラブルを起こすと指導者から叱責を受けることもあるが，**重要なのは患者を第一に考えることであり，ミスやトラブルの影響を最小限にとどめることである。**

3rd Step 連絡

現在の医療はチーム医療である。あらかじめ立てられた予定に沿って複数の職種による役割分担で医療が行われている。実習期間中，なんらかの事情により遅刻，欠席する場合は速やかに連絡をする。連絡を怠ると，診療・治療そのものが行えなくなったり，他のスタッフに過剰な負担が生じ医療事故につながることもある。

優先順位を意識する

何が重要であるかを意識し，優先順位をつけて連絡する。また，誰に連絡するかを判断し，確実に連絡することを心がける。

曖昧な言葉は使用しない

「みたいだ」「ようである」といった不確実な連絡は相手にとって迷惑であるので，正確な情報を伝えるように心がける。

関係者全員に伝える

臨床実習は，複数の学生が少人数のグループに分かれて行うことが多い。全員に直接連絡することが難しい場合があるので，代表者に連絡事項を伝えることがある。代表者としてはその内容を，全員に漏れなく連絡することが重要であり，記憶に頼ることなく伝達リストを作成して，確実に伝えることを心がける。近年は「LINE」などを用いることもあるが，臨床実習中は使用できないため，それだけに頼らないようにしたい。

4th Step 相談

実習中には必ず困りごとが生じる。指導者にはなかなか言い出しにくいこともあるが，実習生同士で相談して解決しようとすることは危険である。

実習中の体調不良はすぐに相談

長期の臨床実習中には体調がすぐれないこともある。既定の時間内で終了させることを優先するため，無理しがちであるが，そのことで指導者や病院，患者に迷惑をかけては本末転倒である。自分の体調を見極め，速やかに相談することである。特にインフルエンザなどの伝染病に罹患していた場合，本人だけでなく患者にも迷惑をかけることになるので，決して無理をしないことが大切である。

指示が理解できないときはそのままにしない

臨床実習では指導者から学生に対していろいろな指示事項がある。理解できない用語などが出てくることもあるが，その際に自分なりに解釈することは危険である。指示事項が理解できないとき，曖昧であるときは必ず相談することが大切である。また，指示への返答は「はい」ではなく，指示事項を復唱するよう心がける。

質問

臨床実習を行っていると当然疑問が生じる。疑問をそのままにしておくと，実習の効率に影響が出る。疑問点は自分で調べることが臨床実習を受けるうえでの基本であるが，質問できる状況にある場合には，積極的に質問するように心がけるべきである。

（大島　浩）

7 対人関係技術

学生が何を学ぶべきか

コミュニケーションを単なる情報や知識のやりとりだと思ったりすると，コミュニケーションに失敗してしまう。仕事の相手ですら，情報と同時に感情の分かちあいが行われており，それを意識している人とそうでない人では，結果に大きな違いがでる。仕事で初顔合わせする相手とまず食事をともにしたりすることがあるのは，感情を共有するためである。相手が伝えようとしている意味を，自分はしっかり受け取っているのかと自分に問いかけ，自分が理解した内容を反復したり，相槌を適切に打ち，それに対する相手の反応を見ることで，自分が相手を誤解してしまっている部分を自己修正し続けることが大切で，それによって信頼関係が深まってゆく[2]。

人間関係はほとんどの人にとって，悩みのタネであり何らかの「問題」でもある。養成校における人間関係は，対同年代，対教員が基本で，年齢層，価値観が比較的近い対人関係であり，特殊な状態である。**臨床実習では対指導者，対患者といった価値観がまったく違う人たちと接することになり**，対人関係に悩むことも多い。対人関係を円滑にするコツはコミュニケーションである。人間は「言葉」を使えるから親密になることが可能であり[1]，互いに「わかる」ことができ，共感（empathy）することができる。コミュニケーションツールとして最も重要な「言葉」であるが，相互に意思が伝達できなければ意味をなさない[1]。

よく「相手の目を見てコミュニケーションをとれ」と言われるが，なかなか難しいものである。相手の目を見ることも，見られることも苦手と感じるときは，相手のおでこ，あるいは頭の上を見ながらコミュニケーションをとると気分が楽になる。相手と話をするときは決してうつむかないように心がけると，好印象を与えることができる。

コミュニケーションをとっているとき，指導者が指示事項を伝えたとき，説明をしているとき，うなずくだけの人もいるが，それでは相手に伝わらないことが多い。同意を示す場合は「はい」と力強く，決して大きな声ではなく返事をする習慣をつけるとコミュニケーションがスムーズにとれるようになる。

1st Step 患者心理の理解

病院の玄関をくぐったら，どんなに元気にみえても病気をもつ人とみなしたほうがよい。病院スタッフ以外は不安を抱えた患者，または患者の家族であることを意識しなくてはならない。患者，患者の家族は気が弱くなり神経質になっているので，医療スタッフは患者だけではなく，付き添いの家族にも気配りをする必要がある[3]。

患者と患者の家族は常に不安で，医療関係者の言動に敏感である。実習生と指導者の間のやりとりでも細心の注意を払わないと，患者の不安が大きくなることを肝に銘じてほしい。

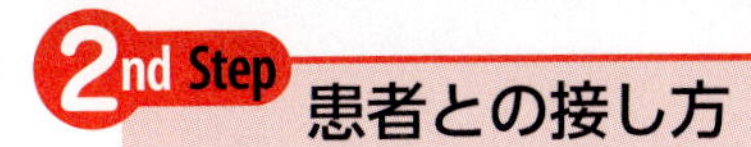

2nd Step 患者との接し方

患者との接触は「言葉」から始まる。実習生にとってほとんどの患者は年長者なので，丁寧な言葉遣いを心掛けることはたいへん重要である。患者に親近感を示し寄り添うことと，友人のような言葉遣いをすることとは別であると認識してほしい。いわゆる「敬語」で患者と接することを勧めるが，敬語を使いこなすには，日常生活における訓練が大切である。

3rd Step 他の職種との関係

他の医療職と接する機会が多いのが臨床工学技士である。ここで重要なのが，情報を集める力である。臨床実習中は「聴く力」を養うよい機会である。スタッフから得られる情報は多岐にわたるが，必要な情報を取捨選択してほしい。情報を整理するときに，相手のニュアンスで何が重要かを見極める。そのためにも「相手の意見を傾聴する」姿勢が大切である。

臨床実習では多くの臨床工学技士以外の医療スタッフと接する機会があるが，あくまで実習生であることを忘れず，**教えていただいているという立場を忘れてはいけない。**

4th Step 「見ざる」「聞かざる」「言わざる」

臨床実習も慣れてくると，指導者が思わず医師，同僚，他職種そして患者への不平不満を漏らすことがある。そんな場合は「同意しない」「口外しない」の姿勢を保つべきである。不用意な発言が問題になることもあるのでくれぐれも気を付けてほしい。

しかし，患者から医療スタッフへの不平不満は聞き流してはいけない。実習生ということでつい口が軽くなってしゃべってしまうことがある。単なる愚痴か，診療に影響があることか，自分ではどちらとも判断できない内容かを見極め，実習指導者に主観を交えず正確に報告することが重要である。患者からなんらかの答えを求められた場合は，**自分は学生であるので責任をもって答えることができない**と伝えるようにする。

（大島　浩）

■参考文献

1）加藤秀俊：人間関係—理解と誤解．中公新書，1966.
2）齋藤　孝：コミュニケーション力．p.3-12，岩波新書，2004.
3）日本臨床工学技士教育施設協議会：臨床工学実習教育の手引き

8 倫理規範・法令とハラスメント

1st Step 公益社団法人日本臨床工学技士会　倫理綱領

倫理要綱

1 臨床工学技士は，人々の健康を守るために貢献します。

1 臨床工学技士は，チーム医療の一員として，専門分野の責任を全うします。

1 臨床工学技士は，医療を求める人々のため，常に研鑽に励みます。

1 臨床工学技士は，常に高い倫理観を保ち，全人的医療に貢献します。

倫理規定

公益社団法人日本臨床工学技士会は，本会会員が臨床工学技士として社会的使命とその責任を自覚し，常に自己研鑽に励み，自らを律するため倫理規定を定め，社会に寄与するものとする。

1 臨床工学技士は，人々の健康を守るため，医療・福祉の進歩・充実に貢献する。

2 臨床工学技士は，個人の権利を尊重し，思想，信条，社会的地位等による個人を差別することはしない。

3 臨床工学技士は，業務上知り得た情報の秘密を守る。

4 臨床工学技士は，常に学術技能の研鑽に励み，資質の向上を図り高い専門性を維持し，臨床工学の発展に努めなければならない。

5 臨床工学技士は，生命維持管理装置等の医療機器の専門医療職であることを十分認識し，最善の努力を払って業務を遂行する。

6 臨床工学技士は，常に他の医療職との緊密な連携を図り，より円滑で効果的，且つ全人的な医療に努め信頼を維持する。

7 臨床工学技士は，後進の育成に努力しなければならない。

8 臨床工学技士は，不当な報酬を求める等の法と人道に背く行為はしない。

9　臨床工学技士は，互いの交流に努め人格を調練し，相互に律する。

附則1. この綱領は平成15年5月25日より施行する。

ここでは逐条解説は省くが，倫理要綱は臨床工学技士のみならず，医療従事者全般の心構えである。要約すると，**社会的使命と責任を自覚すること，医学技術を不正に利用しないこと，差別しないこと，チーム医療に努めること，秘密を守ること**であり，将来臨床工学技士になるであろう臨床実習生にも適用される内容である。

2nd Step 法令遵守

臨床工学技士法は1987年(昭和62)6月2日法律第60号として制定され，2011年(平成23)6月24日法律第74条として最終改定された。臨床工学技士として業務を遂行するにあたり，この法令を遵守しなければならない。臨床工学技士法の下に厚生労働大臣免許が与えられるので，この内容は知らなかったでは済まされない。また，この法令の一部は臨床実習生にも適用されるものと考えなくてはいけない。このなかで最も重要なのが別項目で述べられている守秘義務である。

3rd Step ハラスメント

ハラスメントとは，嫌がらせのことである。相手が嫌だと思ったことはすべてハラスメントになるといっても過言ではない。ハラスメントとよばれるものには約30種類あるが，ここでは臨床実習中に遭遇する可能性のあるハラスメントについて述べる。

加害者にならないために

言動や行為によって，教育環境や職場環境(実習先)を悪化させたり，人間関係を利用して嫌がらせや不適切な行為を繰り返すこと，また要求を受けるか否かで相手に利益や不利益を与えることがハラスメントであり，重要なことは，**言動をした側がどう思ったかではなく(悪意の有無にかかわらず)，された側がどう感じたか**である。加害者にならないために，相手がどう感じているかを常に想像することが大切である。

被害者にならないために

実習生と指導者，実習生と患者という観点からみると，実習生は被害者になるケースが多い。嫌だと思ったら相手にはっきりと「NO」と言う勇気をもつことである。被害を受けた場合は，1人で悩まず勇気をもって相談することが望ましい。いつ，どこで，どのような行為，言動があったかの記録をとることも重要である。

代表的なハラスメント

1 セクシャルハラスメント

行為者の意図にかかわらず，性的な含意のある言動を行うこと。利益または不利益を条件として，相手の意に反して性的要求や誘いかけを行うこと。

男子：一緒に臨床実習を受けている女性に対してセクハラをしてしまう場合がある。

例：性的な冗談を言ったり，からかったりする。しつこく食事やデートへ誘う。意図的に性的な噂を流す。個人的な性的体験などを聞く。

女子：同級生や指導者からセクハラを受けてしまう場合がある。

・セクハラを受けたと感じたら，実習指導者（できれば女性），または教員に相談すること。

相手もしくは自分が不快に感じればセクハラである。しかし，あまり神経質になるとコミュニケーションがとれなくなるので，社会常識に照らして行動することが大切である。

2 アカデミック・ハラスメント

教員や実習指導者が職務上の地位または権限を不当に利用して，学生などに対して行う不適切な行為である。

実習生が最も受けやすいハラスメントであるが，単にレポート課題が多い，指導者の小言が多いなどはハラスメントにあたらない。しかし，関係のない雑用を強いたり，教育指導の範囲を超えての激しい叱責はハラスメントにあたる。職場におけるパワーハラスメントを教育現場に置き換えたものである。

3 エアー・ハラスメント

特定の者を不特定多数の前で意図的に陥れるために場の雰囲気を極端に悪くすること。精神的ダメージを与えるばかりか，評価を著しく下げることにつながり名誉毀損になることもある。

4 エイジ・ハラスメント

年齢による偏見や嫌がらせを受けることの総称であり，女性間で起きやすい。

5 キャンパス・ハラスメント

学校などにおいて本人の意志に反する言動や嫌がらせをする行為。アカデミック・ハラスメントに似ているが，同級生間で勉学や研究環境を阻害することを指す。

6 ソーシャルメディア・ハラスメント

SNSによる嫌がらせ。本人の意志に反する「友達申請」や「フォロー」といったSNS活動を強要すること。

7 ペイシェント・ハラスメント

実習生が受けやすいハラスメントである。実習生は患者に対しても立場が弱く，心ない患者が暴言を吐いたり，暴力行為を行うこともこれに該当する。このような場合にはすぐに指導者に相談してほしい。

臨床実習中に遭遇する可能性のあるハラスメントを挙げたが，一番重要なことは，**社会常識に照らし合わせて，相手を思いやる気持ちである。**

（大島　浩）

■参考文献
1）御輿久美子，ほか：アカデミック・ハラスメントの実態調査研究－大学および大学教員に対するアンケート調査結果報告書，2004.
2）産業保健新聞.
3）厚生労働省：総合労働相談コーナー.
4）男女雇用機会均等法.

9 健康管理

1st Step 心身の健康

健康とは，病気でないとか弱っていないということではなく，肉体的にも，精神的にも，そして社会的にも，すべてが満たされた状態にあることをいう（日本WHO協会訳）。

医療従事者が心身ともに健康でなくてはならないのは言うまでもない。同様に実習生も心身の健康に留意する必要がある。

病院には，病気に罹患し抵抗力の弱い患者，高齢者，小児の患者が多くいる。これらの患者に医療従事者から感染させてしまうことがあってはならない。特にインフルエンザ対策は重要である。臨床実習の単位は国家試験受験のために必須であるが，患者を危険にさらしてはいけない。

学生が何を学ぶべきか

2013年3月21日（産経ニュース）
○○県立衛生看護学校は21日，看護師資格の取得を目指す准看護師を対象とした同校第二看護学科の1年に在籍する30代の女性准看護師が，2月1日にインフルエンザと診断されたにもかかわらず，学校に陰性だったと虚偽の報告を行い，横浜市内の病院で7日まで実習に参加したと発表した。実習先の病院職員や患者への感染はなかったと説明している。
同校によると，実習期間は1月29日から2月7日までで，女性から12日に診断書の提出を受けて判明。女性は「病院やクラスメートに迷惑をかけた」として13日付で自主退学した。

2nd Step 健康に実習を行うために

睡眠時間の確保

臨床実習中は一日中立っていることが多い。体が慣れるまでは疲労が蓄積するので，しっかりと睡眠をとるようにしたい。日々の実習ではレポート課題が与えられるが，レポート作成のために睡眠時間を削り，翌日に影響が出るようでは本末転倒である。時間を有効に使うように管理する能力が要求される。

食事の管理

学内で生活を送っていると食事時間が不規則になりがちであ

る。実習中は業務によって昼食を定時にとれないことも多いので，朝食を抜くことは避けたい。朝食をとらない学生も多いが，2015年11月名古屋市は，策定中の第3次食育推進計画で，「朝食」から排除してきた菓子パンを初めて認めることを決めた。PTA代表や有識者らでつくる懇談会で「栄養面からみてどうか」という慎重な意見もあったなか，市は「まず毎朝食べる習慣を身につけてもらいたい」と菓子パン派を容認したとの報道もあった[1)]。食が進まなければ菓子パンでもよいので，実習開始前から朝食を摂る習慣をつけたい。

手洗い・うがい

病院は感染症の患者も多く，感染からわが身を守ることも考えなくてはならない。また，実習生が感染症を媒介しても困ったことになる。患者に接する前後，食事前はもちろんのこと，トイレの前後も必ず手洗いを励行するよう心がける。病院外から院内に入るときはうがいを欠かさないようにする。

3rd Step 心の健康

慣れない環境での実習では，さまざまなストレスを受け体調に変化をきたすことが多い。実習中は心理面でのストレスサインを見逃さないことが重要である[2)]。

・心理面の症状：憂鬱，不安・緊張，怒り，幻聴
・身体面の症状：疲労・倦怠感，動悸・めまい，頭痛，不眠，食欲不振

人によって現れる症状は異なるが，これらのストレスサインに気が付くことが重要である。ストレスサインに気が付いたら，友人，養成校の教員に相談すること。自分1人で抱え込まないことが大切である。

体を動かす，腹式呼吸を繰り返す，音楽を聴く，失敗したときは気分転換に笑ってみることが有効である。

（大島　浩）

■引用文献
1）朝日新聞デジタル　2015年11月29日．
2）厚生労働省：みんなのメンタルヘルス．http://www.mhlw.go.jp/kokoro/

第2章

臨床実習実技編

1 呼吸療法〔自発呼吸ない疾患（CPR含む），挿管症例〕

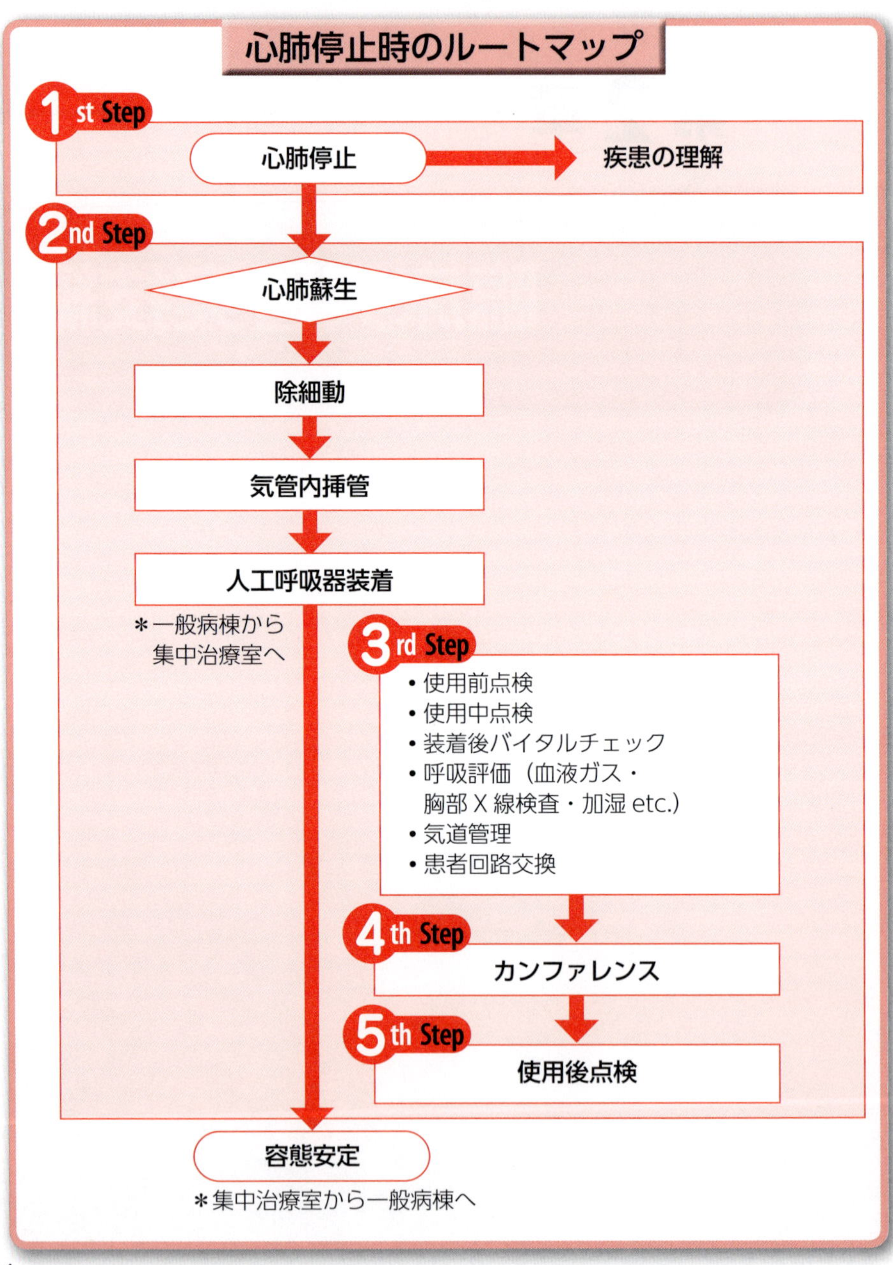

1st Step 心肺停止とは

循環と呼吸の機能が停止した状態。心臓の電気的活動が完全に停止し，心筋が無収縮になった状態を心停止（arrest）という。あるいは，呼吸ができない状態が一定時間続くことにより動脈血中の酸素が不足し，意識を失ったり，唇や皮膚が青紫色になり（チアノーゼ），やがて心停止が起こる。心停止により全身へ血液が送り出されなくなることにより，肺でのガス交換が一定時間以上中断すると，脳などの重要臓器が不可逆的に損傷を受ける可能性がある。

また，心肺停止に対する治療は，臨床工学技士の業務分類では主に集中治療室業務に含まれる。本書では疾患ごとの構成立てとしているため，呼吸器系疾患の項目内で，救急蘇生法（CPR）の業務を含めて解説する。

CPR：cardiopulmonary resuscitation

心停止

原因：成人では主に心疾患であるが，その他に肺塞栓症，消化管出血，外傷などによる循環性ショック，換気不全，代謝障害などがある。小児では心疾患によるものは少なく，外傷，中毒およびさまざまな呼吸器疾患（例：気道閉塞，溺水，感染症，乳幼児突然死症候群）などがある。

病態：心停止[*1]による全身に及ぶ広範囲な虚血は，蘇生後に有害な細胞損傷や浮腫形成を引き起こす。浮腫は頭蓋内圧亢進およびそれに伴う脳灌流の低下を引き起こし，蘇生が成功した患者の多くに短期または長期の脳機能障害が生じる。

症状と徴候：心停止が起こる前に，速く浅い呼吸，低血圧，意識レベルの段階的低下などがみられる場合がある（図1）。

> **[*1] 心停止**
> 心臓から血液が送られない状態全体を示し，4つに分類される。
> ①心室細動（Vf），②無脈性心室頻拍（脈なしVT），③心静止（心電図はフラット（平坦）で電気的に活動していない），④無脈性電気活動（PEA）
> 除細動の適応あり：①と②，適応なし：③と④
> ③④は心臓が痙攣している状態で，体中に血液が送られていない致死的な不整脈。

Vf：ventricular fibrillation
VT：ventricular tachycardia
PEA：pulseless electrical activity

呼吸停止

原因：気道閉塞，中枢神経系障害による呼吸努力の低下，神経筋疾患，薬物の過剰摂取などにより引き起こされる。

症状と徴候：呼吸停止に伴い，意識消失，チアノーゼを起こす。低酸素血症発症から数分以内に心停止が起こる（図1）。

図1 心肺停止に至るメカニズム

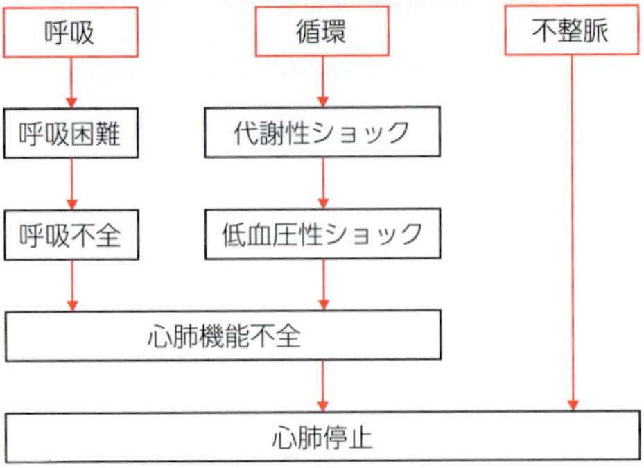

呼吸 → 呼吸困難 → 呼吸不全 → 心肺機能不全
循環 → 代謝性ショック → 低血圧性ショック → 心肺機能不全
心肺機能不全 → 心肺停止
不整脈 → 心肺停止

DNAR：Do Not Attempt Resuscitation

診断と治療

診断は呼吸停止，脈拍消失，意識消失などの臨床所見による。動脈圧は測定不能である。心電図モニタは心室細動，心室頻拍，心静止を示す。蘇生処置拒否（DNAR）*2でなければ，直ちに救急蘇生法（CPR）を開始する。気道を確保し，バッグバルブマスクを用いた換気を行う。心電図モニタ上にVfが出現した（している）場合は直ちに，心停止の場合にはエピネフリンを心臓に直接注射（心注）するなどにより電気的活動のみられる状態にした後に，心拍再開を目指して除細動（DC）を行う（図2）。手のげんこつを用いた前胸部叩打で心拍再開する場合もある。重度の循環性ショックと判定された場合，大量の輸液に加え，昇圧薬が静注される。努力性呼吸がみられないとき，気道確保に続き酸素化のために気管内挿管を行い，人工呼吸器を装着する。これにより肺内への高濃度の酸素供給，気管内異物や分泌物の除去，誤嚥の防止を容易に行うことができる。

*2 DNAR
蘇生に成功することがそう多くないなかで，蘇生のための処置を試みないこと。

DC：defibrillation cardioversion

図2 緊急に除細動が必要な不整脈

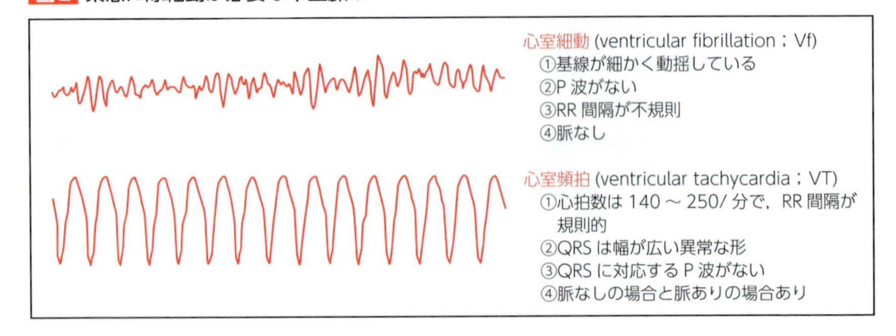

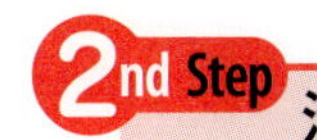

治療（臨床工学技士業務）の実施[1,2]

学生が何を学ぶべきか

除細動パッドが何のために必要か

有効な電気ショックを行うため，導電性ゲルパッドを貼付し（またはペーストを塗る），電極パドルと胸壁との接触抵抗を下げる。電極ケーブル付きの除細動パッドは心電図のモニタリング機能や経皮ペーシング機能があるものがある。

医師の指示の確認

除細動器がすぐに使用できるよう準備する。

・除細動器の心電図モニタ誘導コードを患者に装着し，心電図波形表示，患者への除細動パッドの貼付，出力エネルギーの設定

人工呼吸器の設定条件および監視条件を設定する場合には，次の項目について確認し，実施する（図3）。なお，医師の指示は，電子カルテまたは指示簿より確認するのが通常である（インシデント予防）が，緊急を要する場合は実習施設のマニュアルに従って対応する。

・患者氏名，生年月日，性別，日時，指示医名
・設定条件および監視条件

図3 使用中チェックリスト例

カルテ番号
（カナ）
氏　名
生年月日

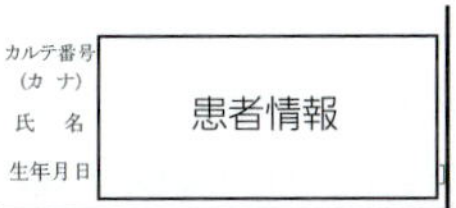

人工呼吸器使用中チェックリスト
（サーボ i/s）　[1/]

部署（　　　　）科　使用開始日：　VE-No.

※各勤務ごとにチェックしてください。使用開始時・設定変更時には必ず指示医のサインまたは印をもらってください。

月日	/	/	/	/	/	/	/	/	/
時間	:	:	:	:	:	:	:	:	:
A）換気条件の設定　※使用開始時、定時点検時、換気条件変更時に記入してください。									
患者選択（成人(A)・新生児(I)）	A / I	A / I	A / I	A / I	A / I	A / I	A / I	A / I	A / I
回路タイプ（人工鼻（H）・加温加湿（加湿））	H / 加湿	H / 加湿	H / 加湿	H / 加湿	H / 加湿	H / 加湿	H / 加湿	H / 加湿	H / 加湿
換気モード									
一回換気量　mL									
調節圧（PC above PEEP）cmH_2O									
呼吸数（SIMV回数）回/min									
PEEP　cmH_2O									
酸素濃度　%									
I:E									
休止時間　%									
立上り時間　%(S)									
SIMV呼吸時間　S									
トリガー感度									
サイクルOFF　%									
PS圧（PS above PEEP）cmH_2O									
気道内圧上限アラーム　cmH_2O									
分時換気量下限アラーム　L/min									
分時換気量上限アラーム　L/min									
加温加湿器モード（侵襲(I)・非侵襲(N)）	I / N	I / N	I / N	I / N	I / N	I / N	I / N	I / N	I / N
B）換気の確認　※定時点検時、実測値を記入してください。									
最高気道内圧　cmH_2O									
PEEP　cmH_2O									
呼吸回数　回/min									
吸入酸素濃度　%									
呼気一回換気量（VTe）　mL									
加温加湿器表示温度（チャンバー/口元）℃	/	/	/	/	/	/	/	/	/
C）その他　確認後、記号（異常なし[/]、異常あり[×]、対処済[×を○で囲む]）を記入してください。									
人工呼吸器回路のリーク（カフ含む）									
人工呼吸器回路の接続									
人工鼻またはフィルターの汚損、日付									
加温加湿チャンバー内の水									
注射用水の残量									
※以下の項目において異常があった場合、使用を中止し、MEセンターに連絡してください。									
装置の動作不良									
装置の異音・異臭など									
電源コード・プラグ									
医療ガス配管（酸素/空気）									
加温加湿器									
医師（サイン or 印）									
看護師（サイン or 印）									
備考									
ME（サイン or 印）									

設定条件：回路タイプ[*3]，換気モード，1回換気量または調節圧，呼吸数，PEEP，PS圧，I：E比，休止時間，酸素濃度，トリガー感度など
監視条件：気道内圧上限アラーム，分時換気量上限・下限アラームなど

*3 **回路タイプ**
加温加湿器または人工鼻のどちらかを使用する回路（成人用・小児用あり）。加温加湿器を使用する回路では，加温加湿器チャンバ，滅菌蒸留水を使用する。回路内に熱線が組み込まれているものとないものがあり，熱線がない回路には結露水を廃棄するためのウォータートラップがある。

PEEP：positive end-expiratory pressure
PS：pressure support

情報共有

医師の指示内容により，心肺蘇生用具（除細動器・用手換気器具・カプノモニタなど）の準備，人工呼吸器および患者回路（人工鼻または加温加湿器）の選択，人工呼吸器の設定条件・監視条件など，関係する医療スタッフ間で情報共有する。

自己心拍再開後24時間以内は再度心停止に至ることが多いことから，心肺蘇生用具はすぐに使用できるよう準備しておく。当施設では，人工呼吸器の使用中チェックリストが指示簿を兼ねており，使用開始時の設定条件・監視条件・患者回路の選択および設定変更時は医師が必ず記載することになっている。電子カルテ上にそれらの記録の記載はあるが，使用中チェックリストを人工呼吸器本体に装備することにより，どの医療スタッフも患者のベッドサイドで詳細な指示内容を確認することができる（図3）。

業務実施計画の立案

1 医療機器

生体情報モニタ：心電図，呼吸数，SpO_2（動脈血酸素飽和度），観血血圧，非観血血圧，体温，心拍出量，二酸化炭素濃度などの生体情報を測定し，測定値や波形変化を継続的にモニタリングし，異常があれば警報を出すように設定する。

輸液ポンプ，シリンジポンプ：設定した時間当たりの流量で持続的に正確に輸液を制御する。シリンジポンプは低流量かつ高精度な薬液投与に適している。

除細動器：DCまたは電気ショックともよぶ。心室細動，心室頻拍といった致死性不整脈の治療に使用し，痙攣している心臓に電気を流して正常な脈に戻す。

人工呼吸器：使用目的は適切な換気量の維持，酸素化の改善，呼吸仕事量の軽減であり，これを用いた治療の目標は人工呼吸器からのウィーニング（離脱）と予後の改善である。対象は生命維持が危機的状況にある（自発呼吸が不足または消失している），マスクなどによる酸素投与のみでは酸素化が不十分であ

る，強い呼吸努力や呼吸困難がある場合などである。

人工鼻：加温・加湿機能はない。患者の呼気中に含まれる熱と水分を捕捉・貯留して次の吸気ガスに再利用する。

加温加湿器：人工鼻では加湿が不十分である場合に使用する。

2 医薬品[3, 4)]

エピネフリン

ボスミン®またはアドレナリンともいう。心停止の第一選択薬。心拍再開を目的として，血管を収縮させ，心臓，脳以外の臓器への血流を減少させる。また，心拍数増加と心筋の収縮力増加により心拍出量を増大させるなど，強心作用を期待して用いられる。蘇生などの緊急時には，初回は1mgで，以後3〜5分ごとに1mgを投与する。通常成人1回0.25mg(0.25mL)を超えない量を生理食塩水などで希釈し，できるだけゆっくりと静注する。なお，必要があれば心室細動または自己心拍が再開するまで，5〜15分ごとに繰り返す。アシドーシスになると効きにくくなるため，メイロン®による補正が必要となる。α作用により冠動脈を拡張し，末梢血管を収縮させるため，血圧が上昇し，心臓や脳の灌流圧を上げることができる。しかし，β作用の心筋収縮増強作用により，心負荷が増し，心内膜下の灌流を減らす可能性があるとされている。

アミオダロン(アンカロン®)

除細動に反応しないVfや難治性VT，循環動態不安定なVTに用いられる抗不整脈薬。

Vf/無脈性VTによる心停止に対して，プラセボおよびリドカインと比較して入院生存率を改善させる。初回150〜300mgを静脈路/骨髄路からボーラス投与する。その後もVfが持続する場合，2度目は追加150mgを1回だけ3〜5分間かけて追加投与，さらにVfが持続する場合は維持療法としての使用方法に従って持続点滴，極量2.2g/日である。静注用アミオダロンの使用量，投与方法についてはAHAのガイドラインの推奨であり，今のところわが国での決まりはない。

AHA：American Heart Association

リドカイン

キシロカインともいう。心室性不整脈の第一選択薬で治療および予防に使用される。初回1〜1.5mg/体重の投与で改善しない場合，必要に応じて5〜10分間隔で初回の半分量を投与，最大3mg/kgまで追加投与する。Naチャネル遮断薬で，Naチャネルの働きを抑制し，不整脈を抑える。

BE：base excess

炭酸水素ナトリウム（メイロン®）

心停止による代謝性アシドーシスを補正する。CPRが長引くときに使用する。BE×体重×0.25mLを使用する。Ca剤，カテコールアミンとの混注は禁忌である。

硫酸マグネシウム

静脈内注射による投与において，血中マグネシウムの上昇により，カルシウムとの平衡が破れ，頻脈性不整脈を抑制する。無脈性VTが多形性で，非発作時心電図にてQT延長が確認できた場合はTorsades de pointes（TdP）と考えられる。治療の第一はショックであるが，その後の再発予防として硫酸マグネシウム1～2gを5%グルコース10mLに希釈して5～20分程度かけて投与する。

塩酸ニフェカラント

心筋の活動電位持続時間を延長させるカリウム（K）チャンネル遮断薬。心筋細胞におけるK^+の通り道であるKチャネルを阻害し，K^+の放出を抑え心筋細胞の活動時間を延長することにより脈を整える。Vf/無脈性VTには0.1～0.3mg/kgを5分間かけて緩徐に静注後，Vf持続なら電気ショックを行う。追加する場合は同量を同様に投与する。無脈性VTの場合は心電図波形に注意し使用。効果が認められた場合0.15～0.4mg/kg/hでその後持続点滴，血中濃度の急激な上昇により過度のQT時間の延長，心拍数の低下または洞停止，心室頻拍（Torsades de pointesを含む），心室細動などの催不整脈作用発現の可能性がある。心電図のQT時間が600ms以上の延長があれば中止する。アミオダロンあるいはリドカインの代替えとしてわが国でのみ使用されている。

プロポフォール

静脈内投与や持続静脈内投与で用いられる麻酔薬。静脈内投与後の効果発現や投与中止後の覚醒が迅速であり，持続静脈内投与速度の調整により麻酔深度を調整することが容易である。人工呼吸中の鎮静には0.3～3.0mg/kg/hrで持続静脈内投与される。

生理食塩水

Na濃度154mEq/Lの細胞外液型電解質補液。

乳酸リンゲル液

商品名：ラクテック®，ハルトマン液®，ソリタ®

Na濃度130mEq/Lの細胞外液型電解質補液。循環血液量減少や細胞外液脱水で用いられる。

学生が何を学ぶべきか

臨床実習開始までに養成校で学習した基礎的な知識が臨床現場でどのように活かされているかを確認し，さらに専門的かつ高度な知識も習得してほしい。また，チーム医療の一員として働くということはどういうことなのか，CE業務の特異性にも目を向け，コミュニケーション能力（目上の人に対する敬語は当たり前）や能動的な学習姿勢を身に付けるよう努力してほしいと思う。

酢酸リンゲル液

商品名：ヴィーンF注®

Na濃度130 mEq/Lの細胞外液型電解質補液。循環血液量減少や細胞外液脱水で用いられる。

指導者が何をどこまで教えるべきか

人工呼吸については，呼吸生理，呼吸の評価法，人工呼吸器の設定，気道確保および管理など基礎的な知識が定着しているかどうかを確認することから始める。実習開始にあたり事前レポートも効果的かもしれない。当施設では実習日の翌朝，実習ノートを提出してもらい，学生本人にフィードバックするようにしている。そして，できるだけ学生の理解度に合わせた説明が必要に思う。よい医療人を育成するためには，指導者から一方的に教えるだけの実習ではなく，学生自らが考え，答えを導き出し，かつ対話する能力も高められるように接することも大切だと考える。

治療への技術支援評価

気管内挿管後，両側の上肺野の呼吸音を聴診器を用いて聴き，片肺挿管でないことを確認する。また，必ず胸部X線画像にて気管内チューブの位置(図4)を確認する。

治療中は患者のバイタルサイン，検査データ〔血液データ，血液ガスデータ(表1)，胸部X線画像など〕，意識レベル(意識障害の深度レベル分類)(表2，3)，鎮静・鎮痛[5]は適切か(表4)，自発呼吸・異常呼吸の有無，胸郭の動き，呼吸音，人工呼吸器との同調，経時変化などを観察する。人工呼吸器は電源コンセント・医療ガスアウトレット・ホースアセンブリ，患者回路(接続・破損など)，換気設定・アラーム設定，換気量や呼吸回数，気道内圧などの実測値，グラフィックモニタなどを観察する。

治療後は，人工呼吸器が離脱できた場合，患者のバイタルサイン，意識レベル，検査データ(血液データ，血液ガスデータ，胸部X線画像など)を観察する。離脱できなかった場合は，さらに鎮静・鎮痛は適切か，自発呼吸・異常呼吸の有無，胸郭の動き，呼吸音，人工呼吸器との同調，経時変化などを観察する。

図4 気管内挿管チューブの位置

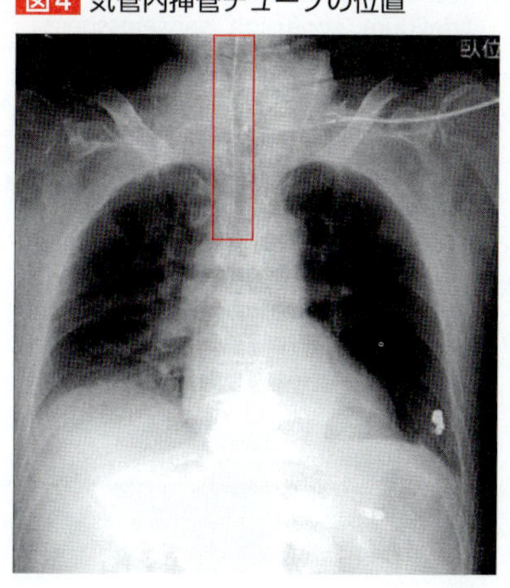

表1 主な検査項目と正常値

	検査項目	正常値	備考
ガス交換の指標	PaO_2	80〜100 mmHg	動脈血酸素分圧。動脈血液中の酸素の圧力を示す
	$PaCO_2$	35〜45 mmHg	動脈血二酸化炭素分圧。動脈血液中の二酸化炭素の圧力を示す
	SaO_2	95％以上	動脈血酸素飽和度。動脈血液中のヘモグロビンの何％が酸素と結合しているかを示す
	$A\text{-}aDO_2$	10 mmHg以下	肺胞気－動脈血酸素分圧較差
酸塩基平衡の指標	pH	7.35〜7.45	水素イオン濃度。血液の酸塩基平衡の程度を示す
	HCO_3^-	22〜26 mEq/L	重炭酸イオン。pHに影響を与える代謝性因子の1つ
	BE	－2〜＋2 mEq/L	塩基過剰。pHに影響を与える代謝性因子の1つ

（https://nurseful.jp/career/nursefulshikkanbetsu/pulmonology/section_2_01/より引用）

表2 JCS：Japan Coma Scale（3-3-9度法）

Ⅲ．刺激をしても覚醒しない状態（3桁の点数で表現）（deep coma, coma, semicoma）
300．痛み刺激に全く反応しない 200．痛み刺激で少し手足を動かしたり顔をしかめる 100．痛み刺激に対し，払いのけるような動作をする
Ⅱ．刺激すると覚醒する状態（2桁の点数で表現）（stupor, lethargy, hypersomnia, somnolence, drowsiness）
30．痛み刺激を加えつつ呼びかけを繰り返すと辛うじて開眼する 20．大きな声または体を揺さぶることにより開眼する 10．普通の呼びかけで容易に開眼する
Ⅰ．刺激しないでも覚醒している状態（1桁の点数で表現）（delirium, confusion, senselessness）
3．自分の名前，生年月日が言えない 2．見当識障害がある 1．意識清明とは言えない

注　R：Restlessness（不穏），I：Incontinence（失禁），A：Apallic stateまたはAkinetic mutism
たとえば　30Rまたは　30　不穏とか，20Iまたは　20　失禁として表す。

（太田富雄，ほか．急性期意識障害の新しいGradingとその表現法：いわゆる3-3-9度方式．第3回脳卒中の外科研究会講演集，3(0)：61-68，1975．より引用）

表3 GCS：Glasgow Coma Scale

1. 開眼(eye opening, E)	E
自発的に開眼	4
呼びかけにより開眼	3
痛み刺激により開眼	2
なし	1
2. 最良言語反応(best verbal response, V)	**V**
見当識あり	5
混乱した会話	4
不適当な発語	3
理解不明の音声	2
なし	1
3. 最良運動反応(best motor response, M)	**M**
命令に応じて可	6
疼痛部へ	5
逃避反応として	4
異常な屈曲運動	3
伸展反応(除脳姿勢)	2
なし	1

正常ではE, V, Mの合計が15点，深昏睡では3点となる。

(Teasdale G et al：Assessment of coma and impaired consciousness. A practical scale. Lancet 2(7872)：81-84, 1974.より引用)

表4 鎮静スケール(Richmond Agitation-Sedation Scale：RASS)とその利用法

ステップ1：30秒間、患者を観察する。これ(視診のみ)によりスコア0～+4を判定する。
ステップ2：
1)大声で名前を呼ぶか、開眼するように言う。
2)10秒以上アイコンタクトができなければ繰り返す。以上2項目(呼びかけ刺激)によりスコア-1～-3を判定する。
3)動きが見られなければ、肩を揺するか、胸骨を摩擦する。これ(身体刺激)によりスコア-4, -5を判定する。

スコア	状態	臨床症状
+4	闘争的，好戦的	明らかに好戦的，暴力的，医療スタッフに対する差し迫った危険がある
+3	非常に興奮した過度の不穏状態	攻撃的，チューブ類またはカテーテル類を自己抜去する
+2	興奮した不穏状態	頻繁に非意図的な体動があり，人工呼吸器に抵抗性を示しファイティングが起こる
+1	落ち着きのない不安状態	不安で絶えずそわそわしている，しかし動きは攻撃的でも活発でもない
0	覚醒，静穏状態	意識清明で落ち着いている
−1	傾眠状態	完全に清明ではないが，呼びかけに10秒以上の開眼およびアイコンタクトで応答する
−2	軽い鎮静状態	呼びかけに開眼し10秒未満のアイコンタクトで応答する
−3	中等度鎮静状態	呼びかけに体動または開眼で応答するが，アイコンタクトなし
−4	深い鎮静状態	呼びかけに無反応，しかし身体刺激で体動または開眼する
−5	昏睡	呼びかけにも身体刺激にも無反応

(人工呼吸中の鎮静のためのガイドラインより引用)

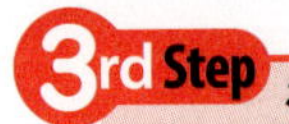

治療行為(全般・技士業務)に関して学習するポイント

自己心拍再開後の主要初期目標として，輸液と血管作動薬などによる循環動態の安定化と脳血流量の維持がある。これらのために過換気を避け，動脈血二酸化炭素濃度を正常範囲に保つ。脳の酸素需要を考慮し，高体温にならないように低体温療法を開始する。痙攣発作には抗痙攣薬を投与する。

自己心拍が再開した後に生じる種々の臓器機能不全を心停止後症候群[3]といい，予後は死亡，植物状態，重度障害となる。

第1段階　心筋機能不全：自己心拍再開後24時間以内は再度心停止に陥ることが多い。

第2段階　脳機能不全：自己心拍再開後も脳機能不全状態は長時間続く。一次性障害(心停止により惹起される神経細胞死：ネクローシス)と二次性障害(虚血と再灌流により惹起された遅発性神経細胞死：アポトーシス)に大別されるため，自己心拍再開直後に，神経学的予後を予測することは困難である。

第3a段階　多臓器機能不全や血液凝固障害が顕著化する。

第3b段階　敗血症では，心停止により免疫制御系の障害と消化管の血流不全の遷延化などにより，消化管では粘膜の透過性が亢進し，腸内細菌が血中に侵入しやすくなる。人工呼吸管理では肺炎なども併発しやすい。

定期的に患者の状態を評価し，多職種間で呼吸療法の方針などを確認する。評価すべき主な項目は，原疾患の治療状況，胸部X線写真，血液検査データ(動脈血ガス分析値も含む)，バイタルサイン(脈拍数，血圧，体温，尿量，意識レベル，聴診所見，視診所見など)である。

人工呼吸器を装着する際は，設定条件および監視条件，治療に必要な材料などについて，医師の指示を確認し実施する(図5)。変更された指示内容は使用中チェックリストや臨床工学技士記録などに記録する(図3，図6)。人工呼吸器装着後は，すぐに胸郭の動きの観察，呼吸音の聴取，パルスオキシメータおよびカプノメータなどの測定値，装着状態，警報設定などを確認する。また，設定条件を変更した場合は，血液ガス分析を行い，設定条件を評価し臨床工学技士記録などに記録する。なお，血液ガス分析のための採血は医師から具体的な指示を受けて動脈留置カテーテルから行う。留置カテーテルがなければ，医師が動脈から直接採血を行う。

人工呼吸器を用いた治療が行われている間は，手順書やチェックリストに従って，1日1回以上および設定条件の設定変更があった場合には必ず使用中点検を実施する。

人工鼻を使用している場合は，加湿の目安として，人工鼻と挿管チューブ間のカテーテルマウントや閉鎖式気管吸引チューブ内側に水滴がついていること，気管吸引がスムーズに行えることを確認する（図7）。また，実習施設の運用に従って定期的に交換していること，過度な呼吸抵抗の増大や汚れがみられる場合は交換していることを確認する。

加温加湿器を使用している場合は，温度設定などが適切になされていることを確認する。現在はディスポーザブルの自動給水型加温加湿器チャンバを用いることが多く，付属の給水用ポートから滅菌蒸留水を自動注水する。滅菌蒸留水の残量は定期的に確認する。患者回路内に結露水が貯留すると患者気管内への垂れ込みが起こる場合があり，ウォータートラップに貯めて定期的に除去する。その他，患者のバイタルサインや経皮的動脈血酸素飽和度，呼吸状態，呼吸音などを確認し，点検結果をチェックリストや臨床工学技士記録などに記録する。

図5 人工呼吸療法中の技士業務

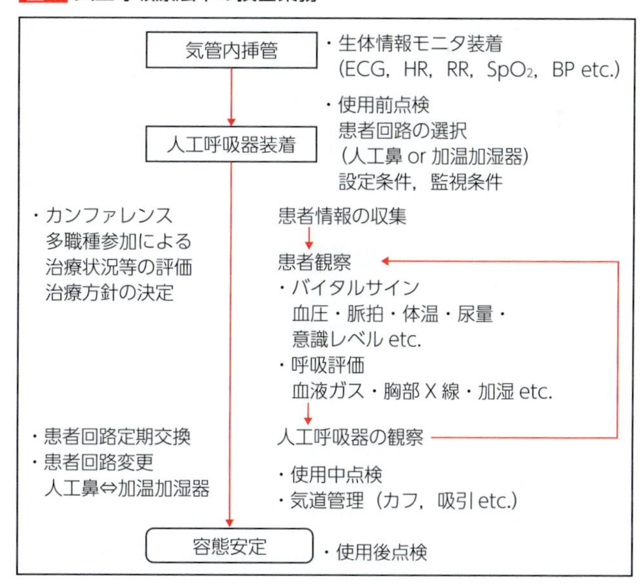

図6 例）臨床工学技士記録（電子カルテへの入力）

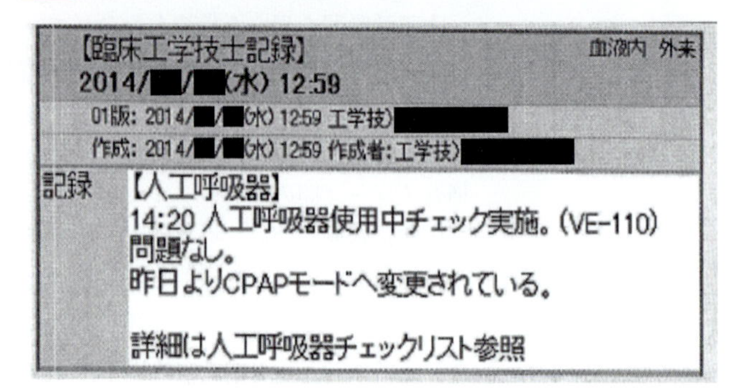
【臨床工学技士記録】 血液内 外来

2014/■/■(水) 12:59

01版: 2014/■/■(水) 12:59 工学技)■

作成: 2014/■/■(水) 12:59 作成者:工学技)■

記録

【人工呼吸器】

14:20 人工呼吸器使用中チェック実施。(VE-110)

問題なし。

昨日よりCPAPモードへ変更されている。

詳細は人工呼吸器チェックリスト参照

図7 加湿の評価

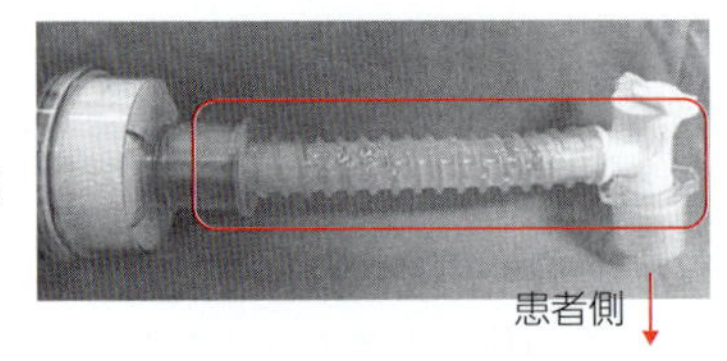

①患者側回路内面に水滴結露が発生
カテーテルマウント内
＊その他確認事項
②喀痰が粘稠化していないこと
③気管内吸引カテーテルがスムーズに
挿入できること

患者回路の交換

患者回路は，実習施設のマニュアルに従って定期的に交換する。破損によるリークや明らかな汚れがみられる場合は交換する。患者回路交換後は，使用前点検に準ずる点検を実施する。患者に再装着した後は，直ちに胸郭の動きの観察，呼吸音の聴取，パルスオキシメータおよびカプノメータなどの測定値，装着状態，警報設定の確認を行う。患者回路などの交換の実施および実施後の点検結果をチェックリストや臨床工学技士記録に記録する。

図8 酸素ボンベ残容量(L)の計算方法

〈MPa表示の場合〉
1MPa＝10.2kgf/cm^2
L＝ボンベの容量×圧力表示値×10.2

〈kgf/cm^{2}表示の場合〉
L＝ボンベの容量×圧力表示値

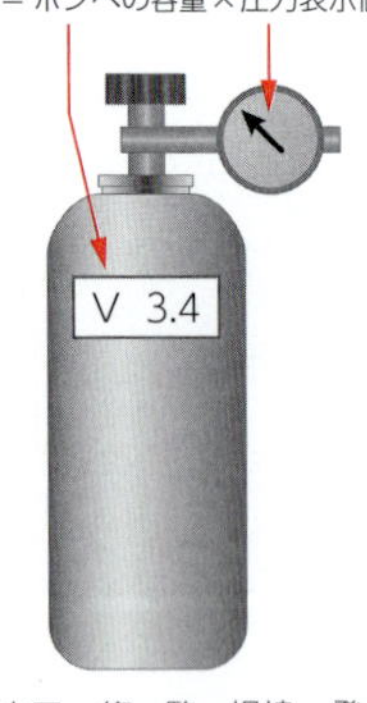

（山口 修，監，相嶋一登，編：臨床工学技士のための呼吸治療ガイドブック．p 208 メジカルビュー社，2014）

患者移送時の対応

脳機能などの検査目的で，MRI検査室に患者を移送する場合には，搬送用人工呼吸器もしくは用手換気に切り替える。MRI検査室内では，MRI対応人工呼吸器を使用する。移送開始前には必ず酸素ボンベの残量確認[6]を行う。移送途中で酸素残量が不足することが予測される場合には，予備のボンベを携帯する（図8）。

搬送用人工呼吸器もしくは用手換気に切り替えたら，すぐに胸郭の動きの観察，呼吸音の聴取，パルスオキシメータおよびカプノメータなどの測定値，装着状態，警報設定の確認を行い，バイタルサインが安定していることを確認して移送を開始する。

アラーム発生時の処置

アラームが発生した場合には，患者の呼吸状態と人工呼吸器の設定条件から総合的に判断し，原因を特定し，適切に対処する。主なアラームとして，気道内圧上限/下限アラーム，分時換気量低下アラーム，無呼吸アラーム，電源供給不良，医療ガス供給圧不良などがある（図9a）。アラーム発生時のトラブルシューティングの手順は，人工呼吸器本体に装備されたマニュアルなどで確認する。また，患者の状態に合わせてバックアップ換気条件について，予め医師の指示を受けておく（図9b）。

図9 人工呼吸器

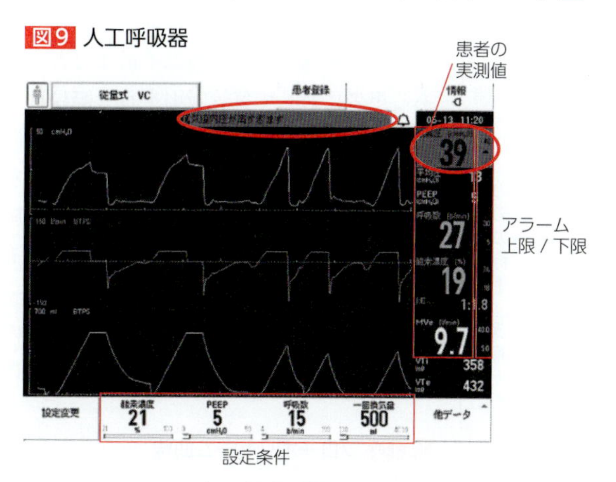

a 人工呼吸器の画面

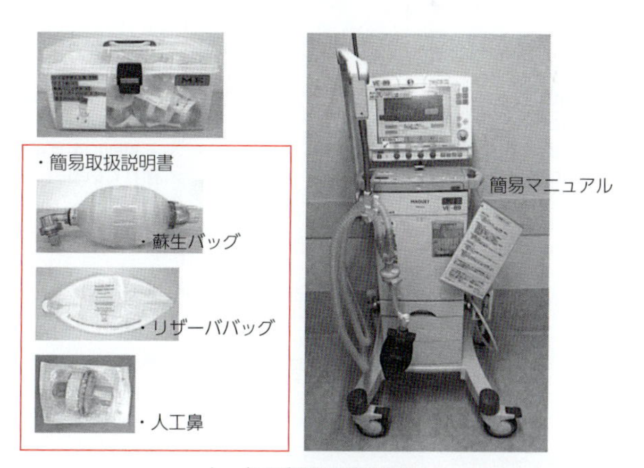

b 人工呼吸器の装備備品

＊3 **アセスメント**

現状を判断し，原因を特定または理由を考え，今後の展開を予測すること。

気管吸引

気管吸引の必要性についてアセスメント＊3する。

視診：努力様呼吸になっている。咳嗽をしている。むせている。気管チューブ内に痰が見える。

聴診：肺雑音や痰のゴロゴロする音が聞こえる。

触診：胸に手を当てると振動が伝わってくる。

人工呼吸器：VCV換気量の低下，PCV気道内圧の上昇，フローボリューム曲線にのこぎり歯状の波形出現（図10）。

気管吸引の実施前および実施後は，必ず手洗いを行い，標準予防策[*5]を実施する。

気管挿管や気管切開[*4]の患者に気管吸引を行う場合は，吸引カテーテルの外径が気管チューブ内径の1/2を超えないものを選択し，気管への挿入は愛護的に行う。なお，挿入位置はカテーテル先端が気管分岐部手前までとする。また，自発呼吸のある患者に対して気管吸引を行う際には，吸気に合わせて吸引カテーテルを挿入する。1回の吸引時間は15秒，吸引圧は-20kPa（-150mmHg）を超えないようにする。経皮的動脈血酸素飽和度や心電図などを確認しながら実施する。吸引実施後，患者の状態を評価する。人工呼吸器では，VCV換気量の増加，PCV気道内圧の低下，フローボリューム曲線のこぎり歯状の波形が消失する。また，吸引した喀痰の量や性状などを観察し，チェックリストや臨床工学技士記録に記録する。

＊4 気管切開
気道確保が長期間（2～3週間）にわたって持続するか，またはその可能性がある場合。

＊5 標準予防策
スタンダードプリコーションともいう。病態にかかわらず，すべての患者の汗以外の血液，体液，排泄物，傷のある皮膚，粘膜のすべてを感染の危険のあるものとし，接触の可能性がある場合に行うべき対策のこと。手袋など保護具の使用，手指衛生，使用済み器具などの処理，環境清掃，針刺し事故防止などの労働衛生，患者配置など。

VCV：volume control ventilation
PCV：pressure control ventilation

図10 フローボリューム曲線

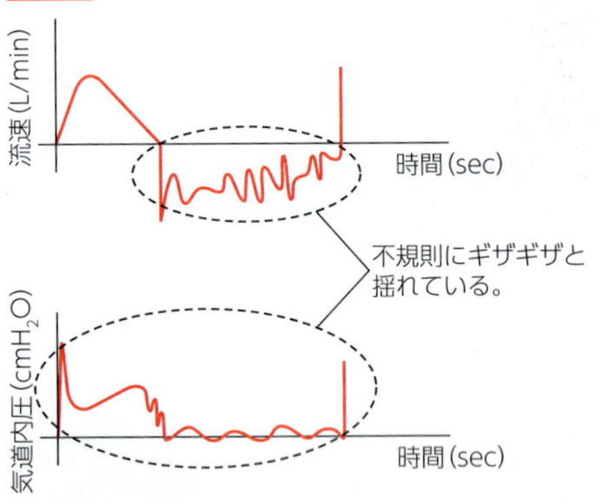

（山口　修，監，相嶋一登，編：臨床工学技士のための呼吸治療ガイドブック．p85，メジカルビュー社，2014より引用）

Step up Column

VAP
気管挿管，人工呼吸開始前には肺炎がなく，開始48時間以降に発症する肺炎のこと。

人工呼吸器からの離脱(ウィーニング)[7, 8]

離脱の開始は人工呼吸管理が必要となった原因の病態が快方に向かい，循環および全身状態が安定してからとなる。そして呼吸に対する負荷が軽減し，呼吸機能(酸素化，換気能)が改善

VAP：ventilator associated pneumonia

臨床指導者の目

患者中心のよりよい医療を提供するには，さまざまな職種の医療スタッフと治療方針を共有し，同じ方向を向いてチーム医療を展開することが大切である。そのためには臨床工学技士から一方的に意見や治療方針について発言するのではなく，他の医療スタッフの立場や提案を尊重し合いながら，相互に納得のいく結論を出そうとするコミュニケーション能力が求められる。

表5 SAT 開始安全基準

以下の事項に該当しない
□痙攣，アルコール離脱症状のため鎮静薬を持続投与中
□興奮状態が持続し，鎮静薬の投与量が増加している
□筋弛緩薬を使用している
□24時間以内の新たな不整脈や心筋虚血の徴候
□頭蓋内圧の上昇
□医師の指示

*SAT：Spontaneous Awakening Trial(自発覚醒トライアル)
鎮静薬を中止または減量し、自発的に覚醒が得られるか評価する試験

(日本集中治療医学会，日本呼吸療法医学会，日本クリティカルケア看護学会3学会合同人工呼吸器離脱ワーキング：人工呼吸器離脱に関する3学会合同プロトコル，2015.より引用)

表6 SBT 開始安全基準

①～⑤をすべてクリアした場合「SBT実施可能」

①酸素化が十分である
□$F_IO_2 \leq 0.5$かつ$PEEP \leq 8 cmH_2O$のもとで$SpO_2 > 90\%$

②血行動態が安定している
□急性の心筋虚血がない，重篤な不整脈がない
□心拍数≦140
□少量の昇圧薬の使用は許容する
(DOA≦5 μg/kg/min　DOB≦5 μg/kg/min　NAD≦0.05 μg/kg/min)

③十分な自発呼吸がある
□1回換気量＞5 mL/kg
□分時換気量＜15 L/min
□Rapid shallow breathing index
(1分間の換気回数/1回換気量[L])＜105/min/L
□呼吸性アシドーシスがない(pH＞7.25)
④異常な呼吸パターンを認めない
□過剰な呼吸補助筋の使用がない
□シーソー呼吸(奇異性呼吸)がない

⑤全身状態が安定している
□発熱がない
□重篤な電解質異常がない
□重篤な貧血がない
□重篤な体液過剰を認めない

SBT：Spontaneous Breathing Trial(自発呼吸トライアル)
人工呼吸による補助がない状態に患者が耐えられるかどうか確認するための試験

(日本集中治療医学会，日本呼吸療法医学会，日本クリティカルケア看護学会3学会合同人工呼吸器離脱ワーキング：人工呼吸器離脱に関する3学会合同プロトコル，2015.より引用)

している場合である。酸素化が改善したら吸入酸素濃度やPEEPを下げていく。換気が改善し，呼吸仕事量が低下したら，人工呼吸器による強制換気や換気圧サポートを減らして，自発呼吸の比率を増やしていく。鎮静薬の減量などが進み安定した覚醒状態が得られ（表5），SBTの開始条件を満たしたら（表6），離脱の最終段階に向かう（図11）。

図11 人工呼吸器開始から離脱までのイメージ

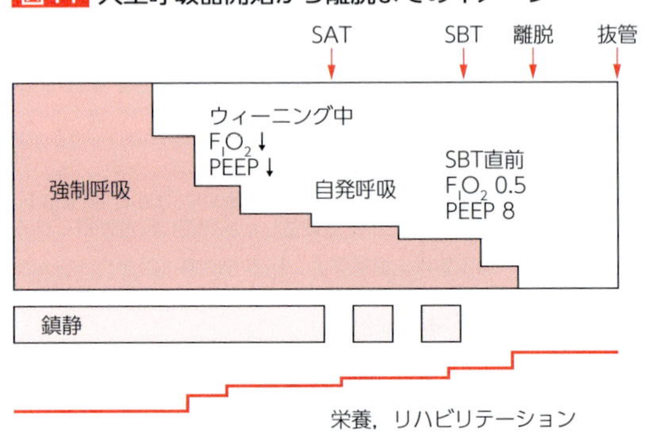

（Clinical Engineering , 26（12）: 1132-1133, 2015.より引用）

4th Step 治療記録の記載

学生が何を学ぶべきか

人工呼吸器使用中点検のために患者の部屋を訪室する場合は，電子カルテなどで情報収集し，検査結果，人工呼吸器の設定変更など，特記事項があれば備考欄に記入しておこう。

臨床実習用の学生記録用紙は，患者の個人情報保護のため，実習施設において実習開始時に配布し，実習終了時には回収して実習施設外に持ち出さないことが望ましい。

学生記録用紙への記載内容について，理解できていないと思えば，携帯しているメモ帳にメモをとり，まずは自分で調べてみることが大切である。そのうえで実習指導者とのディスカッションに望んでほしい。受け身ではなく，積極的に実習に取り組もう。

学生記録用紙（案）

【様式1】人工呼吸器を導入した患者の現病歴，既往歴について調べる（図12）。

【様式2】人工呼吸器の使用中点検用（急性期）

急性期には集中治療室において，治療計画の進捗状況，患者の状態に応じて，比較的短時間間隔で確認（評価）が行われる。観血式動脈圧をモニタリングしている場合が多く，留置カテーテルからの採血が可能であるため，定期的に血液ガスなど測定結果が確認できる(図13)。

【様式3】人工呼吸器の使用中点検用(慢性期)

慢性期には一般病棟に移り，治療を継続するケースも多い。一般病棟では定期的ではなく，患者状態の変化に応じて，血液ガスなどの測定，X線，CT撮影が行われる(図14)。

図12 学生記録用紙(案)①

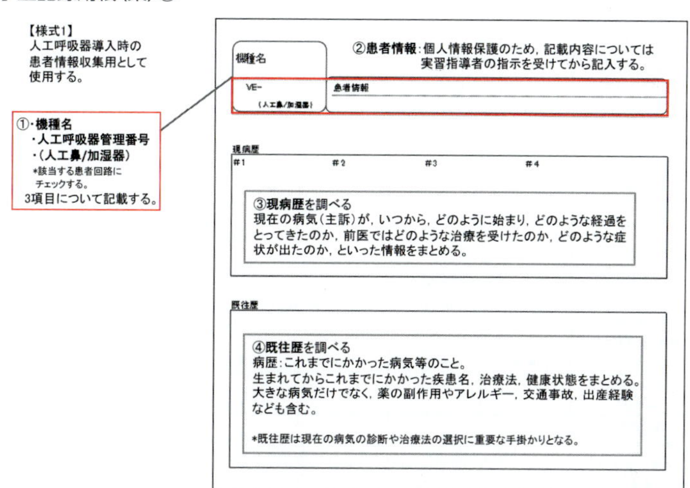

【様式1】
人工呼吸器導入時の
患者情報収集用として
使用する。

①・**機種名**
・**人工呼吸器管理番号**
・**(人工鼻/加湿器)**
*該当する患者回路に
チェックする。
3項目について記載する。

機種名

VE-

(人工鼻/加湿器)

②**患者情報**：個人情報保護のため，記載内容については
実習指導者の指示を受けてから記入する。

患者情報

現病歴

#1　#2　#3　#4

③**現病歴**を調べる
現在の病気(主訴)が，いつから，どのように始まり，どのような経過をとってきたのか，前医ではどのような治療を受けたのか，どのような症状が出たのか，といった情報をまとめる。

既往歴

④**既往歴**を調べる
病歴：これまでにかかった病気等のこと。
生まれてからこれまでにかかった疾患名，治療法，健康状態をまとめる。
大きな病気だけでなく，薬の副作用やアレルギー，交通事故，出産経験なども含む。

*既往歴は現在の病気の診断や治療法の選択に重要な手掛かりとなる。

図13 学生記録用紙(案)②

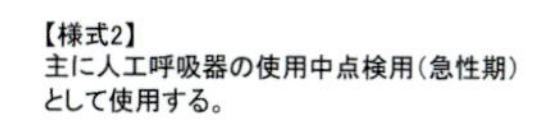

【様式2】
主に人工呼吸器の使用中点検用(急性期)
として使用する。

①・**Bed No.**
・**人工呼吸器管理番号(VE)**
・**患者情報**
・**使用回路の種類**
・**人工呼吸管理〇日目**

注意!!
患者情報：個人情報保護のため，記載内容については
実習指導者の指示を受けてから記入する。

Bed No.　VE-　患者情報　使用回路(加湿器 or HME)　人工呼吸管理　日目

設定確認			実測値	血液ガス		レベル		使用状況確認☑		備考	確認者	確認報告
モード	設定圧/量	換気回数	一回換気量	PO2/PCO2	pH/BE	JCS	GCS	電源・配管 □	患者回路 □	確認時刻(　:　)		□
	PEEP	FiO2	呼吸数	P/F	SpO2	自発呼吸 有/無	鎮静 有/無	加湿器電源 □	HME/フィルタ □		電カル入力 □	

②人工呼吸器ディスプレイより確認する。
設定確認：**換気モード，設定圧/量，換気回数，PEEP，FiO_2**
実測値：**1回換気量，呼吸数**

③**電子カルテ**より転記する。
血液ガス
PaO_2/$PaCO_2$，pH/BE，P/F，SpO_2

④**レベル**
JCS，GCS
自発呼吸 有/無
鎮静 有/無

⑤**電源・配管，患者回路，加湿器電源，HME/フィルタ**
使用状況を確認し，□に☑する。

⑥**確認時刻**を記載する。
確認者：印orサインする。
確認報告：実習生は実習指導者に報告後、☑する。
電カル入力：実習指導者が入力したことを確認し☑する。

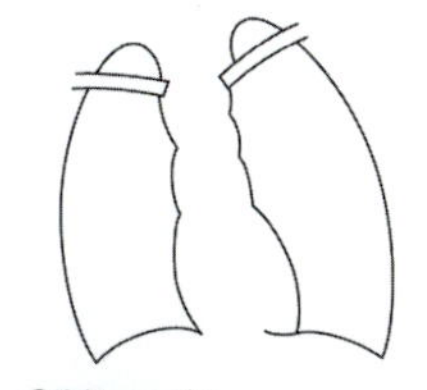

⑧**治療計画・評価**について記載する。

⑦**胸部レントゲン**
撮像結果を記入する。
前回撮像したものがあれば比較し，コメントも記載する。

図14 学生記録用紙（案）③

【様式 3】
主に人工呼吸器の
使用中点検用（慢性期）
として使用する。

①・機種名
・人工呼吸器管理番号
・（人工鼻 / 加湿器）
＊該当する患者回路にチェックする。
3 項目について記載する。

②患者情報：個人情報保護のため，記載内容については実習指導者の指示を受けてから記入する。

機種名

VE-　（加湿器/人工鼻）　患者情報：

		実施日時	/ (:)	/ (:)	/ (:)	/ (:)	/ (:)
換気設定確認		換気モード					
	IPPV	換気量 一回(mL) 分時(L/min)					
	IPPV	調節圧 (cmH2O) (PC above PEEP)					
	IPPV	PEEP (cmH$_2$O)					
	NPPV	IPAP (cmH2O)					
	NPPV	EPAP (cmH2O)					
		換気回数 (SIMV回数)					
		PS (cmH$_2$O)					
		FIO$_2$ (%)					
換気確認		最高気道内圧					
		呼吸数					
		分時換気量					
		呼気一回換気量					
		自発(有/無)	有/無	有/無	有/無	有/無	有/無
		ECG(HR)					
		SpO2(%)					
使用状況		患者回路					
		人工鼻・バクテリアフィルター					
		医療ガス配管					
		電源					
使用環境		生体情報モニタ接続ECG/SpO$_2$					
		蘇生バッグの確認					
		簡易取説の確認					
備考	サーボ	FIO2表示値					
	サーボ	O2セル残量					
	サーボ	呼気カセット残量					
	サーボ	バッテリー残量					
		リーク量					
確認報告☑			□	□	□	□	□
印							

③実施日時：点検した日時を記入
換気設定条件確認：人工呼吸器ディスプレイ等より確認する。
換気モード，換気量，調節圧，PEEP，換気回数，PS，F_IO_2

④換気確認：人工呼吸器ディスプレイ等より，実際の患者の呼吸状態を確認する。
最高気道内圧，呼吸数，分時換気量，呼気 1 回換気量，自発（有 / 無），ECG（HR），SpO_2

⑤患者回路，人工鼻・バクテリアフィルター，医療ガス配管，電源
実習指導者に Check Point を確認しながら記載する。

⑥使用環境確認：
生体情報モニタ接続，蘇生バッグ，簡易取扱説明書の確認

⑦人工呼吸器のハード面について確認する。
FIO_2 表示値，O_2 セル残量，呼気カセット残量，バッテリー残量，リーク量

⑧治療計画・評価
血液ガス結果など
を記載する。

⑨実習生は実習指導者に報告後，チェックする。
＊実際は，担当看護師に点検内容等報告後チェックする。

⑩ ③～⑨記入後，点検実施者がサインする。

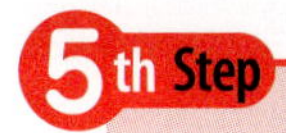

業務後の機材点検

人工呼吸器は使用後，点検手順書やチェックリストに従って使用後点検[9]を実施する。清掃・消毒・滅菌の際は，使用した患者の感染症の有無を確認し，実習施設の院内感染防止マニュアルに従ってマスクや手袋を装着する。

次の症例に使用できるよう人工呼吸器本体に患者回路セットを接続し，点検手順書やチェックリストに従って使用前点検に準じた点検[9]を実施し，点検結果を記録，保管する。また，点検後は衛生的な場所で保管する。バッテリ搭載機は保管時に充電を行う。

（田中直子）

■参考文献

1) 日本臨床工学技士会　呼吸治療業務指針検討委員会：呼吸治療業務指針，p.29-33.
2) 臨床工学合同委員会：臨床工学技士基本業務指針2010.
3) 循環器病の診断と治療に関するガイドライン（2007－2008年度合同研究班報告）：循環器医のための心肺蘇生・心血管救急に関するガイドライン Guidelines for Cardiopulmonary Resuscitation and Cardiovascular Emergency（JCS 2009），Circulation Journal, 73: 1361-1506, 2009.
4) 3学会（日本胸部外科学会・日本呼吸器学会・日本麻酔科学会）合同呼吸療法認定士認定委員会：新呼吸療法テキスト 第1版. p.371-372, アトムス, 2012.
5) 日本呼吸療法医学会　人工呼吸中の鎮静ガイドライン作成委員会：人工呼吸中の鎮静のためのガイドライン. 2007.
6) 山口　修 監，相嶋一登 編：臨床工学技士のための呼吸治療ガイドブック. p.208, メジカルビュー社, 2014.
7) 日本集中治療医学会，日本呼吸療法医学会，日本クリティカルケア看護学会　3学会合同人工呼吸器離脱ワーキング：人工呼吸器離脱に関する3学会合同プロトコル. 2015.
8) Clinical Engineering, 26(12): 1132-1133, 2015.
9) 医薬発第248号　生命維持装置である人工呼吸器に関する医療事故防止対策について（別紙）. 平成13年3月27日.

2 呼吸療法（NPPV）

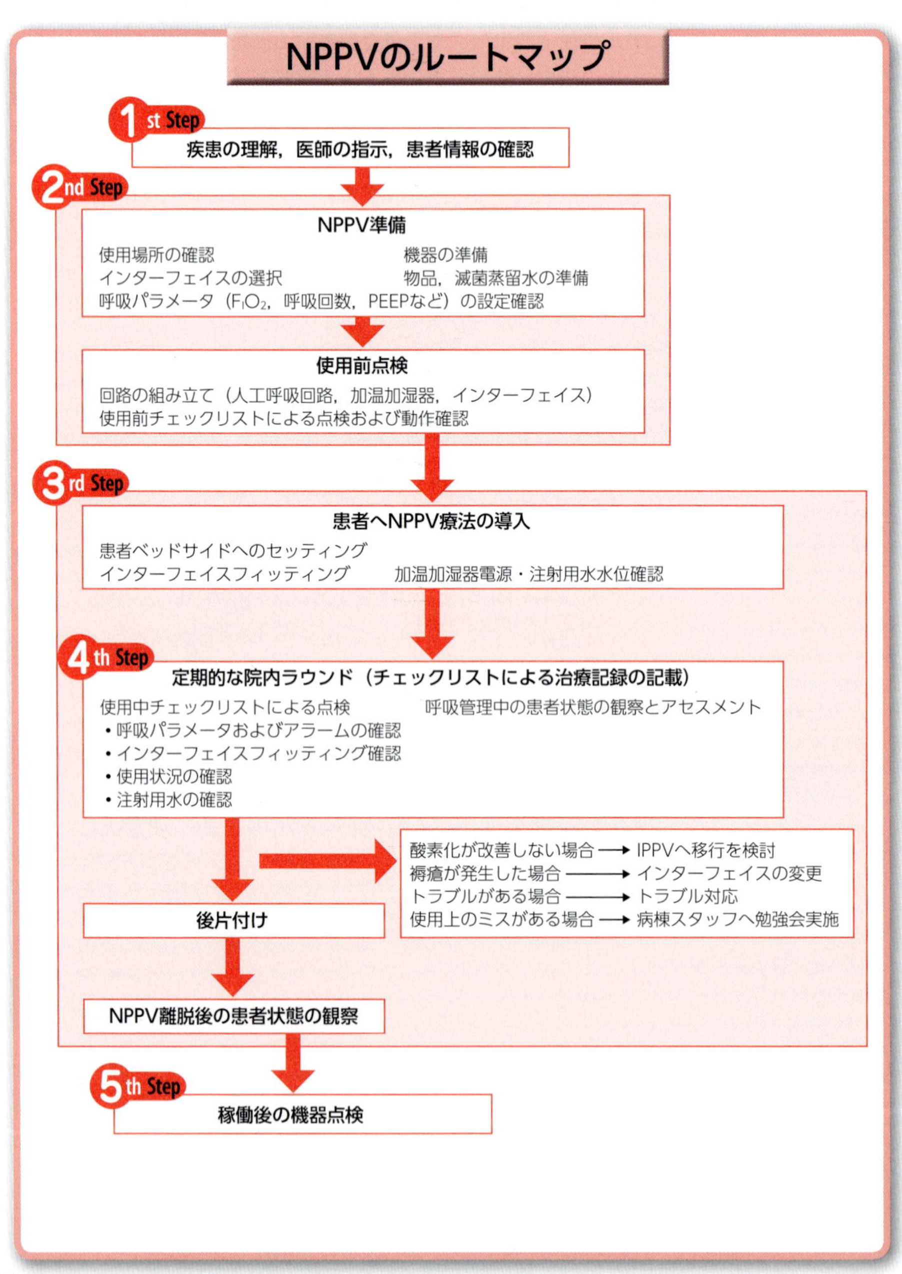
NPPVのルートマップ
1st Step
疾患の理解，医師の指示，患者情報の確認
2nd Step
NPPV準備
使用場所の確認
機器の準備
インターフェイスの選択
物品，滅菌蒸留水の準備
呼吸パラメータ（F_IO_2，呼吸回数，PEEPなど）の設定確認
使用前点検
回路の組み立て（人工呼吸回路，加温加湿器，インターフェイス）
使用前チェックリストによる点検および動作確認
3rd Step
患者へNPPV療法の導入
患者ベッドサイドへのセッティング
インターフェイスフィッティング
加温加湿器電源・注射用水水位確認
4th Step
定期的な院内ラウンド（チェックリストによる治療記録の記載）
使用中チェックリストによる点検
・呼吸パラメータおよびアラームの確認
・インターフェイスフィッティング確認
・使用状況の確認
・注射用水の確認
呼吸管理中の患者状態の観察とアセスメント
酸素化が改善しない場合 → IPPVへ移行を検討
褥瘡が発生した場合 → インターフェイスの変更
トラブルがある場合 → トラブル対応
使用上のミスがある場合 → 病棟スタッフへ勉強会実施
後片付け
NPPV離脱後の患者状態の観察
5th Step
稼働後の機器点検

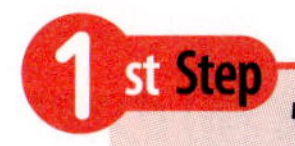

慢性閉塞性肺疾患（COPD）とは

COPD：chronic obstructive pulmonary disease

COPDの１つである肺気腫とは，肺胞壁が破壊され異常に拡張，静肺コンプライアンスが増加し，肺胞でのガス交換能が低下する疾患である（図1）。労作時の息切れが特徴である。呼吸機能検査では1秒率が70％未満となり，閉塞性換気障害を示す。残気率，肺胞拡散能力（D_{LOC}）は低下する。胸部単純X線写真では，肺の透過性亢進が認められる。動脈血ガスでは病態が進行するとPaO_2が低下し，$PaCO_2$が増加する。

図1 COPD

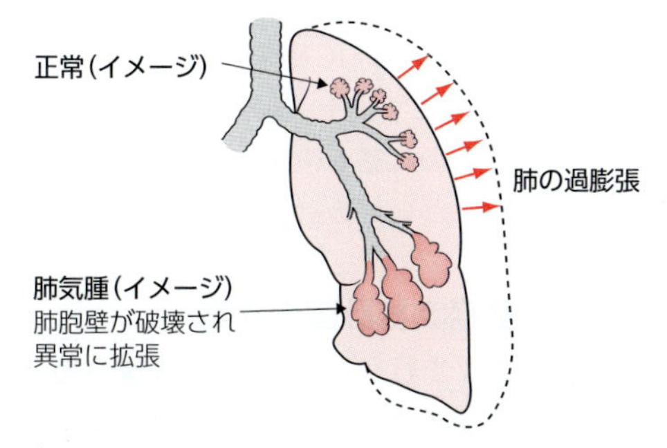

肺気腫などCOPDに対する呼吸療法について

VAP：ventilator associated pneumonia

気管切開もしくは挿管を必要としないインターフェイスマスクを用いた人工換気「NPPV」を行う。導入が容易で人工呼吸器関連肺炎（VAP）のリスクを軽減する。また，マスクをはずして食事や飲水，会話も可能で，患者のQOL向上につながる（表1）。

表1 COPDの増悪におけるNPPV適応基準

以下のうち，一項目以上：
- 呼吸性アシドーシス（動脈血：pH ≦ 7.35かつ/あるいは$PaCO_2$ ≧ 45 mmHg）
- 呼吸補助筋の使用，腹部の奇異性動作，または肋間筋の陥没など，呼吸筋の疲労または呼吸仕事量の増加あるいはその双方が示唆される臨床徴候を伴う重度の呼吸困難

〔日本呼吸器学会NPPVガイドライン作成委員会編：NPPV（非侵襲的陽圧換気療法）ガイドライン改訂第2版．南江堂，p.61，2015．より引用〕

NPPV：noninvasive positive pressure ventilation

NPPV中の人工呼吸管理においては重症患者監視モニタを用いて，心電図，SpO_2，血圧を監視している。特にNPPVの使用時に重要なモニタにはカプノモニタが挙げられ，$etCO_2$（呼気終末炭酸ガス濃度）を測定する。人工呼吸管理においてはマスクを介した褥瘡，感染対策が重要な要素となる。

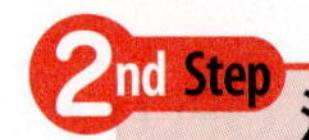

治療（臨床工学技士業務）の実施

IPAP：inspiratory positive airway pressure

EPAP：expiratory positive airway pressure

医師の指示の確認

医師より人工呼吸器の装着依頼がくる。換気モード，酸素濃度（F_IO_2），吸気気道陽圧（IPAP），呼気気道陽圧（EPAP）や呼吸回数，吸気時間，1回換気量などの呼吸パラメータ設定について指示が出される。

情報収集・共有

患者情報はベッドサイドで電子カルテを用いて医療スタッフ間で情報の共有をする。集中治療室では毎朝合同カンファレンスが行われる。ICU専門認定医が中心となり，主治医，看護師，臨床工学技士，理学療法士などの医療スタッフが参加して，患者の状態や検査の結果，注意点や懸念される事項，今後の方針について検討する。

業務実施計画の立案

NPPVを行う人工呼吸器の酸素供給方法には，酸素配管に接続するタイプと酸素ボンベを用いるタイプがある。院内で使用する場合には酸素配管タイプを選択し，在宅で使用する場合には酸素ボンベタイプを選択する。マスクにはさまざまな種類があり（表2），**患者に合ったマスクの選択を行う**。NPPVを使用する患者は低栄養状態であることが多く，マスクの圧迫部位は容易に褥瘡が発生し治癒もしにくいため，皮膚障害の好発部位に創傷被覆材を用いる。患者の様子をみながらF_IO_2，IPAP，EPAP，呼吸回数の調整を行う。近年，NPPVとは別にネーザルハイフローという新しい酸素療法が注目されている。

Step up Column

ネーザルハイフロー（NHFOT）とは？

吸入酸素濃度21〜100％で最大60L/minの高流量を鼻カニューレから供給できるもので，新たな酸素療法として注目されている。人工呼吸器を必要とせず，空気・酸素ブレンダー・バクテリアフィルタ・加温加湿器・人工呼吸回路・鼻カニューレによって構成される。配管からの冷たく乾燥した酸素は加温加湿をすることで，高流量が鼻腔から苦痛なく投与可能になる。

NHFOT：nasal high flow oxygen therapy

臨床工学技士は人工呼吸器回路のプライミング（図2）をして，セットアップを行う。前述した医師の指示による呼吸パラメータを設定する。

表2 マスクの種類と利点・欠点

マスクの種類		利　点	欠　点
ヘルメット型マスク	①	高い圧をかけることができる 鼻根部への圧迫がなく，皮膚トラブルが軽減できる 開口していても使用できる	目が乾燥しやすい 排痰が困難 着脱が困難
トータルフェイスマスク（顔全体を覆う）	② ③	高い圧をかけることができる 鼻根部への圧迫が少なく，皮膚トラブルが軽減できる 開口していても使用できる	目が乾燥しやすい 排痰が困難 顔の大きさによってフィッティングしにくいことがある
フルフェイスマスク（口鼻を覆う）	④ ⑤	NPPVで最もよく使われる 高い圧をかけることができる 開口していても使用できる	鼻根部の皮膚トラブルが起こりやすい 排痰が困難 頬のくぼみなどでリークが発生しやすい
ネーザルマスク（鼻のみを覆う）	⑥ ⑦	会話や経口摂取が可能 排痰が可能 圧迫感が少ない	高い圧をかけることができない 口呼吸や開口でリークする
ネーザルピロー（鼻のみ）	⑧	会話や経口摂取が可能 排痰が可能 鼻根部への圧迫が少なく，皮膚トラブルが軽減できる	高い圧をかけることができない 口呼吸や開口でリークする 鼻孔の形や角度に個人差がありフィットしにくい場合がある

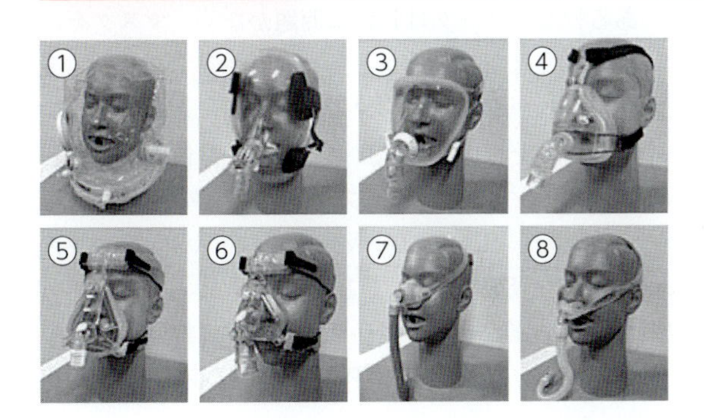

図2 人工呼吸器回路のプライミング

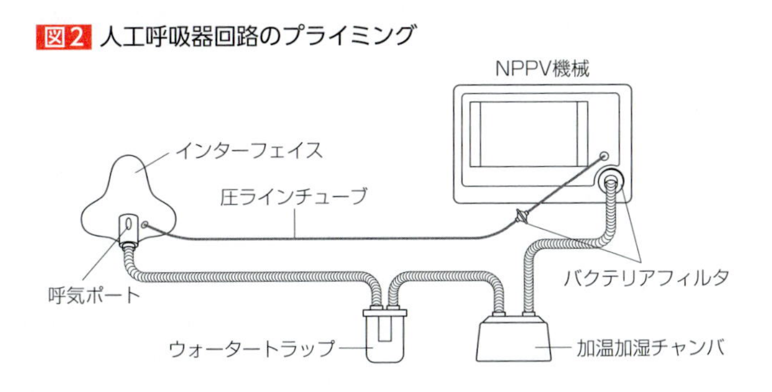

1 呼吸器系疾患

治療への技術的支援評価

NPPVの導入時は30分以内に血ガスを採取し，治療が有効かの判断指標とする。NPPV使用時に最も大事なことは正しいマスクを装着することである。また，定期的に院内人工呼吸器ラウンドを行う。急性期から亜急性期，回復期を経て在宅でも人工呼吸管理を必要とする場合は，在宅用NPPVへの切り替えを行う。管理に不慣れな病棟で使用する場合には医師，看護師を含めた教育的ケアを行い，呼吸パラメータの設定などについても相談する。また，臨床工学技士は看護師へマスクフィッティングや使用中点検項目などについて指導する。

3rd Step 治療行為(全般・技士業務)に関して学習するポイント

NPPVはマスクフィッティングが重要で，患者の顔の形や褥瘡状態によってマスクを選択する。また，マスクからのリークも重要である。現在のNPPVはリーク補正機能が搭載されているため，ある程度のリークは動作に問題がなく，マスクを過度に押しつける必要はない。しかし，リークが多すぎると，ミストリガーが発生しやすくなる。マスクの圧迫による褥瘡をつくらないような管理を行うことが重要であるが，褥瘡が発生してしまった場合にはマスクの変更(フルフェイスタイプ)を行うこともある。有効なNPPVでは呼吸回数の低下やPaO_2の改善がみられる。逆に呼吸回数が多い，$PaCO_2$が上昇するようであれば設定の再検討を依頼する。パラメータごとに対処法を示す(表3)。徐々に，F_IO_2，IPAP，EPAPを減らし，NPPV離脱へと

ARDS：acute respiratory distress syndrome

表3 呼吸状態改善のための対処法

	上 昇	低 下
PaO_2	F_IO_2を下げる	F_IO_2を上げる
	EPAPを下げる	EPAPを上げる
$PaCO_2$	呼吸回数を増やす	呼吸回数を減らす
	IPAPを上げる(PSを増やす)	IPAPを下げる

表4 NPPV中断基準

1．呼吸状態が悪化	
①	F_IO_2を上げても低酸素血症が進行
②	高二酸化炭素血症が進行
③	頻呼吸，呼吸困難が出現
2．循環動態が悪化	
①	血圧が20%以上変化
②	頻脈が進行
③	不整脈が増加
④	心筋虚血症状が出現
3．患者の意識レベルが低下	
4．分泌物などの理由で上気道の確保が必要	

学生が何を学ぶべきか

実習のポイント

・トータルフェイスマスクを準備し，IPAP，EPAP，呼吸回数などの呼吸パラメータを変化させて人工呼吸換気を実際に体験してみよう。
・トータルフェイスマスクの入り口を改良して吸気抵抗を増加させると，閉塞性換気障害の呼吸状態を模擬体験できる。
・胸囲にゴムバンドを強く巻きつけると，急性呼吸窮迫症候群（ARDS）を模擬体験できる。
※ただし，過度な設定圧は気胸を引き起こすおそれがあるので注意すること。

CPAP：continuous positive airway pressure

表5 呼吸器チェック表

	日付	1/1	1/2	1/3	1/4	1/5	1/6
換気設定	モード	S/T	S/T	S/T	CPAP	CPAP	CPAP
	IPAP(設定)	20	18	12	-	-	-
	EPAP/CPAP(設定)	8	8	6	6	6	4
	Rate(設定)	40	30	20	-	-	-
	insp time(設定)	1.0	1.0	1.0	-	-	-
	F_IO_2 (%)	80	75	60	50	40	30

※S/T：自発呼吸に合わせてIPAP，EPAPを供給する。あらかじめ設定した時間内に自発呼吸が感知できないとバックアップ換気が供給される。
※CPAP：持続的に設定圧が供給される（＝PEEP）

導く。逆にNPPVの効果がみられない場合はIPPVへの移行を検討していく。NPPVの中断基準を表4に示し，NPPV使用患者の経過の一例を表5に示す。S/T（spontaneous/timed）モードでNPPVを導入し，機械側の呼吸パラメータ，患者側の呼吸パラメータ，SpO_2やPaO_2が安定していることを確認しながら，F_IO_2，IPAP，EPAPを減らしていく。呼吸状態が安定してきたら持続的気道陽圧（CPAP）モードへ切り替え，さらに機械のサポートを減らし，NPPV離脱へ進んでいく。

4th Step 治療記録の記載

院内人工呼吸器ラウンドにはチェックリストを用いる。ラウンドは毎日実施して経時的な変化を踏まえつつ，記録を行う。チェック項目には機器名，管理番号，使用場所，患者名，日付，設定（換気条件，各アラーム），人工呼吸回路や機械側のチェック事項，患者バイタル（心拍数，SpO_2，血圧），実施者のサインを記載する。

学生が何を学ぶべきか

院内人工呼吸器ラウンドのポイント

・機械側のチェック
①電源は無停電コンセントから確保しているか
②人工呼吸回路に破損はないか
③加温加湿器の電源は入っているか
④滅菌蒸留水は十分あるか（空焚きになっていないか）
⑤急変時に備えてバッグバルブマスクやジャクソンリースなどの用手換気用具があるか
・患者側のチェック
①患者とコミュニケーションをとる
②呼吸が苦しそうではないか
③患者のバイタルに異常はないか

5th Step 稼働後の機材点検

EOG：ethylene oxide gas

図3

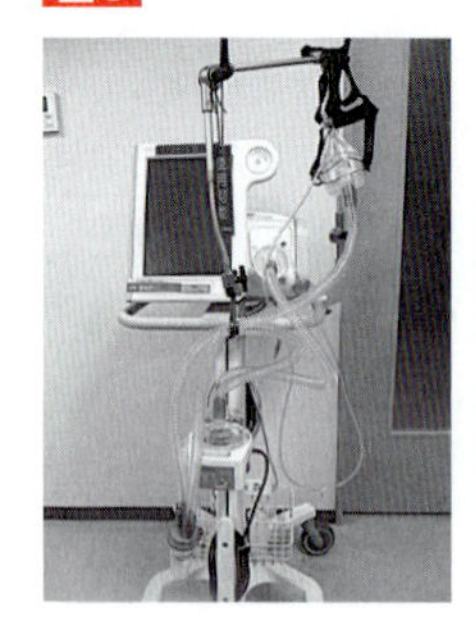

ディスポーザブルタイプの人工呼吸回路は患者使用後に破棄，リユーザブルの人工呼吸回路は次亜塩素酸で消毒後，EOG滅菌を行う。リユーザブルの回路は医療スタッフが組み立てを行うため，呼吸回路構成に間違いがないよう十分注意する。また，EOG滅菌は高温であるため，滅菌後にも回路が破損していないか確認する。マスクは中性洗剤で洗浄後，次亜塩素酸で浸水・消毒し再使用する。ゴムの部分やバンドを観察し，劣化している場合には交換を行う。機械本体は院内感染対策として患者使用後は使用した現場で清掃後の返却が望ましい。清掃された人工呼吸器に回路，マスクをセットし，使用後点検を行い，24時間いつでも貸し出しができる状態にする（図3）。

（三春摩弥）

■参考文献

1）日本呼吸器学会NPPVガイドライン作成委員会編：NPPV（非侵襲的陽圧換気療法）ガイドライン改訂第2版．南江堂，p.61，2015.
2）日本呼吸器学会COPDガイドライン第4版作成委員会編：COPD（慢性閉塞性肺疾患）診断と治療のためのガイドライン第4版，メディカルレビュー社，2013.
3）今中秀光：術後呼吸不全．呼吸器ケア，12(1)：42-47，2014.
4）山口貴子：CCUで使用する呼吸管理機器とケア―酸素投与とNPPV－．HEART nursing，28(2)：190-198，2015.
5）住田智亮，ほか：非侵襲的陽圧換気（NPPV）．呼吸器ケア，9(4)：397-405，2011.
6）長谷川隆一：NPPVの適応と成功のコツ（患者管理も含めて）．レジデントノート，14(9)：1711-1717，2012.
7）榊原利博，ほか：COPD急性増悪の呼吸管理．人工呼吸，29(2)：212-219，2012.
8）武知由佳子，ほか：在宅酸素療法，換気補助療法．診断と治療，101(6)：871-878，2013.
9）安達太郎，ほか：睡眠時無呼吸症候群．Modern Physician，35(2)：199-202，2015.
10）川島孝太：NPPV②モニタリングと患者の観察．呼吸器ケア，7(4)：72-77，2009.
11）吉岡　淳，ほか：BiBAP Vision®におけるヘルメット型マスク（CaSter“R”）を用いた際の圧モニター位置と呼気ポートについての検討．人工呼吸，28(2)：47-51，2011.

3 呼吸療法（睡眠時無呼吸症候群）

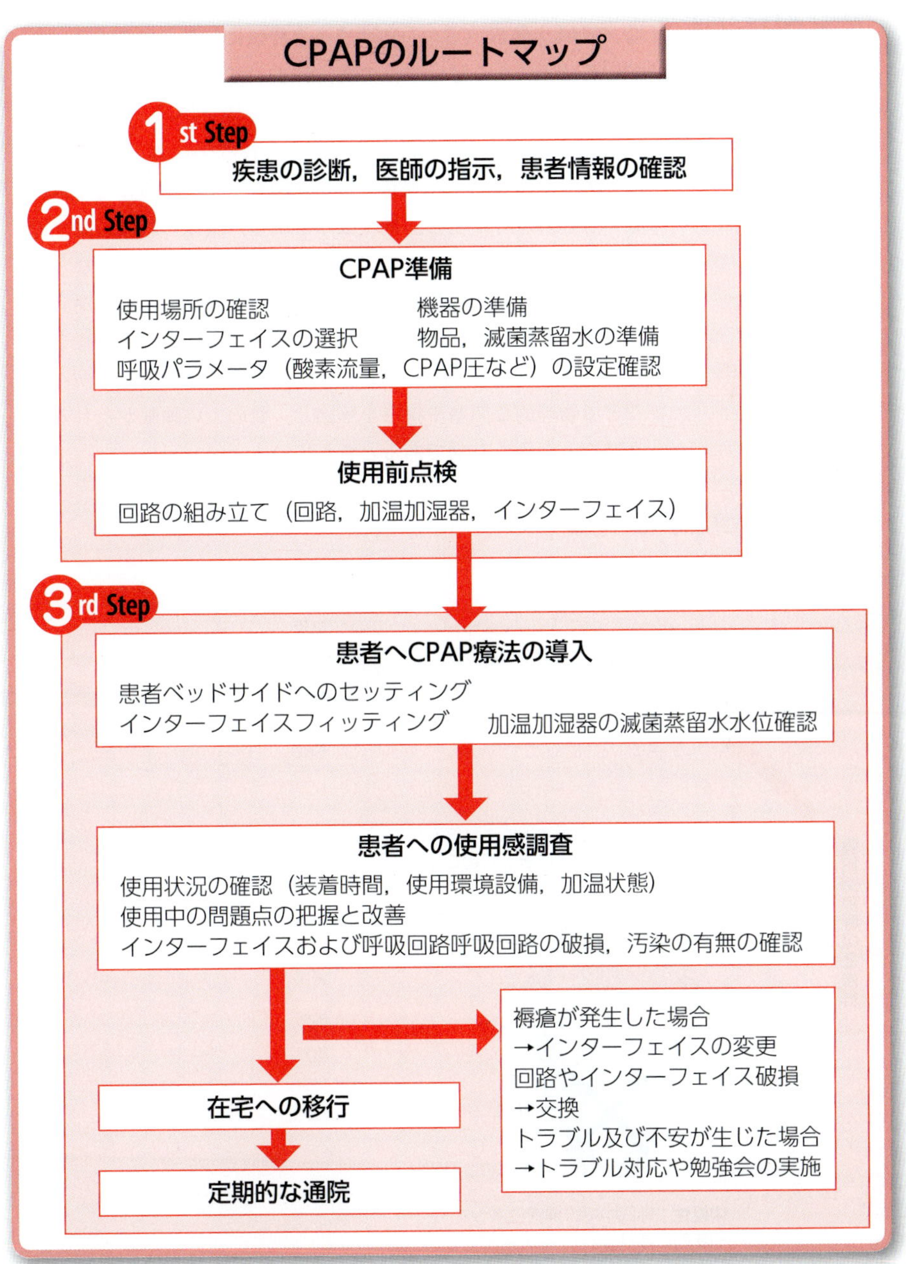

1st Step 睡眠時無呼吸症候群（SAS）とは

SAS：sleep apnea syndrome

OSAS：obstructive sleep apnea syndrome

CSAS：central sleep apnea syndrome

CSR：Cheyne-Stokes respiration

睡眠時に無呼吸状態（10秒以上の呼吸停止）になることで，日中眠気やだるさを引き起こしたり，集中力が欠如したりする疾患である。閉塞性睡眠時無呼吸症候群（OSAS）と中枢性睡眠時無呼吸症候群（CSAS）の大きく2種類に分類される（図1）。CSASは脳にある呼吸中枢の異常によって無呼吸が引き起こされる。CSASの患者のなかにはチェーン・ストークス呼吸（CSR）とよばれる特徴的な呼吸がみられる（図2）。OSASは肥満と大きく関係し，睡眠時に気道が閉塞，狭窄することで無呼吸（気流の停止）が生じ，無呼吸中も胸壁，腹壁の呼吸運動が認められる。無呼吸によって起こる低酸素血症，中途覚醒などによる交感神経の活性化，血管内皮障害，糖尿病，脂質代謝異常症などを惹起し，高血圧，脳血管障害などといった合併症を引き起こす。OSASではCPAPを行い，気道に常に圧力をかけることで物理的な閉塞や狭窄を解除し，質のよい睡眠がとれるようになるため，有効であるとされている。

図1 睡眠時無呼吸症候群の分類

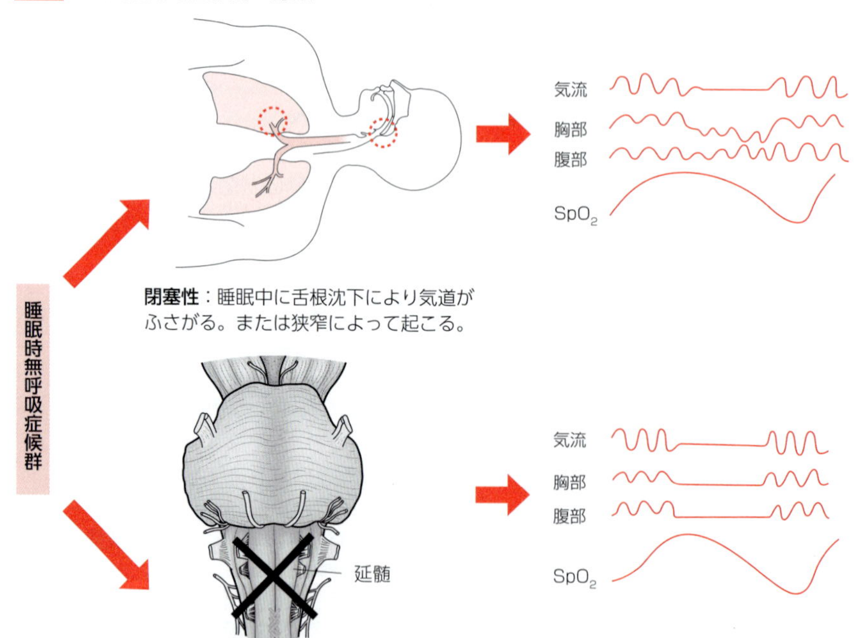

図2 チェーン・ストークス呼吸の呼吸パターン

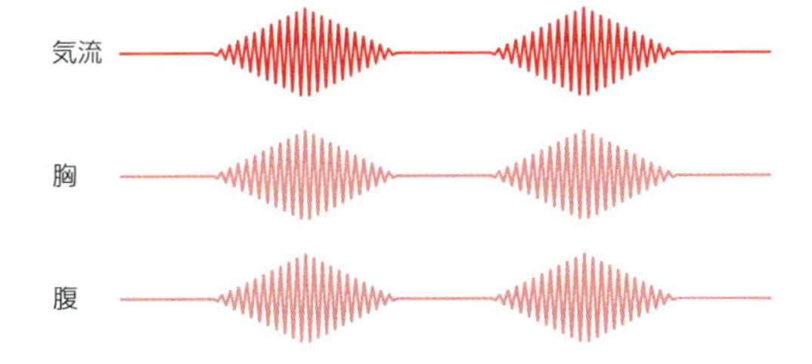

CPAPとは

CPAP：continuous positive airway pressure

CPAPは自発呼吸のある患者に対して呼吸周期を通して一定の陽圧をかける様式である。CPAPは肺胞の虚脱を防ぎ，肺内シャントの減少，呼吸仕事量の軽減，PaO_2の上昇，機能的残気量の増加などの効果がある。現在は呼吸ごとに気道の閉塞状態を推測して圧の自動調整を行うauto-CPAPが普及している。

2nd Step 治療（臨床工学技士業務）の実施

医師の指示の確認

医師より人工呼吸器の装着依頼がくる。睡眠時のみ使用する場合は在宅用のCPAP装置を選択する。

情報収集・共有

患者情報はベッドサイドで電子カルテを用いて医療スタッフ間の情報共有を行う。今後在宅へ移行する場合には，ケースワーカーを通して自宅の環境整備や社会資源の整備を進める。

業務実施計画の立案

患者に合ったマスクを選択し，フィッティングを行う。CPAPでは鼻マスクがしばしば用いられる。

臨床工学技士はプライミングを行い，加温加湿器に滅菌蒸留水を入れ，セットアップを行う。呼吸器を動作させ，医師によって指示された圧，酸素（流量計での管理），アラームを設定する。

在宅用CPAP装置は小型で，機器によっては加湿を必要としないものもある。使用中乾燥の訴えが強い患者には加湿を行う。

設置場所は誤って落下させることのないよう，平らな台などに設置する。睡眠時はある程度動くことを想定し，回路にゆとりをもたせる。

治療への技術的支援評価

睡眠が十分とれているか，昼に眠気やだるさがないか，小児ではおねしょがないかを確認する。設定圧が至適でない場合は圧を変更する。

OSASでは，CPAPで物理的な気道の閉塞を取り除くことにより十分な治療効果が期待できる。しかし，CSASの場合には睡眠中に自発呼吸の停止が生じるため，CPAP装置では対応しきれないため，ASV（adaptive servo ventilation）を用いてバックアップ換気を行う方法が用いられる。

3rd Step 治療行為（全般・技士業務）に関して学習するポイント

在宅へ移行する場合には夜間きちんと自分で正しく使用できるかが重要になる。マスクの正しいつけ方，機械の電源の入れ方や加温加湿器の水の入れ方，回路やマスクの手入れの仕方を指導する。導入初期に機械からくる風が強すぎると訴えがある場合には，はじめは設定圧を低めにし，慣れてから上げていく。

4th Step 治療記録の記載

治療記録はチェックリストを用いる。

5th Step 稼働後の機材点検

ディスポーザルタイプの回路は患者使用後，部署ごとに破棄し，リユーザブルの回路は次亜塩素酸で消毒後EOG滅菌を行う。機械本体は清掃後返却する。マスクは中性洗剤で洗浄後，次亜塩素酸で浸水・消毒し再使用する。在宅用の装置はメーカーからレンタルしているため，メーカーへ連絡し，回収を行ってもらう。

（三春摩弥）

■参考文献
1）日本呼吸器学会COPDガイドライン第4版作成委員会編：COPD（慢性閉塞性肺疾患）診断と治療のためのガイドライン第4版，メディカルレビュー社，2013.
2）今中秀光：術後呼吸不全．呼吸器ケア，12(1): 42-47, 2014.

3) 山口貴子：CCUで使用する呼吸管理機器とケアー酸素投与とNPPV－. HEART nursing, 28(2): 190-198, 2015.
4) 住田智亮，ほか：非侵襲的陽圧換気(NPPV). 呼吸器ケア, 9(4): 397-405, 2011.
5) 長谷川隆一：NPPVの適応と成功のコツ(患者管理も含めて). レジデントノート，14(9): 1711-1717, 2012.
6) 榊原利博，ほか：COPD急性増悪の呼吸管理. 人工呼吸, 29(2): 212-219, 2012.
7) 武知由佳子，ほか：在宅酸素療法，換気補助療法. 診断と治療，101(6): 871-878, 2013.
8) 安達太郎, ほか：睡眠時無呼吸症候群. Modern Physician, 35(2): 199-202, 2015.
9) 川島孝太：NPPV②モニタリングと患者の観察. 呼吸器ケア, 7(4): 72-77, 2009.
10) 吉岡　淳，ほか：BiBAP Vision®におけるヘルメット型マスク(CaSter"R")を用いた際の圧モニター位置と呼気ポートについての検討. 人工呼吸，28(2):47-51, 2011.

4 補助循環（ECMO）

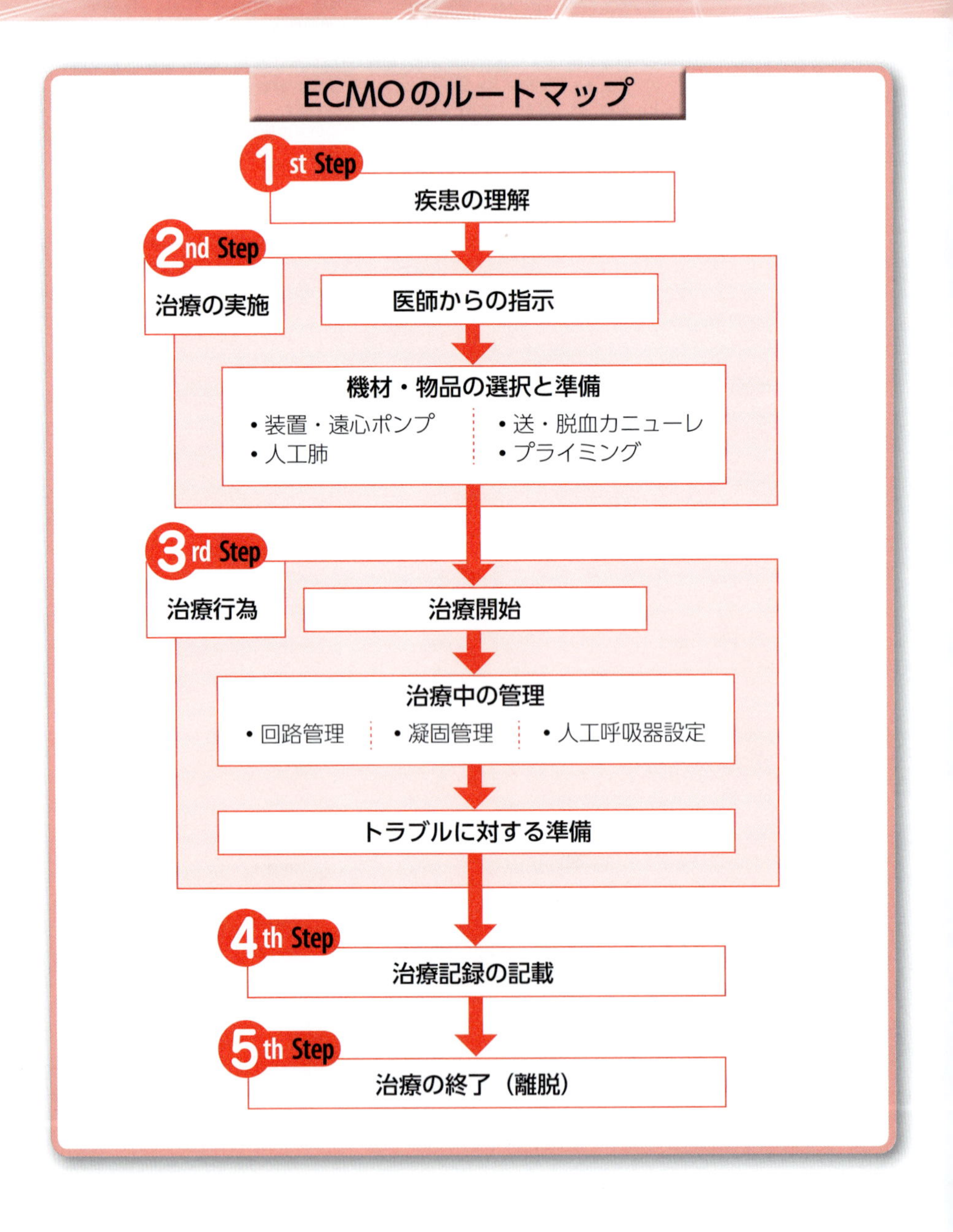
ECMOのルートマップ
1st Step
疾患の理解
2nd Step
治療の実施
医師からの指示
機材・物品の選択と準備
・装置・遠心ポンプ
・人工肺
・送・脱血カニューレ
・プライミング
3rd Step
治療行為
治療開始
治療中の管理
・回路管理
・凝固管理
・人工呼吸器設定
トラブルに対する準備
4th Step
治療記録の記載
5th Step
治療の終了（離脱）

1st Step ARDSとは

ARDS：acute respiratory distress syndrome

急性呼吸窮迫症候群（ARDS）は，先行する基礎疾患・外傷をもち急性に発症した低酸素血症で，胸部X線写真上で両側性の肺浸潤影を認め，かつその原因が心不全・腎不全・血管内水分過剰のみでは説明できない病態の総称である[1]。肺微小血管の透過性亢進により肺胞－毛細血管でのガス交換が障害されて急性の呼吸不全を呈し，広範囲の肺損傷が特徴であり（図1，2），2012年に発表されたベルリン定義に基づき軽症・中等症・重症に分類される（表1）。原因となる疾患は肺に直接障害を与えるものと間接的に障害を与えるものに分けることができ，前者で頻度の高いものに肺炎や誤嚥，後者では敗血症や外傷などがある（表2）。

図1 胸部X線写真（正常：上，ARDS：下）

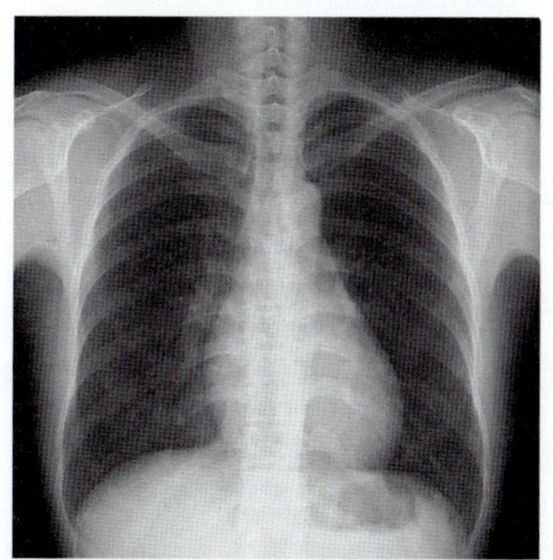
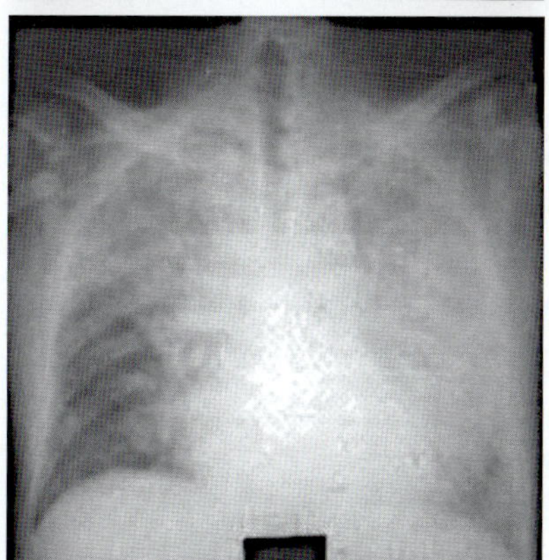

図2 胸部CT画像（正常：上，ARDS：下）

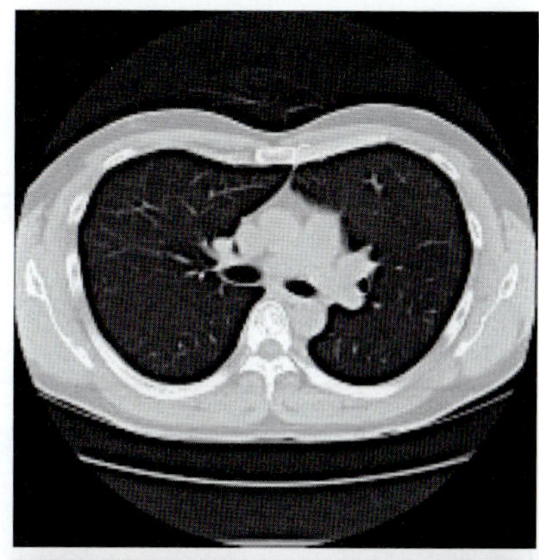
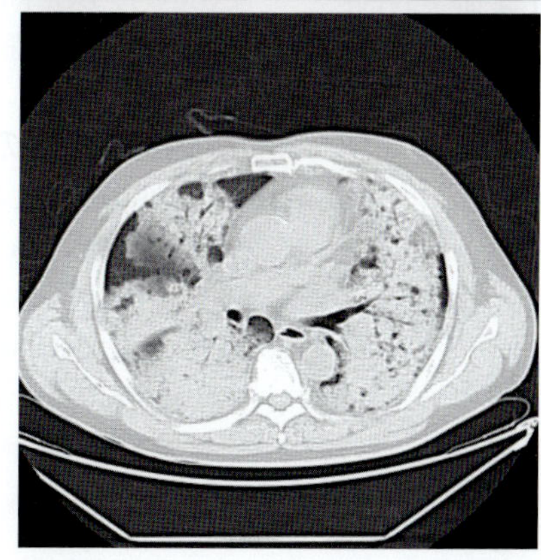

表1 ARDSの診断基準と重症度分類(ベルリン定義)

発症時期	明らかな誘因または呼吸器症状の出現もしくは悪化から1週間以内
胸部画像	両側性陰影(胸水,無気肺,結節のみでは説明できない)
肺水腫の原因	呼吸不全が心不全や輸液過剰としては説明できない 危険因子がないときは心エコーなどの客観的方法で静水圧性肺水腫を除外する
酸素化障害 軽症(Mild) 中等症(Moderate) 重症(Severe)	 $200 mmHg < PaO_2/F_IO_2 \leqq 300 mmHg$ (PEEP or CPAP $\geqq 5 cmH_2O$) $100 mmHg < PaO_2/F_IO_2 \leqq 200 mmHg$ (PEEP $\geqq 5 cmH_2O$) $PaO_2/F_IO_2 \leqq 100 mmHg$ (PEEP $\geqq 5 cmH_2O$)

(文献2より引用)

PEEP:positive end expiratory presure

CPAP:continuous positive airway pressure

TRALI:transfusion-related acute lung injury

表2 ARDSの危険因子

直接損傷	間接損傷
肺炎 胃内容物の吸引(誤嚥) 有毒ガス吸入 肺挫傷 肺脈管炎 溺水	敗血症 外傷 膵炎 重症熱傷 非心原性ショック 薬物中毒 TRALI(輸血関連肺傷害)

(文献3より引用)

2nd Step 治療(臨床工学技士業務)の実施

ECMO:extracorporeal membrane oxygenation

ECPR:extracorporeal cardiopulmonary resuscitation

ECLS:extracorporeal life support

ECLA:extracorporeal lung assist

体外式膜型人工肺(ECMO)は,遠心ポンプを用いて患者の血液を脱血し,人工肺のガス透過膜を介して酸素加と二酸化炭素除去を行った後に患者へ返血する生命維持法であり,重症呼吸不全と重症循環不全において適応となる。その目的によりRespiratory ECMO(呼吸ECMO),Cardiac ECMO(循環ECMO),ECPR(体外循環式心肺蘇生)の3つに分類され,ECLS(体外生命維持),ECLA(体外式肺補助)ともよばれる。

医師の指示の確認

ARDSの治療においては人工呼吸療法を含めた最大限の呼吸管理では対応できない重症ARDSのみがECMOの適応となるが(図3),回復の可能性がある疾患であること,絶対的禁忌事項がないことがECMO導入の原則であり[5],熟練した医師・看護師・臨床工学技士・理学療法士などのチーム医療が必要となる。

ECCO₂R → $ECCO_2R$: extracorporeal CO_2 removal

HFO: high frequency oscillation

NPPV: noninvasive positive pressure ventilation

図3 ARDSの重症度と治療手段

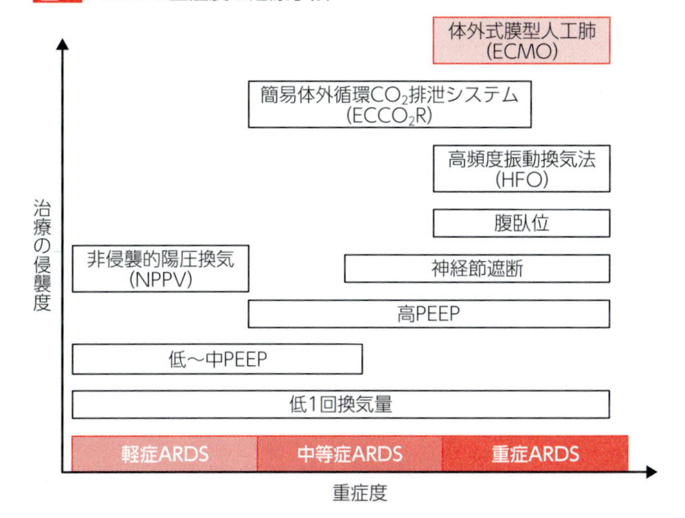

(文献4より引用)

LIS: Lung Injury Score

1 重症度評価

肺傷害スコア（LIS, Murray Score）が3.0以上であることがECMOを必要とする重症疾患の判断材料として用いられている（表3）。

2 回復の可能性が低い疾患

化学療法もしくは骨髄移植後の骨髄機能不全に伴う肺炎，HIVの初期症状としてのARDSは非常に予後が悪く，改善する可能性が低いととらえられているため，一般的には適応外と考えられている。

3 禁忌事項

最大気道内圧（PIP）≧30 cmH_2O もしくは F_IO_2 ＞0.8が7日以上続いているときなど，長期の高圧・高酸素濃度での人工呼吸管理は重症のVILI[*1]を発症し，肺障害が不可逆となるため禁忌である。また，急性期の重症外傷や頭蓋内出血など抗凝固剤投与が禁忌の患者，致死的な重症患者などもECMO導入は禁忌と考えられる。

[*1] **VILI（ventilator induced lung injury，人工呼吸惹起性肺損傷）**
人工呼吸の陽圧換気や高濃度酸素の投与による肺胞の過伸展と虚脱・再開通によって惹起される合併症

PIP: peak inspiratory pressure

これらの適応基準を踏まえ，ECMOによる補助が呼吸のみでよい場合はVV-ECMO（静脈脱血－静脈送血），呼吸に加え循環補助も必要な場合はVA-ECMO（静脈脱血－動脈送血）の指示が出される。ECMOは原因疾患を直接治療するものではなく，**人工呼吸器の設定を最小限として障害された肺を休ませる“Lung Rest”が目的で，この間に基礎疾患の治療を行い肺の回**

表3 Lung Injury Score（LIS, Murray Score）

項目			点数
胸部レントゲンスコア	肺水腫	なし	0
		全体の1/4	1
		全体の2/4	2
		全体の3/4	3
		全肺野	4
低酸素スコア	PaO_2/F_IO_2	≧300	0
		225-299	1
		175-224	2
		100-174	3
		＜100	4
PEEP スコア（cmH_2O）		≦5	0
		6-8	1
		9-11	2
		12-14	3
		≧15	4
全肺・胸郭コンプライアンススコア（mL/cmH_2O）		≧80	0
		60-79	1
		40-59	2
		20-39	3
		≦19	4

LIS：各項目の合計点/4	重症度
0	肺障害なし
0.1-2.5	軽度～中等度の肺障害
＞2.5	重度の肺障害

復を待つ治療戦略である。合併症やトラブルを起こさずに，十分な酸素運搬と安定した長期管理に対する準備が必要となる。

情報収集・共有

治療に際し，血液検査データ（特に血液ガス，ヘモグロビン濃度，凝固機能など）の把握，送・脱血部位の解剖学的評価（奇形や狭窄・閉塞の有無，血管径など），また，適切な血流量を考えるためには患者の体格（身長，体重，体表面積）の把握が必要となる。

業務実施計画の立案

学生が何を学ぶべきか

使用している遠心ポンプ，人工肺，カニューレの種類と構造を理解する。なぜそのデバイスを選択したか，また，症例により使い分けがある場合はその理由も確認する。

患者情報を基に機材・物品の選択と準備を行う。ARSDの治療として行われるRespiratory ECMOでは，数週間にわたる長期管理が必要となることもあり，遠心ポンプや人工肺は構造や性能を考え，**抗血栓性・生体適合性に優れ，長期体外循環が可能な耐久性のあるもの**を選択する（表4，図4，表5，図5，6）。

送・脱血カニューレに求められるのは，高い流量特性，低い

表4 各遠心ポンプの比較

	Medtronic		JMS	SORIN	MERA	TERUMO	MAQUET
	BIO-PUMP	GYRO-PUMP	Mixflo	REVOLUTION	HCF-MP23H	CAPIOX CX-P45	Rota Flow RF-32
外径（mm）	100	86	58	77.5	66	90	85
充填量（mL）	80	40	20	57	25	46	25
最大血流量（L/min）	10	10	7	8	7	7	10
構造	コーン型	羽根型			直線流路型		
回転軸	密閉	開放	開放	開放	開放（1点）	密閉	開放（1点）
コーティング	ヘパリン共有結合（Cameda）	無	ヘパリンイオン結合（COAFREE Ⅱ）	リン脂質ポリマー（Ph.I.S.I.O）	ヘパリンイオン結合	高分子ポリマー（X）	高分子ポリマー（ソフトライン）

図4 遠心ポンプの種類

open impeller 型（羽根型）

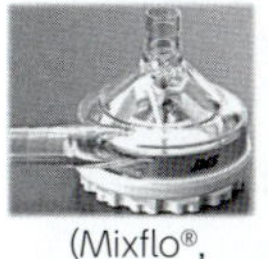
（Mixflo®, JMS）

（REVOLUTION, SORIN）

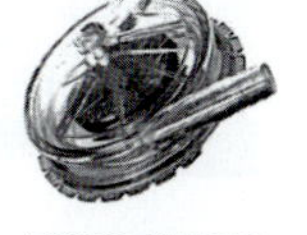
（GYRO-PUMP®, Medtronic）

closed impeller 型（直線流路型）

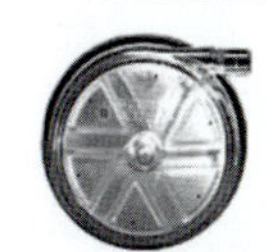
（CAPIOX® CX-P45, TERUMO）

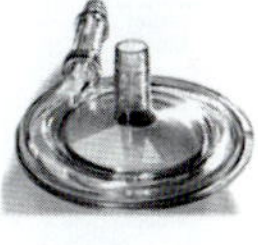
（Rota Flow®, MAQUET）

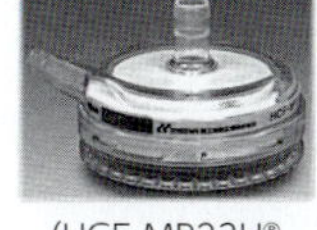
（HCF-MP23H®, MERA）

cone 型（コーン型）

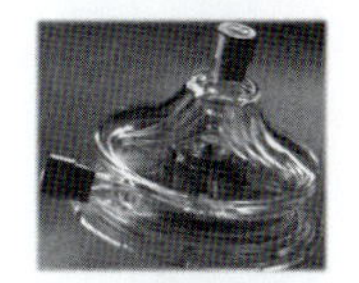
（BIO-PUMP®, Medtronic）

表5 各人工肺の比較

	AFFINITY NT（Medtronic）	HILITE7000LT（MEDOS）	メラNHPエクセランプライム/NSH-R（MERA）	CAPIOX LX（TERUMO）	BIOCUBE6000（NIPRO）
膜構造	多孔質膜		複合膜	特殊多孔質膜	
膜素材	微細孔ポリプロピレン	微細孔ポリメチルペンテン	ポリプロピレン＆シリコン	ポリメチルペンテン	
膜面積（m²）	2.5	1.9	2.3	2.5	1.3
充填量（mL）	270	275	225	250	250
最大血流量（L/min）	7	7	7	7	5（体外循環時：7）
コーティング	ヘパリン共有結合（Cameda）	無	無/ヘパリン共有結合（NSH）	高分子ポリマー（X）	ヘパリン共有結合（T-NCVC）

図5 遠心ポンプの回転軸の構造

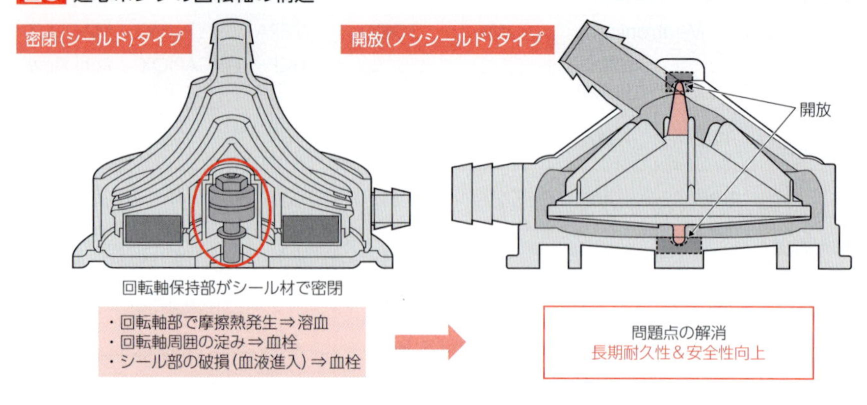

図6 人工肺の構造と種類

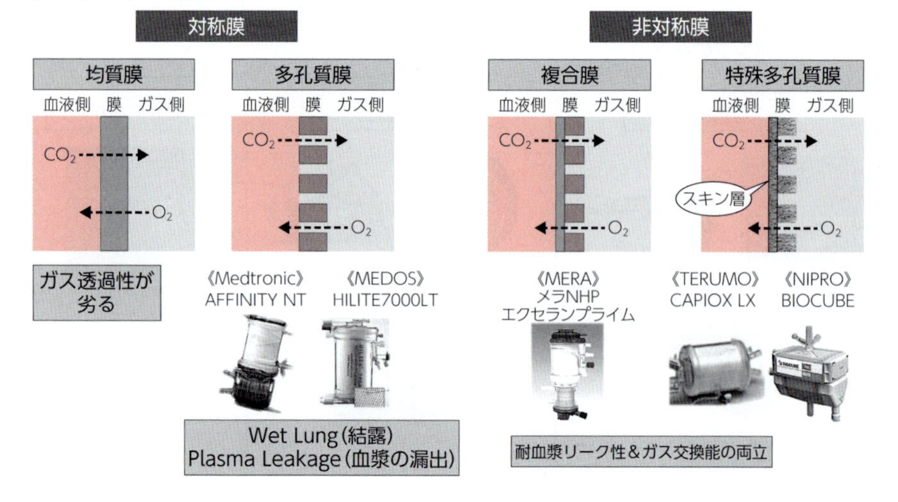

圧力損失，乱流が少ないこと，生体適合性，操作性などが挙げられる。特に脱血管の選択は安定した血流量を維持するために重要で，成人では50 mL/kg/minの血流量（VV-ECMOでは適切な酸素加のため再循環を考慮すると，血流量は約20％増加させる必要がある）が得られる**太い脱血カニューレ**を選択する（表6，図7）。また，Respiratory ECMOでは積極的に体位変換を行ったり，覚醒させて早期からリハビリテーションを行うことがあるため，**フレキシビリティに優れかつキンクしづらい構造**であることが求められる。挿入部位によって適切な長さのカニューレを選択する。

充填液は通常生理食塩水やリンゲル液[*2]が用いられるが，

> **[*2] リンゲル液**
> 電解質液のうち細胞外補充液（等張液）のことをいい，Na，K，Cl，Ca，Mgなどが調整されている。アルカリ化剤の種類により乳酸リンゲル液，酢酸リンゲル液，重炭酸リンゲル液などがある。

必要に応じて血液（低体重や貧血のある患者）やアルブミンなどを混注する場合がある。

その他，準備物品を表7に示す。これらは緊急時にすぐに使用できるように管理しておくことが重要である。

表6 各カニューレの比較

	CAPIOX（TERUMO）		Bio-Medicus（Medtronic）		NSHヘパリン化カニューレ（東洋紡）		フェモラルカニューレ（Edwards）		HLSカニューレ（MAQUET）	
	送血	脱血	送血	脱血	送血	脱血	送血（FEM Ⅱ）	脱血（FEM Ⅱ/VFEM）	送血	脱血
サイズ（Fr）	13.5~16.5	18~21	15~21	15~29	14~20	18~24	8~20	8~28	13~23	19~29
有効長（cm）	15	50	18	50	15	52	6.5(~14Fr) 15(16Fr~)	11.5(~14Fr) 55(18~22Fr) 65(22Fr~)	15 23	38 55
コーティング	高分子ポリマー（X）		ヘパリン共有結合（Cameda）		ヘパリンイオン結合		ヘパリンイオン結合		BIOLINE	

図7 送・脱血カニューレ

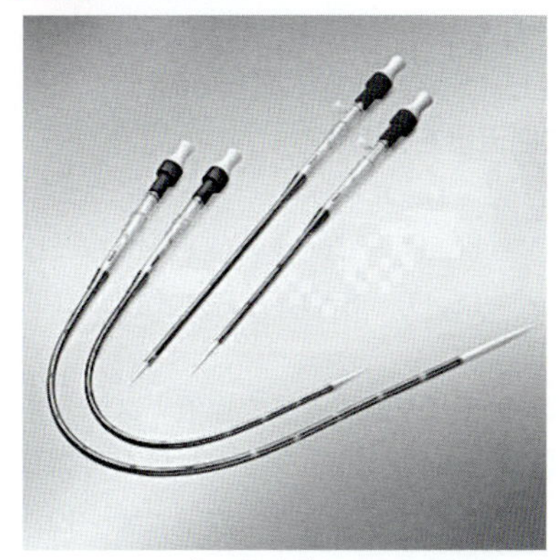

HLSカニューレ（MAQUET）

表7 準備物品

- 装置
- 遠心ポンプ
- 人工肺
- ECMO回路
- 送血カニューレ
- 脱血カニューレ
- 流量計用クリーム
- ヘパリン5,000～10,000単位
- 生理食塩水1,000～1,500mL
- チューブ鉗子（滅菌2～4本，未滅菌2～4本）
- 滅菌剪刀
- エアー抜き用シリンジ
- ブレンダー，流量計
- 酸素ボンベ（レギュレータ付）
- ハンドクランク

治療への技術支援評価

治療効果の把握と患者管理のため，治療中はECMO専用の記録表を用いてバイタルサイン（心拍数，血圧，酸素飽和度，体温など），ECMO設定条件（血流量，酸素濃度・流量，冷温水槽温度），血行動態（心拍出量・中心静脈圧・$S\bar{v}O_2$など），血液データ（血液ガス，ヘモグロビン濃度，凝固機能など），水分バランス（薬剤，出血，尿量，血液浄化での除水量など），人工呼吸器設定などのチェックに加え，回路管理として脱血圧・人工肺前圧・人工肺後圧・送気圧の経時的変化，回路内血栓の有

無，人工肺のガス交換能評価を行い，必要があれば設定変更や回路交換を検討する。

3rd Step 治療行為（全般・技士業務）に関して学習するポイント

治療の開始

学生が何を学ぶべきか

循環開始時に十分な血流量が得られない場合，カニューレのサイズ選択が適切であったか，留置位置が適切か，循環血液量が不足していないかなど原因を判断し，必要な血流量を得るための対応方法を確認する。

送・脱血カニューレ挿入後，速やかに循環を開始して目標となる血流量が得られることを確認する。目標血流量は前述の通り成人で50 mL/kg/minとするが，酸素運搬能を考慮してヘモグロビン濃度の維持が重要である。人工肺への酸素吹送設定は100%，V/Q比1.0より開始して必要に応じて調節する。

酸素運搬能 DaO_2［mL/min］＝血流量×CaO_2×10

＝血流量×（1.34×Hb×SaO_2＋0.003×PaO_2）×10

正常値：900〜1,100

CaO_2：動脈血酸素含量

また，酸素需給バランスを維持できれば代謝（生命活動）は維持できるため，安静時ではDaO_2/VO_2＝3で十分である（図8）。**低いSpO_2を許容し，SaO_2 80％前後（$PaO_2$45〜60 mmHg）を保つように血流量を確保する。**

酸素消費量 VO_2［mL/min］＝DaO_2－DvO_2

＝（CaO_2－CvO_2）×CO×10

≒（SaO_2－SvO_2）×1.34×Hb×10

正常値：200〜270

ACT：activated clotting time

ECMO導入後は直ちにACT，人工肺前後の血液ガス測定を行う。VV-ECMOでは必ず再循環が起こるため，最も再循環の少ない位置にカニューレを留置する。また，カニューレの留

図8 酸素需給バランスとSvO_2の関係

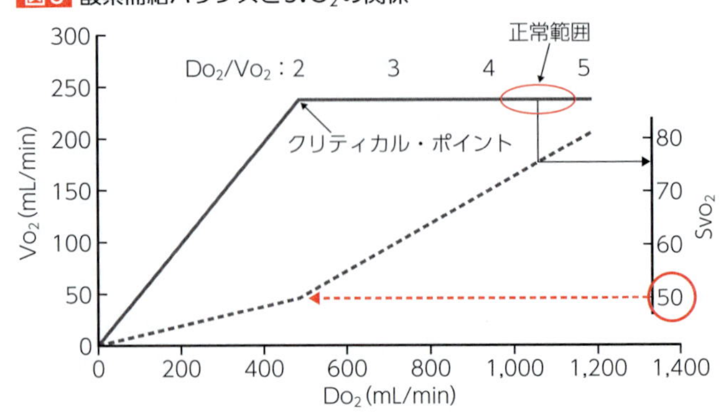

置はX線透視下（図9，10）や経食道心エコー下で位置を確認しながら行うのが安全上望ましい。

図9 ECMO導入後の胸部X線写真

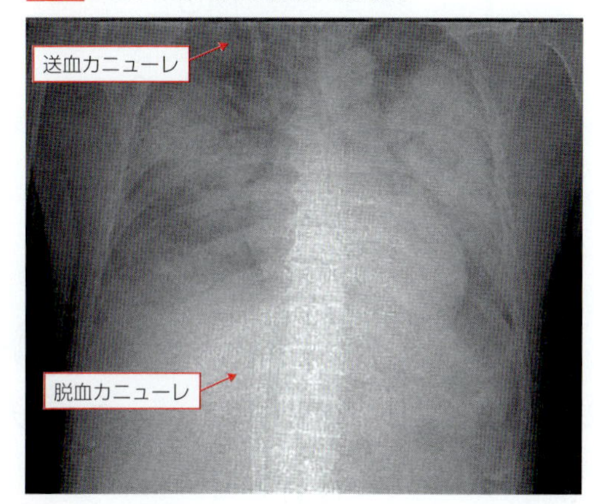

図10 VV-ECMOのイメージ図

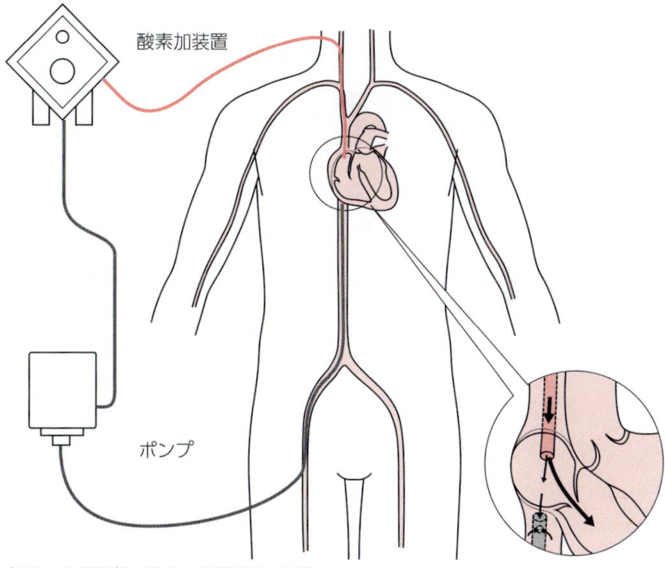

（脱血：大腿静脈，送血：内頸静脈の場合）

回路管理

1 回路内圧測定

ECMOでは4カ所の回路内圧を測定することで，流量に変化があった場合に原因を予測することができる（図11，表8）。また，適正な回路内圧を保つことで血漿リークや溶血などの合併症の発生を抑えることができる。

図11 ECMOの基本回路

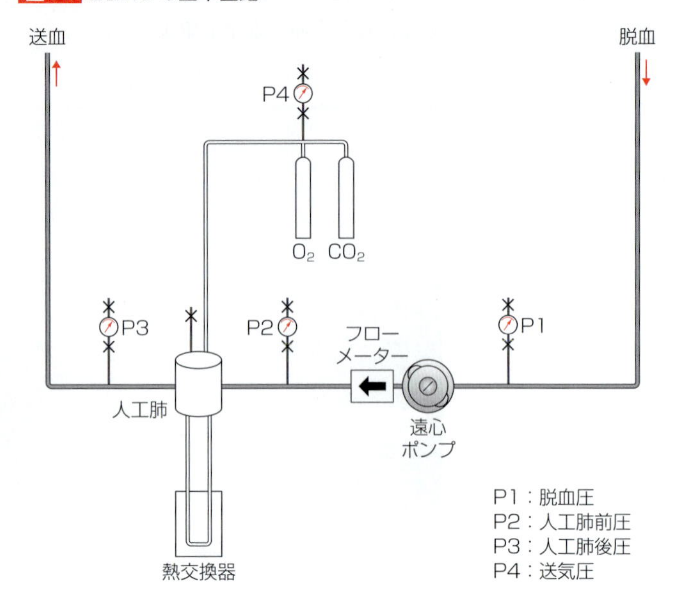

表8 ECMOの流量・回路内圧変化と原因

流量	人工肺後圧	人工肺前圧	脱血圧	送気圧	原因
↓	↑	↑	↑	→	送血不良（屈曲，カニューレサイズ・位置・血栓，血圧上昇）
↓	↘	↑	↑	↗	人工肺の凝血
↓	↓	↓	↓	→	脱血不良（屈曲，カニューレサイズ・位置・血栓，循環血液量減少）
↑	↓	↓	↘	→	送血側からのリーク（回路亀裂・外れ，カテーテル抜去）
→	→	→	→	↑	血漿リーク，Wet Lung，ガスライン屈曲
→	→	→	→	↓	送気停止，ガスラインはずれ・屈曲

2 人工肺の評価

人工肺の血漿リーク・結露・血栓など外観確認とガス交換能評価を行う。定期的に人工肺前後から血液をサンプリングし，血液ガス分析を行う。F_IO_2 1.0でPaO_2≦300 mmHgから検討をはじめ，≦200 mmHgまたは，酸素流量最大でもCO_2貯留がある場合には回路交換を行う。

3 その他

カニューレ挿入部の出血や固定の状態と，回路の固定・接続・屈曲・血栓・気泡などの確認や三方活栓のふたが緩んでいないかなどの確認を行う。特に血栓の観察では各デバイスや回路の特性を把握し，**血栓のできやすい場所を十分に理解しておくことが重要**である（図12）。血栓が大きくなっていったり，送血側に浮遊血栓を認めた場合はトリミングや回路交換を検討する。

図12 血液破棄後の回路内血栓（→）

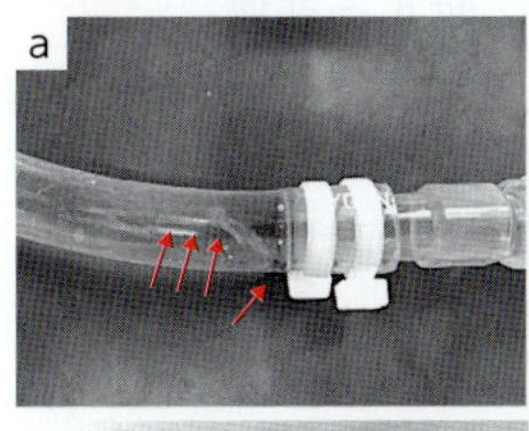

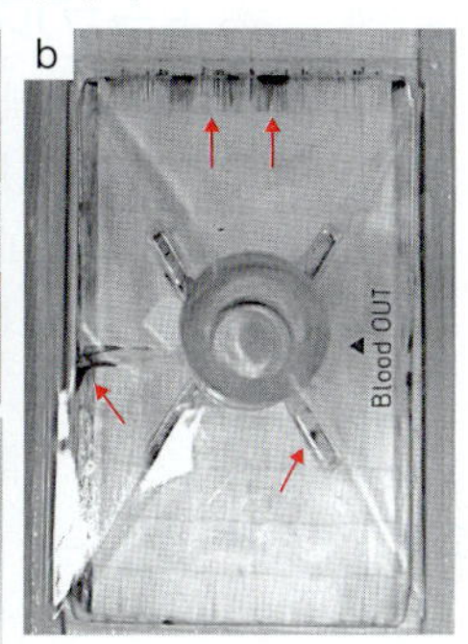

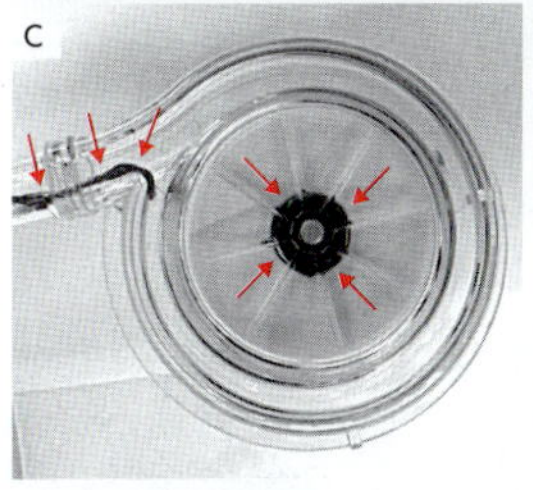

a：回路接続部
b：人工肺出口側
c：遠心ポンプ裏側

凝固管理

APTT：activated partial thromboplastin time

ECMOの合併症として**血栓塞栓症**と**出血性合併症**がある。通常はヘパリンを持続静注してACT 180秒前後，APTTを正常の1.5～2.5倍（50～90秒）となるように管理するが，コントロール不良の出血が認められる場合は低分子ヘパリンを使用したり，抗凝固剤の注入を停止して止血を得て循環を安定させることが最優先となる。安定するまでは2～4時間ごと，安定してからも1日数回の検査が必要である。また，アンチトロンビンⅢ 70%，フィブリノーゲン250 mg/dL，血小板50,000/mm^3以上を維持できるように適時輸血を考慮する。

人工呼吸器設定

RR：respiratory rate

前述したとおり，ECMOの最大の目的は人工呼吸器設定を最小限にすることにより自己肺を休ませることである。一般的には従圧式換気を用いて，$F_IO_2 \leqq 0.4$，PIP ≦ 25 cmH_2O，PEEP ≦ 10 cmH_2O，RR ≦ 10回/minの設定とする。呼吸器設定が下げられないときはECMOの血流量が不足していると考える。通常はこれらの設定でECMO導入時の1回換気量は100 mL以下となるが，肺の回復に伴って換気量が増加していく。

学生が何を学ぶべきか

感染予防が徹底されないと敗血症，MOF（多臓器不全），DIC（播種性血管内凝固症候群）など重篤な合併症をきたす。ICUで標準的に行われている感染予防に関する対策と方法を確認する。

MOF：multiple organ failure
DIC：disseminated intravascular coagulation

その他

合併症予防や安定した管理のためには栄養管理，感染予防，血液浄化療法，鎮静管理，リハビリテーションなど，全身管理が必要となる。

トラブルに対する準備

ECMO管理中（図13）に発生する可能性のあるトラブルには，突然の流量低下，装置の停止，空気混入（図14），回路やカニューレの血栓，酸素加不良などさまざまである。これらのトラブルに対しどのように対応するか事前にチームで手順や役割を話し合い，トレーニングしておく必要がある。また，ハンドクランクや酸素ボンベ，気泡除去やデバイス交換で使用する物品は常にベッドサイドに準備して，緊急時にすぐに使用できるように備えるべきである（図15）。

図13 ECMO管理中の全景

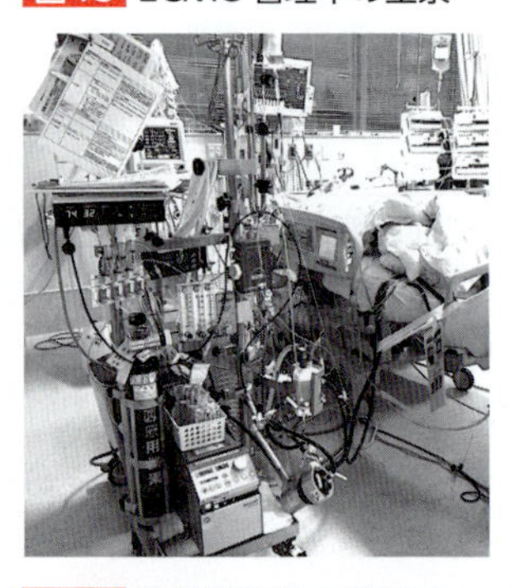

図15 気泡除去用の準備物品

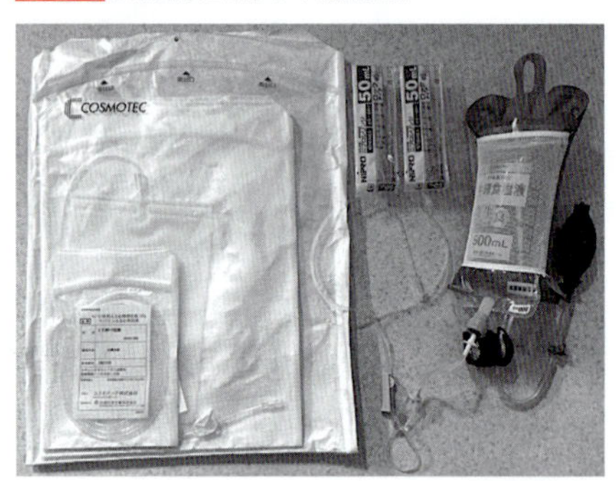

図14 空気混入時の対応フローチャート

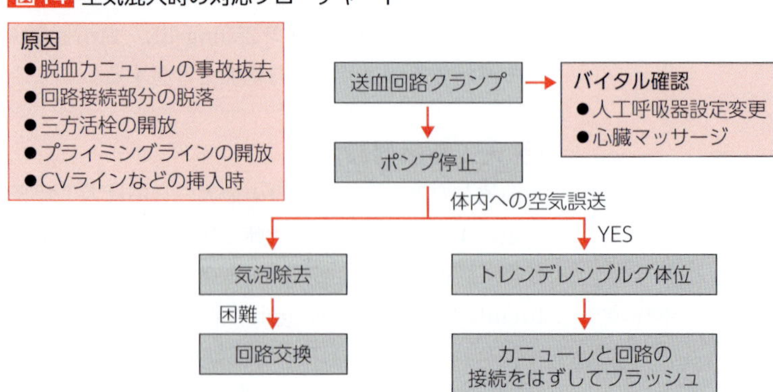

離脱

離脱に明確な基準はない。換気量や$etCO_2$の増加，胸部X線画像所見で浸潤影の改善が見られたら離脱を考慮する（図16）。VA-ECMOでは人工肺前の血液のSvO_2は静脈内と同等に考えることができるため，$SvO_2 \geqq 65\%$を保つように患者の状態を評価しながら徐々にECMO血流量を下げていく。VV-ECMOでも血流量を減少させて離脱を図るが，さらに人工肺への酸素の吹送を減少させて評価する。患者の呼吸数・換気量・ガス交換能に加えて循環動態，末梢循環などが安定していれば離脱可能と考える。

図16 ECMO導入から離脱までの胸部画像

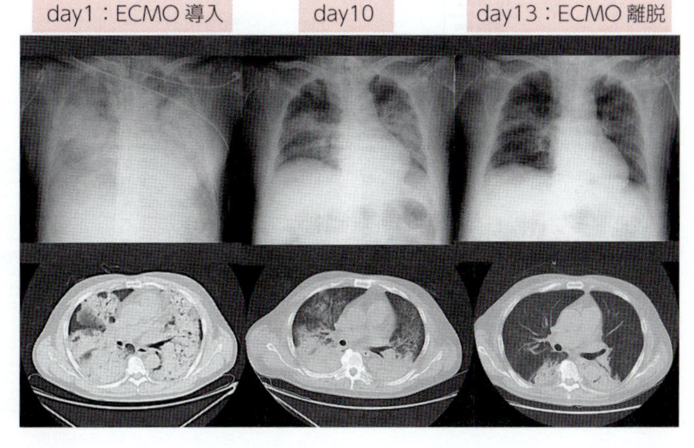

4th Step 治療記録の記載

実際の治療記録を図17に示す。患者の基本情報，ECMO導入の目的，使用したデバイスなどの記録のほか，準備物品や導入前後の確認事項などのチェックリストを追加することで緊急時でも安全に対処できるように工夫する。経過表の記録は1～2時間ごとに行い，バイタルサインと回路内圧の変化は注意深く観察する。人工肺評価のための血液ガス測定や回路・装置のチェック項目は1日数回の定期的な確認に加え，検査や処置のための移動後や設定変更後などの必要時に適宜確認する。また，回路内血栓の有無は他のスタッフと共有するため図に残すことが望ましい（図18）。

図17 治療記録の例

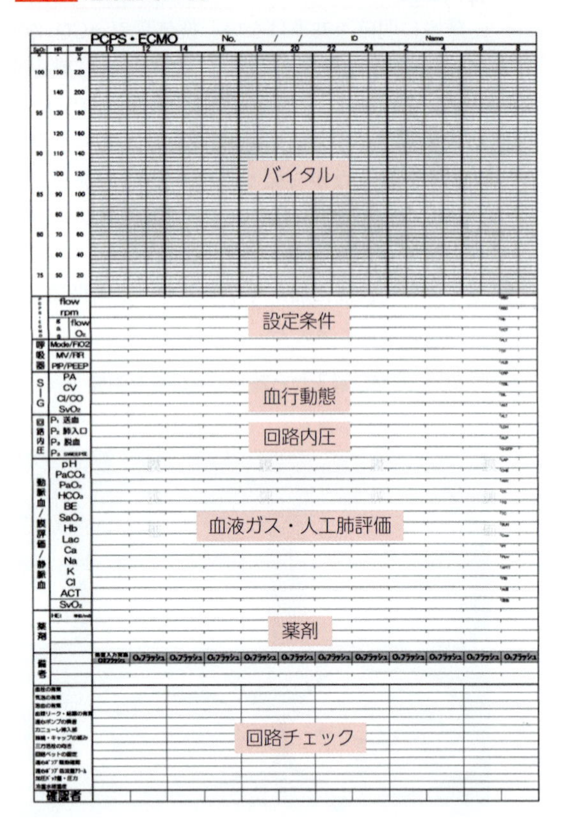

図18 回路内血栓確認図

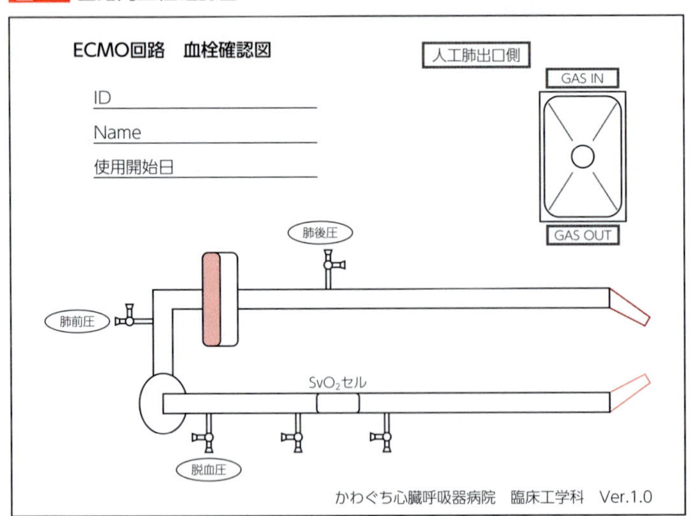

業務後の機材点検

ECMOの終了(離脱)後は残血を処理し，回路内の血栓形成部位を観察して管理方法の評価を行う。また，再挿入に備え機材と物品の準備を行っておく(表7)。

終業点検として以下の項目を確認し，基本性能や安全性に問題がある場合は早期に対応する。

- **機器の清掃，破損の確認**
- **電源プラグ・コードの破損確認**
- **装置本体の動作確認**

電源投入後のセルフチェックで問題なく装置が起動すること，モータ回転数調整ツマミがスムーズに動き任意に設定できること，モータ音に異常がないことを確認する。

- **バッテリ確認**

電源ONの状態で電源プラグを抜き，バッテリに切り換わるか確認する。確認後はAC電源に接続し，充電状態で保管する。

- **移動架台のキャスター確認**

ECMOでは移動することが多いため，キャスターがスムーズに動き確実にロックできることを確認する。

- **酸素ブレンダとホースアセンブリの破損確認**
- **移動用酸素ボンベの残量確認**

各施設において移動に必要な時間と一般的な酸素流量から，最低限必要な酸素ボンベの残量を計算しておく。

- **物品補充・滅菌確認**

(石田沙織)

■参考文献・引用文献

1) 日本集中治療医学会，日本呼吸療法医学会，日本呼吸器学会：ARDS診療ガイドライン2016
2) ARDS Definition Task Force: Acute respiratory distress syndrome: the Berlin Definition. JAMA, 307(23): 2526-2533, 2012.
3) Vito Fanelli, et al: Acute respiratory distress syndrome: new definition, current and future therapeutic options.J Thorac Dis, 5(3): 326-334, 2013.
4) Ferguson ND, et al: The Berlin definition of ARDS: an expanded rationale, justification, and supplementary material. Intensive Care Med, 38: 1573-1582, 2012. Erratum in: Intensive Care Med, 38: 1731-1732, 2012.
5) Annich GM：ECMO: Extracorporeal Cardiopulmonary Support in Critical Care 4th Edition. Extracorporeal Life Support Organization, 2012.
6) 四津良平，監：決定版 病棟必携!カラーで診る補助循環マニュアル-基礎知識から最新の動向まで-.メディカ出版, 2010.
7) 日本臨床工学技士会 集中治療業務指針検討委員会.：集中治療業務指針

5 高気圧酸素治療（加圧治療）

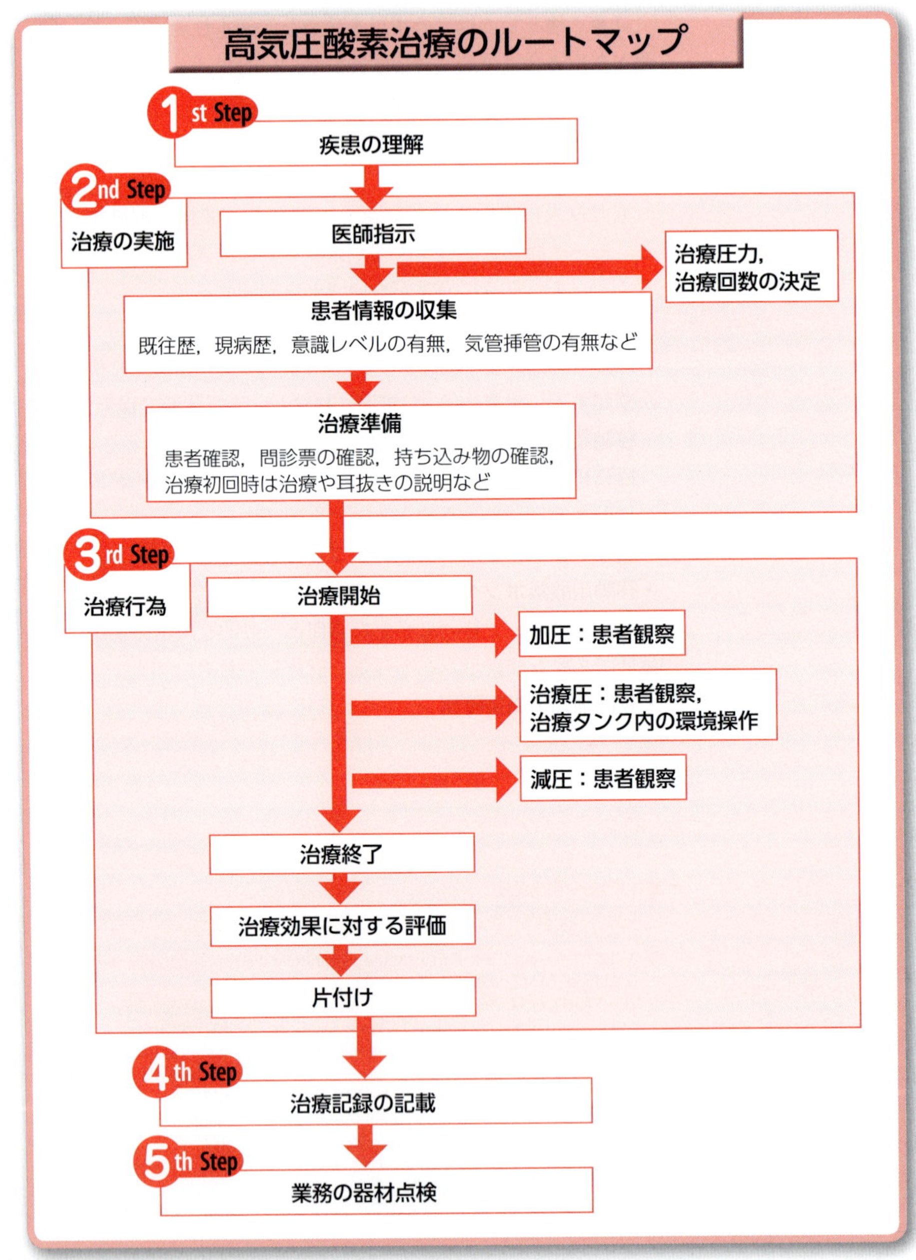

1st Step 一酸化炭素中毒とは

一酸化炭素は無味，無臭，無色，無刺激性のガスである。また，一酸化炭素は酸素と比較してヘモグロビンとの結合力が250〜300倍である。つまり，肺内でヘモグロビンは酸素よりも一酸化炭素と結合し血液循環により組織に運搬されるため酸素が組織に供給されず低酸素状態となる。

一酸化炭素は有機物の不完全燃焼により発生し，一酸化炭素中毒は火災や閉鎖空間内での燃焼器具(例：ストーブ，暖炉)などの使用，閉鎖空間での練炭などの燃焼により発症する。急性一酸化炭素中毒，遷延性一酸化炭素中毒，間歇型一酸化炭素中毒に分類される。

症状

一酸化炭素中毒は低酸素症と同じ症状を示し，頭痛，めまい，息切れ，吐き気，意識障害などがある。一酸化炭素ヘモグロビン(CO-Hb)濃度と臨床症状を**表1**，一酸化炭素濃度と曝露時間による症状を**表2**に示す。CO-Hbは鮮紅色を呈し，初期にCO-Hbが40%を超えると口唇などの色が鮮やかなピンク色を示すため，低酸素状態であることを見落とす可能性がある。また，低酸素症の特徴は赤色のミオグロビン尿を認めることがある。意識がある場合は強い拍動性の頭痛を訴えることがある。

一酸化炭素中毒の重症度は一酸化炭素濃度と曝露時間により決まる(CO-Hb濃度は関係しない)。低濃度でも曝露時間が長いと重症になることがあり，高濃度でも短時間であれば中毒症状が起こらないことがある。

表1 CO-Hb濃度と臨床症状

0〜10%：特になし　※喫煙者5〜10%
10〜20%：額の圧迫感，軽い頭痛，皮膚血管拡張(鮮紅色の皮膚粘膜)
20〜30%：頭痛，側頭部拍動，倦怠感，判断力低下，情緒不安定
30〜40%：激しい頭痛，眩暈，悪心，嘔吐，視力低下，血圧低下
40〜50%：呼吸・頻脈，運動
50〜60%：意識混濁，チェーンストークス呼吸，仮死
60〜70%：痙攣，昏睡，呼吸減弱，循環虚脱，尿便失禁
70〜80%：呼吸停止，死亡
80%<：即死
(冠動脈疾患合併者はいずれのレベルでも狭心痛発現)

表2 一酸化炭素濃度と曝露時間による症状

濃度(%)	曝露時間	症状
0.03	1時間	頭重，頭痛
0.05	1時間	めまい，頭重，頭痛，顔面紅潮，CO-Hb20%，チアノーゼ，耳鳴り，不安感
0.07	1時間	頭痛著明，興奮，手足のしびれ感
0.10	1時間	CO-Hb30%，呼吸促進，脈拍数増大，動悸，めまい，悪心，嘔吐
	2時間	CO-Hb40%以上，激しい頭痛，興奮状態，手足麻痺，歩行不能，感覚麻痺，精神混濁
	3時間	CO-Hb50〜60%，痙攣，虚脱，昏睡，チェーンストークス呼吸，死
0.15	1時間	危険
0.20	30分	危険
0.40以上	1時間	死

図1 パルスオキシメータ(CO-Hb測定可)

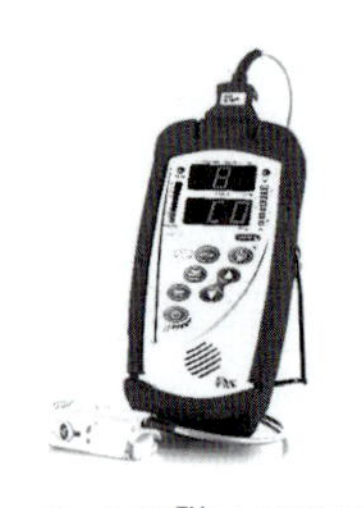

(Rad-57TM, MASIMO)

図2 パルスオキシメータ(CO-Hb測定可)

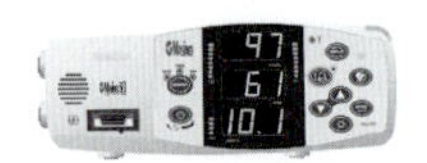

(Rad-87TM, MASIMO)

HBO：hyper baric oxygen therapy

診断

血液ガス分析装置でのCO-Hb値の測定が必須となる。最近では経皮的にCO-Hbを測定できるパルスオキシメータ(図1, 2)があり災害現場での重症度予測などの判断に期待されている。CO-Hb値が測定できない機種の場合は酸素含有量の低値，乳酸の増加，代謝性アシドーシスが補助的手段となる。CO-Hbが測定できないパルスオキシメータではSpO_2値が高めに出るため注意する。

頭部CTや頭部MRIから淡蒼球に虚血症状が認められれば間歇型一酸化炭素中毒が疑われる。

治療

一酸化炭素中毒は一酸化炭素が充満している部屋であれば直ちに排出し部屋の換気を行う。また一酸化炭素は酸素よりヘモグロビンとの親和性が強く組織が低酸素状態に陥っているため，酸素を吸入させる。高気圧酸素治療(HBO)は一酸化炭素中毒の最も有効な手段といえる。

一酸化炭素中毒で注意する点としては，回復してから数日〜数週間後に**間歇型一酸化炭素中毒**とよばれる**精神障害(人格荒廃)を発症する**可能性がある。そのため，5週間の経過観察をする必要がある。当院では間歇型一酸化炭素中毒予防のため一酸化炭素中毒の症状が落ち着いたのち最低3回，HBOを行う。

火災による一酸化炭素中毒の場合では**気道熱傷**を被っている場合がある。気道熱傷により発症した浮腫もHBOにより軽減することができる。

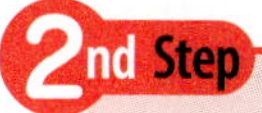

治療（臨床工学技士業務）の実施

医師指示の実施

患者が入院・来院してから治療同意までの流れを図3に示した。患者が治療に同意するとインフォームドコンセント用紙に署名する。医師は高気圧酸素治療申込書に記入し，HBOを行う旨を担当する臨床工学技士へ連絡する。

図3 治療同意までの流れ

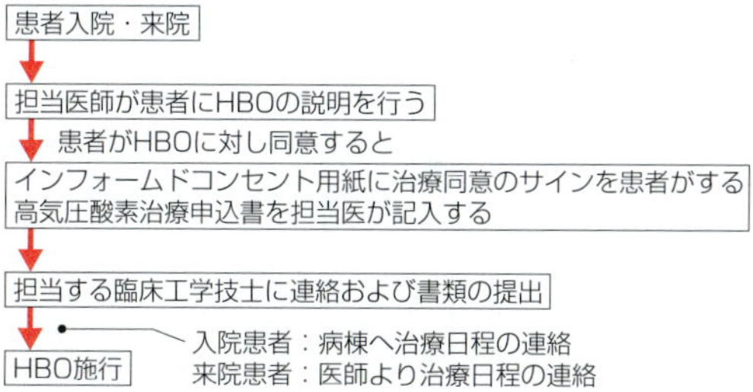

患者入院・来院
↓
担当医師が患者にHBOの説明を行う
↓ 患者がHBOに対し同意すると
インフォームドコンセント用紙に治療同意のサインを患者がする
高気圧酸素治療申込書を担当医が記入する
↓
担当する臨床工学技士に連絡および書類の提出
↓ 入院患者：病棟へ治療日程の連絡
来院患者：医師より治療日程の連絡
HBO施行

情報収集・共有

患者名，疾病名，病歴，既往歴，意識レベルの有無，挿管の有無，輸液の有無，介助レベルや転倒リスクの情報をカルテや看護師・医師などから収集する。

治療実施計画の立案

医師が指示した治療圧力，加圧時間，治療時間，減圧時間，治療回数を基に治療を行う。

HBOの効果として溶解型酸素の増加と加圧による機械的（物理的）効果の2つに大きく分けられる。HBOの作用機序と効果について図4に示す。一酸化炭素中毒の場合，低酸素状態の改善が治療の目的となるため，溶解型酸素の増加が治療の主となる。ヘンリーの法則から気圧が上がれば血液に溶け込む酸素の量が増える（図5）ことにより，低酸素状態を改善することができる。また，生体が安静時に消費する酸素量は図6，7から約6 vol %であるため表3を参考にすると，理論的には3 ATA（1 ATA = 760 mmHg = 1.0332 kgf/cm^2）環境下で酸素100%を吸入している状態では結合型酸素がなくても溶解型酸素のみで生活できることになる。また，高濃度酸素はCO-Hbの解離を促進する。半減期（血中CO-Hbが半分になる時間）は1 ATA

学生が何を学ぶべきか

学生はHBOの適応疾患，疾患に対するHBOの効果，HBOの治療パターン（加圧，治療，減圧），第一種装置と第二種装置の違いについて理解をする必要がある。また医師が指示した治療圧力の単位と治療装置の圧力の単位が必ずしも同じとは限らないため単位について理解する。

指導者が何をどこまで教えるべきか

指導者は上記コラムのことを説明すると同時に，第一種装置・第二種装置の構成と構造やトラブル時（耳痛や酸素中毒など）の対応，HBOの副作用，耳抜きについても説明する。またHBOは閉鎖空間での治療となり患者に異変が起きてからすぐに対応することができないため患者とのコミュニケーションや患者観察における重要性についても説明を行う。

（大気圧）酸素21％下で5〜6時間，1ATA酸素吸入で80分，3ATA 酸素吸入で25分になるといわれている。1ATA酸素吸入は1ATA 酸素21％下と半減期を比較すると大幅に時間が短縮（22〜27％）される。しかし，一酸化炭素中毒は組織がCO-Hbによる低酸素状態になるだけでなく免疫・炎症性メカニズムが関与するためHBOが有効とされている。HBOには第一種装置と第二種装置があり，これらの違いを表4に示した。また治療工程を図8に示した。

図4 HBOにおける作用機序と疾患

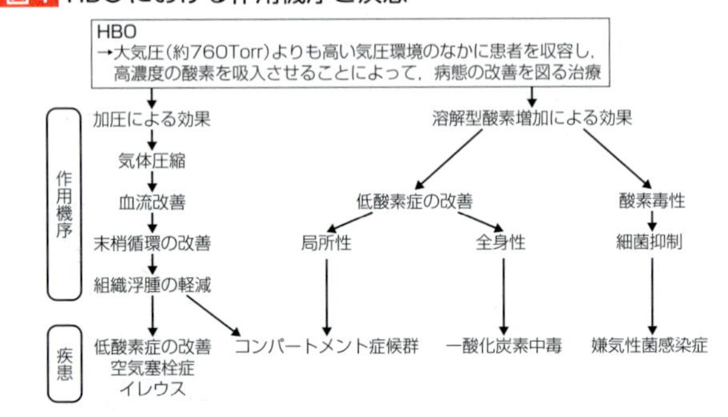

図5 高分圧酸素呼吸と血液内酸素量

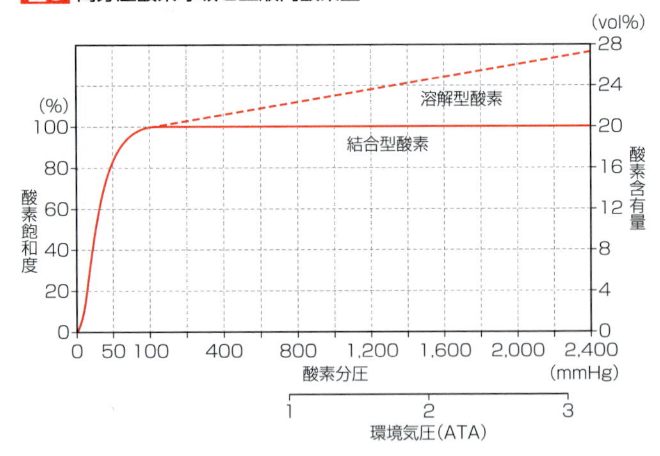

図6 酸素含有量の計算式

○血液の酸素含有量＝結合型酸素+溶解型酸素

•結合型酸素：Hbに結合している酸素
結合型酸素=1.39(mL/g)×Hb(g/dL)×SaO_2/100

1.39：ヘモグロビン1gあたりに結合できる酸素能力

•結溶解型酸素：血漿中に溶け込んでいる酸素の量
溶解型酸素=0.0031(vol%/Torr)×PaO_2(mmHg)

0.0031：血液液体成分への酸素の溶解度係数

図7 酸素量の計算(例)

●動脈血の酸素含有量
Ex) Hb=15g/dL，酸素飽和度98%，酸素分圧100mmHg
・結合型酸素=1.39mL/g×15g/dL×98/100=20.43vol%
・溶解型酸素=0.0031vol%/mmHg×100mmHg=0.31vol%
動脈血酸素含有量=20.43+0.31=20.74vol%：血液中の全酸素量

●静脈血の酸素含有量
Ex) Hb=15g/dL，酸素飽和度70%，酸素分圧40mmHg
1.39mL/g×15g/dL×70/100)+(0.0031vol%/mmHg×40mmHg)
=14.7vol%：代謝後の酸素量

●動静脈血酸素比較
安静状態で消費する酸素量は動脈血と静脈血の酸素含有量の差
20.74vol% − 14.7vol%=6.03vol%
≒6vol%：必要不可欠な酸素量

表3 高気圧下の酸素含有量

条件	PaO_2 (mmHg)	結合型酸素量 (vol %)	溶解型酸素量 (vol %)	動脈血酸素含有量 (vol %)
1ATA	100	20.85	0.3	21.15
2ATA	1433	20.85	4.44	25.29
3ATA	2193	20.85	6.58	27.43

表4 第一種装置と第二種装置の違い

	第一種装置	第二種装置
収容人数	患者1名のみ	2名以上の患者(およびスタッフ)
加圧方式	純酸素または空気	空気
構造	主室のみ	主室・副室の2室構造
医療機器	心電図・血圧測定可	ほとんどの医療機器が使用可
治療中の患者対応	介護・処置はできない	介護・処置ができる
環境	温度、湿度などの設定・管理ができない	温度、湿度などの設定・管理ができる
酸素マスクの有無	酸素加圧→リザーバ付き酸素マスク不要 空気加圧→リザーバ付き酸素マスク必要	リザーバ付き酸素マスク必要

図8 治療工程

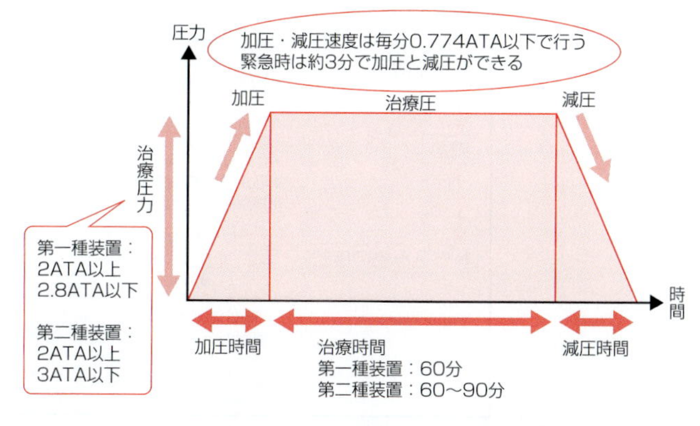

治療準備

患者入室後，患者確認，持ち込み物の確認（図9）を行う。患者確認は腕ベルトと患者IDとを用いて行う。意識がある患者には氏名を述べてもらい，意識がない患者や意思疎通ができない患者では同伴した看護師とともに腕ベルトで患者の氏名を確認する。体調の状態は病棟で記入した問診表を基に把握する。血圧，脈拍数，体温に異常がないかを確認する。糖尿病がある患者は治療前に血糖を測定し血糖値を確認する。血圧，脈拍数，体温，血糖値に異常があれば医師に連絡しHBOを行うかの指示を仰ぐ。治療初回であれば治療の説明と耳抜きの説明を行う。発火の危険性がある使い捨てカイロやたばこ・ライター，引火する危険性があるアルコール，衝撃により火花を発火させる携帯電話やラジオ・時計などは持ち込み禁止であるため，持ち込み物の確認を行う。また服装は専用治療衣とする。入れ歯ははずれた際に誤嚥する可能性があるため治療前にはずしてもらう。HBOは閉鎖された空間で治療を行うため，閉所恐怖症がある場合は治療が難しくなる。また治療時間は少なくても1時間以上かかるためトイレは治療前に必ず済ませてもらう。高齢者などトイレが心配な場合，導尿カテーテルを挿入されていなければ治療前におむつをはかせ対応する。気管挿管チューブが挿入されている場合はカフを生理食塩水で満たす。カフ内を空気のまま治療を行うと加圧時にカフ内容積が減少しカフと気管内壁に隙間が生じたり，減圧時ではカフ内の空気が膨張し気管内壁を圧迫したりする。このため，気圧の変化によって容積が変化しない液体で満たす。同様に導尿カテーテルを挿入している場合もバルーンを生理食塩水で満たす。導尿カテー

学生が何を学ぶべきか

HBOによる医療事故がいくつか報告されている。そのなかでも1996年に山梨県で起きた第一種装置の爆発事故は重大であり，死傷者5名を出した。事故原因は患者が持ち込んだ使い捨てカイロであり，技士による治療タンク内の持ち込み物確認の1つである患者のボディーチェックを怠ったこととされている。このような医療事故を防ぐためにも治療準備段階での持ち込み物の確認は重要と考える。
学生は治療タンク内の持ち込み物について理解する。HBOにおける爆発事故が二度と起こらないよう患者の持ち込み物確認はもちろんのこと，ボディーチェックは手を抜いてはならない。

指導者が何をどこまで教えるべきか

実習指導者は治療タンク内の持ち込み物，輸液ラインなど身体に接続された医療材料の対処について理由を含めて学生に説明する。

図9 治療確認

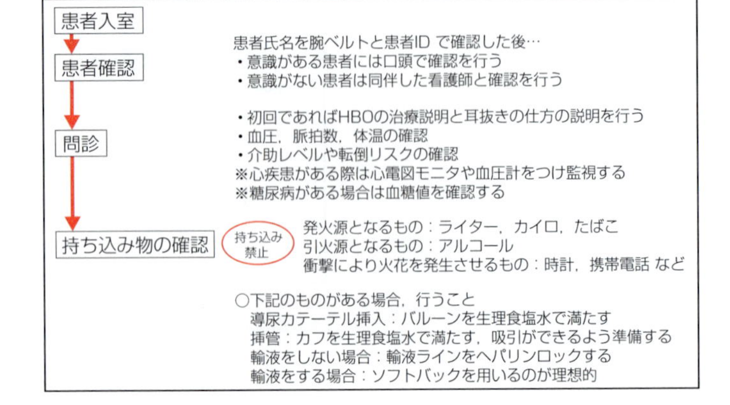

テルのバッグは尿が逆流しないよう患者より低い位置に置く。心疾患がある患者では心電図モニタ，血圧計をつけて監視を行う。輸液しない場合は輸液ラインをヘパリンロックする。第二種装置において輸液をする際はソフトバッグを使用しなるべく瓶などは使用しないようにする。

3rd Step 治療行為（全般・技士業務）に関して学習するポイント

治療の流れを図10に示す。加圧を開始してから1.29 ATAの前後で耳痛が起こりやすいため耳痛の有無の確認を行う。耳痛がある場合は唾を飲み込んだり，あくびをしたり，バルサルバ法などで耳抜きをしてもらう。それでも耳痛がある場合は無理に加圧をせず，加圧を中止し，耳管が開通したところで再度加圧して治療圧まで進めていく。あるいは，いったん減圧してから再度，加圧を行う方法もある。これらの工程を行っても耳痛が治らず患者が苦痛である場合は，医師に連絡し中止にするかの判断を仰ぐ。意識がない患者や意思疎通ができない患者では鼓膜切開を行っておく必要がある。加圧が治療圧に達した後，治療タンク内の温度，湿度，酸素濃度，二酸化炭素濃度を確認し環境操作をしたり，酸素中毒症状の徴候を確認したりする。治療タンク内の環境操作は第一種装置と第二種装置で異なる。シャルルの法則から圧力が上がると温度も比例して上がるため，第一種装置では換気流量を上げたり下げたりして，わずかであるが温度を調整する。第二種装置では蒸気や冷却水で温度コントロールができるため，設定温度を変更して治療タンク内の温度を調整する。湿度や二酸化炭素濃度が上昇した際は第一種装置でも第二種装置でも換気を多めにする。第二種装置で酸素濃度が上昇した際は換気を多めにする。第一種装置空気加圧あるいは第二種装置で使用中に酸素中毒が起こった際はリザーバ付き酸素マスクをはずし，減圧はせず症状が改善してから減圧を行う。減圧時に患者が呼吸停止すると肺が過膨張し肺胞が破裂する危険性があるため患者が呼吸していることを観察しながら減圧を行う。また，輸液をしている場合は減圧時，輸液チャンバ内の液面の空気が膨張することで液面が下がるため，空気が入らないよう注意して観察を行う。減圧時は治療タンク内の温度が下がるため減圧の工程に移る前に第二種装置では設定温度を高めに変更するとよい。第一種装置では換気量を少なめにして治療タンク内の温度を調整する。

図10 治療開始から終了まで

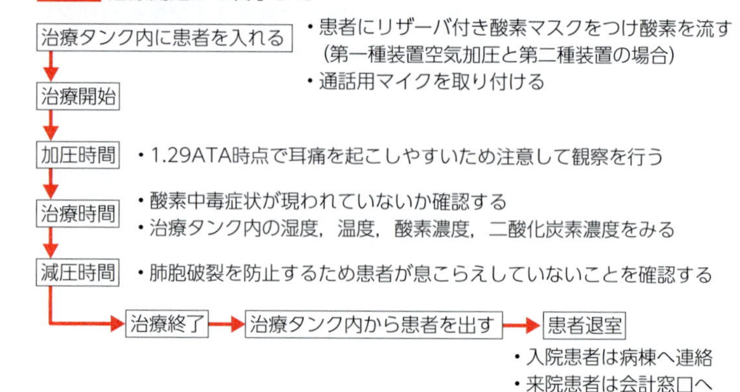

4th Step 治療記録の記載

治療終了後，次回の予約を行う。治療回数に達した場合，医師に確認し治療を継続するか終了するかの確認を行い，治療継続であれば次回の予約を行う。

治療記録を電子カルテへ記載する。治療開始・終了時間，治療圧力，加圧時や治療時・減圧時における耳痛の有無や患者状態などを記載する。

保険診療のため，酸素使用量，疾病名，救急的適応か非救急的適応かを治療用紙に記載し医事課に提出する。救急的適応，非救急的適応を表5，6に示す。治療1回における保険点数は

表5 救急的適応

1）急性一酸化炭素中毒および間歇型一酸化炭素中毒ならびにそれに準ずる中毒症
2）重症感染症（ガス壊疽など）
3）急性脳浮腫（重症頭部外傷，開頭術後もしくは急性血管障害を原因とし，多覚的に脳浮腫を認めたもの）
4）急性脊髄障害（重症脊髄外傷，脊椎または脊髄術後もしくは急性脊髄血管障害を原因とし，他覚的に急性脊髄性麻痺を認めたもの）
5）急性動脈・静脈血行障害
6）急性心筋梗塞
7）重症外傷性挫滅創，コンパートメント症候群，重症外傷性循環障害
8）重症空気塞栓
9）腸閉塞（急性麻痺性および癒着性腸閉塞）
10）重症熱傷および重症凍結（Burn Index 15以上の熱傷ならびにこれに準ずる凍傷）
11）網膜動脈閉塞症（網膜中心動脈およびその分枝閉塞を確認したもの）
12）重症の低酸素性脳機能障害
13）突発性難聴
14）顔面神経麻痺
15）減圧症

救急的適応であれば第一種装置5,000点，第二種装置6,000点，非救急的適応であれば第一種装置・第二種装置ともに200点である。

表6 非救急的適応

1）遷延性一酸化炭素中毒
2）難治性潰瘍ならびに浮腫を伴う末梢循環障害
3）皮膚移植後の虚血皮弁
4）慢性難治性骨髄炎
5）放射線性潰瘍
6）重症頭部外傷または開頭術もしくは脊椎・脊髄手術後あるいは脳血管障害後の運動麻痺および知覚麻痺
7）難治性脊髄・神経疾患
8）放射線治療または抗癌がん剤治療と併用される悪性腫瘍
9）熱傷および凍傷

5th Step 治療後の機材点検

第一種装置空気加圧あるいは第二種装置で患者が使用したリザーバ付き酸素マスクを消毒する。酸素流量計は加湿瓶に入っている蒸留水を捨て乾燥させておく。HBOは細菌の増殖を防ぐ働きがあるため，治療タンク内が患者の嘔吐物などで汚染された場合や感染症がある場合以外は清拭を行わなくてもよいとされている。

第二種装置では治療室，機械室，操作室の電源を落とす。第一種装置では操作盤の流量調整器が「閉」であることを確認し終了する。

（菅谷友里恵）

■参考文献
1）瀧　健治：高気圧酸素治療実践マニュアル 第1版. p.20-22, 羊土社, 2010.
2）徳永　昭：高気圧酸素療法入門 第5版, p.21-32, 77-113, 159-161, 日本高気圧環境・潜水医学会, 2008.

1 体外循環（通常の体外循環）

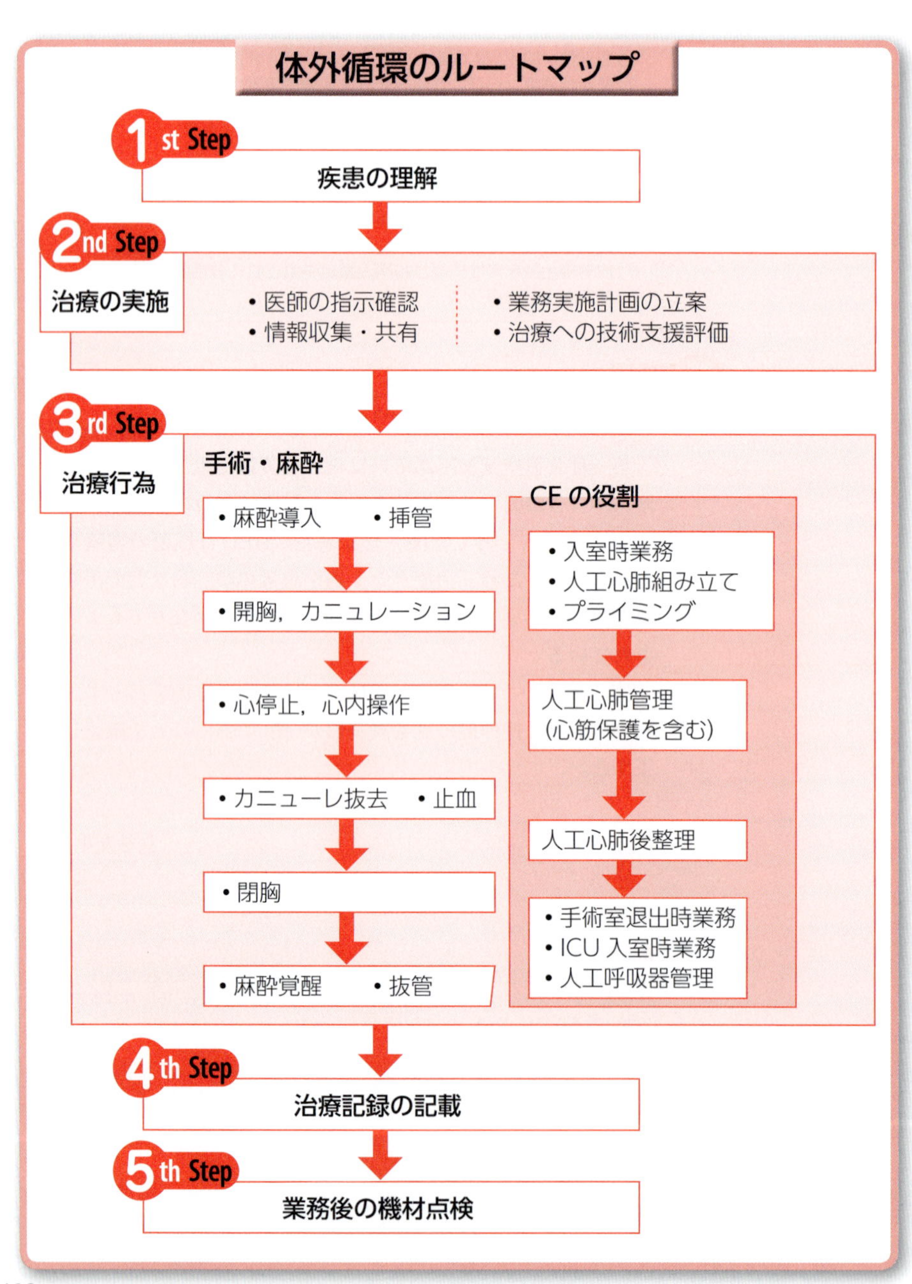

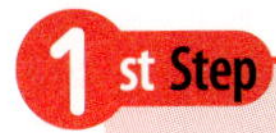

心臓弁膜症とは（MRを中心に）

MR：mitral regurgitation（僧帽弁閉鎖不全症）

PS：pulmonary stenosis

心臓には4つの弁があり，それぞれの弁に狭窄症，閉鎖不全症（逆流症がある（表1）。発生頻度は多い順に，僧帽弁疾患，大動脈弁疾患，三尖弁疾患，肺動脈弁疾患である。なお，三尖弁疾患は約10％程度で，肺動脈弁疾患は約1％程度であり肺動脈弁狭窄（PS）はほとんどが先天性である。僧帽弁疾患，大動脈弁疾患は狭窄と閉鎖不全症の両者を合併している場合がある。心臓弁膜症に伴う代表的合併症を表2に示す。

表1 心臓弁膜症の種類

僧帽弁疾患	僧帽弁狭窄症（MS）
	僧帽弁閉鎖不全症（MR）
大動脈弁疾患	大動脈弁狭窄症（AS）
	大動脈弁閉鎖不全症（AR）
三尖弁疾患	三尖弁狭窄症（TS）
	三尖弁閉鎖不全症（TR）
肺動脈弁疾患	肺動脈弁狭窄症（PS）
	肺動脈弁閉鎖不全症（PR）

表2 心臓弁膜症に伴う代表的合併症

合併症	起こりやすい弁膜症
心房細動（Af）	MS，MR
血栓による塞栓症	MSに多い（LA内血栓による） Afの存在
感染性心内膜炎	MS以外に合併
肺うっ血や心不全	AS，AR MSよりMRが多い
心ブロック	ASに多い

MS：mitral stenosis
AS：aortic stenosis
AR：aortic regurgitation
TS：tricuspid stenosis
TR：tricuspid regurgitation
PR：pulmonary regurgitation
Af：atrial fibrillation
LA：left atrial

本項目では，心臓弁膜症の約25％を占めるMRを中心に話を進めていきたい。原因は，弁膜の器質的病変，弁支持組織（腱索・乳頭筋など）の病変，相対的閉鎖不全（弁輪の拡大，左室収縮異常）などがある（表3）。近年，リウマチ性のMRは減少し僧帽弁逸脱症や腱索・乳頭筋断裂によるものが増加している。症状は，左心不全，右心不全症状や低心拍出量による動悸などがある（表4）。心筋梗塞が原因で腱索・乳頭筋断裂が生じた場合は急激にMRが発症するが，その状態を急性MRといい放置すると予後はきわめて悪い。

表3 MRの原因

弁膜の器質的病変	弁支持組織の病変	相対的閉鎖不全
・リウマチ性病変（MSが多い）	・腱索・乳頭筋断裂 下壁梗塞，感染性心内膜炎，外傷など	・弁輪拡大，左室収縮異常 心筋症，AR，高血圧，先天性疾患
・心内膜欠損症（ECD）	・乳頭筋機能不全	基本
・Marfan症候群	・僧帽弁逸脱（MVP）	
・外傷性（胸部打撲）		

MVP：mitral valve prolapse
収縮期に僧帽弁の一部が左房内にはみ出すことにより，前尖と後尖との接合が悪くなり逆流が生じる。

表4 MRの症状

左心不全症状	労作時呼吸困難，発作性夜間呼吸困難，起坐呼吸
右心不全症状	肝腫大，下腿浮腫
心拍出量低下	動悸など

聴診では，心尖部で全収縮期逆流性雑音やⅠ音の低下やⅢ音が聴かれる。心電図では，心房細動（Af）や左室肥大，左房負荷所見がみられ，胸部X線写真では左室や左房の拡大所見が認められる。確定診断には，カラードプラエコー法や左室造影にて左室より左房への逆流やその程度を確認する必要がある。病態生理は，収縮期に左室から左房へと血液が逆流するので心拍出量が低下する。また，左室圧が閉鎖されていない僧帽弁を通って左房にかかってくるため左房の拡大が著明になる傾向がある。左房圧の上昇に伴い肺うっ血が認められるようになり，肺高血圧そして右心不全が進行する（図1）。治療は，内科的に心不全の治療と感染性心内膜炎の防止に留意する。外科的治療は，僧帽弁形成術，人工弁置換術，弁輪縫縮術を行う。なお，急性心筋梗塞（AMI）などによる乳頭筋断裂による急性MRは緊急手術の適応となる。

AMI：acute myocardial infarction

図1 MRの病態生理

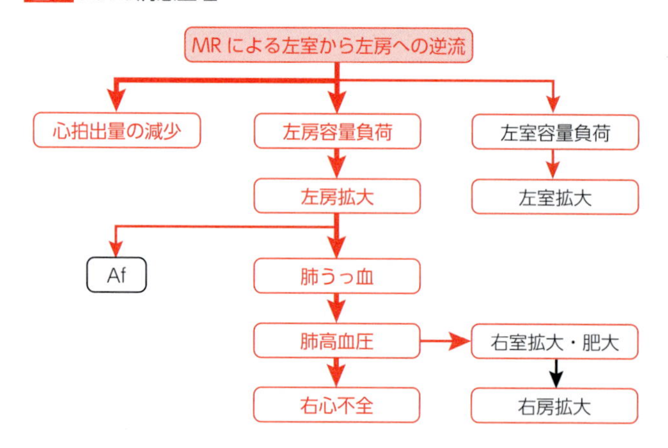

2nd Step 治療（臨床工学技士業務）の実施

医師の指示確認

執刀医：手術手技，送血，脱血部位，カニューレのサイズ，使用する人工弁の種類，心筋保護法。

麻酔医：必要とするモニタ類の確認。

臨床指導者の目

MRの病態生理を理解したうえでの操作計画が必要。

・特に駆出率（EF）は正常範囲であっても左房への逆流のための見かけ上の数値であり，実際は心機能が低下している可能性を考慮し離脱は慎重に行う。

・TRによる肝うっ血を合併しているおよび，巨大左房が認められる場合は，完全脱血時ボリュームがかえってくるため，希釈率が予測より減少し輸血量が少なくてすむ場合がある。

EF：ejection fraction

情報収集・共有

手術術式検討会（術前カンファレンス），電子カルテで行う。

心臓血管外科医師，麻酔科医師，看護師，臨床工学技士を含めた術前カンファレンスが週に1回開催される。そこで，患者情報（超音波検査・心臓カテーテル検査・CT画像・MRI画像などの確認），自己血採取有無，手術手順，注意点などの確認を行う。

業務実施計画の立案

1 人工心肺装置および周辺機器の構成（図2）

図2 周辺機器の構成

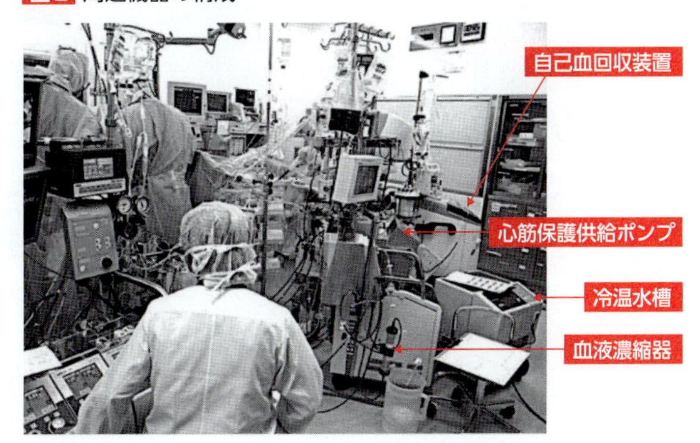

・脱血方法：落差脱血もしくは陰圧吸引補助脱血または，ポンプ脱血

・送血方法：ローラーポンプもしくは遠心ポンプ（表5）

表5 血液ポンプ

血液を送り出す役割(血流を作り出す)		
	ローラーポンプ	遠心ポンプ
長所	回転数に応じた血液流量 拍動流が可能 コストが安い	過大な圧力がかからない 血球損傷が少ない 大量の空気を送らない
短所	過大な圧力によって回路を破裂させることがある 大量の空気を送ることがある	回転数と流量は一定ではない 拍動流は不可能 コストが高い

2 人工心肺回路構成物品，材料の選択

必要物品と材料は欠品を防ぐため可能な限り前日に集めておく。

・人工肺（図3）

図3 膜型人工肺（熱交換器を内蔵）

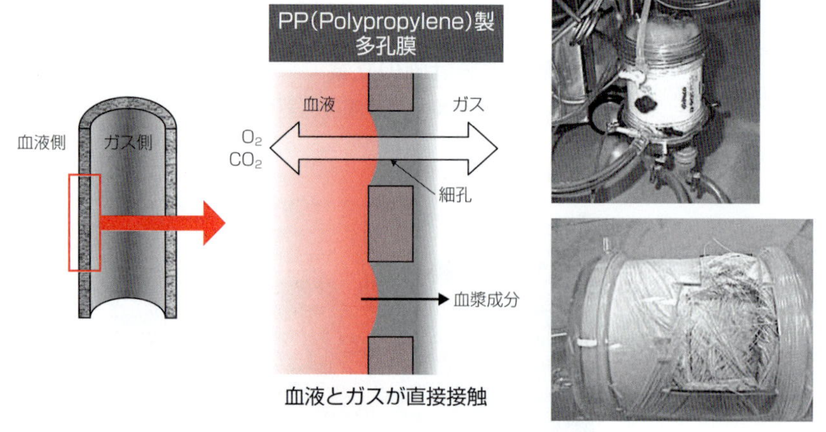

・人工心肺回路（＊プレコネクト回路の場合人工肺やリザーバを含む）

・貯血槽（リザーバ）：静脈リザーバ＋心内貯血槽を含む（図4）

・使用が予測されるカニューレ

　送血カニューレ

　脱血カニューレ：SVC用1本，IVC用1本

　ベントカニューレ

　心筋保護用大動脈ルートカニューレ

・心筋保護回路

・血液濃縮器

・自己血回収装置回路，リザーバ

SVC：superior vena cava（上大静脈）
IVC：inferior vena cava（下大静脈）

図4 静脈リザーバ人工肺一体型(心内貯血槽内蔵)

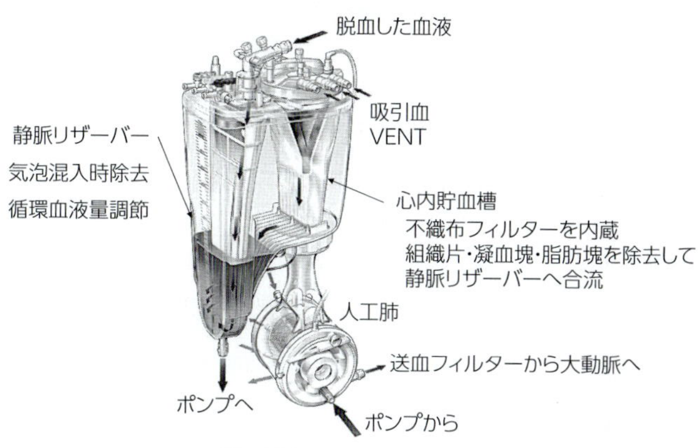

(キャピオックスRX, テルモ株式会社より許可を得て掲載)

3 人工心肺操作計画

P.I : perfusion index

・予定灌流量(目標流量)の算出:灌流指数(P.I)2.2〜2.6L/min/m^2もしくは80mL/Kg/min
・術中透析の必要性の検討
・リザーバの液面調節(図5)

図5 リザーバによる血液容量調節機能

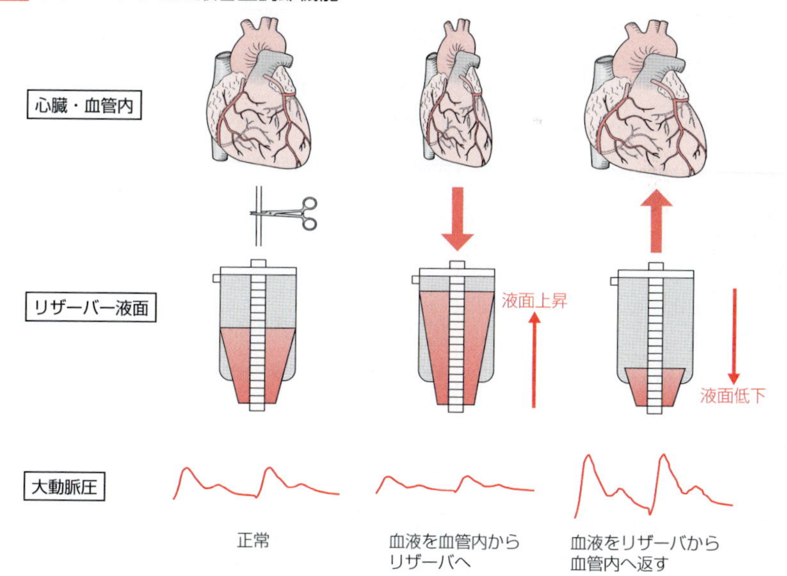

治療への技術支援評価

体外循環中の条件と評価を表6に示す。

表6 通常の体外循環中の条件と評価

評価項目	体外循環時目標とする値など	測定意義など	考えられる合併症など
心電図(ECG)	不整脈がない	不整脈の監視，電解質異常の発見	
動脈圧(灌流圧)	60〜80 mmHg ＊内頸動脈の狭窄および脳梗塞の既往時はやや高めに(80 mmHg)以上に保つ	灌流量，末梢循環の把握	↑高血圧による脳出血 ↓術中尿量減少，術後高次機能脳障害
中心静脈圧(CVP)	10 mmHg以下	脱血状態	↑脱血不良 20 mmHg以上 脳浮腫の可能性
肺動脈圧(PA)		陰圧にしない，離脱時に心筋の状態を把握	
維持体温(直腸温)	軽度低体温(32℃)	深部体温 臓器保護の指標，離脱時の指標	↓末梢循環不全 ↑臓器保護不足
維持体温(鼓膜，咽頭温)		脳の温度の間接的指標	高温時は脳障害の可能性
復温時の体温	36℃前後		↑術後代謝亢進および脳障害 ↓低体温症(術後のシバリング，末梢循環不全)
尿量	1 mL/kg/hr	全身の循環状態を示唆，適正灌流圧の指標	↓灌流量が少ない 灌流圧が低い 腎機能低下
混合静脈血酸素飽和度	70％	全身の代謝状態を反映，適正灌流量の指標の指標	↓人工心肺灌流量が少ない 人工肺の酸素化が悪い Hct値が低い 代謝亢進
心拍出量	CI 2.2以上	離脱時心機能の指標	
局所脳内酸素飽和度		脳内の静脈系の主な酸素飽和度の指標	↓脳血流不足
血液ガス		人工肺のガス交換能，全身の代謝を示唆	
pH	7.14	酸塩基平衡の指標	極端なアルカローシスに注意
$Paco_2$	35〜45 mmHg	人工肺ガス交換，ガス流量(換気)，酸塩基平衡の指標	
Pao_2	150〜250 mmHg	人工肺ガス交換，ガス酸素濃度	
BE	−2〜2	代謝性アシドーシスおよびアルカローシスの指標	↑代謝性アルカローシス ↓代謝性アシドーシス
極端なアシドーシス			離脱時にカテコールアミンの効果が低下 低血圧
極端なアルカローシス			血液凝集の可能性 人工肺詰まり 末梢(細胞)への酸素供給の効率が悪い
電解質		心筋保護液によるKの影響，全身の代謝を示唆	
Na	140±5 mEq/L	晶質浸透圧の指標，浮腫防止などの指標	心筋保護液(GIK液)によっては希釈等による低Ｎａ血症 重炭酸Naの入れすぎによる高Na血症
K	3.5〜5.5 mEq/L	不整脈防止	心筋保護液等による高値に注意(不整脈の発生)
イオン化Ca	1.15〜1.3 mmol/L	極端に低下すると心収縮能の維持	心収縮低下
Hct	20〜30％ 離脱時は30％程度	血液希釈，輸血の判断の指標	↓酸素運搬能低下，乳酸値上昇，溶血を示唆
総タンパク，アルブミン		血液希釈を示唆 膠質浸透圧の指標	↓浮腫
活性化凝固時間(ACT)	480秒以上を維持	抗凝固能の指標，480秒以上を維持	↓回路内凝固

3rd Step 治療行為(全般・技士業務)に関して学習するポイント

MVR：mitral valve replacement(僧帽弁置換術)
MVP：mitral valve plasty(僧帽弁形成術)

僧帽弁閉鎖不全症に対する外科的修復術には，人工弁置換術(MVR)と弁形成術(MVP)がある。MVRは，術後に抗凝固療法を要する点や腱索損傷による心機能低下などの問題点があるが，形成術にはそのような欠点がない。MVPは形態を回復させることにより正常な機能を得ることが目的である。術式は，余剰逸脱弁輪を可及的に切除縫合，人工腱索による支持腱索の補強，拡大した弁輪のリモデリングのための人工弁リング形成術を基本とする。

学生が何を学ぶべきか

開心術の流れに対して体外循環の必要性(図6，7)や体外循環装置の構成(図8～10)，各ポンプの役割の理解(図11)，基本的な回路を理解(図12)したうえで，実習施設の回路構成の理解(図13)が必要である。加えて心臓血管外科手術の術中の状況は刻一刻と変化するため，それに対応するべく，医師および関係スタッフとの連携およびコミュニケーションが重要であることも理解する。特に執刀医と体外循環操作者の連携はたいへん重要である。

図6 人工心肺の必要性

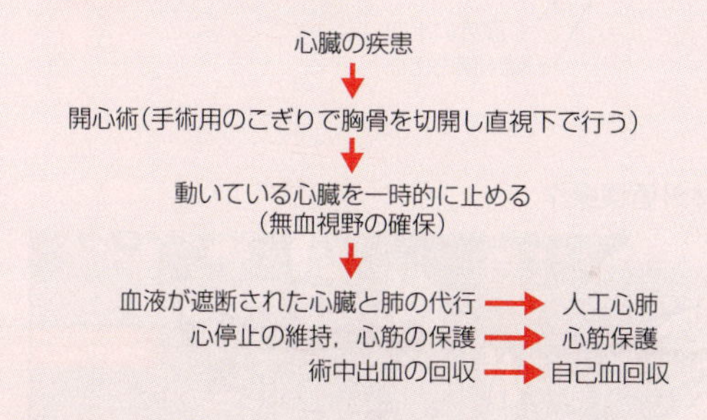

図7 開心術の流れと臨床工学技士の業務のルートマップ

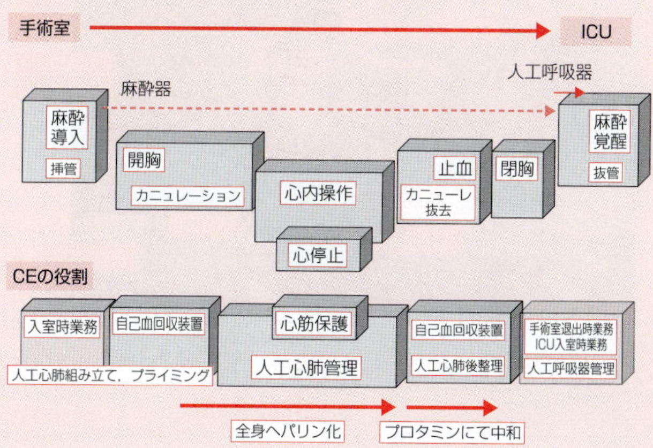

次頁につづく

図8 体外循環V-Aバイパス模式図

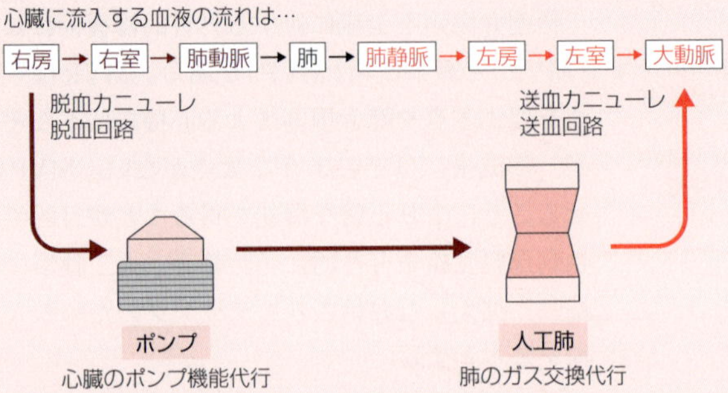

心臓に流入する血液の流れは…
右房 → 右室 → 肺動脈 → 肺 → 肺静脈 → 左房 → 左室 → 大動脈
脱血カニューレ
脱血回路
送血カニューレ
送血回路
ポンプ
心臓のポンプ機能代行
人工肺
肺のガス交換代行

図9 体外循環血液の流れ

右心房 → 静脈リザーバ → ポンプ → 人工肺 → 送血フィルタ → 大動脈
心内貯血槽
心臓外の出血
心臓内部の出血

図10 体外循環操作

脱血回路
送血フィルタ
静脈リザーバ
心内貯血槽
人工肺
送血回路

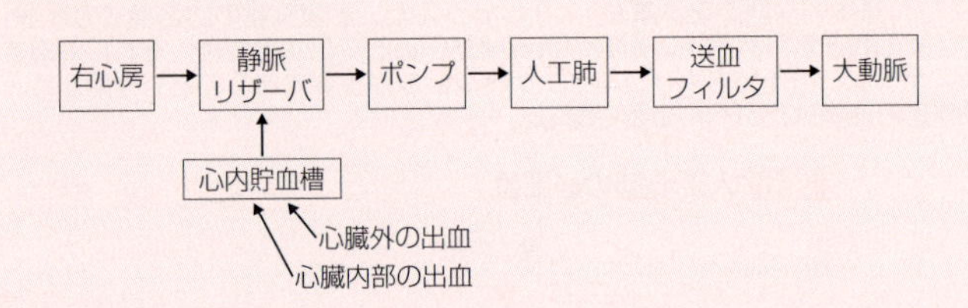

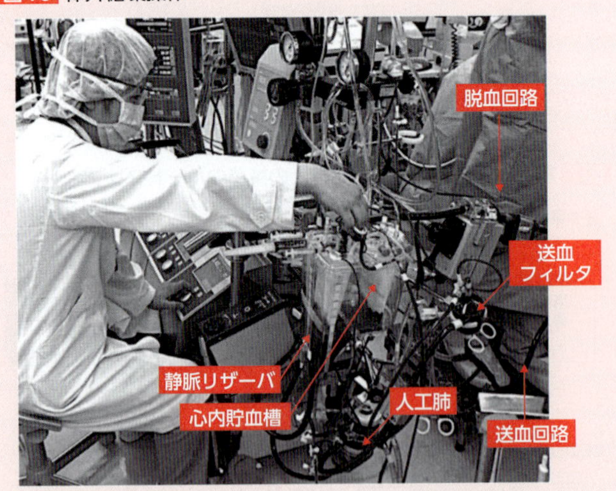

次頁につづく

図11 人工心肺装置の各ポンプの役割

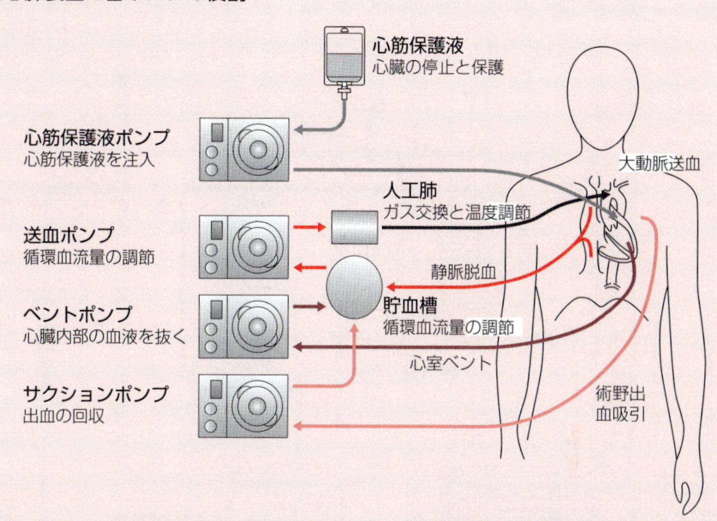

（自治医科大学附属さいたま医療センター 百瀬直樹氏のご厚意による）

図12 一般的な体外循環回路

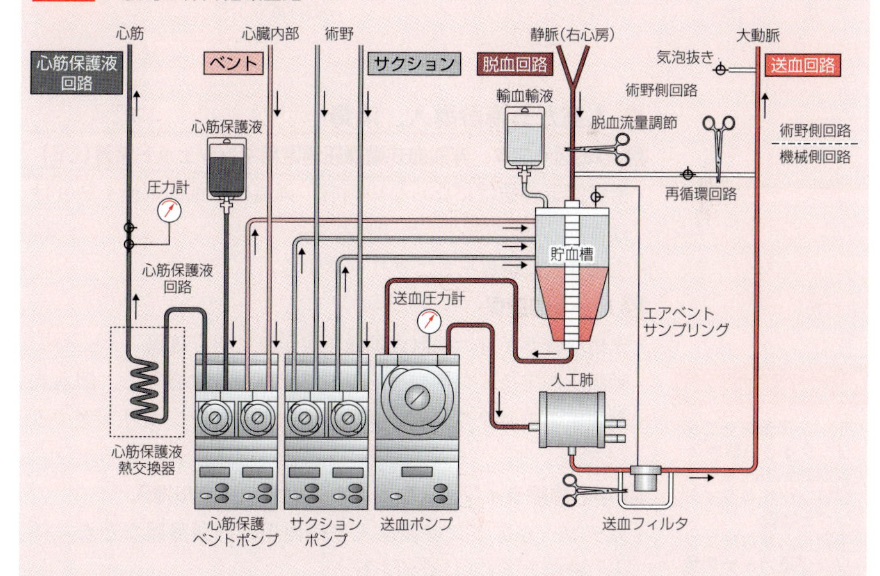

（自治医科大学附属さいたま医療センター 百瀬直樹氏のご厚意による）

次頁につづく

図13 済生会熊本病院体外循環回路

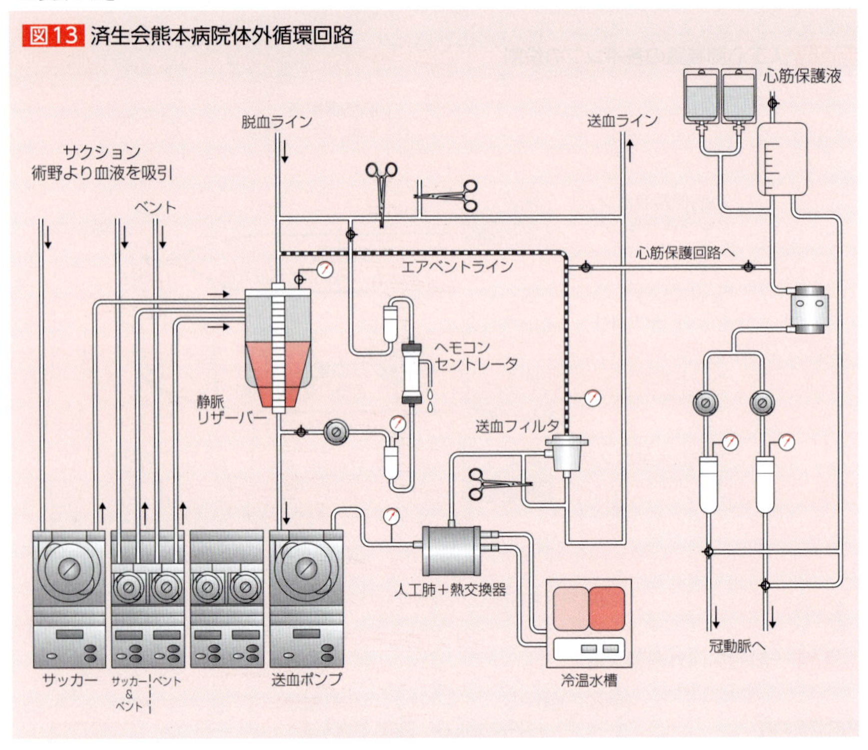

入室から麻酔導入，消毒

1 心電図モニタ，非観血式動脈圧測定用マンシェット装着（CE）

・術野消毒の妨げにならない両肩，両脇に心電図電極を貼り付ける。

・主にⅡ，V_5誘導をモニタリングする。

2 ルートの確保

・末梢静脈ライン，観血式動脈圧測定ラインを確保

・動脈圧測定ラインを血圧トランスデューサに接続し，観血式動脈圧のモニタリングを開始し，動脈血をサンプリングする（CE）。

3 中心静脈ライン，スワン・ガンツカテーテル挿入

・カテコールアミン持続注入や輸血用に内頸静脈などから挿入，そのときCEは介助を行う。

・右房圧，肺動脈圧，連続心拍出量，混合静脈血酸素飽和度（SvO_2）のモニタリングが可能となる。

4 麻酔導入，挿管

・麻酔科医により鎮静，鎮痛，筋弛緩が行われる。マスク補助

学生が何を学ぶべきか

・Ⅱ，V_5誘導をモニタリングする必要性？
・観血的動脈圧をモニタリングするタイミングと意義
・手術に必要なモニタリング項目とその意義
・この時期に臨床工学技士が行う業務

換気後，四肢，顎の筋肉が完全に弛緩したら喉頭鏡で口腔，咽頭を開き気管チューブを気管内に挿入(挿管)する。

5 経食道心エコープローブ挿入，導尿

・麻酔医により経食道心エコープローブを食道に挿入
・看護師により導尿：尿量の計測と同時に膀胱温(中枢温)の測定が可能となる。

6 体位固定

・通常の胸骨正中切開では仰臥位に固定する。
・術後の神経麻痺や褥瘡発生防止に努める。

7 術野消毒とドレーピング

皮膚，胸骨切開からタバコ縫合まで

学生が何を学ぶべきか

・電気メスを使用するタイミング
・自己血回収装置を使用する時期
・経食道心エコーの重要性

1 皮膚切開

切開前に電気メスと自己血回収装置の清潔野部材と機器の接続を行う。

2 胸骨切開

・手術用電動のこぎりにて胸骨を切開する。
・胸骨の骨膜より出血が多いので電気メスで止血。
・この時点から全身ヘパリン化するまでは，自己血回収装置に血液を吸引する(図14)。

図14 自己血回収装置

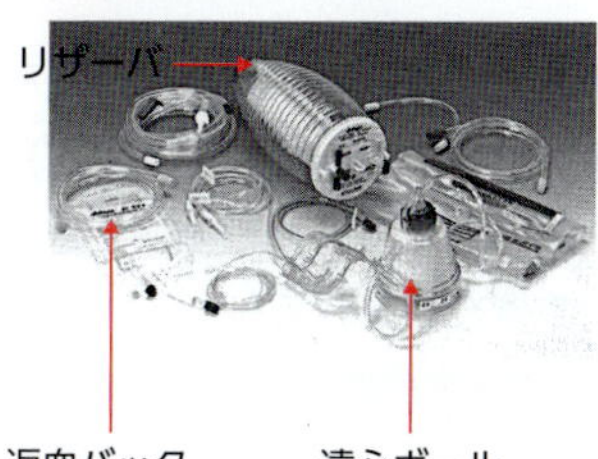

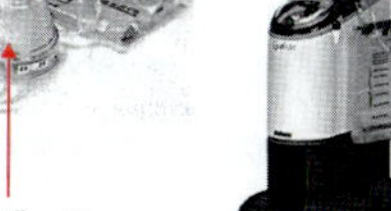
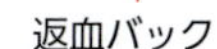

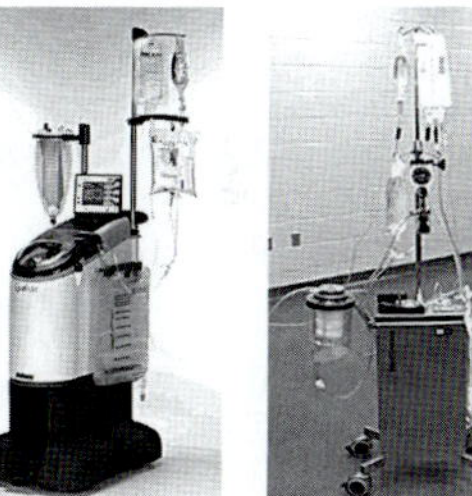
(エレクタ®
ソーリン社)
(AUTOLOG®
メドトロニック社)

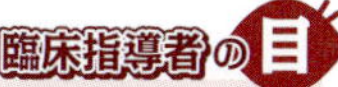
臨床指導者の目

体外循環を操作する臨床工学技士もエコー画面にて血管性状を確認する必要がある。カニュレーションするのは執刀医であるが，実際に血管へ送血するのは技士であり，責任は重大である。術後の脳梗塞を防ぐためにも多くの目で確認する必要がある。

3 心嚢膜切開，血管，心臓剥離

心嚢膜を切開し直視下で，必要な血管(上行大動脈，上大静脈，下大静脈)などを剥離する。送血部位の血管性状をエコーで確認後，上行大動脈(送血カニューレ，心筋保護用ルートカニューレ)，上大静脈(脱血カニューレ)，下大静脈(脱血カニューレ)，肺静脈(ベントカニューレ)に挿入するカニューレを固定するためタバコ縫合される。

術式は以下3に続く。

体外循環操作

1 機器の使用前点検と体外循環回路，および周辺機器の組み立て

・入室前にバッテリー充電状態の確認，電源の確保，酸素と圧縮空気をアウトレットに接続，冷温水槽に水を入れる。その後，使用前点検としてポンプの回転方向，安全装置，医療ガス吹送ラインからのガス流出，陰圧コントローラ，モニタ類などの動作確認を行う。ローラーポンプの圧閉度の調整や，ポンプ停止時に必要な手回し用ハンドクランクの確認も併せて行う。

・回路の組み立ては，清潔にかつ正確に行う（図15）。

学生が何を学ぶべきか

回路の組み立て開始の時期やその理由。
体外循環回路を構成するチューブのサイズは，1/4インチ，3/8インチ，1/2インチなどがある。なぜそのチューブサイズを使用しているかを確認。

図15 組み立て風景

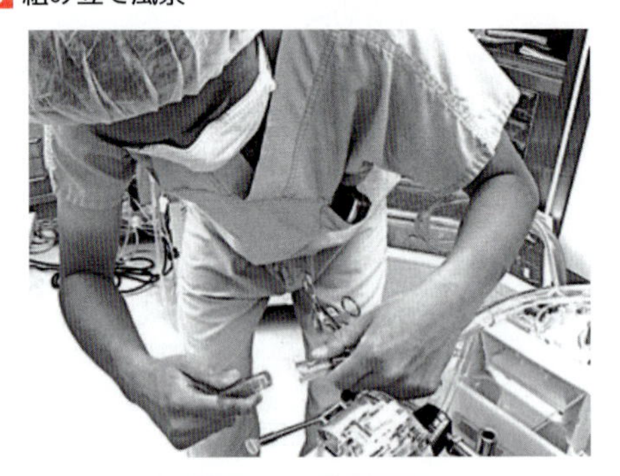

接続操作は清潔操作で行う

2 体外循環回路の充填（プライミング），情報入力

・気泡を除去しながら回路に充填液を満たす。その後，モニタ類や安全装置などを装着（表7）。

学生が何を学ぶべきか

充填（プライミング）
・充填液は施設によってさまざまである。充填液の内容を質問し，使用している各薬剤がどのような効果があるか確認すること。
・チェックリストでは，回路の組み立て状況，装置の設定状況，安全装置の作動状況などの確認をするが実際のシートを確認する。

表7 体外循環安全装置等

項目		装着の意味
温度	送血温，脱血温	熱交換器による血液温変化の指標
送血圧	人工肺入口圧，出口圧	人工肺圧力損失 ＝入口圧ー出口圧 高くなると人工肺交換を検討
レベルセンサ	リザーバに装着	リザーバレベル （送脱血のバランス） 空気混入を防ぐ
気泡センサ	人工肺出口および入口のチューブ	空気塞栓を防ぐ
VAVDモニタ		リザーバ内の陰圧を監視
混合静脈血酸素飽和度	脱血回路	酸素化，灌流量不足などの指標

・必要情報（ポンプチューブのサイズ，身長，体重，各圧力の警報の値など）を入力する。充填終了後チェックリストに沿ってダブルチェックを行う。

3 全身抗凝固

・麻酔科医が抗凝固剤（ヘパリン200〜300IU/Kg）を投与し，2分後ACTを測定する。

・ACTが300秒以上であることが確認できたら，人工心肺装置の吸引ポンプを回転させ術野吸引を開始する（図16）。

・ACTの最終的な値が480秒以上であることを確認し，短かければ追加投与を検討する。

図16 出血回収機能

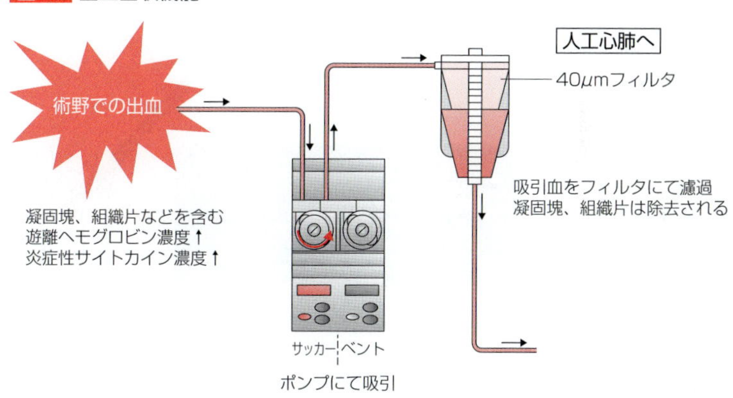

2 循環器系疾患

臨床指導者の目

抗凝固について
・不適切な抗凝固の合併症の理解（図17）
・血液が異物に触れたときの炎症反応の理解（図18）

図17 不適切な抗凝固による合併症

図18 人工心肺による全身性炎症反応の発生機序

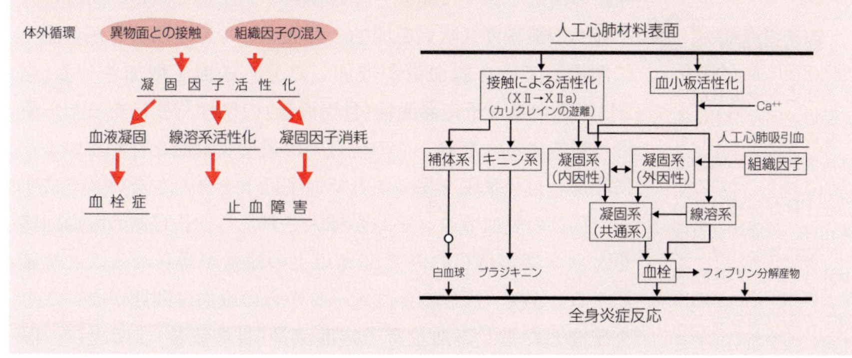

学生が何を学ぶべきか

術野と体外循環の操作は必ず連動している。記録などを行うことで理解する。

4 送血カニューレ挿入と回路接続

執刀医が，メスでタバコ縫合内を切開し送血カニューレを挿入し固定する（図19）。

その後，送血回路と接続しシリンジにて接続部の気泡除去を行い送血回路のチューブ鉗子を開放する。体外循環を操作する臨床工学技士は，人工心肺側の送血回路のチューブ鉗子を開放後，指で送血回路を触れ拍動があることを確認。その後，充填液をわずかに送り送血圧に異常上昇がないことを確認する操作（送血テスト）を行う。体外循環開始前チェックリストに沿ってダブルチェックを行う。

臨床指導者の目

- 送血テストの意義
- 脱血カニューレは挿入されていないが，送血は可能となるため，脱水による血圧低下時は体外循環側から充填（プライミング）液などを送る操作が必要となる。そのため，術野モニタおよび生体モニタを注意深く観察して対処が必要。

図19 送血カテーテルの位置

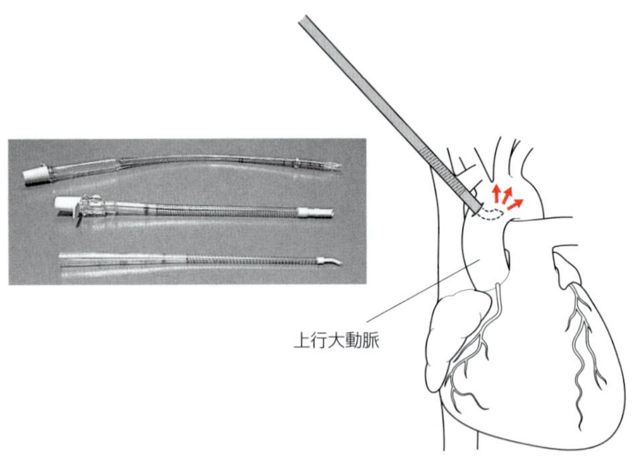

学生が何を学ぶべきか

- 開始時の送血流量と自己血圧の関係
- 麻酔器の人工換気を止めるもしくは，必要最小限にするタイミングとその理由
- 体外循環開始時に，イニシャルドロップが起こる機序

5 体外循環開始

SVCへ脱血カニューレが挿入され，脱血回路と接続されたら送血，脱血が可能となる（図20）。執刀医の指示にて，脱血回路の閉塞を徐々に開放し体外循環を低流量で開始。同時に人工肺への酸素ガス吹送を開始。貯血レベルを確認しながら徐々に開放していき脱血量が増加した分，送血を増加させる（図21）。送血量が予定灌流量（目標流量）の50％程度になったら術野へ報告する。なお，この時点では過度な脱血を行わないように注意し自己脈圧を保つことで血圧低下をきたさないようにする。IVCの脱血カニューレが挿入されたら，SVC側の脱血回路をクランプしIVCのみで50％以上の流量が得られることを確認する。SVC，IVCのカニューレからの脱血に問題がないことを確認したら，送血量を予定灌流量（目標流量）まで上げ，医師，看護師へその旨を伝える。その後，送血流量に比較し脱血流量を優位とすることで，血管内の循環血液量が減少しリザー

臨床指導者の目

開始直後に血圧が低下するイニシャルドロップ時は，自己拍出による脈圧を保つ，もしくは送血流量を一時的に増加させる。それでも血圧上昇がみられない場合は，昇圧剤を投与して対応する。イニシャルドロップの原因は，異物反応と肺循環消失でのブラジキニン上昇，カテコールアミンの希釈，脱血過多による脈圧の減少などがあることを理解する。

バの液面が上昇する(図22)。「ボリュームを引く」と表現されることが多い。

流量の確保，貯血レベルの安定，血液の色(酸素加)，送血圧，血圧などの循環動態に異常がないことを確認する。自己脈圧が少ない，もしくは消失した時点で，麻酔器の人工換気を止める，もしくは必要最小限にする。上行大動脈起始部に心筋保護の大動脈ルートカニューレを挿入し心筋保護回路と接続する。

開始後5分後それ以降30分後を目安とし，血液ガス分析や電解質，Hct，総タンパク濃度，ACTを計測し随時補正を行う(表8)。

図20 脱血カテーテルの位置

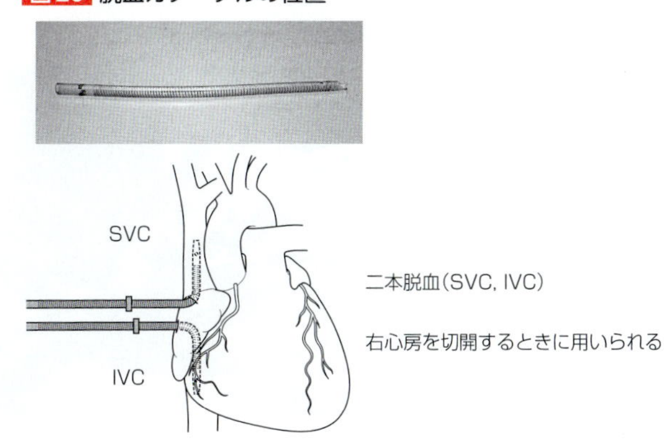

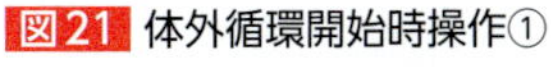
図21 体外循環開始時操作①

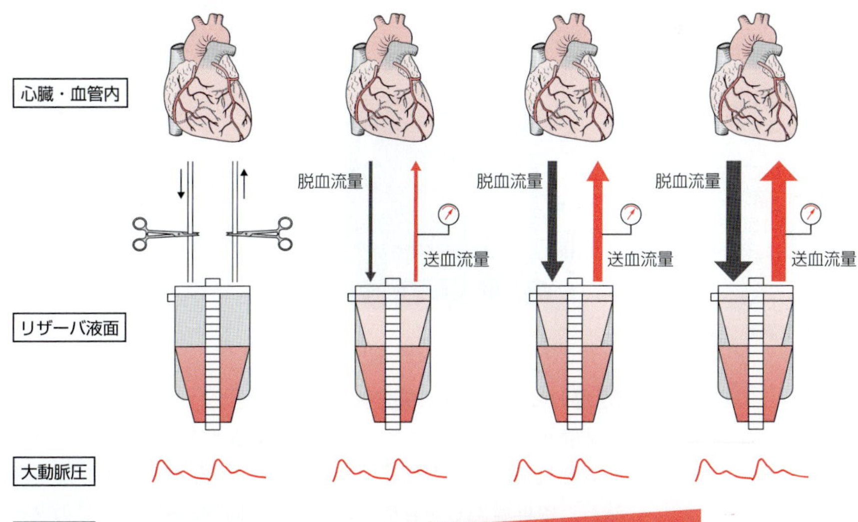

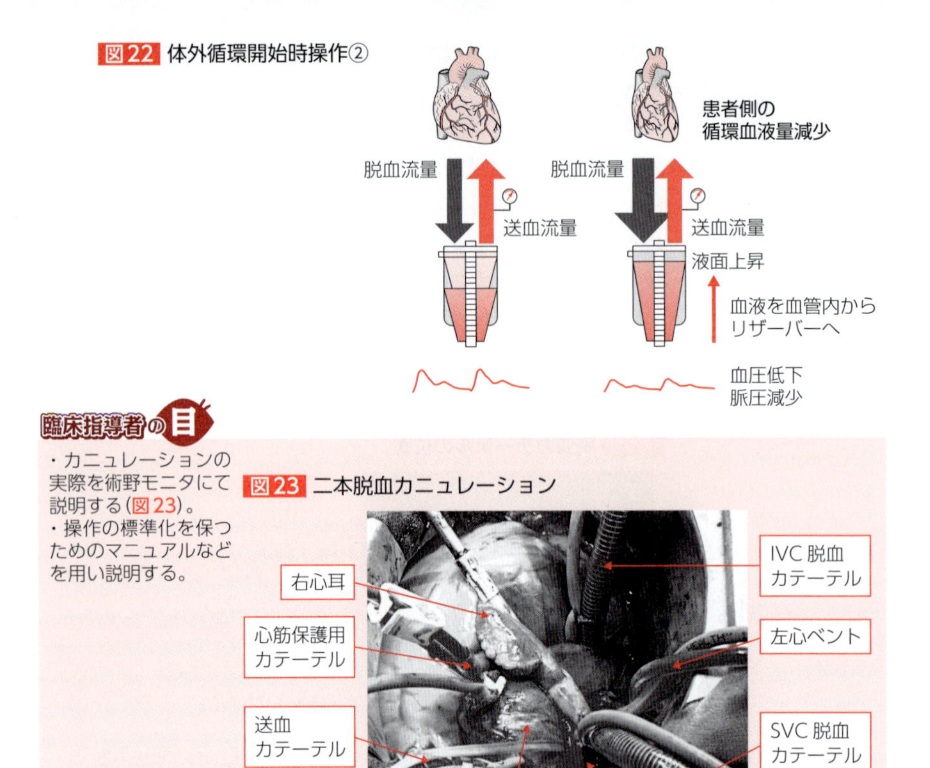

図22 体外循環開始時操作②

臨床指導者の目

・カニュレーションの実際を術野モニタにて説明する(図23)。
・操作の標準化を保つためのマニュアルなどを用い説明する。

図23 二本脱血カニュレーション

表9 血液ガス(PO_2，PCO_2)の補正方法

酸素流量計とブレンダーにて行う

血液ガス分析
体外循環中は動脈血を採取し，血液ガス分析を行う

原則として･･･
・pH：7.4
・PO_2：150～400mmHg
・PCO_2：35～45mmHg
・BE：0±5
となるよう酸素流量およびF_IO_2を調節する

ガス交換は人為的に行われる

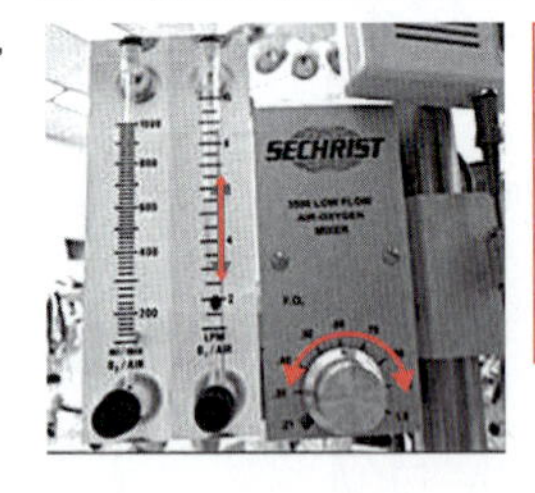

	酸素流量	F_IO_2
PCO_2 を上げたい	↓	→
PCO_2 を下げたい	↑	→
PO_2 を上げたい	→	↑
PO_2 を下げたい	→	↓

6 部分体外循環から完全体外循環へ(図24，表9)

肺静脈にベントカニューレを挿入するときは一時的にボリュームを負荷する(図25)。挿入後，ゆっくりベントポンプを開始し，中枢温32℃を目標に冷却する。同時にSVC，IVCのターニケットを締め完全体外循環に移行する場合もあるが，その際

脱血が悪くなることがあるためリザーバ液面が低下しないことを確認する必要である。実際は，ターニケットを締めない状態で心内操作を行うことが多い。

図24 体外循環における血流量変化

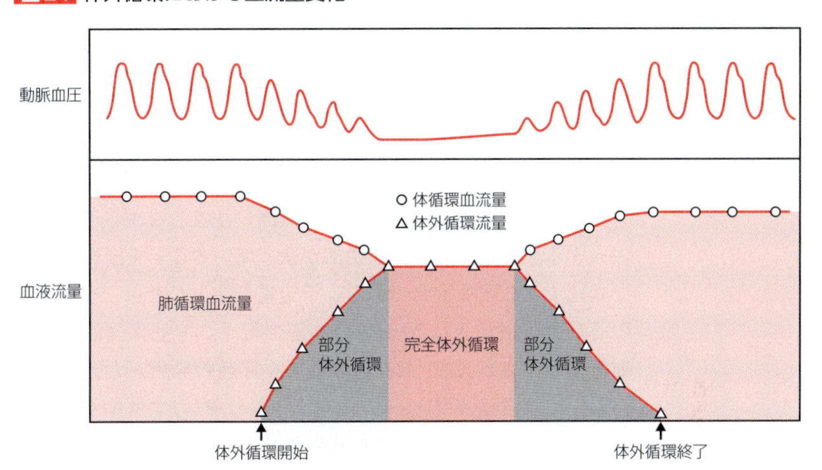

(Bartlett RH, Gazzaniga AB: Extracorporeal circulation for cardiopulmonary failure. Curr Probl Surg. 15(5): 1-96, 1978.より改変引用)

表9 完全体外循環と部分体外循環

	完全体外循環	部分体外循環
脈　圧	なし(定常流)	あり
肺血流	なし	あり
自己心拍出	なし	あり
末梢循環	悪い	比較してよい
後負荷の増大	なし	あり
血圧の指標	平均血圧	収縮期圧
	60〜80mmHg	80〜120mmHg
RAからの脱血	不可	可能

図25 ベント挿入時操作

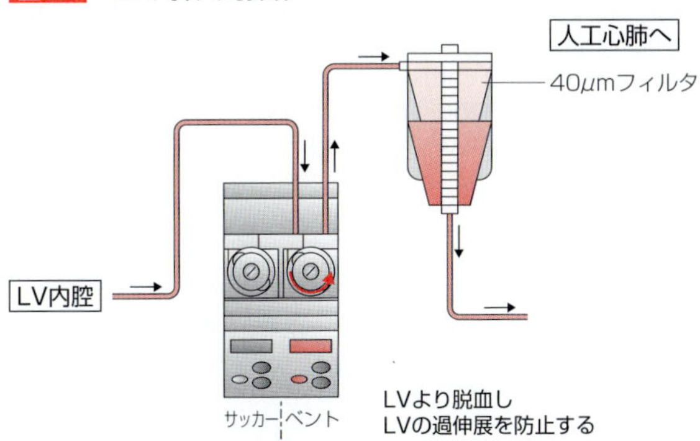

7 大動脈遮断と心筋保護

学生が何を学ぶべきか

各施設の心筋保護液や方法はさまざまである。一般的な心筋保護法と実習施設の特色を確認しよう。

大動脈壁のストレスを減らすために，一時的に送血流量を1/2まで減少させ血圧が低下したことを確認した後，上行大動脈を遮断する（図26）。遮断後は，回路圧，灌流圧に注意しながらゆっくりと送血流量を戻す。これにより冠血流量は消失するため，心筋保護が必要となる（図27）。遮断後心筋保護液の注入により心拍が減少してきたら，心筋が過伸展しないようにベントの回転を上げる。心筋保護液の注入を続けると心電図は平坦化し心停止となる（図28）。心筋保護液注入時は，回路圧を目安に心筋保護液用リザーバの液面に注意しながら予定量を注入する。また，大動脈起始部が張っていることを術野モニタで確認することも重要である。予定量を注入したら，それ以降の心筋保護液注入は20〜30分間隔で行う。心筋保護液により血液が希釈されたら，Hct値の低下や浮腫の発生が考えられるため，血液濃縮装置（ヘモコンセントレータ）により除水を開始する（図29）。心腔内気泡を減少させるためにCO_2ガスを術野に2〜3L/minにて送気を開始する。

臨床指導者の目

- 心筋保護を行う目的（表10）
- 心筋保護の概要。当院の例を表11に示す。
- 一般的な心筋保護液の組成などを説明する（表12）。
- CO_2ガスを送気するタイミングとその理由を理解する。

表10 心筋保護法の目的

- 心拍動の停止と維持
- 無血視野の確保
- 心停止時の代謝の維持
- 酸性代謝物（乳酸など）のウォッシュアウト

表11 心筋保護法の概要

目的：阻血時間の安全限界の延長
方法：高K液，高Mg液（血液）により心停止
心筋保護液の種類：晶質液，血液併用・注入温度：10℃以下，20℃前後（cold），30℃前後（tepid），常温（warm）

- 注入方法：順行性（大動脈基部，冠状動脈口）
  逆行性（冠状静脈洞）
- terminal warm blood cardioplegia（Hot Shot）：大動脈遮断解除前に行い再灌流障害を軽減させる。
- 注入間隔：持続，間欠的（20〜30分ごと）

表12 一般的な晶質液の組成

GIK液5％グルコース（基質）：1000 mL
K（電気的心停止）：20 mEq/L
インスリン（グルコース，Kを細胞内へ）：20 IU/L
メイロン®（アシドーシス防止）：10 mL/mL
マニトール（浮腫防止，活性酸素抑制）：20 mL/L
St.Thomas液（商品名ミオテクター®）
Na^+：120 mEq/L
K^+：16 mEq/L
Mg^+：32 mEq/L
Ca^{++}：2.4 mEq/L
HCO_3^-：10 mEq/L
Cl^-：160 mEq/L

図26 大動脈遮断の様子

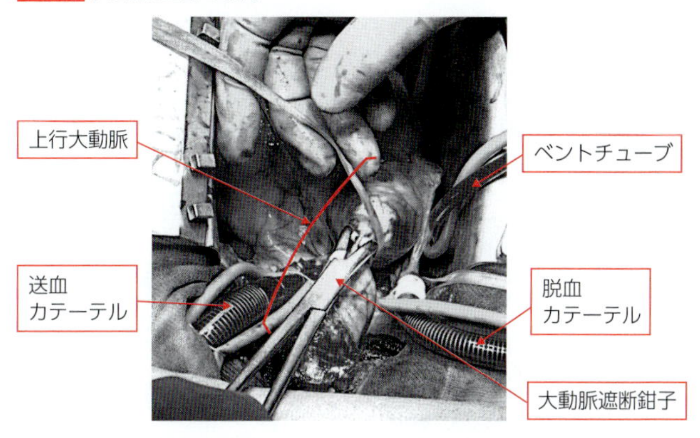

図27 大動脈遮断後の血流状態

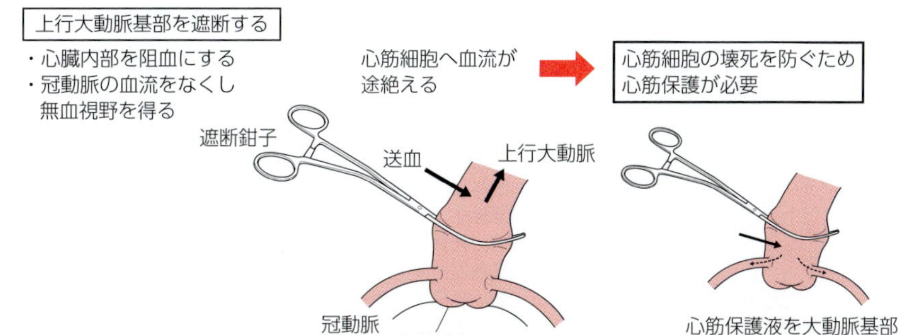

図28 大動脈を遮断した直後の心筋保護注入前後の生体情報モニタ表示内容の変化

図29 血液濃縮装置

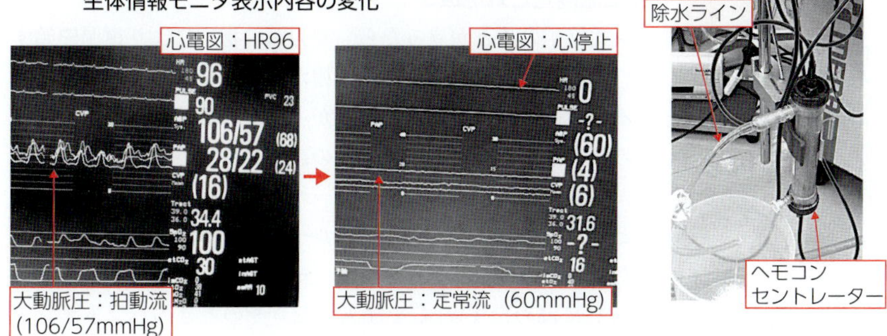

8 心内操作（MVP）

・体体外循環の維持期に当たる。条件と評価は表7を参照。

・常に流量の確保，貯血レベルの安定，血液の色（酸素加），送血圧，血圧などの循環動態に異常がないことを確認し，前述の項目において異常が認められた場合は適切な対処を行う。

臨床指導者の目

時間があるときに，体外循環の影響（図30）と体外循環の特殊性と考えられる事故とその対処法を総論的に理解（表12，13）。

各論として心内操作時の体外循環操作の注意点を理解。

- 無血視野の確保は重要であり，脱血および，ベントの吸引を適切に保つことを重視する。特に部分体外循環にて心内操作を行う場合は，脱血不良時無血視野が保てないので脱血状態に注意する。
- 右側左房を切開し吊り上げることで視野を得るが，そのとき上大静脈に挿入した脱血カニューレからの空気の引き込み，および脱血不良が生じないかを確認
- 心筋保護注入時，順行性投与では大動脈弁の変形により弁が閉鎖しないことやカニューレ先端が大動脈壁に密着することなどが発生する。注入圧が低い場合や高い場合は術野に報告する。
- 弁形成の場所や状態を確認する逆流試験が行われるが，使用した生理食塩水がすべて体外循環装置へ回収される。水分のバランスに注意が必要。
- 自己血回収装置の吸引を併用している場合は，自己血回収装置のリザーバに血液が貯まっている場合があるので，バランスに気を付ける。

図30 術後浮腫

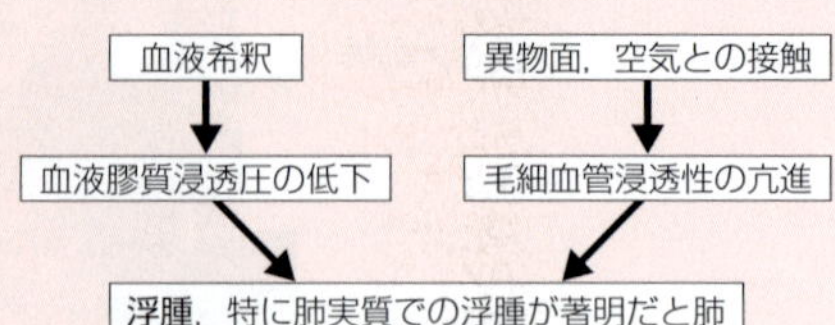

表12 人工心肺の特殊性

- 心停止時には装置を止めることができない
  →短時間の停止でも脳障害が発生
- 大量の血液を高流量で扱っている
  →大量出血の可能性
- 動脈へ送血している
  →微細な気泡や異物での塞栓症
- 抗凝固，低体温，異物への接触など非生理的
  →出血や感染，肺酸素加能低下

表13 人工心肺の事故

- 気泡の送り込み
- 送血ポンプの停止
- 人工肺の酸素加不良
- 回路の脱落や破損
- 血液凝固，目詰まり
- 誤薬と異型輸血
- 強度溶血
- 不適当な心筋保護
- 吸引，脱血異常
- 汚染

学生が何を学ぶべきか

- TWBC（Hot Shot）の目的
- 心臓のベントとルートベントの違いと目的
- 血液を送り込むときの操作をリザーバ液面と関連付けながら理解する

TWBC：terminal warm blood cardioplegia
→P.137も参照

9 復温開始と気泡抜き

術式終了のめどが立ったら，執刀医の指示により復温開始する。人工肺の熱交換器に冷温水槽から温水を流し送血温度を上げることにより復温する。体温が上昇すると酸素消費量が増えるので吹送ガス流量と酸素濃度の設定を増加させる。

大動脈遮断解除の前に，リザーバの液面を下げ心臓にゆっくりと血液を送り込み，大動脈のルートベントから心臓内部に残った空気を取り除く操作を行う。その後，血液併用心筋保護液を37℃に温めたTWBCを注入する。そのときのベントポンプは，心臓が張らない程度に回転数を調節する。

10 大動脈遮断解除

大動脈壁のストレスを減らすため送血流量を1/2に減少し血圧低下後，大動脈を遮断していた鉗子をはずす。遮断解除後は，回路圧，灌流圧に注意しながらゆっくりと送血流量を戻す。これにより冠血流再開となる。大部分は自然に心拍再開す

臨床指導者の目

・冠動脈血流再開により，まもなく自己心拍が再開する。それは，細胞レベルでカリウムの濃度が正常に戻るまで時間がかかるため。
・除細動の条件は，通常150Jであるが，心臓に直接パドルを当てているため20Jで行う。50J以上には上げない。

るが，ときには一時的なペーシングが必要な場合がある。もし，VfやVTに移行した場合は，直接心筋に除細動パドルをあてて20J程度で除細動を行う。遮断解除後は，大動脈ルートカニューレより200～500mL/minでルートベントを開始し心腔内の気泡を抜くとともに空気塞栓を防止する（図31）。

図31 大動脈ルートベントでのエアー抜き

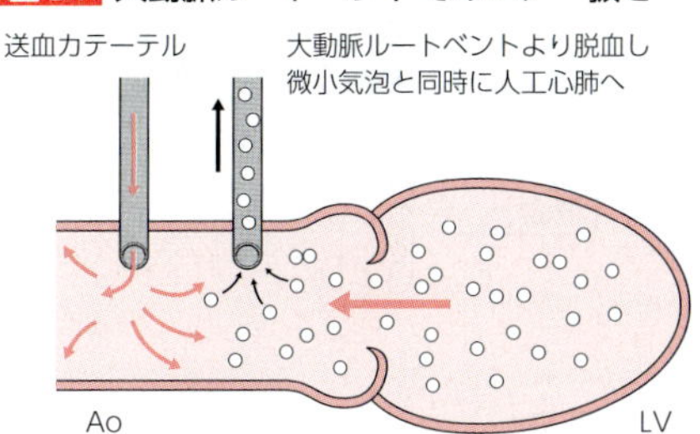

Vf：ventricular fibrillation（心室細動）
VT：ventricular tachycardia（心室頻拍）

学生が何を学ぶべきか

・部分体外循環にするタイミング
・患者側に血液（ボリューム）を送るタイミングと注意点
・気泡除去の方法

11 完全体外循環から部分体外循環へ

SVC，IVCのターニケットをゆるめ部分体外循環に移行し，右房に開口している冠状静脈洞からの血液も脱血できる状態にする。心拍が再開したら麻酔科医により麻酔器の換気が再開される。それを確認してから患者側にボリュームをゆっくり送り，前負荷を増加させることで自己心拍出量を増やす。モニタ上では，血圧の脈圧が確認できるようになる。左房に気泡が大量にある場合は，ベントを左室から左房に変更してもらい左房内から吸引し気泡除去を行う。

臨床指導者の目

・冠血流が再開されたら基本的には部分体外循環とする。
・大動脈ルートベントで気泡除去を行うが，自己血圧が高すぎると脳塞栓の危険性があることを理解する。

12 体外循環からの離脱

心電図に異常がなければ，貯血レベルを下げ血液を患者に送る。循環血液量が増加し，自己心拍出量が増え脈圧が大きくなる（図32）。心臓の機能回復が得られたら，ベントポンプを停止しベントカニューレを抜去する。離脱前の確認事項（離脱条件）は，復温が完了していることと循環動態，静脈血酸素飽和度，心機能に異常がないこと，止血ができていること，心腔内の空気除去ができていること，目標ヘマトクリット値に達していること，血液ガス分析に異常がないこと，電解質の補正ができていることである。

臨床指導者の目

MR症例は僧帽弁を修復することにより，左房への逆流が消失し，左心室に対する後負荷が高くなる。そのため，離脱時にボリューム負荷を行う際は十分な注意が必要である。左房壁が薄くなっている症例は縫合ラインの裂開防止のために急激なボリューム負荷を行わない。巨大左房時は離脱時に必要となるボリュームが多いと予測し，離脱前のリザーバの残量を多めにしておくなどの注意が必要である。

図32 人工心肺からの離脱操作

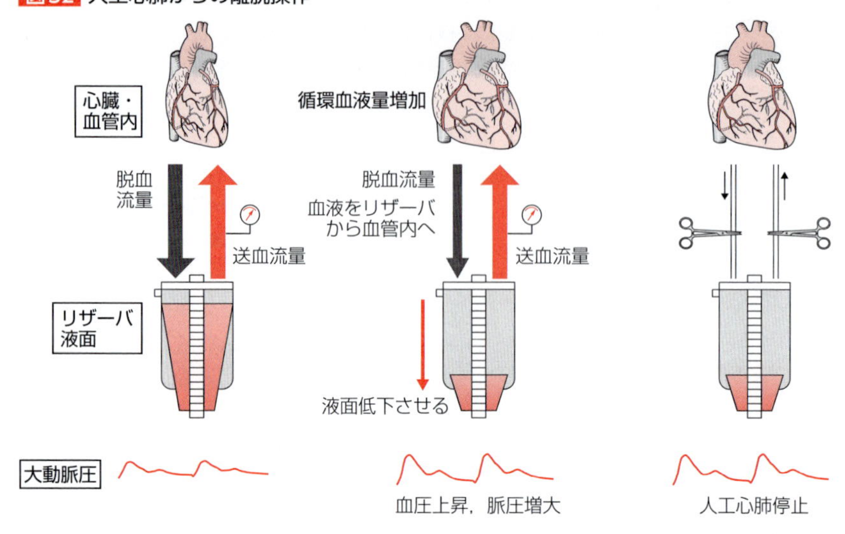

臨床指導者の目

離脱後に体外循環の再開が必要なMVP術直後の合併症の理解

・SAM（収縮期前方運動）

後尖が前尖を収縮期に中隔側へ押し出し，左室流出路の閉塞をきたす。再修復を行う場合がある。

・残存逆流

経食道心エコーで軽度以上の逆流が認められる場合は再修復を行う場合がある。

・空気塞栓

経食道心エコーでよく確認し，手術台を傾けるもしくは肺を加圧し十分に行う。心電図モニタでST変化が出現した場合は，灌流圧を高めに補助循環を続けその回復を待つ。

・低心拍出量症候群（LOS）

心機能低下症例では，形成術後逆流が減少することにより左室の負荷が増大しLOSに陥る場合がある。離脱困難と判断すればIABPやPCPSなどの補助循環が必要となる。

・出血

SAM：systolic anterior motion
LOS：low cardiac output syndrome
IABP：intra-aortic balloon pumping
PCPS：percutaneous cardiopulmonary support
MUF：modified ultrafiltration（限外濾過変法）

13 体外循環終了

離脱条件が満たされたら，血圧低下をきたさないように脱血流量を徐々に絞りながら，それに合わせるようにして送血流量を減少させていく。1/3まで送血流量を減少させても問題がない場合，執刀医および麻酔科医の指示にて体外循環を停止する。同条件で血圧や静脈血酸素飽和度が低下する場合は，心機能の回復が不十分と考えられ，再度流量を上げ補助循環を行う。

14 体外循環終了後の処置

体外循環終了後しばらくは，出血や心機能低下および出血などで血行動態が不安定なため循環血液容量の追加が必要な場合はリザーバに残った血液を徐々に送るなどの対応が必要である。また，この時期にMUFなどで血液濃縮を行う場合もある。

臨床指導者の目
・送血カニューレを抜去するタイミング
・プロタミンの作用とプロタミンショックの危険性

送血カニューレ以外の脱血カニューレやその他のカニューレを抜去する。

術中の輸液，血液出納バランスを計算し麻酔科医へ報告。

各処置および使用消耗品を報告する。

⑮ プロタミン投与

・脱血カニューレが抜去されたらプロタミンをゆっくり麻酔科医より投与し凝固能を戻す。投与開始直前に体外循環の吸引ポンプを停止する。
・プロタミン投与終了後送血カニューレを抜去する。
・体外循環回路内の血液はリザーバに回収し，自己血回収装置などで処理したのち，麻酔科医により点滴ラインから戻される。

止血操作，回路の片付け

・この時期の出血は自己血回収装置を用いて回収する（図14）。
・感染に配慮して回路を適正に廃棄。

閉胸

心囊膜閉鎖後，胸骨を閉鎖し最終的に皮膚縫合を行う。

学生が何を学ぶべきか
回路内血液の回収方法の手技と，患者への返血方法を確認。

退出

移動用モニタの準備と装着や補助循環装置などの移動を行い，ICU帰室時はモニタ装着や人工呼吸器の設定などを行う。

4th Step 治療記録の記載

学生が何を学ぶべきか
人工心肺の記録を実際に行うことで手術の流れと使用物品や人工心肺操作の流れを理解する。

学生用臨床実習記録体外循環計画（表15），体外循環経過記録（表16）を参照。

5th Step 業務後の機材点検

学生が何を学ぶべきか
使用前，使用中，使用後点検と同様に，定期点検も重要である。定期点検計画書も含め確認すること。

・ポンプの異常な発熱がない，異音がしない，電源プラグの加熱や破損がないなどの使用後点検を行う。
・冷温水槽は排水し乾燥させる。
・鉗子の本数を数え規定の本数があるかを確認する。

表15 学生用臨床実習記録（体外循環計画）

学生用臨床実習記録（体外循環計画）

実習症例NO

性別	年齢	血液型	身長	体重	BSA	診断
確認	DM	AR	HT			
予定術式						

人工肺	貯血槽	回路	心筋保護回路	ヘモコンセントレーター
カニューレ				
送血	脱血	ベント	心筋保護	他

灌流量表	mL/Kg/min	Flow	P.I

予測される注意点

充填液合計				
投薬	ヘパリン			
代用血漿	人工膠質液	リンゲル液	マニトール	他
輸血				

準備血液	自己血	RBC	FFP
	他家血	RBC	FFP
予定インプラント	人工弁、人工弁輪		
	人工血管		

体循環血液量 BW × mL/Kg		尿量＋ヘモコン	目盛上
A		F	I
回路 充填量	血液量	追加血液量－出血量	使用血液量
		D	
B	代用血漿	追加代用血漿	総代用血漿
	C	E	G
A+B		追加輸液量	A+B+D+E
J		D+E	H
患者体循環血球量 K	A × 患者Hct /100		
予想Hct	輸血 × 輸血Hct /100		L
	(K +L)/J ×100		
最終希釈率 M	(G −F)/(H −F)×100		
液量平衡 N	(D +E)+I −F		
血液平衡	(A +N)×[1−M /100]−A		
水分平衡	(A +N)×M /100		

結果

灌流時間	脳分離時間	液量平衡	自己血回収	インプラント類
遮断時間	脳循環停止時間	血液平衡	処理量	人工弁
Vf時間	下肢循環停止時間	水分平衡	回収血	人工血管
		最低直腸温	使用回収血	他
使用輸血量	出血量	最低鼓膜温	出血量	

表16 学生用臨床実習記録（体外循環経過記録）

学生用臨床実習記録　（体外循環経過記録No　　　）

ECCtime	flow	温度(℃)			圧(mmHg)					SvO_2	ガス条件	記事	in				out	備考
分	L/min	送血	脱血	中枢	AOP	PAP	CVP	肺前	F前	%	L/min. %	経過、所見、サンプリング	薬・輸液	術野生食	CP	輸血	ヘモコン、尿量	rSO_2
(10:21)					108/65	23/16	4					AOカニュレーション						65/60
(10:28)					98/65							SVCカニュレーション						65/60
(10:30)					91/55							IVCカニュレーション、スタート						65/60
												CO_2スタート 3L/min						
5	3.9	32.0	34.0	34.5	80/40	25/15	5	300	150	80	3L60%	サンプリング①	ソル・メドロール1g					63/60
10		31.5	33.0	34.0	70	17/12	3	300	150	85	2L50%	大動脈遮断、心筋保護1	マニトール点滴150開始		1000		700	63/60
20	4.2	32.0	32.0	33.5	55		2	300	150	77		血圧低下	10倍ネオシネジン1mL					59/56
25		32.0	32.0	33.0	65		2	350	190	77		血圧低下	10倍ネオシネジン2mL					63/60
40		32.0	32.0	33.0	55		2	350	190	82		心筋保護2			250			63/60
50		31.5	31.5	32.8	65		2	350	190	82		サンプリング②	インスリン20IU					71/68
58		31.5	31.5	32.8	60		2	350	190	82			ボルベン500mL	100				71/68
70		31.5	31.5	32.8	55		2	350	190	82		血圧低下	10倍ネオシネジン3mL				500	71/68
80		31.5	31.5	32.8	67		2	350	190	82		心筋保護3	ヘパリン5mL		250			71/68
90		34.0	32.5	32.8	60		2	350	190	82	2L60%	復温開始、サンプリング③	100倍NA1mL	500				71/68
100		36.8	35.0	33.9	70		2	350	190	82		TWBC、CO_2ストップ	メイロン点滴150ml開始		250			71/68
107		36.8	36.0	34.5	57		2	350	190	82		大動脈遮断解除	100倍NA1mL					71/68
	4.7						2	390	230	82		ルートベント500mL/min開始						71/68
113		36.8	36.1	35.0	65/55		5	390	230	82		ペーシング80開始				280		71/68
119		36.8	36.2	35.5	65/56		6	390	230	82		サンプリング④	100倍NA1mL			280		71/68
122		36.8	36.2	35.8	70/60		5	390	230	82		自己心拍再開 85					900	71/68
123		36.8	36.4	36.0	80/65		6	390	230	82		復温完了	2%塩化Ca20mL					71/68
125		36.8	36.4	36.1	108/70	29/20	8			82		離脱開始						71/68
	2.8									82		心腔内エアーなし、IVC抜去						71/68
129	0	(12:39)		36.2	91/77	28/21	9				0	リザーバ目盛り+200でストップ、MUF開始						71/68
(12:49)					99/77	30/24	10					MUFストップ（除水量500ml）					500	71/68
(12:54)					99/78	30/25	11					ルート、SVC抜去						71/69
(12:59)					99/79	30/26	12					AO抜去						71/70
																	尿量600	
												合計	844	600	1750	560	3200	出血量200

血液ガス分析・電解質等結果

時間	番号	pH	Pco_2	Po_2	B.E	Na	K	Ca	Hct	B.S	lac	ACT
	入室時	7.405	40.5	70	0.6	144	3.7	1.19	39	106	0.6	132
	pre	7.349	44.8	326	−1.3	142	3.6	1.32	37	123	0.8	489
	1	7.285	49.8	329	−3.8	134	4.3	1.25	24	145	1.4	469
	2	7.263	51	327	−4.7	134	4.3	1.25	23	198	1.2	449
	3	7.283	44	232	−6	135	4.6	1.18	23	240	1.8	531
	4	7.238	45	222	−2	136	4.5	1.05	25	229	2.2	468
	5											
	6											
	post	7.339	52.9	136	1.3	140	3.6	1.29	30	190	3	

心筋保護液注入条件

	注入圧	温度	FLOW	
	回路圧			
1	250	6	300	ミオテクター
2	220	20	250	BCP
3	220	20	250	BCP
TWBC	150	35	150	BCP
	BCP:Blood250+ミオテクター250			

CPB前血行動態		
AOP	108/65	CI 2.8
PAP	23/16	膀胱温 35.1
CVP	4	rSO2 59/59
CPB終了時血行動態		
AOP	91/77	CI 2.5
PAP	28/21	膀胱温 36.0
CVP	9	rSO2 59/59
退出時問題点 出血等		
出血 なし		
自己肺のガス交換問題なし		

（荒木康幸）

■参考文献

1) 日本体外循環技術医学会：人工心肺における安全装置設置基準（第三版）. 2011.
2) 岡庭　豊，編：病気がみえるvol.2 循環器疾患. p.120-131，メディックメディア，2003.
3) 井野隆史，ほか：最新体外循環 第2版. p.120-140，金原出版，2003.
4) 許　俊鋭，ほか：心臓手術の実際Part2. p.20-62，学研メディカル秀潤社，2013.
5) 荒木康幸：人工心肺・PCPSのイロハ. 呼吸器&循環器ケア，10(2)：42-52，2010.
6) 荒木康幸：人工心肺・PCPSのイロハ. 呼吸器&循環器ケア，10(3)：78-84. 2010.
7) 阿部稔雄，上田裕一：最新人工心肺. p.81-175，名古屋大学出版会，2003.

2 体外循環（大血管血管置換，分枝送血を伴うもの）

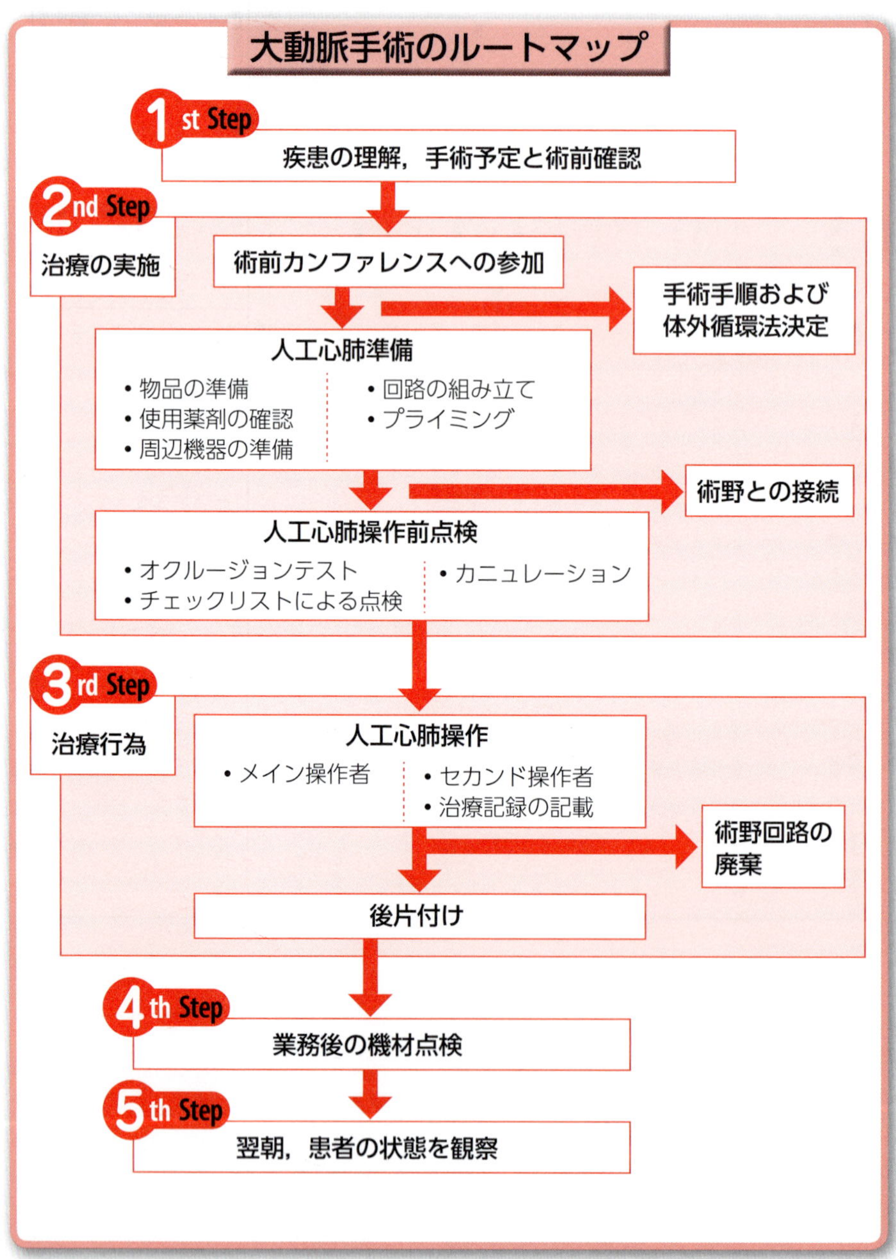

大動脈瘤とは

図1 部位による分類

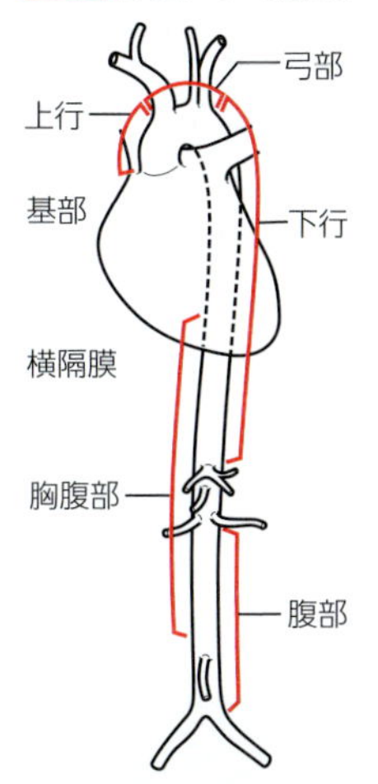

大動脈瘤の分類

大動脈とは大動脈弁直後の大動脈基部から総腸骨動脈の分岐部に至る太い血管を指す。この大動脈が正常径よりも1.5倍以上に拡大したものを一般的に大動脈瘤とよび，その部位，形態，瘤壁の構造により呼称や分類が異なる。

1 部位による分類

胸部大動脈瘤：胸部大動脈瘤は横隔膜より上の胸部内に発生する大動脈瘤を指す。心臓に近い部分から順に，基部（バルサルバ洞）動脈瘤，上行大動脈瘤，弓部大動脈瘤，下行大動脈瘤に分類される（図1）。

胸腹部大動脈瘤：胸部大動脈から腹部大動脈にかけて発生する大動脈瘤を指す。

腹部大動脈瘤：腹部大動脈瘤は横隔膜よりも下の腹部内に発生する大動脈瘤を指す。

2 形態による分類

図2 紡錘状大動脈瘤

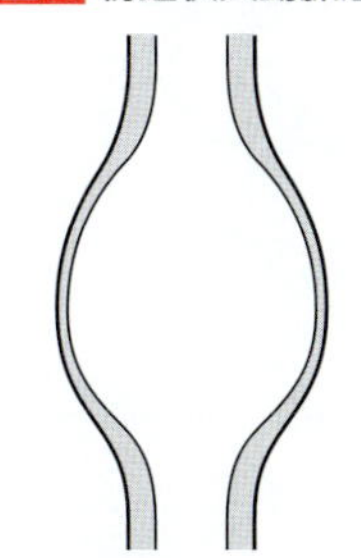

紡錘状大動脈瘤：大動脈壁の全周が拡張する状態を指す（図2）。

嚢状大動脈瘤：大動脈壁の一部分が突き出たように膨らむ状態を指す。一般的に嚢状大動脈瘤は瘤自体が小さくても破裂しやすいといわれている（図3）。

3 瘤壁による分類

真性大動脈瘤：大動脈の瘤壁が内膜，中膜，外膜と通常の三層構造からなるもの。ただし，瘤壁の一部で三層構造のすべてがみられない部分があってもよいとされている（図4）。

仮性大動脈瘤：動脈壁が破裂して動脈壁以外の組織により瘤を形成した状態を指す（図5）。

図3 嚢状大動脈瘤

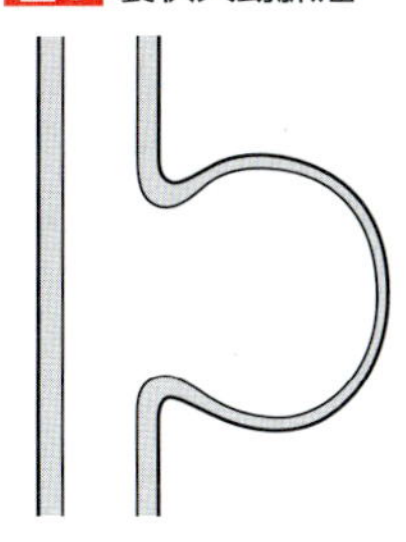

解離性大動脈瘤：血管壁の中膜層が解離して偽腔を形成し，拡張しているものを指す（図6）。

弓部大動脈瘤に対する体外循環について

本項では大動脈瘤手術のなかでも最も多く実施されながら，熟練した知識と技術を必要とする弓部大動脈瘤手術（図7）について解説する。心臓や大動脈など体外循環を用いた手術は多岐にわたる。そのなかでも弓部大動脈瘤は，心臓側から腕頭動脈，左総頸動脈，左鎖骨下動脈の3本の頸部分枝が分岐しているため，**体循環とは別に脳循環が必要**となる。脳灌流に用いる体外循環方法は，患者の体温を冷却しバルーン付きカニューレ

図4 真性大動脈瘤

内膜 中膜 外膜

滑らかな移行

中膜が消失し
線維組織のみが
残存している

図5 仮性大動脈瘤

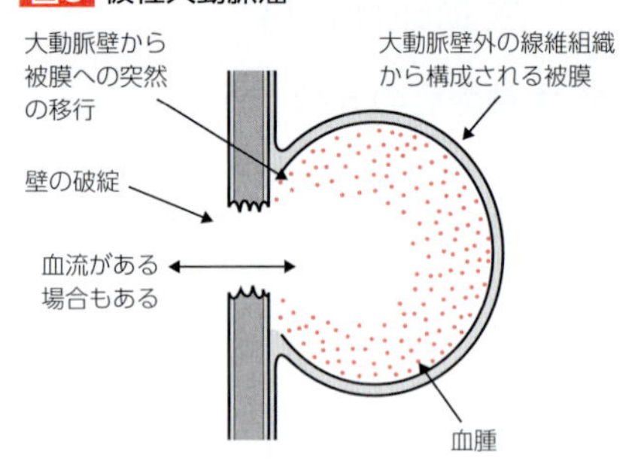

高本眞一，石丸新，上田裕一ほか：大動脈瘤・大動脈解離診療ガイドライン（2011年改訂版）より引用
<http://www.j-circ.or.jp/guideline/pdf/JCS2011_takamoto_h.pdf>

図6 解離性大動脈瘤

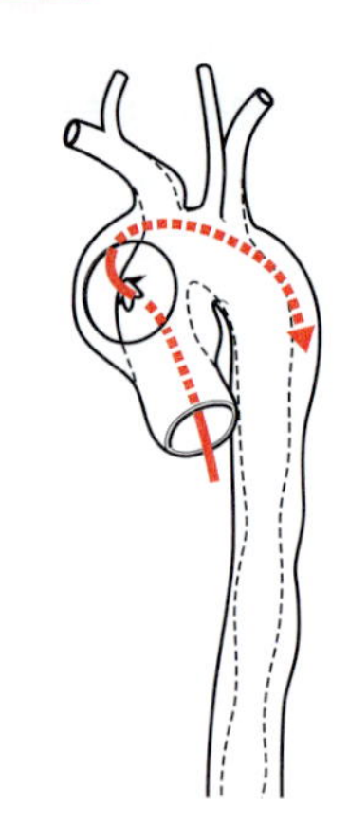

図7 弓部大動脈瘤人工血管置換術

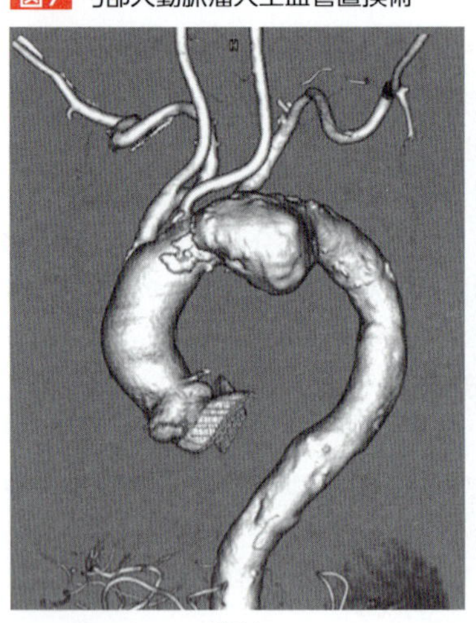

術前

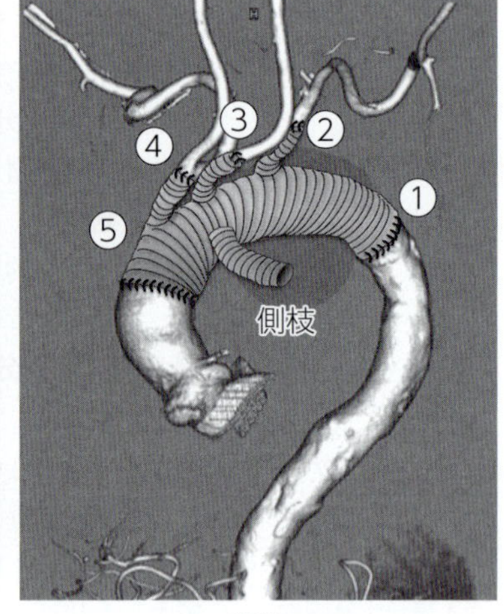

術後

図8 順行性脳灌流カニューレ

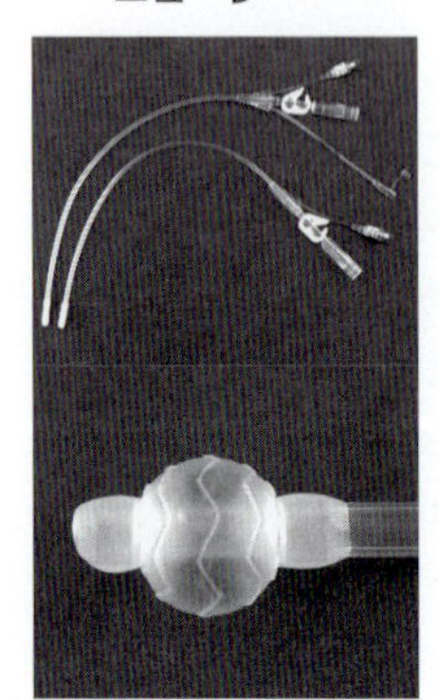

（図8）を頸部分枝に挿入して行うのが一般的である。そのため，心臓弁置換術や冠動脈再建術などの体外循環法と比較しても，その操作が煩雑となるため，成人の体外循環を扱う臨床工学技士にとって，大動脈瘤の体外循環操作は最終目標とされることが多い。

弓部大動脈瘤人工血管置換術の手順

弓部大動脈瘤人工血管置換術の手術手順について簡潔に解説する。外科手術は，奥から手前に吻合を進めて行くのが基本とされる。よって，正中切開で行われる弓部大動脈瘤手術の場合には図7で示す，①が一番奥となり，続いて②③④となり最後に⑤が吻合され終了となる。また，人工血管から送血を行うための側枝は人工心肺終了後に閉じられ切り落とされる。最近では体外循環時間を短縮する目的で①⑤の順で吻合し，頸部分枝を最後に吻合する施設や，頸部分枝を先に吻合してから①⑤の順で吻合するアーチファーストテクニックを用いる施設もある。

2nd Step 治療（臨床工学技士業務）の実施

手術予定と術前確認

学生が何を学ぶべきか

術式や体外循環法など自分でプランを立て，術前カンファレンスで答え合わせを行う。さまざまな知識と考える力を身につける。

当施設では術前全体カンファレンスまでに必ず行うこととして，プレカンファレンスがある（図9）。これは，その手術の体外循環を担当する体外循環技士（臨床工学技士）により行われるもので，電子カルテ内にあるさまざまな情報から，その手術の術式や体外循環法，カニューレに至るまでの予測を行うものである。これにより，この後に行われる術前全体カンファレンスではスムーズな理解と，技士側からの提案が可能となる。

図9 プレカンファレンスの様子

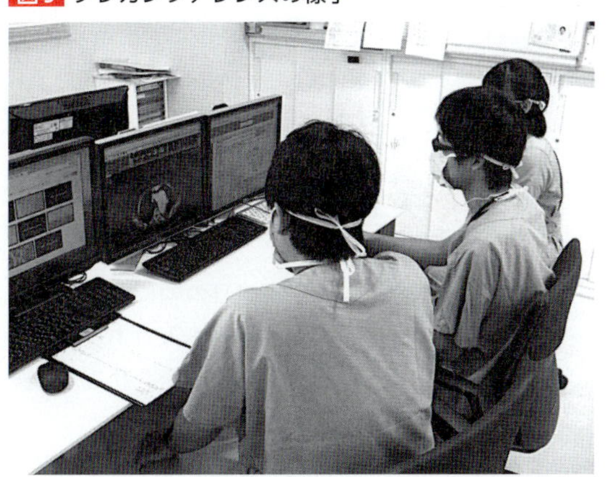

術前カンファレンスへの参加

手術予定患者のプレゼンテーションを主治医が行う。参加するスタッフは心臓血管外科医師，麻酔科医，手術看護師，ICU看護師，理学療法士，臨床工学技士など患者にかかわるさまざまな職種が集まり，情報の共有が行われる（図10）。内容としては患者背景や病歴，画像診断などを用いた術式の説明が行われるが，臨床工学技士は，**送血部位や脱血部位，脳保護法，心**

筋保護法など体外循環に関連することについて，ベストな方法であるかを確認する。仮に主治医の意見とわれわれの考える意見とが相違しているようであればディスカッションをして確認する必要がある。

臨床指導者の目

医師はその手術手技に最大の知識と技術を発揮する一方，われわれは患者の循環を預かるプロとして最良の提案と技術を提供する。チーム全体が与えられた役割を最大限に発揮してこそよいチームといえる。また，カンファレンスではさまざまな術前検査結果が報告される。われわれは，そのすべての結果について理解していなければならない。

図10 術前カンファレンス

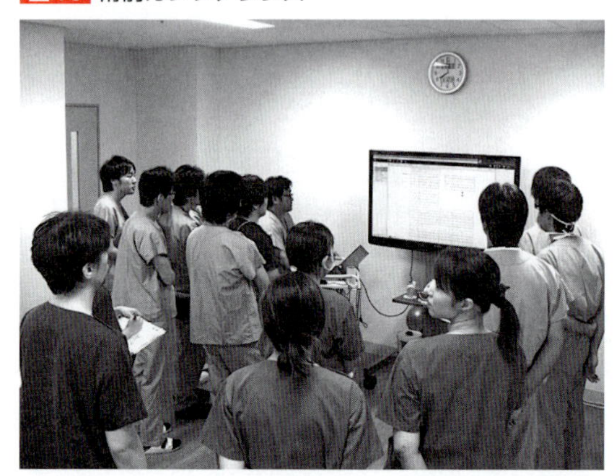

Step up Column

手術手順および体外循環法決定

術式が決定されると，その手順が確認される。大動脈瘤手術の場合には同じ術式であっても，必ずしも手順が同じであるとは限らない。また，術中に予定術式が変更されることも少なくはないので，あらゆる可能性を考慮することが望ましい。体外循環法が決定されると患者の身長や体重から人工肺やカニューレサイズが決定される。

人工心肺準備

1 物品の準備

基本的には手術当日の朝に準備をする。予定されている症例の情報を体外循環台帳へ入力する。患者と術式に適した人工肺やカニューレサイズが表示されるため確認して準備をする。

2 使用薬剤の確認

薬剤は手術室に常駐する薬剤師が準備を行う。しかし，最終的な確認は臨床工学技士が行い回路内へ投与する。

3 周辺機器の準備

人工心肺以外の機器の準備を行う。すべての症例で使用する自己血回収装置は，ディスポーザブル回路の組み立てや洗浄水，ヘパリン添加生理食塩水の準備を行う。冷温水槽には，冷却加温に使用する水や氷を注入する。連続血液ガスモニタはキャリブレーションを行う（図11）。

学生が何を学ぶべきか

準備物品は正確に確認しながら準備をする。また，台帳への入力を間違えるとすべてにおいて影響するので注意が必要。体外循環の場合，身長や体重の基礎情報が非常に重要であり，そこから求められる体表面積（BSA）から，体外循環灌流量や薬剤量が決定される。

BSA：body surface area

図11 人工心肺と周辺機器

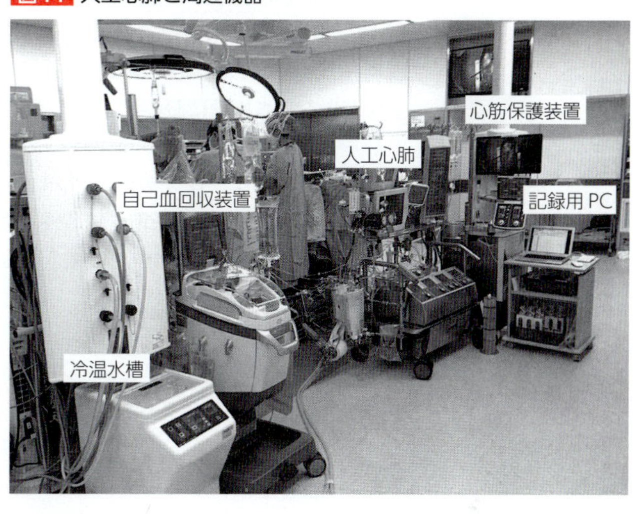

学生が何を学ぶべきか

圧力のかかる場所にはしっかりと接続する。必要があれば結束バンドなどで接続を強化する。

4 回路の組み立て

人工肺や血液回路などをパッケージから取り出し所定の位置にセットする。その際に清潔物品を不潔にしないよう十分に注意をして作業を行う。また，接続間違いは事故を招くため確認しながら慎重に行う。

学生が何を学ぶべきか

エアーを効率よく排出する方法を学ぶ。また，どのような場所にエアーが残存しているかを注意して観察する。

5 プライミング

身長や体重などから計算された容量の薬剤を静脈リザーバへ注入しプライミングを行う。主な目的は体外循環回路内のエアー抜きであるため流速を増加，減少させ回路からエアーを排出する。また，低温のプライミング液が一気に患者体内へ灌流されることを避けるため熱交換器を用いて加温を行う。

学生が何を学ぶべきか

ここでは，清潔野と機器側（不潔野）での物品の渡し方について観察する。清潔野は不潔野の上，不潔野は清潔野の下，となるように注意をする。

Step up Column

術野との接続

回路のプライミングが進むころ，患者は全身を消毒され，ドレープとよばれる滅菌されたシーツで覆われる。これをドレーピングとよぶが，ドレーピングが終了すると，プライミングの終えた人工心肺装置や周辺機器が術野の回路などと接続される。当施設においては術野側からプライミングのされていない術野側回路の接続端末が降ろされるので，それを人工心肺側回路と接続する。他施設では術野側と人工心肺側の回路があらかじめ接続された状態になっているもののうち，滅菌された術野側回路の部分のみ，清潔な術野へ渡す方法もある。

人工心肺開始前点検

1 オクルージョン（圧閉度）テスト

ローラーポンプの場合，開始前にオクルージョンを調整する必要がある。当施設においては水柱圧による逆流テストと，圧力計を用いた圧力降下テストの2つのテストを毎回行っている。水柱テストは，ローラーポンプに1m水柱の圧力を加えたときに，毎分0.3〜0.7mLの逆流が生じる程度を適正圧閉としている。圧力計を用いたテストは送血側回路内圧を250〜300mmHgまで上昇させたときに，10秒で5mmHg程度の減圧が生じる程度としている。また，サクションポンプについても空気による陰圧オクルージョンテストを毎回行う。

学生が何を学ぶべきか

実際に行われているオクルージョンテストは，施設により簡易的に改良されている場合があるので注意して観察する。

2 チェックリストによる点検

術野回路が接続され，プライミングが終了するとメインポンプを停止し，執刀医などにより術野回路のプライミングのために接続してあった術野回路のバイパスラインが切断される。この時点でチェックリストによる運転前点検が行われる。点検項目については各施設により異なるが，項目が多い場合は安全性は向上するが，時間を要するため緊急時などでは点検漏れになる可能性があるため，必要最低限の項目にすることも重要であると考える。

3 カニューレーション

送血や脱血のカニューレなどが挿入される前に，ヘパリンが投与されACTの延長を確認する。ACTが400秒以上に延長されたことを確認したら，サクションポンプを開始する。同時にカニューレーションが行われ，カニューレと人工心肺回路が接続される。送血カニューレと送血回路が接続されたら動脈圧の拍動を確認する。特に大動脈手術の場合には，解離腔が存在していることがあるため注意が必要である。続いて脱血カニューレが挿入される。当施設の場合は逆行性脳灌流を上大静脈から送血するため上下大静脈にそれぞれ挿入する2本脱血が主流である。送脱血カニューレが挿入されるといよいよ体外循環が開始される。

ACT：activated clotting time（活性化全血凝固時間）

学生が何を学ぶべきか

送血カニューレ挿入後の圧力テスト方法を観察する。送血回路を指でつまみ心拍動が感じられること，心電図モニタと同期していることを確かめる。また，圧力計にて実際の拍動と圧力を確認する方法もある。

3rd Step 治療行為（全般・技士業務）に関して学習するポイント

人工心肺操作

人工心肺は通常，心筋保護ポンプ以外を操作するメイン操作者と，心筋保護液や経過記録などを行うセカンド操作者の2名で担当する。施設によりさまざまなルールや考え方があるが，今回は当施設での脳灌流を伴う弓部大動脈瘤手術の人工心肺（図12）について，メインとセカンド操作者の主な業務をそれぞれ解説する。

図12 人工心肺回路図

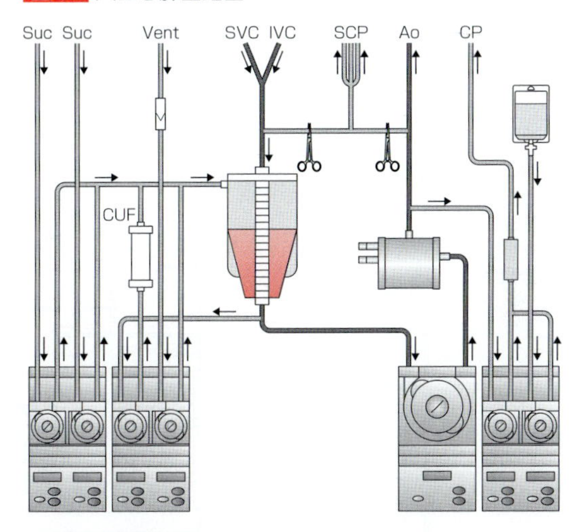

1 メイン操作者（ローラポンプ送血，落差および吸引補助脱血）

①適正灌流量の維持（人工心肺開始）

臨床指導者の目
人工心肺開始直後は血行動態が変化しやすいばかりか，さまざまなトラブルが起こる。そのため，慎重な操作が重要である。緊張感のある瞬間であるためしっかりと観察しよう。

術者から「ポンプスタート」の合図とともに，人工肺へ酸素を吹送し，脱血回路のオクルーダーを徐々に開放して脱血を開始する。同時に送血ポンプの回転数を上げていくが，脱血量に対し送血量が等しければ静脈リザーバの液面レベルは変化しない。そのため，脱血量と送血量のバランスを変化させることで，体循環血液量の調整を行う。あらかじめ計算された適正灌流量へは，血液希釈による初期血圧降下（initial drop）を避けるため，流量をゆっくりと上げていく。適正灌流量を問題なく維持できることが確認されると，麻酔科医により人工呼吸器の換気を終了し患者の循環維持は人工心肺操作者に委ねられる。

②体温冷却（cooling）

冷温水槽から冷却水を人工肺内の熱交換器に送水する。熱交換器により冷却された血液が患者へと送血され，徐々に体温が下がっていく。ある一定の温度を下回ると心臓が心室細動（Vf）となるため左室ベントを調整して心臓の過伸展を予防する。目標温度になる少し手前で冷却水の送水を停止する。これ

Vf：ventricular fibrillation

学生が何を学ぶべきか

モニタされている体温を確認しておくこと。また，温度変化についても観察する。

は，アフタードロップ（after drop）による過剰冷却を防ぐためである。目標にしている体温や測定部位により遅延して低下する温度が異なることも認識しておく。

③循環停止および逆行性脳灌流（RCP）

RCP：retrograde cerebral perfusion

SVC：superior vena cava（上大静脈）

患者の体温が目標温度に到達すると，メインポンプを停止し循環停止へと移行する。直ちに逆行性脳灌流（図13）を開始し頸部分枝（動脈）へのアテローム侵入防止に努める。術野側では弓部大動脈のトリミングが行われ，順行性脳灌流カニューレが挿入されるまで逆行性脳灌流を300 mL/min（SVC圧 30 mmHg以下）で維持する。

学生が何を学ぶべきか

循環停止後は脳保護に移行するため鉗子操作が多くなる。目を離さずに操作者の動きを観察する。

図13 逆行性脳灌流

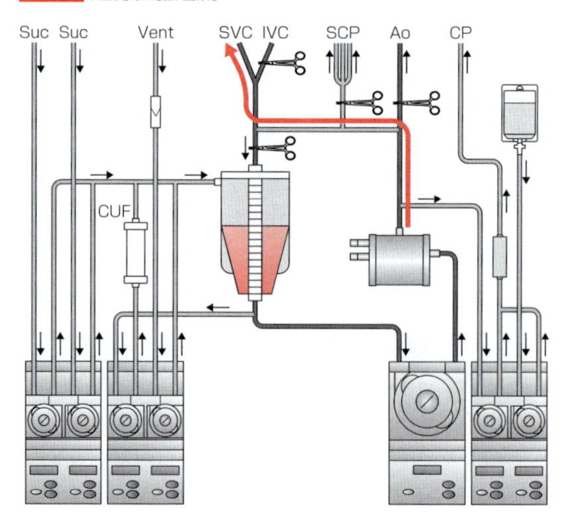

④順行性脳灌流（SCP）

SCP：selective cerebral perfusion

学生が何を学ぶべきか

順行性脳灌流中のモニタに注目して観察しよう。回路内圧や橈骨動脈圧，近赤外線モニタなどがある。

順行性脳灌流カニューレが頸部分枝へ挿入されたら逆行性脳灌流を停止して順行性脳灌流（図14）へ移行する。灌流量の指標は回路内圧で100〜120 mmHg程度とし，腕頭動脈と左総頸動脈の2本送血であれば10 mL/min/kgを予定灌流量指標とする。さらに左鎖骨下動脈を含めた3本送血の場合には12 mL/min/kgを指標にして，灌流量が大きく逸脱していないかを確認する。また，脳灌流中は左右の橈骨動脈圧や近赤外線モニタ（脳酸素モニタ）を監視して，脳灌流が正しく行われているかを判断する。

⑤体循環再開

遠位側吻合が終了すると人工血管の側枝から体循環が再開さ

図14 順行性脳灌流

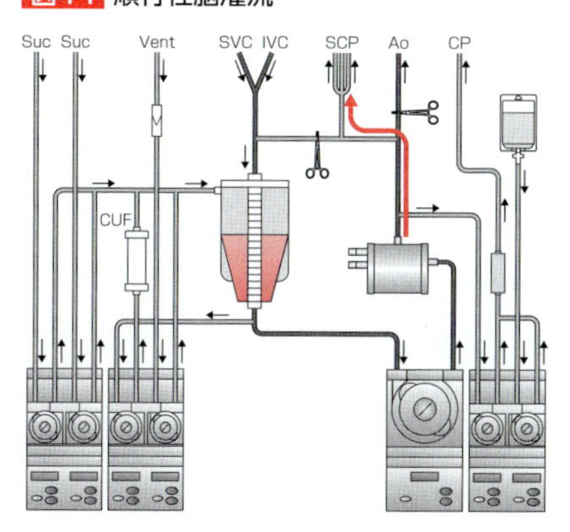

図15 順行性脳灌流と体循環

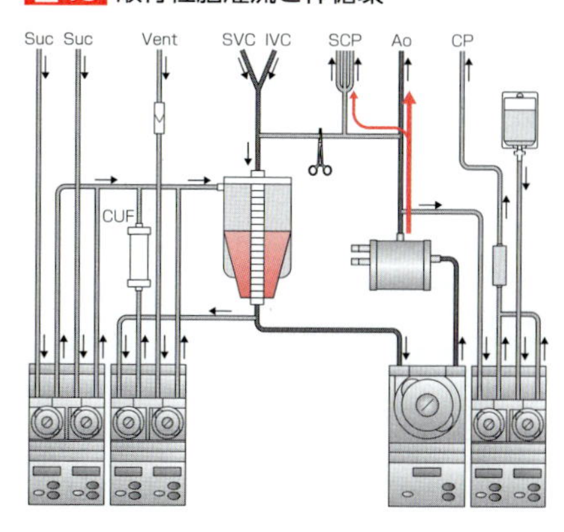

れる(図15)。当施設ではメインのローラポンプにて順行性脳灌流をしているため，その際にも送血圧120mmHgを維持して管理を行う。また，体循環再開と同時に復温も開始される。頸部分枝は遠位側から見て奥から順に吻合され，すべての分枝送血用カニューレが抜去されると脳灌流終了となる。灌流量を適正流量に戻し，復温を加速する。最後に近位側吻合となるが，吻合後，大動脈遮断鉗子解除前にリザーバの血液を体内へ戻し，静脈圧を上昇させて患者の肺や心臓内に貯留しているエアーを抜く。

学生が何を学ぶべきか

経食道心エコーを用いて心臓内に貯留しているエアーを確認する。エアーの排出は左室ベントや冠灌流カニューレ，大動脈基部などから行う。

⑥大動脈遮断解除

エアー抜きが完了すると大動脈遮断鉗子を解除するが，心臓の再灌流性障害を防止するため，逆行性冠灌流カニューレから37℃に加温された心筋保護液を冠動脈へ注入する。これをTWBCとよぶが，これにより冠動脈や大動脈基部のエアー抜きができる。規定量のTWBCが注入されると大動脈遮断鉗子が解除され，冠動脈へ送血側枝から酸素加血が再灌流する。これにより，心筋の電解液は正常化し再鼓動が始まる。この際に，洞調律で開始されず，心室細動から始まる場合もあるが除細動器により治療される。また，除細動後に心停止となる場合もあり，その際には体外式ペースメーカで一時的にペーシングをする。

TWBC：terminal warm blood cardioplegia

臨床指導者の目

緊張の瞬間。今まで心停止していた心臓が，再び元の調律に戻るのかに注目する。また，心臓の動きも元の拍動を維持できているか確認する。

⑦体外循環離脱

心拍動が正常化し，中枢体温および脱血温度が離脱可能温度へ到達すると人工心肺からの離脱を行う。離脱前の注意点として，心臓の動きが術前と変化がないこと，血行動態が安定していること，心臓内にエアーが残存していないこと，人工呼吸器が作動していること，除水(体液バランス)が十分なことなどを確認する。問題がないようであれば麻酔科医と呼吸を合わせるようにして離脱を行う。操作方法としては，患者へ十分な血液を供給し安定した血行動態を得る。次に脱血のオクルーダーを絞り，脱血量を減らすと同時に送血量も減らす。この作業をメインポンプが止まるまでゆっくりと行う。途中，血行動態が不安定であったり，S_VO_2(混合静脈血酸素飽和度)が70％を下回るようならば，決して急がず，原因を精査し取り除いてから再開する。これで人工心肺が終了となるが，サクションポンプが回転している間はリザーバに貯血された血液を患者へ戻す。麻酔科医によりヘパリンを中和するプロタミンが投与される直前にサクションポンプを停止する。

臨床指導者の目

体外循環からの離脱は操作者が一番緊張する瞬間である。体外循環から体循環へ移行してゆく際に，血行動態などが変化しないように注意深く離脱を行う。

2 セカンド操作者

セカンド操作者の業務は，心筋保護液の注入と作成，サクションポンプやベントポンプの操作，人工心肺経過記録の入力，血液ガスやACTなどの検体検査，自己血回収装置の操作，物品の準備や運搬など外回りの業務を行う。最後には体外循環経過記録に必要事項を記載して，結果を看護師へ申し送る。

治療記録の記載

「大動脈手術の治療記録」を記載することによって，手術および体外循環の流れを理解する(図16)。

①症例・体外循環情報

症例・体外循環情報では，患者基本情報や体外循環条件などが中心であり，カルテや術前カンファレンスで事前確認ができる項目となっている。

②体外循環計画

体外循環計画では，手術プランに沿った体外循環プランであり，送血方法や心筋保護方法など，その手技にベストな計画を立てる。また，大動脈のシェーマを利用して体外循環の流れなどを確認する。

③手術手順

手術手順では術前に情報を得た手術プランのメモとして利用する。術中においてはその確認を行い，手順が変更となった場合には，その内容を記載する。

④体外循環経過記録

体外循環経過記録では，主に体外循環の流れを理解するために，体外循環の変化に沿って時間を記載するものである。ま

図16 大動脈手術の治療記録

大動脈手術の治療記録

年　月　日

【症例・体外循環情報】

年齢：　性別：男・女　身長：　cm　体重：　kg　BSA：　m2 (Du Bois)

病名：　術式：　予定・緊急

弁膜症の有無：　心筋所見：　脳血管所見：

術前検査所見：

リスクファクター：

灌流指数：　L/min/ m2　適正灌流量：　L/min（体外循環係数×BSA）

体外循環方法：　体外循環充填量：　mL　循環血液量：　mL（体重×1/13×1000）

術前Ht：　%　血液希釈率：　%

血液希釈率(%) ＝ 体外循環充填量(mL) － 充填血液量(mL) / 体外循環充填量(mL) ＋ 循環血液量(mL) ×100

【体外循環計画】

送血部位：

脱血部位：

心筋保護方法：

体温管理：

脳保護方法：

【手術手順】

① ② ③ ④ ⑤ 側枝

1
2
3
4
5
6
7
8
9
10

【体外循環経過記録】

ヘパリン注入：時間　ACT　（秒）

カニュレーション：送血部位

脱血部位

人工心肺開始時間：　終了時間：　（分）

冷却開始時間：　終了時間：　（分）

完全体外循環開始：　終了時間：　（分）

大動脈遮断時間：　解除時間：　（分）

循環停止開始時間：　再開時間：　（分）

脳灌流開始時間1：　終了時間：　種類：

脳灌流開始時間2：　終了時間：　種類：

復温開始時間：　終了時間：　（分）

再稼働時所見：　心電図：

プロタミン注入：時間　ACT　（秒）

【心筋保護液注入時間及び部位と量】

	時間	部位	投与量
1回目：			
2回目：			
3回目：			
4回目：			
5回目：			
6回目：			
7回目：			
8回目：			
9回目：			
10回目：			
11回目：			
12回目：			

メモ

記録者サイン：　指導者サイン：

た，手技ごとの開始時間および終了時間が決定したら，その時間を計算して記載する。

⑤心筋保護液注入時間および部位と量

この項目は，心筋保護液が注入されたときに記載するもので，部位と投与量を記載することで，手術手技により投与部位または量が変化することを理解する。

Step up Column

術野回路の残存血液の回収

プロタミンの投与によりヘパリンが中和される前に脱血カニューレが抜去され，プロタミン投与後に送血カニューレが抜去される。回路内に残った血液を一度リザーバへ回収し以下の処理を行ってから患者へ返血する。主な処理法は2通りあり，1つ目は当院で行っている方法であるが，自己血回収装置にて一度洗浄してから患者へ返血する方法。利点はヘパリンが洗浄できること，欠点は血漿成分を廃棄してしまうことである。2つ目の方法は血液を洗浄せず，ヘモコンセントレータなどで除水を行った後に患者へ返血する方法。利点は，血漿成分が返血できること，欠点はヘパリンを洗浄していないので返血後にACTが延長してしまうことである。

後片付け

回路内残血の処理を終えたら，術野から回路を下ろし廃棄する。この際に血液などが飛散する場合があるので手袋はもちろんのこと，自分の目や口に入らないようにゴーグルなどで防護し感染予防に心がける。体外循環回路および人工肺は汚染物として感染用廃棄箱へ廃棄する。人工心肺装置などの機器類は医療用除菌剤を使用して清拭する。最後に使用した鉗子（ペアン）や機材を確認して倉庫へ戻す。自己血回収装置は，胸骨が閉胸されると不要となる。回路は廃棄し装置は清拭した後倉庫へ戻す。回収血処理量を麻酔科医や看護師に伝える。

DHCA：deep hypothermic circulatory arrest

超低体温循環停止法（DHCA）

超低体温循環停止法とは，人工心肺を用い，患者の体温を20℃まで冷却し組織代謝を抑制することで一時的に血液循環を停止する方法である。大動脈解離手術など大動脈遮断のできない症例では広く用いられている。しかしながら，循環を停止していられる時間には限界があり，脳組織においては21分程度が虚血許容時間とされている。そのため，逆行性脳灌流や順行性脳灌流などの補助手段を併用する場合が多い。また，脳動脈（頸部分枝）より下部に位置する臓器に関しては脊髄虚血が一番問題となるが，上記体温では120分程度の虚血許容時間があるため問題となることは少ない。短所としては冷却－復温に時間を要することや，血液凝固因子の破綻による出血傾向や術後の肺障害などを増悪させるといわれている。

脳保護法

1 低体温循環停止法

人工心肺にて患者を冷却し組織代謝を抑制する方法。ただし，脳組織は許容時間が短いため，単純な低体温循環停止法のみで脳保護を行うことは少ない。一般的には循環停止後から逆行性脳灌流や順行性脳灌流との併用で用いられる。

2 逆行性脳灌流法

血液ポンプを用いて上大静脈から挿入された脱血カニューレへ，逆行性に血液を灌流する方法。静脈側から動脈側へ灌流を行うため脳循環停止は必須である。通常は前述の低体温循環停止と併用されることが一般的である。これにより，単純循環停止と比較し脳組織の許容時間が延長されるとの報告もあるが，一定の見解を得るには至っていない。長所としては頸部分枝にカニューレがないため視野が非常によいことやエアーの混入防止やアテロームなどの飛散防止に有効だといわれている。実際の手技は，送血回路と脱血回路に設けてあるバイパス回路を使って上大静脈側のカニューレへ送血する。灌流量は300 mL/min程度とし上大静脈圧を30 mmHg以下に調整する。

3 順行性脳灌流法

循環停止後，大動脈弓部をトリミングした後に，頸部分枝へバルーン付き循環カニューレを挿入し，生理的な脳灌流を行う方法である。低体温法と併用することで時間的制約がないのが利点である。弓部大動脈瘤手術では広く用いられているが，欠点としてカニューレ挿入手技による壁在血栓の飛散や体外循環回路が複雑になることで操作性が難しくなることが挙げられる。

4th Step 業務後の機材点検

体外循環終了後は機器の清拭を行い，収納場所へ移動して充電を行う。ペアン(鉗子)や機器のパーツ，使用した物品などが揃っているかを確認をする。また，ポンプヘッドの中にゴミなどが落ちていないかを確認することも重要である。

5th Step 翌朝，患者の状態を観察

翌朝にICUへ訪れ，前日の患者の状態を観察する。そして，手術や体外循環による合併症が発生していないかを確認する。万が一，合併症が出ている場合には担当主治医とディスカッションし，原因について話し合うことが重要である。

（長澤洋一）

3 体外循環（小児体外循環）

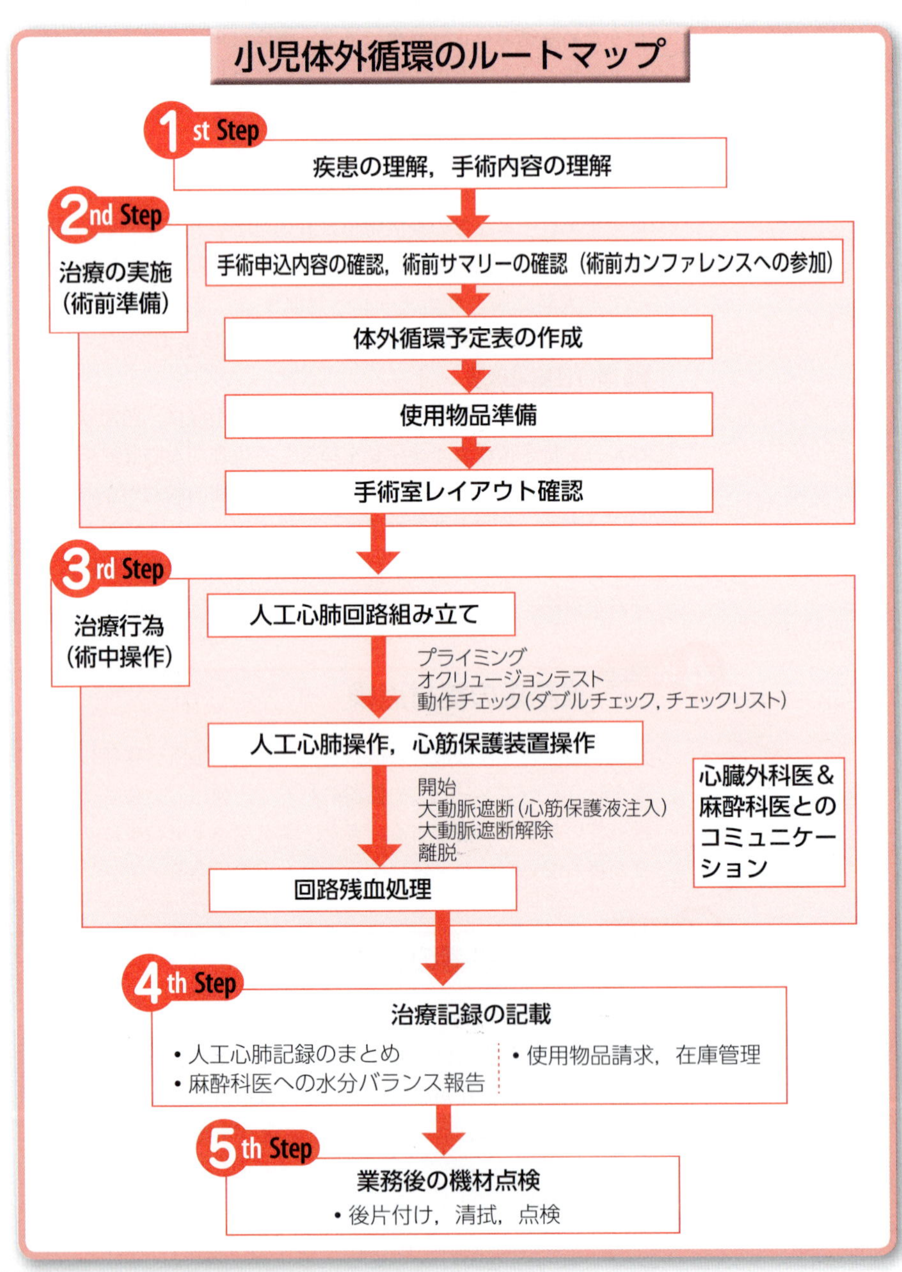

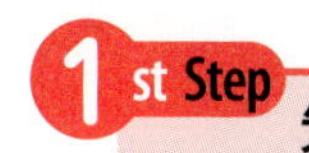

先天性心疾患

心室中隔欠損症（VSD）とは

VSD：ventricular septal defect

先天性心疾患は数十種類あるが，VSDはそのなかで最も頻度が高く，最も手術数の多い疾患であり，さらにさまざまな複雑心奇形と合併する。欠損孔が小さい場合，学童期までに自然に閉鎖する症例や手術適応ではない症例も多い。わが国では先天性心疾患手術は年間約9,000例行われるが，そのうちVSDに対する手術は約2割を占め，根治手術が9割，姑息手術が1割である。VSDは4つある心臓の部屋のうち，下半分の右室と左室の間の壁である心室中隔に欠損孔が存在する疾患で欠損孔の位置により，4種類程度に分類される。

欠損孔が存在すると，左室（圧が高い）から右室（圧が低い）に血液が左右短絡し，肺血流の増加分として肺を再灌流する。このため，肺動脈，左房，左室は拡大する。短絡する血液量は，欠損孔の大きさや肺血管抵抗，体血管抵抗により決定される。大量の左右短絡のため乳児期早期に心不全症状が現れ，手術が必要な症例から，ほとんど短絡がなく無症状で経過する症例までさまざまである。欠損孔の大きさにもよるが徐々に心室負荷と肺高血圧が進行し約6割が乳児期までに欠損孔の閉鎖手術が必要になる。短絡量は比較的少なく，肺高血圧のない患者では，幼児期，学童期の手術となる。容量負荷所見が明らかで，かつ欠損孔の縮小傾向がない場合や大動脈弁の逸脱や閉鎖不全が出現した場合も手術の適応となる。無輸血手術や皮膚切開を小さく胸骨部分正中切開（小切開）なども一部の患者に行われる（図1，2）。

図1 心室中隔欠損症

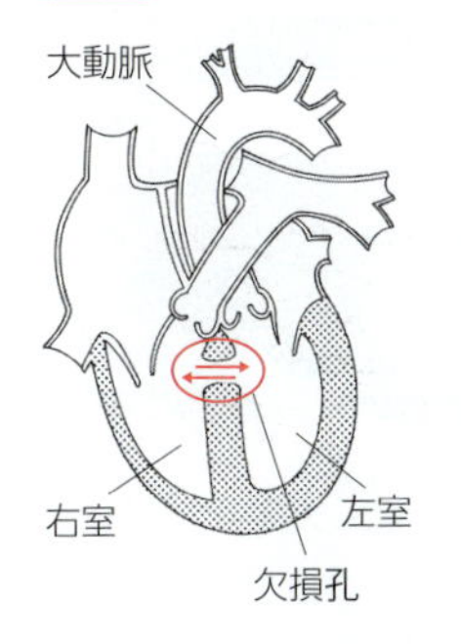

図2 VSDの実際

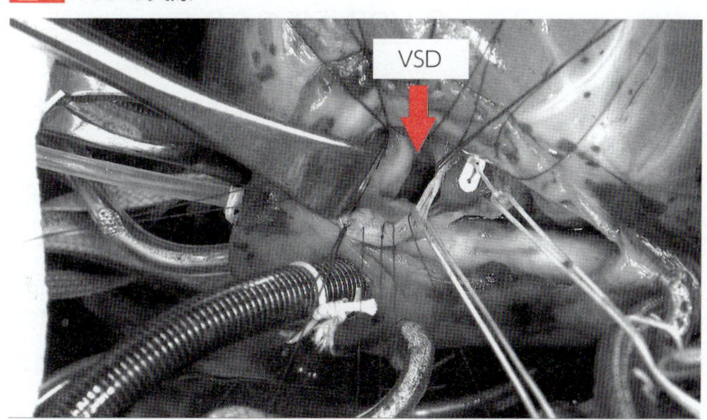

VSDの手術とは

手術は姑息手術である肺動脈絞扼術と根治手術である欠損孔の閉鎖手術がある。

姑息手術は重篤な合併症を有している低出生体重児や高肺血流で新生児や乳児期早期に手術が必要な症例，多孔性の筋性部欠損症で新生児や乳児期早期に欠損孔閉鎖が難しい症例などに限られる。手術では肺動脈をテープで締め肺血流量を調整し左右短絡を減少させる。

根治手術(図3)は欠損孔の閉鎖により左右短絡をなくすことを目的に行われる。欠損孔の大きさに合わせた人工のパッチを使用し，欠損孔を閉鎖する。VSD手術成績は非常に安定しており，根治手術は全国平均で死亡率0.5％である。術後経過が良好な場合は，1～2週間程度で退院となる。左右短絡量が多く，肺高血圧が進行し，適正な時期に治療を開始しないと，いずれは右左短絡となりチアノーゼが出現し，アイゼンメンジャー症候群となる。この状態になると手術適応がなくなる。

図3 パッチ閉鎖術

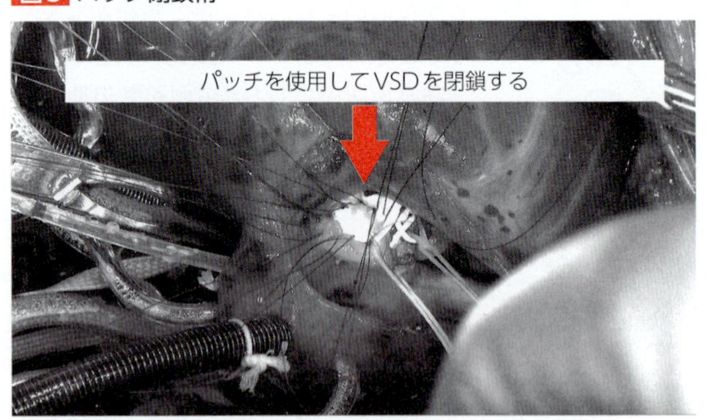

VSD術後の合併症

術後の合併症として，欠損孔にあてたパッチが閉じきれずに短絡が残ってしまうことがある。少量の短絡はその後に自然閉鎖の可能性があるが，多量の短絡が確認された場合は再手術が必要になる。VSD周辺には刺激伝導系が存在し，パッチ閉鎖時に阻害し，不整脈(房室ブロック)を引き起こす場合があり，パッチ閉鎖のやり直しやペースメーカ植込みが必要になる。VSD閉鎖時に三尖弁や大動脈弁を損傷すると，閉鎖不全や狭窄を起こす可能性があり，パッチ閉鎖のやり直しや弁形成が必要になる。

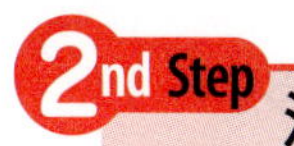

治療(臨床工学技士業務)の実施(術前準備)

医師の指示確認

医師からの手術(体外循環)申し込みがあり，申込書の内容を確認する。

臨床指導者の目

VSDの大きさ，肺動脈圧，肺血流/体血流比，肺血管抵抗値などは非常に重要である。

申込書には手術日，氏名，生年月日，性別，年齢，体重，身長，病名，予定手術，手術予定時間，体位，血液型，感染症の有無，人工心肺，心筋保護の有無などが記載されている。特別な手技を行う場合や人工心肺に関連する常備していない必要物品がある場合は，主治医に確認し綿密な打ち合わせを行う。主治医が作成する術前サマリー（図4）から，心エコー検査，心臓カテーテル検査など現在の状態を把握する。

図4 術前サマリー

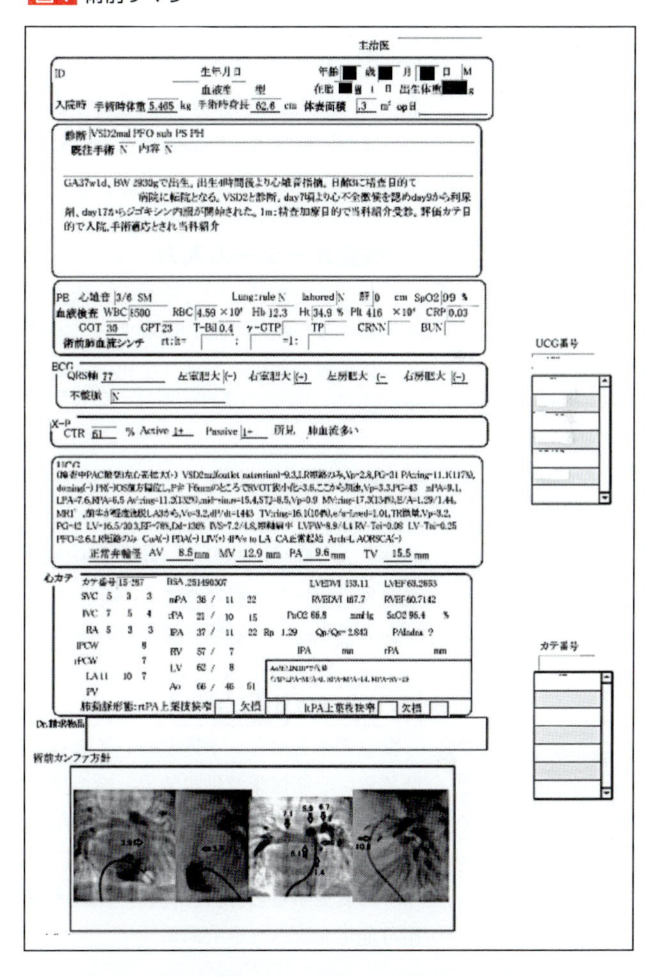
主治医

ID　生年月日　年齢 ■ 歳 ■ 月 ■ 日 M
血液型　型　在胎 ■ 週 1 日 出生体重 ■ g
入院時 手術時体重 5.465 kg 手術時身長 62.6 cm 体表面積 .3 m² op日

診断 VSD2mal PFO sub PS PH
既往手術 N 内容 N

GA37w1d，BW 2930gで出生。出生4時間後より心雑音指摘。日齢3に精査目的で病院に転院となる。VSD2と診断。day7頃より心不全徴候を認めday9から利尿剤，day17からジゴキシン内服が開始された。1m：精査加療目的で当科紹介受診。評価カテ目的で入院，手術適応とされ当科紹介

PE 心雑音 3/6 SM　Lung：rale N　labored N　肝 0 cm　SpO2 99 %
血液検査 WBC 8500　RBC 4.59 ×10⁶　Hb 12.3　Ht 34.9 %　Plt 416 ×10⁴　CRP 0.03
GOT 30　GPT 23　T-Bil 0.4　γ-GTP　TP　CRNN　BUN
術前肺血流シンチ　rt：lt=　：　=1：

ECG
QRS軸 77　左室肥大 (-)　右室肥大 (-)　左房肥大 (-　右房肥大 (-)
不整脈 N

X-P
CTR 61 %　Active 1+　Passive 1+　所見 肺血流多い

UCG
(検査中PAC散発)左心系拡大(-) VSD2mal(outlet extension)=9.3，LR短絡のみ，Vp=2.8，PG=31 PA：ring=11.1(117%)，doming(-) PR(-)OS[illegible]，P弁下6mmのところでRVOT狭小化=3.6，ここから加速，Vp=3.3，PG=43　mPA=9.1，LPA=7.6，RPA=6.5 AV：ring=11.2(132%)，mid-sinus=15.4，STJ=8.5，Vp=0.9　MV：ring=17.3(134%)，E/A=1.29/1.44，MR1°，[illegible]LAから，Vc=3.2，dP/dt=1443　TV：ring=16.1(104%)，e/a-fused=1.01，TR微量，Vp=3.2，PG=42　LV=16.5/20.3，EF=78%，Dd=136%　IVS=7.2/4.8，[illegible]　LVPW=8.9/4.4 RV-Tei=0.08　LV-Tei=0.25
PFO=2.6，LR短絡のみ　CoA(-) PDA(-) LIV(+) 4PVs to LA　CA正常起始　Arch-L AORSCA(-)
正常弁輪径 AV 8.5 mm　MV 12.9 mm　PA 9.6 mm　TV 15.5 mm

心カテ
カテ番号 15-287　BSA .251490307　LVEDVI 153.11　LVEF 63.2653
SVC 5 3 3　mPA 36 / 11 22　RVEDVI 187.7　RVEF 60.7142
IVC 7 5 4　rPA 21 / 10 15　PaO2 66.8 mmHg　SaO2 95.4 %
RA 5 3 3　lPA 37 / 11 22　Rp 1.29　Qp/Qs= 2.843　PAIndex ?
lPCW 8　RV 57 / 7　lPA mm　rPA mm
rPCW 7　LV 62 / 8
LA 11 10 7　Ao 66 / 46 51
PV
[illegible]
肺動脈形態：rtPA上葉枝狭窄 □ 欠損 □　ltPA上葉枝狭窄 □ 欠損 □

Dr.請求物品

術前カンファ方針

UCG番号

カテ番号

体外循環予定表を作成する(図5)

臨床指導者の目

現在は自動記録システムを用い，予定表の作成や使用物品の選択を行う施設も増えている。

CRP：C-reactive protein

当院では，エクセル(マイクロソフト社)で予定表を作成している。予定灌流量から人工心肺回路，人工肺，静脈リザーバ，血液濃縮器，心筋保護回路を選択する。術前血液検査データ：血算(Hb，Ht，血小板数など)，生化学(TP，AST，ALT，BUN，Na，Kなど)，凝固能(APTT，PT-INR，AT，フィブリノーゲン量など)の情報を入手する。CRP検査は炎症の発生の有無を示す指標であり，ウイルス感染，細菌感染などで上昇する。CRP値によっては手術の中止も考えられる。患者体重から予測した循環血液量，術前Ht，充填量から体外循環開始直後の予想Htを計算する。予想Htから充填液に血液を使用するかを判断する。充填液組成や投与薬剤は，体重，充填量などから計算される。ポンプヘッドの1回転量はポンプヘッドサイズ，ポンプヘッドチューブの組み合わせで6種類あり，小児体外循環の特徴といえる。送血カニューレ，脱血カニューレ，左心ベント，大動脈ルートベントは体重，予定灌流量から選択する。また，使用人工心肺回路とカニューレを接続するコネクタも選択する。

検査オーダーの入力

事前に手術当日，中央検査室に依頼する血液検査のオーダーを入力する。当院では，血液ガス，電解質は手術室設置血液ガス分析装置を使用，血算，生化学，凝固能は中央検査室で測定する。

使用物品の準備

体外循環予定表で作成，選択した物品を準備する。人工心肺回路，人工肺，心筋保護回路，血液濃縮器，自己血回収装置，送血カニューレ，脱血カニューレ，左心ベント，大動脈ルートベント，カニューレ回路接続用コネクタを所定の場所に置く。

手術室のレイアウト

臨床指導者の目

小児では体重別に4種類程度の人工肺，静脈リザーバを使用することが多い。

緊急手術を除き，手術室のレイアウトは前日に行う。人工心肺装置，心筋保護液供給装置，冷温槽，自己血回収装置などを通常の位置にセッティングする。使用する人工肺・静脈リザーバ用のホルダーをポールに固定する。使用する送血用ポンプヘッドに変更する(当院使用機種では2種類，他機種では3種類使用可能ポンプヘッドもある)。

図5 体外循環予定表

予定表01'12~.xls [読み取り専用] [互換モード] - Microsoft Excel

C21 fx 20

	A	B	C	D	E	F	G	H	I
1									
2		体外循環No.		Priming Solution		P.I	RPM	LPM	ml/kg/min
3		手術年月日		ビカーボン	120	0.2	10	0.06	11
4		患者名	静岡こども	25%Albumin(ml)	60	0.4	19	0.11	22
5		ID.No				0.6	29	0.17	33
6		性別	Male	メイロン	3	0.8	38	0.22	44
7		生年月日		ヘパリン(mg)	5	1.0	48	0.28	55
8		年齢	5M	マニトール(ml)	13	1.2	57	0.33	66
9		血液型	A+	抗生剤		1.4	67	0.39	78
10		体重(kg)	5	ユナシン(g)	0.2	1.6	76	0.44	89
11		身長(cm)	60	VCM(mg)	100.0	1.8	86	0.50	100
12		体表面積(m²)	0.277	Pbr(mg)	4	2.0	96	0.55	111
13		確定診断	VSD2,PFO,PH	Fentanyl(μg)	100	2.2	105	0.61	122
14		術式	VSD patch closure			2.4	115	0.66	133
15		執刀医	静岡太郎			2.6	124	0.72	144
16		主治医	静岡花子	合計(ml)	202	2.8	134	0.78	155
17		WBC	7000	heparinization(mg)	15	3.0	143	0.83	166
18		RBC(*10^4)	500	(3mg/kg)		3.2	153	0.89	177
19		Hb	14	(追加薬)		3.4	162	0.94	188
20		Ht	42	マニトール(bw*2.5)mg	13	3.6	172	1.00	199
21		Plt(*10^4)	20	メイロン(bw*1/3*1/2)ml	1	3.8	182	1.05	211
22		TP	6.5	KCL(bw*0.3)ml	2	4.0	191	1.11	222
23		GOT	4.5	ヘパリン(bw*1.0)mg	5	4.2	201	1.16	233
24		GPT	20	コンクライトCa	4	4.4	210	1.22	244
25		CPK	20	コンクライトMg	3	4.6	220	1.27	255
26		BUN	10	cardioplegia		4.8	229	1.33	266
27		Na	140	初回(400ml/m²) 3分	111	体外循環直後予想Ht(%)			
28		K	4.5	追加 (初回量*2/3) 2分	74				
29		Cl	105	(ml/min)	37	0	ml採血後		
30		回路	SS				20.2	(%)	
31		SV(ml/RPM)	5.8						
32		人工肺	FX05	プロタミン(4mg/kg)	20				
33		静脈リザーバ		KCL(0.5-1mEq/kg/hr)を倍希釈	5				
34		HEMO-CON	AS-04	alb添加crystaloid cardioplegia					
35				5%TZ :500ml	KCL		:18ml		
36		自己血採血	0	Saline :500ml	REG.Insulin		:5U(0.05ml)		
37		Priming Volume	200	Meylon :25ml	25%albumin		:40ml		
38		MAX.flow(ml/min)	1500	Calticol :2ml	以上の薬品を投与、FiO20.3,0.5l/min,10min				
39		MAX.RPM	259	2%Xylocain :100mg(5ml)	酸素加を行なう。PH7.8を目標とする。				
40									

無輸血 / 洗浄 / 完全無輸血 / Sheet4 / Sheet5 / Sheet6 / Sheet7 / Sheet8 / Sheet9 / Sheet10 / Sheet11 / Shee

3rd Step 治療行為（全般・技士業務）に関して学習するポイント（当日術中操作）

体外循環前

学生が何を学ぶべきか

清潔操作に注意すること。

①人工肺，静脈リザーバなどを不潔にしないよう注意し，ホルダーにセットする。人工心肺回路を人工肺，静脈リザーバと接続する〔最近では，プレコネクト（人工肺，静脈リザーバ，回路等がすでに接続されている状態）回路を使用している施設がある〕。予定表で作成した充填液薬剤を投与し，プライミング，気泡抜きを行う。送血，ベント，サクションなどの各ローラーポンプのオクリュージョン調整を行う。レベルセンサ，バブルセンサ，送血圧などの警報，制御設定を行い，動作チェック（設置しているか？および作動するか？のチェック）を行う。開

臨床指導者の目

薬剤投与や動作チェックはチェック表やダブルチェックなどで確認していく。

ACT：activated clotting time

始前は低流量で再循環しておく。メイン回路同様に心筋保護回路も準備する。

②ヘパリンナトリウム300IU/kg(ヘパリン感受性，ヘパリン濃度を測定している場合は一概に300IU/kgではない)を中心静脈ラインから確実に投与する。3分後活性化全血凝固時間(ACT)を測定し，十分延長していることを確認し，サクションを開始する。充填液温度を36℃前後に加温する。

③上行大動脈に送血管が挿入され，回路と接続されたら，送血回路圧モニタに適切な動脈圧波形が表示されるかを確認する(マノメータの場合，拍動があるかを送血チューブを触り確認する方法もある)。術野に二酸化炭素を吹送する。

④ACTが480秒を超えたことを確認し，脱血管を挿入する。脱血管は右房1本脱血で開始することが多い。

体外循環開始(図6，7)

臨床指導者の目

小児体外循環の管理で重要なポイントの1つに安定した脱血がある。

学生が何を学ぶべきか

心臓外科医とのコミュニケーションのとり方を勉強する。

CVP：central venous pressure

rSO_2：regional saturation of oxygen

IVC：inferior vena cava

SVC：superior vena cava

①吹送ガスを人工肺に流す(酸素濃度および吹送ガス流量を設定)。

②送脱血量のバランスをとりながら，体外循環を開始する。血圧，中心静脈圧(CVP)，脳内酸素飽和度(rSO_2)を確認しながら，送血量を増やしていく。予定灌流量の2/3程度が確保されることを確認する(吸引補助脱血法を行っている場合は，落差脱血では1/3程度であり，リザーバ内に陰圧をかけ，脱血量が増えるかを確認し，送血量を増やす)。

③体外循環開始後5〜10分で血液ガス，電解質，血算，ACTを測定する。

④Htを確認し，VSD輸血基準の20%を下回るようなら濃厚赤血球を輸血する。

⑤下大静脈(IVC)に脱血管を挿入する。脱血管挿入時は，CVPを低くコントロールしていると空気を引き込む可能性があるのでしっかり自己圧を維持，管理する。

⑥体温は直腸温を指標とし32〜34℃を目標に冷却する。

⑦上大静脈(SVC)，IVCをターニケットで締め，完全体外循環とし，換気を停止する。当院では，CVPはSVCに留置することが多く，SVC灌流は圧とボリューム，IVC灌流はボリュームのみで脱血不良を判断する。IVC脱血管は深く挿入すると肝静脈に誤挿入される可能性があり脱血不良となるため注意する。

⑧左室ベントを挿入する場合は，IVC挿入時と同じように空気を引き込まないようにCVPを十分に上げ，自己圧がある状態

で挿入する。大動脈遮断の後に挿入することもある。

図6 人工心肺全体

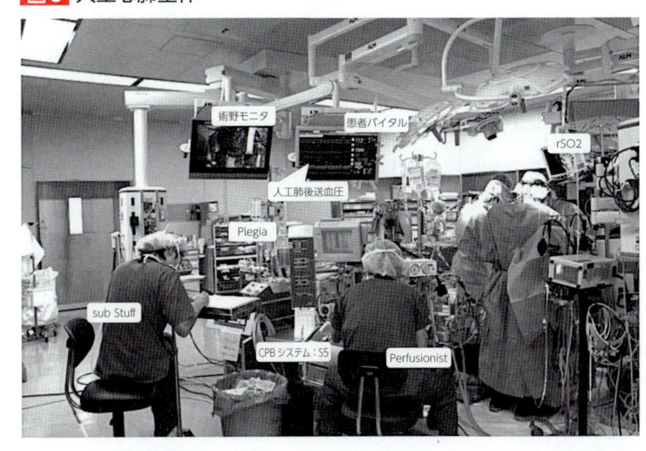

図7 人工心肺装置

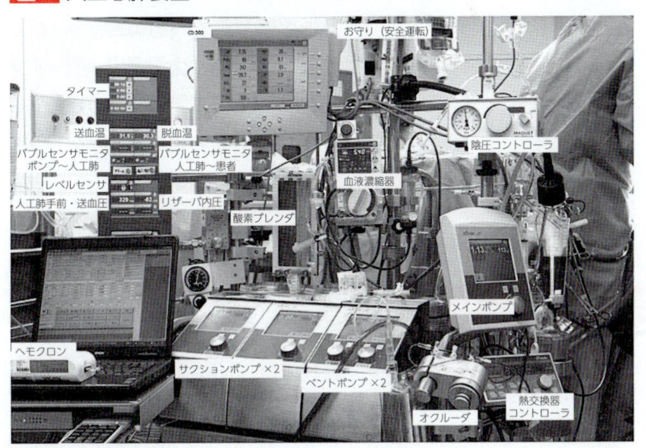

大動脈遮断

①大動脈遮断時，送血量を下げ，血圧を30mmHg以下にする。送血圧，心筋保護液回路圧の急激な上昇がないことを確認し，送血量を元の流量まで戻す。

②心筋保護液を注入する。

- ・心臓が瞬時に停止したか？
- ・心筋保護液回路圧が高くないか？
- ・心筋保護液貯血槽レベルが下がっているか？
- ・心房切開後なら，冠静脈洞から心筋保護液が戻ってきているか？
- ・心房脱血の場合は心筋保護液の量がリザーバに戻ってきて

いるか？

などを確認する。心筋保護液の追加は30〜60分程度の間隔で，初回量の1/2〜2/3程度を同速度，同圧力で注入する。追加注入時は，初回注入速度，初回注入圧力と大きく変化がないことを確認する。

③送血量は，低体温を考慮し，血圧，混合静脈血酸素飽和度（SvO_2），rSO_2，尿量，BE，乳酸値を確認しながら，適正な流量を維持する。過度な低流量はアシドーシスを助長し，尿量を低下させるが，過度な高流量も組織浮腫を助長させるため，**生体での酸素消費量に見合った適正な送血量（酸素供給量）でコントロールすることが重要**と考える。

SvO_2：mixed venous oxygen saturation

④VSD吻合終了前に左室ベントを停止し，肺を加圧し，左心内の空気を十分抜き，閉鎖する。その後，もう一度肺を加圧し，VSDのリークがないかを確認する。

学生が何を学ぶべきか
手術内容を十分に理解する。

⑤大動脈遮断解除前，送血量を下げ，血圧を30mmHg以下にし，大動脈遮断解除を行う。

⑥大動脈遮断解除時，**大動脈ルートベントより左室内の残存エアーや大動脈基部のエアーを十分除去**しておかないと冠動脈に気泡が入り，心拍動の再開が遅れ，心電図上ST上昇，VTなどを起こすことがある。

大動脈遮断解除

①大動脈遮断解除後は，ゆっくり（1〜3分程度），送血量を戻していく。

学生が何を学ぶべきか
離脱に向けて麻酔科医とのコミュニケーションのとり方を学ぶ。

②復温過程では，組織での酸素消費量の増加，末梢血管の拡張が起こるため，血圧，SvO_2，rSO_2を確認し，送血量を増やし，吹送ガスを調整（酸素濃度やガス流量を増やす）する。

③右房を閉鎖後，SVC，IVCのターニケットを緩め，部分体外循環とする。部分体外循環になると肺血流が再開されるため，麻酔科医は換気を再開する。経食道心エコーで左心内に空気がないことを確認し，左心ベントを抜去する。

学生が何を学ぶべきか
人工心肺操作者は何に注意して離脱しているかを学ぶ。

体外循環離脱

①復温が終了，出血のないことを確認し，電解質補正終了とする。Htは20%以上で離脱を開始する。

②術前の肺血管抵抗値が高い患者では，NO吸入療法を行うこともある。

NO：nitric oxide（一酸化窒素）

③脱血量をゆっくり低下させながら，ボリュームを患者に戻

し，自己圧を出し，送血量を下げていく。脱血管を1本抜去し，さらに離脱を進める。血圧，CVP，SvO_2，rSO_2を確認しながら，体外循環から離脱する（末梢血管が締まっていて，末梢動脈圧と上行大動脈圧に差があることがあり，注意する）。

離脱後

MUF：modified ultrafiltration

①MUFを行う。

②プロタミンを3～4mg/kg投与し，ヘパリンを中和する〔ヘパリン濃度を測定している場合，自動的に計算されたプロタミン量（通常は2～3mg/kg程度のことが多い）を投与する〕。

③プロタミンが投与される直前にサクションポンプを止め，術野では送血管，脱血管が抜去される。

④人工心肺離脱後，患者の血行動態が安定するまでは，いつでも再灌流が可能な状態でスタンバイしておかなければいけない。患者の状態が安定すると，人工心肺回路内残血の処理を行う。血液はバッグに採取するが，その方法には，そのまま採取する方法，濃縮後に採取する方法，自己血回収装置にて濃縮洗浄した後に採取する方法，の3つがある。そのまま，人工心肺回路内血液を廃棄する施設もある。

4th Step 治療記録の記載

人工心肺記録は紙記録（図8）と自動記録（図9）の2種類がある。

ここでは，紙記録について記載する。人工心肺開始前に，手術日，氏名，ID，生年月日，年齢，性別，血液型，体重，身長，体表面積，疾患名，施行術，術者，麻酔科医，perfusionistなどを記載しておく。

人工心肺中は，生体情報モニタ（図10）からの情報として，心電図，心拍数，血圧，CVP，肺動脈圧，体温（食道温，鼓膜温，直腸温，膀胱温，皮膚温）などがあり，血液データ（血液ガス，電解質，血算，ACT），尿量，rSO_2などとともに記載する。また装置側からの情報には，送血流量，吹送ガス酸素濃度/流量，送血圧（人工肺入口圧，人工肺出口圧，動脈フィルタ出口圧），吸引補助脱血法の場合は脱血圧（リザーバ内圧），送血温，脱血温，連続的血液ガスモニタ（動脈・静脈血液ガス，Ht，SvO_2），血液データ，心筋保護液注入圧・注入温度・注入量，薬剤投与などの記載が必要である。

図8 紙記録

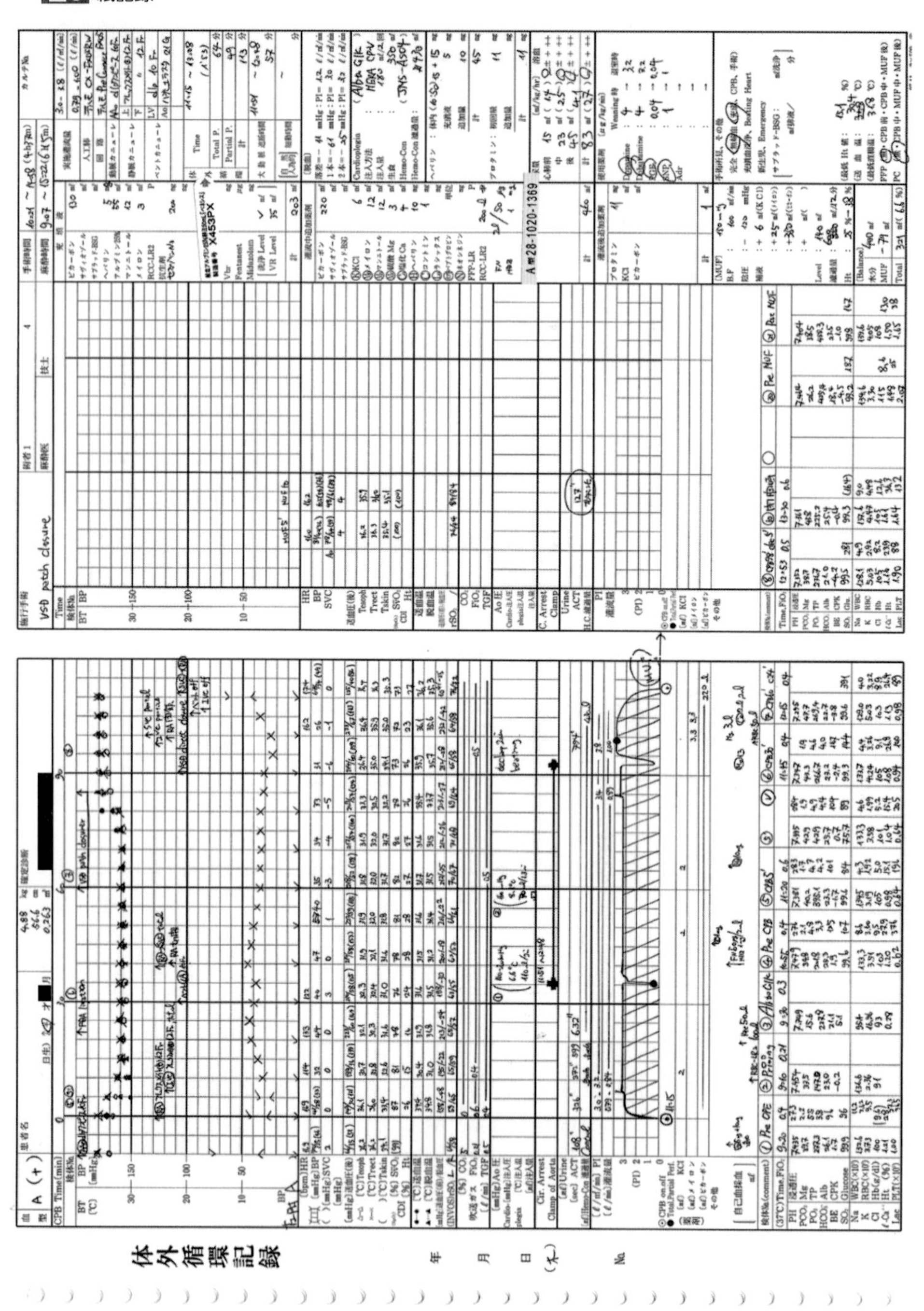

人工心肺終了後(手術後)は，手術時間，麻酔時間，人工心肺時間，大動脈遮断時間などを記入する。充填液に使用した薬剤の種類と量，灌流中に使用した薬剤の種類と量，心筋保護液投与量をまとめ，術野で使用した冷却用生理食塩水量，出血量，血液濃縮器除水量，採血量などからポンプ中の水分バランスを計算し，麻酔科医に報告する。使用物品・材料(人工肺，静脈リザーバ，人工心肺回路，送血カニューレ，脱血カニューレ，

図9 自動記録

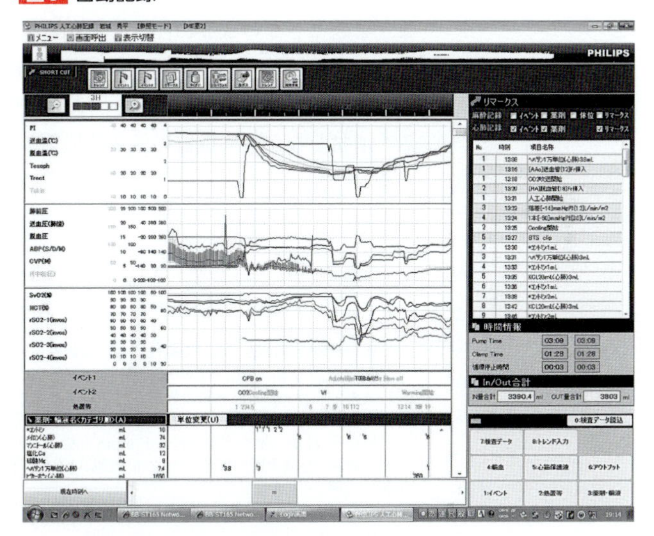

図10 生体情報モニタ

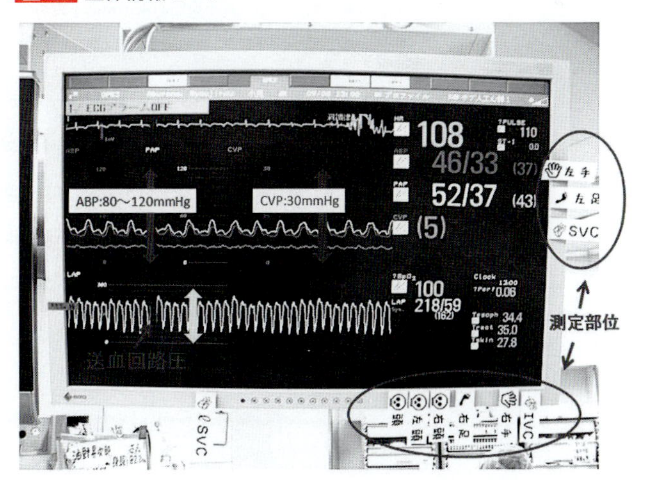

左心ベント，大動脈ルートベント）を記録する。最近ではロット管理などを行っている施設もある。また，使用物品の保険請求や，物品在庫管理を行う必要もある。

5th Step 業務後の機材点検（術後の片付け，点検）

患者の状態が安定し，止血のめどが立つと回路内血液を処理し，回路を廃棄する。廃棄時，感染などに注意し血液が飛散しないようにする。回路に接続している鋭利な物で，針刺し事故などを起こさないように注意しながら廃棄する。使用した機器（人工心肺装置，心筋保護液供給装置，冷温槽，自己血回収装置など）を器材清拭・除菌用ウエットクロスなどを用い清拭する。清拭しながら，機器の外装破損やケーブル断線などを確認する。

（岩城秀平）

■参考文献

1）小林有紀枝：静岡県立こども病院における体外循環の実際．小児体外循環ハンドブック（金子幸裕，監），p.408-426，東京医学社，2015．
2）岩城秀平，ほか：総肺静脈還流異常に対する手術と体外循環法—静岡県立こども病院—心臓手術の実際（許　俊鋭，編）．p.308-313，秀潤社，2008．
3）岩城秀平，ほか：単心室におけるFontan手術（TCPC）と体外循環法-静岡県立こども病院-心臓手術の実際Part 2（許俊鋭，ほか監）．p.230-234，学研メディカル秀潤社，2013．
4）前田正信，ほか：新生児開心術の補助手段の工夫—全血充填液に対するHF の有用性—．日心外会誌，22(3)：192-195，1993．
5）横田通夫：体外循環と補助循環のセットアップ1.新生児・小児．心臓血管外科手術書（小柳　仁，ほか編）．p3-9，先端医療技術研究所，2002．
6）坂本喜三郎，ほか：新生児開心術の補助手段の工夫．日心外会誌．22(3)：188-191，1993．
7）新見能成，監訳：人工心肺 その原理と実際．メディカルサイエンス・インターナショナル，2010．
8）鈴木孝明：新生児・乳児体外循環．体外循環と補助循環．日本人工臓器学会教育セミナー，27：61-68，2011．
9）平松祐司：新生児・乳児早期の体外循環と無輸血体外循環．日本人工臓器学会教育セミナー，25：87-95，2009．
10）草川　實，編：新生児・乳児の体外循環．体外循環の実際．p.183-195，南江堂，1991．
11）山岸正明，ほか：小児心臓手術の体外循環．最新体外循環（井野隆史，ほか編）．p.219-246，金原出版，1997．
12）高橋長裕：図解 先天性心疾患-血行動態の理解と外科治療 第2版．医学書院，2007．

4 補助循環（IABP，PCPS）

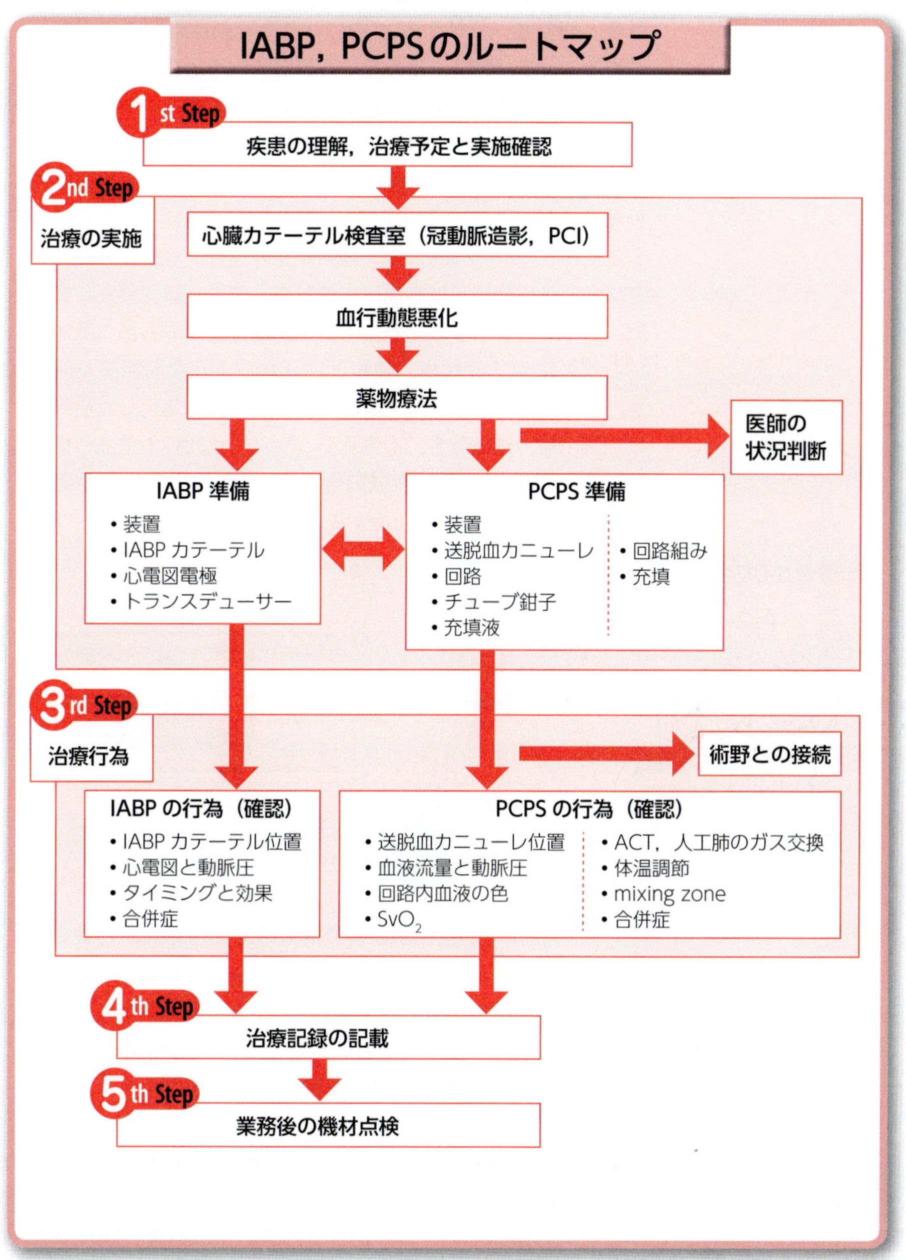

1st Step 急性心筋梗塞（AMI）とは

AMI：acute myocardial infarction

心臓は肺に静脈血を，全身に動脈血を供給する臓器で，そのポンプ作用を担っている心筋は冠動脈によって養われている。冠動脈は右冠動脈と左冠動脈からなり，左冠動脈はさらに前下行枝と回旋枝へ分岐する。AMIはこの冠動脈のどこかが突然詰まることで（閉塞），その先の心筋が酸素不足（虚血）となり，時間とともに壊れていく（壊死に陥る）状態である（図1）。心筋が壊死すると心機能は低下し，不整脈の出現や血圧変動を起こしやすく，最悪の場合は死に至る。冠動脈が閉塞する原因は冠動脈壁に存在する粥腫（柔らかい脂肪）が血管内に漏れ出してできる血栓（プラーク破裂）や，動脈硬化の進行，冠攣縮（痙攣）などである。危険因子は高血圧，糖尿病，喫煙，脂質異常，家族歴，ストレスなど多岐にわたる。症状は持続する胸部の激痛，肩などに広がる放散痛，締め付けられるような絞扼感や圧迫感，冷汗や発汗，吐き気や嘔吐などがある。重篤化した症例では呼吸困難，意識障害，心原性ショック，致死性不整脈の出現や，未だ救命率の低い機械的合併症（左室破裂，心室中隔穿孔，僧帽弁閉鎖不全）も発症することがある。

図1 急性心筋梗塞とは

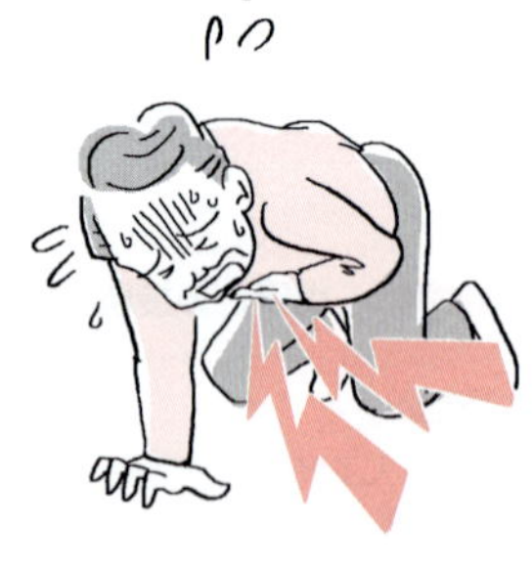

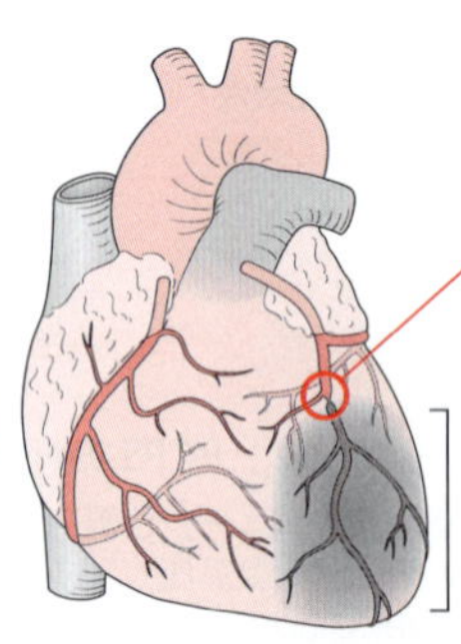

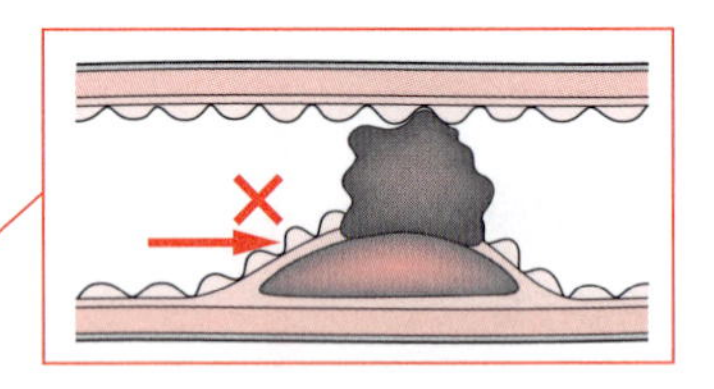

CK-MB：creatine phosphokinase-MB

PCI：percutaneous coronary intervention

CABG：coronary artery bypass grafting

診断は12誘導心電図が簡便で最も多く使用され，特異的な波形はST上昇や異常Q波の出現などが挙げられる。血液検査では心筋逸脱酵素やタンパクであるCK-MBやトロポニンなどの上昇が特徴的だが，上昇するまでには時間がかかる。その他では胸部X線写真や心臓超音波検査なども有用である。治療は一刻も早い確実な再灌流療法を行い，心筋壊死をいかに最小限に留めるかが重要となる。その治療法として内科的な血栓溶解療法，バルーンやステントを用いて閉塞部を再開通させるカテーテル治療（PCI），外科的な冠動脈バイパス術（CABG）がある。ST上昇型心筋梗塞の診療に関するガイドラインでは心筋壊死を最小限に留める目的で「来院時から血栓溶解療法開始までの時間を30分以内」，「来院時から初回バルーン拡張までの時間を90分以内」と目標時間を設定している。

2nd Step 治療（臨床工学技士業務）の実施

一般的にAMI治療の第一選択は早急にPCIを行い，閉塞した冠動脈の血流を再開（再灌流）させることである。治療は医師を中心に看護師，診療放射線技師など他職種と連携して行う。臨床工学技士の業務は施設により異なるが，当院では，

・12誘導心電図，血圧，SpO_2などのモニタリング
・ポリグラフ操作
・血管内超音波検査（IVUS）操作

などに従事する。また，変化する患者の状態（心電図変化や血圧変動）を常に把握し，円滑かつ速やかに再灌流療法が実施できるように努める。しかし，カテコールアミンなどの昇圧剤を使用しても血圧低下や心原性ショックによる血行動態の悪化症例には，医師の状況判断により，補助循環〔大動脈内バルーンパンピング（IABP），経皮的心肺補助（PCPS）〕装着の口頭指示が出される（表1，2）。

IVUS：intravascular ultrasound

IABP：intra-aortic balloon pumping

PCPS：percutaneous cardiopulmonary support

STEMI：ST segment elevation myocardial infarction

LOS：low cardiac output syndrome

ECMO：extracorporeal membrane oxygenation

表1 IABPの適応

- 心原性ショック
  （収縮期血圧 90 mmHg以下，心係数 $2.0 L/min/m^2$ 以下）
- 急性冠症候群
  〔ST上昇型急性心筋梗塞（STEMI），不安定狭心症〕
- 心筋梗塞に伴う機械的合併症
  （左室破裂，心室中隔穿孔，乳頭筋断裂による僧帽弁閉鎖不全）
- High risk PCI，CABGの補助
- 開心術後の低心拍出量症候群（LOS）
- 劇症型心筋炎
- 難治性心室性不整脈

表2 PCPSの適応

- 緊急心肺蘇生
  心停止状態や心原性ショックに対する緊急循環維持
  （収縮期血圧 50 mmHg以下，心係数 $0.8〜1.2 L/min/m^2$ 以下）
- 循環補助
  重症心不全に対する循環補助
  心筋梗塞，心筋症，心筋炎，開心術後…
- High risk PCIの補助
- 胸部大動脈置換術などの手術の補助
- 重症呼吸不全の呼吸補助（ECMO）
- 難治性心室性不整脈

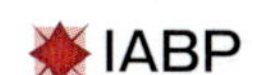

IABP

補助循環の目的は弱った心臓の補助または代行を行い，血行動態の安定を図ることである。IABPは血圧低下症例の心臓を補助する（図2）。

図2 IABP

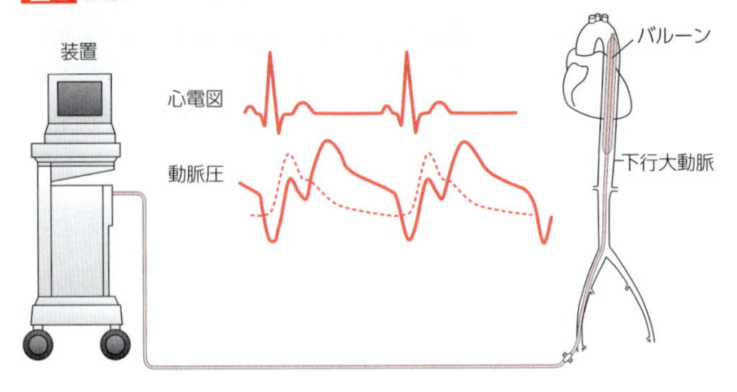

使用物品は，

①装置

②下行大動脈内に留置するバルーンカテーテル（以下，カテーテル）

③心電図電極

④トランスデューサ

である。

カテーテルは患者の身長を基にバルーン末梢が腎動脈に架からないサイズ（30〜40 mL）を選択する。効果として，systolic unloading（後負荷の軽減）による心筋酸素消費量，左室仕事量の軽減と，diastolic augmentation（拡張期圧上昇）による冠動脈血流量，心筋酸素供給量の増加および平均血圧の上昇が得られる（図3，4）。

図3 収縮期のIABP

心臓の動き	バルーンの状態	効果
大動脈弁が開き左心室から血液が拍出され大動脈に流れる	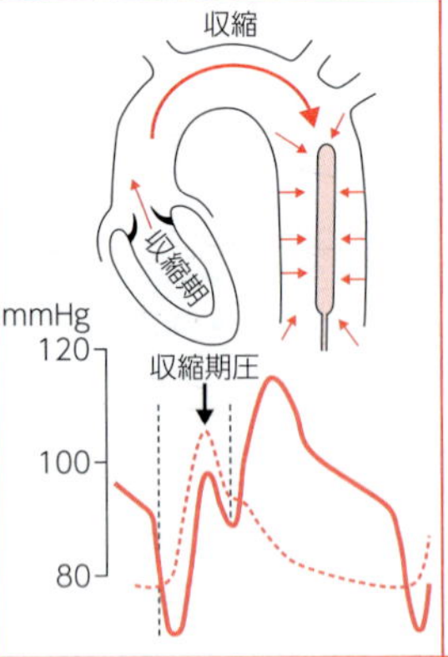 収縮 収縮期 mmHg 120 100 80 収縮期圧	拡張していたバルーンが収縮することで収縮期血圧が低くなり心臓は楽に拍出できる systolic unloading 後負荷の軽減 左心室仕事量の軽減 心筋酸素消費量の軽減 例えば！単純に言えば!! １回拍出量が70 mL，バルーン容量40 mLとすると 70－40＝30 mL 30 mL分の仕事量で70 mLの血液を駆出できる （実際は違うが，あくまでも考え方である）

図4 拡張期のIABP

心臓の動き	バルーンの状態	効果
大動脈弁の閉鎖 左房から左室へ血液が流れ込む	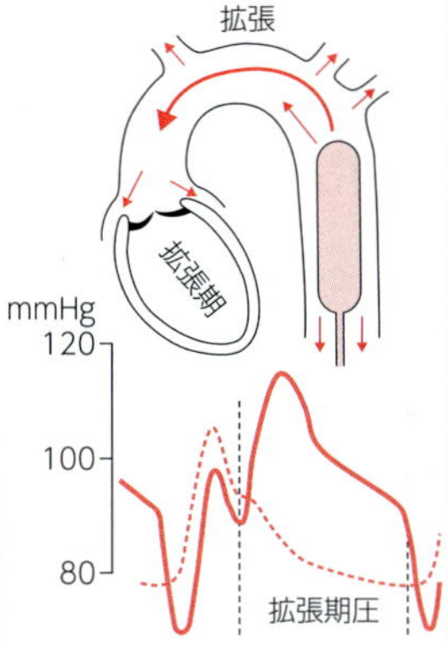 拡張 拡張期 mmHg 120 100 80 拡張期圧	収縮していたバルーンが拡張し大動脈内の血液を押し退けるので拡張期血圧が上昇する diastolic augmentation 冠動脈血流量の増加 心筋酸素供給量の増加 平均動脈圧の上昇 心筋は収縮期にギュッと収縮するため微小血管は押しつぶされ，拡張期に内腔を保持する。そのため，左冠動脈血流は拡張期に多く（2/3程度）の血液が流れる特性をもつ。

PCPS

PCPSは循環が保てない血圧低下症例の心臓と肺機能を直接代行し循環を維持する（図5）。使用物品は，

①装置（遠心ポンプ装置，ガスブレンダもしくは酸素ボンベ）
②大腿動静脈に留置するカニューレ
③回路（遠心ポンプ・膜型人工肺・チューブ）
④チューブ鉗子

である。その他に回路内の充填に使用する充填液が必要である。

カニューレは身長と体重を基に灌流量（血液流量）が確保できるサイズ（15Fr ～23Fr：1Fr = 3mm）を選択する。回路は生体適合性のよいコーティングが施された閉鎖型を使用する。効

図5 PCPS

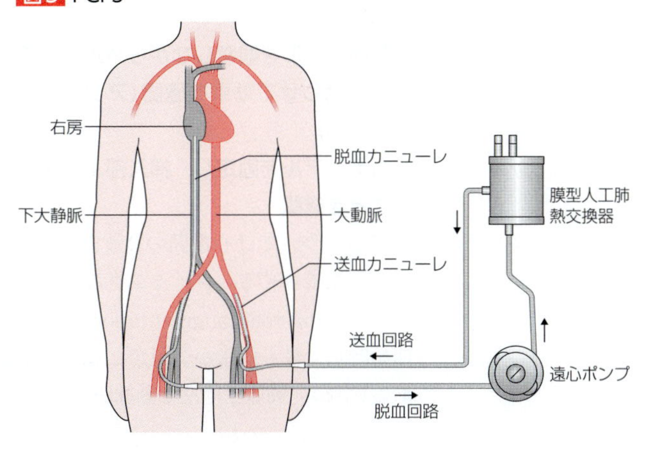

果として静脈血の酸素加と二酸化炭素の排出（動脈血への変換），血液流量保持による循環維持と血圧の上昇が得られる。

3rd Step 治療の行為（全般・技士業務）に関して学習するポイント

低血圧や血行動態が破綻している状況は早急な循環回復と維持が必須である。特にPCPSでは時間との勝負になる。

IABP業務のポイント

「IABPを入れるよ」と医師から指示が出たら，直ちにIABP挿入の準備に入る。大まかな流れとしては，

①カテーテルを選択し医師が挿入
②装置の電源を入れ正常状態を確認
③同期するための心電図電極を貼り（緊急時はポリグラフの心電図を利用），装置に入力された心電図R波で同期できることを確認
④バルーン拡張・収縮のタイミングを確認
⑤ヘリウムボンベの元栓を開放し残量を確認
⑥透視下で，医師が挿入したカテーテル先端が鎖骨下動脈の約2cm下部で適正な位置であることを確認
⑦カテーテル先端の動脈圧が正常に表示されていることを確認（動脈圧波形が鈍っている場合は大動脈壁に当たっていることがあり穿孔する危険性や血管の蛇行によりカテーテルが屈曲していることがある）
⑧カテーテルとガスラインを接続し，ヘリウムガスで置換して開始
⑨動脈圧波形を観察しながらバルーンの収縮・拡張のタイミングを合わせて効果を確認（アシスト比2：1で行うと確認しやすい）
⑩カテーテルを固定し，挿入部より末梢動脈の脈が触れていることを確認

臨床指導者の目
モニタに表示される波形を確認し，短時間で同期モード，バルーンの拡張・収縮のタイミングを理解でき，効果や合併症の有無について把握できるようにしよう。

同期については心電図のR波直前でバルーンを収縮，T波の頂点で拡張させる。タイミングは動脈圧波形のデクロティックノッチでdiastolic augmentation圧が立ち上がり，左室収縮の開始時点で最も低圧かつ鋭角となる形が最も効率のよい設定である（図6）。動脈圧同期も動脈圧波形でタイミングを確認する。

図6 タイミング

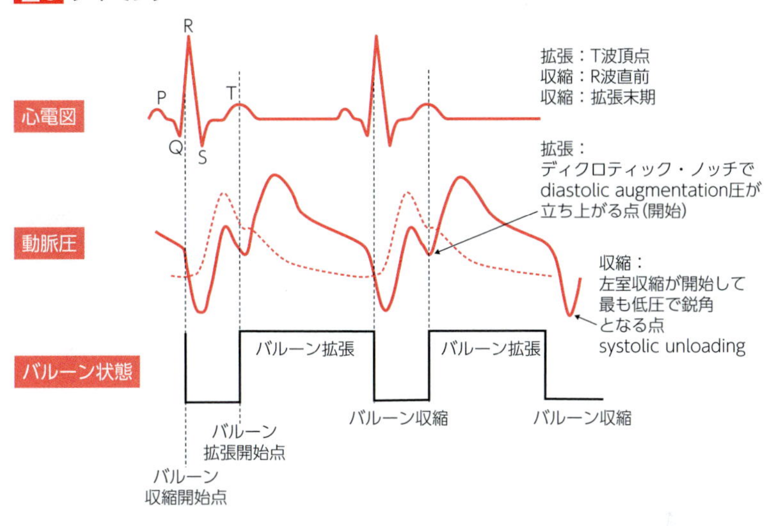

駆動中は，

- **適正なタイミングであるか？**
- **同期は心電図波形/動脈圧波形？**
- **波形は正常か？**
- **合併症はないか？（表3）**

などを確認する。

タイミングが不適切な場合（図7），バルーン拡張が遅いとdiastolic augmentation圧が低下し，冠動脈血流量増加の効果と平均血圧上昇効果が低下する。また，拡張が早いと大動脈弁が閉じる前にバルーンが拡張するため左室拡張末期圧が上昇する。このことにより後負荷，心仕事量が増加し，酸素消費量の軽減効果が低下する。収縮が遅いと心拍時にバルーンが拡張したままで抵抗となるため，後負荷，心仕事量，酸素消費量が増大する。また，収縮が早いと左室収縮期にはすでにバルーンが収縮しているため，後負荷，心仕事量，酸素消費量の軽減効果が低下する。

表3 IABPの合併症

- バルーン穿孔
- 大動脈穿孔
- 大動脈解離
- カテーテル挿入側の下肢血流障害
- 血栓またはヘリウムガス塞栓症
- 感染
- 挿入部位の出血や血腫

図7 不適切なタイミング

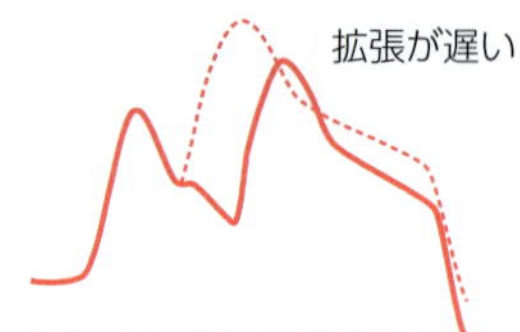

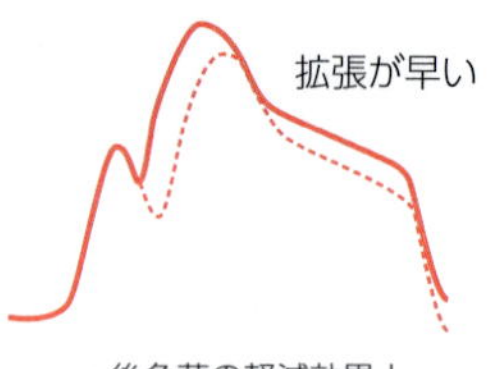

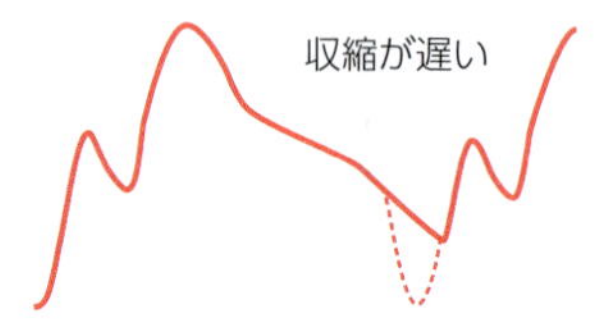

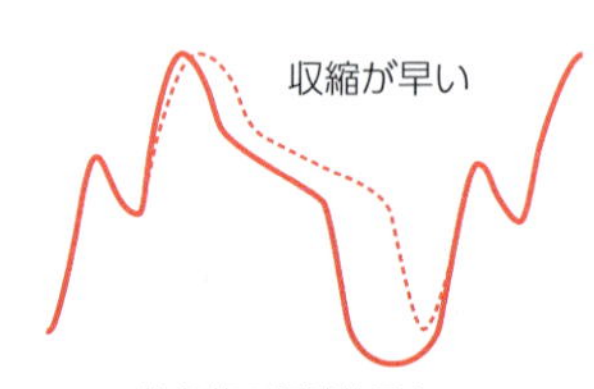

心電図波形のノイズや動脈圧波形が鈍ると同期やタイミングの確認は不十分となり，効果は低下するので改善が必要である。電源は生命維持管理装置であるため使用中は瞬時特別非常電源を使用する。

PCPS業務のポイント

「PCPSを入れるよ」と医師から指示が出たら，PCPS挿入・動作準備を開始する。大まかな流れとしては，

①送血・脱血カニューレを選択し医師が挿入

②PCPS回路の充填

③挿入後，送・脱カニューレそれぞれを回路に接続（回路内に空気がないことを確認）

④膜型人工肺へ混合ガスを吹送

⑤動脈圧と回路内血液の色（静脈：暗赤色，動脈血：鮮紅色）を確認しながら遠心ポンプで徐々に灌流量を上げて開始

⑥動脈圧と混合静脈血（SvO_2）を確認

⑦カニューレ類の固定と挿入部より末梢動脈の脈が触れていることを確認

⑧人工肺出口側の血液を採血し，血液ガス分析とACTを測定（駆動中は定期的）

⑨冷温水槽を熱交換器に接続し体温を調節

脱血は心臓前負荷を軽減する。送血は逆行性（心臓からの血流方向と反対）となり後負荷が増加するため，多くはIABPを

臨床指導者の目

SpO_2の測定部位やAライン挿入部位を確認し，閉鎖回路の構成を理解して灌流量や人工肺の設定，ACT，さまざまなモニタや血液データなどから患者状況を把握できるようにしよう。また，mixing zoneを推測しよう。

ACT：activated clotting time（活性化全血凝固時間）

併用して後負荷の軽減や動脈圧の脈圧増大を図る。充填液は生理食塩水やリンゲル液，マンニトールや代用血漿製剤を使用する。遠心ポンプは動脈圧を上回る送血圧が必要(回転数が低いと逆流する)で，開始時はある程度回転数を上げて鉗子操作で行う。灌流量は3〜4L/min，約60mL/kgで全身の循環をカバーすることができるが，心臓からの拍出量や，SvO_2(60〜70%以上が必要)を確認しながら灌流量を調節する。

駆動中は，

- **膜型人工肺のガス交換能は？**
- **灌流量は？**
- **mixing zoneは？**
- **合併症はないか(表4)？**

などを確認していく。

表4 PCPSの合併症

- カニューレーションによる血管損傷
- 大動脈解離・穿孔
- 出血傾向
- 感染症
- カニューレ挿入側の下肢血流障害
- 血栓または空気塞栓症
- DIC
- 溶血
- 腎不全

DIC：disseminated intravascular coagulation

大動脈内では心臓から拍出される血液とPCPSからの血液が合流する「mixing zone(ミキシングゾーン)」が存在する(図8)。これは**冠循環と脳循環の把握に重要**で，評価は右上肢と膜型人工肺の血液ガス分析を同時に測定比較し，両者の結果が同様であれば，全身はすべてPCPSから駆出された血液で灌流されていることが確認できる。相違があれば冠循環と脳循環は心臓からの循環となる。心臓から拍出される血液は人工呼吸器の不適切な設定や生体肺の酸素化不良で必ずしも十分に酸素化されているとは限らない。その場合，上半身は低酸素血症になるおそれがある。従って，右上肢の観血式動脈圧(Aライン)とSpO_2のモニタリングが必要である。

また，PCPS側でも膜型人工肺のガス交換能が低下することで低酸素血症となることがある。原因はウエットラングや血漿リークが考えられ，対処法はフラッシュや混合ガス排気側の保温，回路交換などを行う。灌流量の低下や停止は患者の血管内脱水や動脈解離，回路内凝固，空気の混入，装置のトラブルなどさまざまである。PCPSの不具合は生死にかかわるため，定期的な血液ガス分析・ACTの測定，装置やモニタのアラーム機能を有効利用し早期発見することが大切である。また，故障や破損にも備え，予備の回路や装置，手動装置を直ちに使用できる体制をとる。

図8 mixing zone

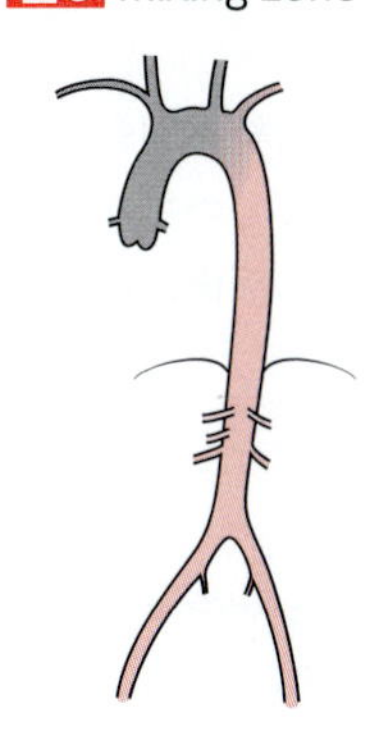

4th Step 治療記録の記載

学生が何を学ぶべきか

記録項目を理解し，経時的変化から患者状況の変化を読み取ることができるようにしよう。また，過去のデータから今後の改善点などを考察していこう。

治療記録の項目は，IABPとPCPSで多少異なる。

共通項目としては，・氏名・年齢・性別・使用物品がある。上記項目以外にIABP(図9)は，

- **チェック日時**
- **バルーンの容量設定**
- **アシスト比**
- **トリガーの種類**
- **タイミング**

を記載する。

PCPS(図10，11)は，

- **血液のサンプリング時や設定変更時の日時**
- **遠心ポンプの回転数**
- **灌流量**
- **動脈圧**
- **肺動脈圧**
- **中心静脈圧**
- **SvO_2，心係数**
- **ガスブレンダからの吹送量**
- **F_IO_2**
- **体温**
- **ACT**
- **持続ヘパリン量**
- **血液ガス分析**

などを記載して経時的変化を把握する。また，看護師が使用するチェックリストや電子カルテなどから合併症の有無，昇圧剤などの薬剤使用量を確認し，誰が見ても患者状況を把握できるようにする。

経過記録やチェックリストは補助循環の効果と経過観察，イベントや異常の早期発見に役立つ。また，症例ごとの振り返りや集積データを解析し，結果を探ることで今後の医療に活かすことができる。

図9 IABP記録

IABP記録

年　月　日　　　　　　装置No.　CS300，CS100　No.

ID		Pt Name		Age	才	sex	♂ / ♀
病棟		術者Dr		Balloon	Xeon 35cc / Yamato cc		

Start time	/ :	トリガー	ECG / BP
Stop time	/ :	Total time	hr

始業点検

確認事項		点検者
ケーブル、チューブ類確認	OK / NG	
トランスデューサ、電極の確認	OK / NG	
ヘリウム残圧計の圧確認	kg f /cm²	

稼動中点検記録

月 / 日 時	容量設定	IAB比	トリガー	タイミング確認	備考	サイン
/ :		:	ECG / BP	OK / NG	*Start時*	
/ :		:	ECG / BP	OK / NG		
/ :		:	ECG / BP	OK / NG		
/ :		:	ECG / BP	OK / NG		
/ :		:	ECG / BP	OK / NG		
/ :		:	ECG / BP	OK / NG		
/ :		:	ECG / BP	OK / NG		

終業点検

確認事項		点検者
本体の清掃	OK / NG	
ケーブル、チューブ類	OK / NG	
ヘリウム残圧計の圧確認	kg f /cm²	
バッテリー充電動作の確認	OK / NG	
ファンの動作確認	OK / NG	

備考

Balloon Lot No

市立旭川病院　臨床工学室

図10 PCPS記録表

PCPS記録表

No　　－　　－

ID＿＿＿＿　患者氏名＿＿＿＿様　年齢＿＿齢　性別 ♂・♀　身長＿＿cm　体重＿＿kg

原疾患＿＿＿＿　PCPS導入経過＿＿＿＿

人工肺＿＿＿＿　回路＿＿＿＿　カニューレ　A　　V

開始時間　月　日　:　　終了時間　月　日　:　　灌流時間　日　時間　分

転帰（合併症も含む）＿＿＿＿

血液検査データ

	No1	No2	No3	No4	No5	No6	No7	No8	No9	No10	No11	No12	No13	No14	No15	No16	No17	No18	No19	No20
Time																				
PH																				
CO_2(mmHg)																				
O_2(mmHg)																				
Na(mEq/L)																				
K(mEq/L)																				
Ca(mEq/L)																				
Hg(g/dl)																				
Ht(%)																				
HCO_3																				
BE																				
BS(mg/dl)																				
Lac(mg/dl)																				

図11 PCPS経過表記録

PCPS経過表　　ID　　　　　患者氏名　　　　　様　　No　　－　　－

TIME(Day/hour/min)	RPM	QB(mL/min)	AP(mmHg)	PA(mmHg)	CV(mmHg)	SVO_2(%)	C.I(L/min)	Gas(L/min)	FiO_2(%)	Temp(℃)	ACT(sec)	Heparin(IU/h)	COMENT

5th Step 業務後の器材点検

終業点検は次回の緊急時使用に備え，清掃をしながらケーブル類を含めた装置の破損がないかを確認する。IABPはヘリウムガスの残量，心電図リード，トランスデューサケーブルの必要物品が揃っていることを確認する。カテーテルは使用した段階で所定場所へ補充する。PCPSは鉗子の洗浄や滅菌，回路と充填液を補充して次に備える。

補助循環装置はバッテリを搭載し40～120分間駆動が可能である。従って，保管時には必ず充電が必要となる。

（窪田將司）

■参考文献

1) 日本循環器学会，ほか：ST上昇型心筋梗塞の診療に関するガイドライン(2013年改訂版). p4-20,
http://www.j-circ.or.jp/guideline/pdf/JCS2013
2) 鷹橋　浩：IABPのこれだけチェックリスト10. HEART nursing, 26(11): 6-23, 2013.
3) 中田　充：心臓カテーテル室で使用される補助循環装置. 全国循環器撮影研究会誌, 23: 80-83, 2011.
4) 大上哲也：大動脈バルーンパンピング(IABP). はじめての補助循環. ナースのためのIABP・PCPS入門書(向原伸彦，監). p.28-31, メディカ出版, 2013.
5) 安野　誠：PCPSで注意すべきトラブル・合併症・観察. 呼吸器・循環器達人ナース, 35(4): 65-74, 2014.
6) 後藤　武，ほか：PCPS施行中のMixing Zoneに関する数値シミュレーション. 体外循環技術, 39(1): 47-50, 2012.

5 補助循環（補助人工心臓：VAD）

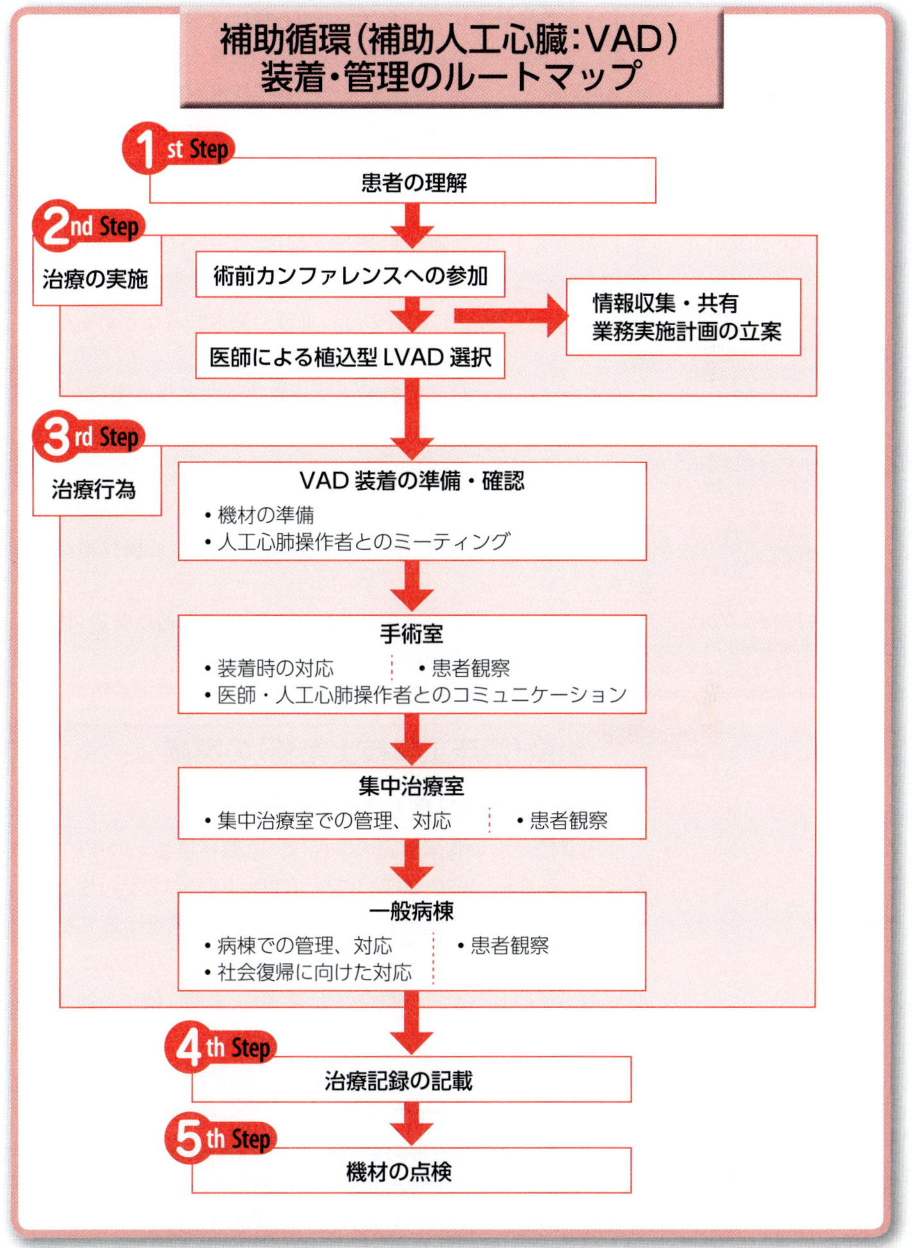

1st Step 重症心不全とは

DCM：dilated cardiomyopathy
HCM：hypertrophic cardiomyopathy

ANP：atrial natriuretic peptide
BNP：brain natriuretic peptide
CK：creatine kinase
LVEF：left ventricular ejection fraction

VAD：ventricular assist device

学生が何を学ぶべきか

心不全には，左心不全と右心不全があり，それぞれに原因と特有の症状がある。
心不全の症状や検査所見からNYHA分類，Killip分類などがあり，標準的な治療方法が示されている。

NYHA：New York Heart Association

心不全とは，虚血性心疾患，弁膜症，先天性心疾患，また拡張型心筋症（DCM），肥大型心筋症（HCM）などの心筋症が原因で，心臓のポンプ機能がきわめて低下することにより，全身に十分な血液が送れず，また血液が心臓に返らないことからうっ血状態になり，全身に体液が貯留してしまう状態をいう。心不全の症状としては，チアノーゼ，血圧低下，動悸，浮腫，胸水・腹水貯留，呼吸困難などがある。血液検査所見としては，ANP（心房性ナトリウム利尿ペプチド）やBNP（脳性ナトリウム利尿ペプチド）の上昇，CK，CK-MB，トロポニンTの上昇などがみられる。画像診断での心エコーでは，一般的にLVEF値が指標に用いられることが多く，胸部X線画像所見では，心陰影の拡大，肺野のうっ血像，胸水貯留などがみられる。

心不全の治療には，内科的に薬物療法，非薬物療法（ペースメーカ植込みなど）があるが，これらの内科的治療で回復しない心不全を**重症心不全**という。

重症心不全に対しては，外科的治療法としてバイパス術や弁形成術，補助循環装置（補助人工心臓：VAD），心臓移植などがある。

ここでは，心不全の外科的治療法として補助循環装置（補助人工心臓）について説明する。

2nd Step 治療（臨床工学技士業務）の実施

医師による植込型LVAD選択

植込型LVADの保険償還の要件は，心臓移植までのBTT[*1]が前提となるが，BTC，DT，BTB，BTD，BTRなどでの使用もある。そのため，植込型LVADの適応基準を考慮する必要がある。補助人工心臓の適応はINTERMACSをモデルにしたJ-MACSでのレベルで分類される（表1）。また，個々の病態に関する適応は，関連学会より厚生労働省に提言した「植込型補助人工心臓」実施基準（2010.11.16案）に集約されている（表2）。項目としては，心不全の重症度，年齢・体格，薬物治療・非薬物治療（心臓再同期治療など），補助循環，先天性疾患，合併症の有無，家族のサポート体制などがある。また，除外基準も把握しておくことがたいへん重要である。

＊1

BTT：bridge to transplantation
心臓移植までの待機期間に使用すること。

BTC：bridge to candidacy
心臓移植適応の判断を保留してVADを使用すること。

DT：destination therapy
心臓移植の可能性がない症例であるが，予後を改善するためにVADを使用すること。

BTB：bridge to bridge
植込型LVADの適応がない症例で救命的に体外設置型VADを使用したが，移植適応にまで状態が回復した際，心臓移植までの待機期間に植込型LVADを使用すること。

BTD：bridge to decision
心原性ショックの重症心不全症例は心臓移植適応の判断が困難である。判断ができるまで救命目的で使用すること。

BTR：bridge to recovery
重症心不全にてVADを使用してから，自己心機能が回復すること。

表1 INTERMACS（J-MACS）Profiles

レベル	INTERMACS	J-MACS	INTERMACSのニックネーム	VAD適応決定までの時間
1	Critical cardiogenic shock	重度の心原性ショック	Crash and burn	hours
2	Progressive decline	進行性の衰弱	Sliding fast	days
3	Stable but inotrope dependent	安定した強心薬依存	Dependent stability	few weeks
4	Resting symptoms	安静時症状	Frequent flyer	months
5	Exertion intolerant	運動不耐容	House-bound	
6	Exertion limited	軽労作可能状態	Walking wounded	
7	Advanced NYHA Ⅲ	安定状態		

AHA／ACC	Stage A	Stage B	Stage C	Stage D
NYHA		Ⅰ	ⅡⅢ	Ⅳ

INTERMACS／J-MACS　7　654　321
心臓移植医学的緊急度　2　1

（文献4より引用）

INTERMACS：Interagency Registry for Mechanically Assisted Circulatory Support
J-MACS：Japanese registry for Mechanically Assisted Circulatory Support

表2 「植込型補助人工心臓」実施基準(2010.11.16案)

対象	疾患・病態	心臓移植適応基準に準じた末期的重症心不全で，対象となる基礎疾患は，拡張型および拡張肥大型心筋症・虚血性心筋疾患・弁膜症・先天性心疾患・心筋炎後心筋症などが含まれる。
選択基準	心機能	NYHA：クラスⅢ～Ⅳ(Ⅳの既往あり)
	ステージ	D(重症の構造的疾患があり，最大限の内科治療にもかかわらず，安静でも明らかな心不全症状がある患者)
	薬物治療	ジキタリス・利尿薬・ACE阻害薬・ARB・硝酸塩・β遮断薬などの最大限の治療が試みられている。
	強心剤・補助循環	ドブタミン・ドパミン・エピネフリン・ノルエピネフリン・PDE Ⅲ阻害薬などに依存，またはIABP・体外設置型補助人工心臓などに依存。
	年齢	65歳以下が望ましい(身体能力によっては65歳以上も考慮する)。
	BSA(体表面積)	システムにより個別に規定。
	血行動態	Stage D・NYHAクラスⅣの既往。
	条件	他の治療では延命が望めず，また著しくQOLが障害された患者で，治療に参加することで高いQOLが得られ，長期在宅治療が行え，社会復帰が期待できる患者。
	治療の理解	補助人工心臓の限界や併発症を理解し，家族の理解と支援が得られる。
除外基準	感染症	重症感染症
	呼吸器疾患	●重度のCOPD
		●高度の肺高血圧症
		●30日以内に発症した肺動脈塞栓症
	循環器疾患	●開心術後早期(2週間程度) ●治療不可能な腹部動脈瘤や重度の末梢血管疾患 ●胸部大動脈瘤※・心室瘤※・心室中隔破裂 ●中等度以上の大動脈弁閉鎖不全症※・大動脈弁位機械弁※ ●胸部大動脈に重篤な石灰化
		※経験数の多い施設において，手術リスクを高めることなく同時手術により修復可能と判断されるものは除外とならない。
	神経障害	●重度の中枢神経障害 ●薬物中毒またはアルコール依存の既往 ●プロトコールに従えない，あるいは理解不能と判断されるほどの精神神経障害
	その他の臓器不全	●重度の肝臓疾患 ●重度の出血傾向・高度慢性腎不全・慢性腎不全による透析症例・癌などの生命予後不良な悪性疾患・膠原病などの全身性疾患・インスリン依存性重症糖尿病
	妊娠	妊娠中
	その他	著しい肥満・輸血拒否など施設内適応委員会が不適当と判断した症例

(文献4より引用)

ARB：angiotensin Ⅱ receptor blocker

QOL：quality of life

COPD：chronic obstructive pulmonary disease

情報収集・共有

医師，看護師，臨床工学技士などの情報収集方法としては，医師主導の術前カンファレンスに参加することや電子カルテでの情報収集などがある。術前カンファレンスは事前，または緊急手術の場合は直前に行われるので，そこで患者情報，術式，装着手順，注意点などを確認する。また，電子カルテでは，治療記録や血液検査結果や画像診断情報なども確認しておく必要がある。

臨床指導者の目

VADの機種選択時には，流体性能や生体適合性，VAD本体の耐久性も考慮する必要がある。また，長期使用を鑑みると，機器トラブル発生率や使用上の不都合，メーカー情報などの使用上の経験も検討項目となる。患者の年齢，性格，家族支援などの家庭環境も大きな要因となることがある。

業務実施計画の立案

患者の体格，性別，心不全症状の状態などからVADの機種が選択される。例えば，体格の小さい女性患者の場合は，患者の体内に置けるようにVADポンプ本体が小さい機種が選択される。

機器の構造としては，ポンプ内の羽根車（インペラ）が軸で固定されている機種（**第2世代**）や，抗血栓性に優れた軸のない磁気浮上型や動圧浮上型のインペラをもつ機種（**第3世代**）がある。また，外部バッテリ以外にコントローラ本体内に内蔵バッテリを装備する装置もある。各VADの特徴，操作性を理解しVAD植込み後の患者QOLを考慮して選択されるべきである。

指導者が何をどこまで教えるべきか

HeartMate Ⅱ，EVAHEART，Jarvik2000，DuraHeartなどの各VADの特徴を明確にして指導する必要がある。また，各機器の動作原理も説明する必要がある。

治療への技術支援評価

VAD植込み後も患者の状態によっては設定を変更していなくても，**流量**や**電力量**などが変化する。そのような場合は，機器のアラームイベントを調査し，機器の現在の状態を確認して医師に報告する。状態によっては，VADの設定変更や輸液負荷，画像検査を実施する必要がある。患者の状態が安定していれば，退院に向けてリハビリテーションやVAD取扱いのための患者教育などを開始する。リハビリテーション実施中はVAD設定の確認や変更などが必要になることがある。日常生活のさまざまな状態での記録や観察をしながら，常に患者パラメータや設定に注意する必要がある。

3rd Step 治療行為(全般・技士業務)に関して学習するポイント

VAD装着の準備，確認(例：HeartMate Ⅱ™)

術前よりVAD植込みに必要な機材を準備する。主な準備機材としては，HeartMate Ⅱ™インプラントキット(ポンプ，システムコントローラなど)，パワーモジュールやシステムモニター，バッテリーがある。バッテリーは術前にバッテリーチャージャで充電しておく必要がある。手術中，術野で使用するポンプのサイザーやトンネラの準備も忘れないように確認する(図1)。当院では，患者のイニシャルや生年月日，執刀医や診断名などを記載するトラッキング用紙の管理も臨床工学技士が担当している。

図1 HeartMate Ⅱ™の機材と名称

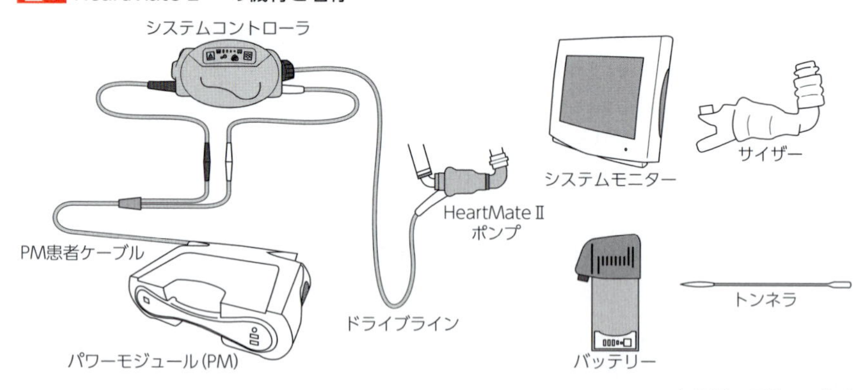

(ソラテック社，ニプロ)

装着時の対応，患者観察，記録

臨床指導者の目

HeartMate Ⅱの最低回転数である6,000 rpmで5分間の試運転を実施する。この時点で動作しない，異常な音がするなどのトラブルがあればポンプ本体の交換が必要となる。また，運転後にもトラブルの可能性があるため，予備システムコントローラの準備・設定をしておく。

手術開始後は，ポンプを体内に収めるためのポケットが作成されるまでに，執刀医以外の医師とともに術野外の清潔台でポンプを清潔に組み立て，試運転を実施する。また，パワーモジュールやシステムモニターも準備し術野外で待機させる。

ポンプが体内のポケット内に埋植され，ドライブラインが術野から術野外の臨床工学技士に手渡されたら，臨床工学技士がドライブラインとシステムコントローラを接続し，医師の指示を待つ。

医師のポンプ動作開始の指示があれば，初期設定として**最低回転数の6,000 rpmで運転を開始する**。開始時に異常がなければ，その後も医師の指示の下，至適流量が出るまで，患者パ

指導者が何をどこまで教えるべきか

VADの運転開始時にポンプ回転数設定や流量の監視も重要であるが，VAD開始後に人工心肺を離脱していくが，VADのポンプ回転数を上げながら人工心肺を離脱する際は，循環血液量の調整や灌流圧の変化に注意するよう指導する。

ラメータやシステムモニターに表示される流量や回転数，電力値などを監視しながらポンプ回転数を調整し，人工心肺を終了していく。

手術後，集中治療部に移動する際の電源は，パワーモジュール駆動からバッテリー駆動へ変更し集中治療部まで移動する。その際に，予備システムコントローラの設定は本体と同じ設定値にしておく（図2）。

図2 HeartMate Ⅱ™バッテリー駆動

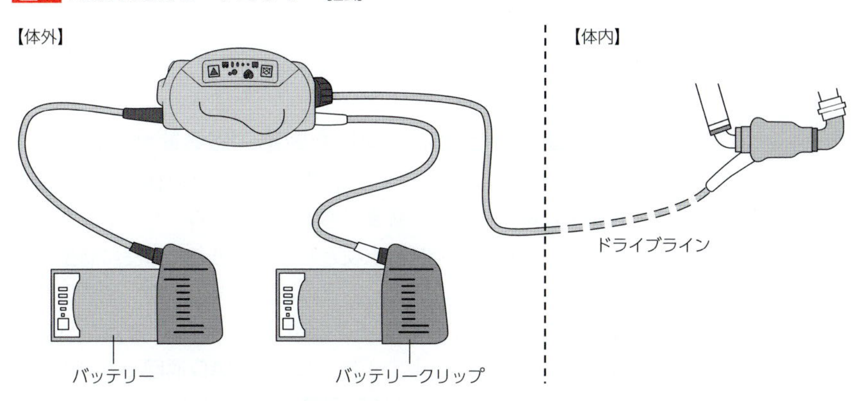

（ソラテック社，ニプロ）

集中治療室での対応，患者観察，記録

学生が何を学ぶべきか

システムモニターに表示されている値からVADの状態を把握する必要がある。各値の臨床的意義と，どのくらいの数値であるべきなのかを考える。

集中治療部へ移動後，電源を再度バッテリ駆動からパワーモジュール駆動へ変更し，システムモニターにて流量やポンプ回転数，電力値などがモニタリングできていることを確認する。パワーモジュールやシステムモニター付近には，バッテリー，バッテリーチャージャ，予備システムコントローラを備え付けておく。

移動直後に医師が心拍数，血圧，中心静脈圧，心エコー像などの患者パラメータを評価し，再度HeartMate Ⅱ™の流量設定を臨床工学技士に指示し再設定を実施することがある。再設定後は，記録用紙に**流量**や**回転数**，**電力値**，**患者パラメータ**などを記載する。

集中治療部では，臨床工学技士が毎日記録用紙に，流量や回転数，電力値，患者パラメータを記載している。また，システムモニターでHeartMate Ⅱ™のイベントやアラームイベント

臨床指導者の目

循環血液量は，心エコー像などから評価し，医師の指示により，輸液負荷や回転数調整が実施される。患者の血中LDH値から溶血の評価，APTT値，PT-INR値から抗凝固の評価を行う。このように常にHeartMate Ⅱの最適な動作管理を行う。

LDH：lactate dehydrogenase
APTT：activated partial thromboplastin time
PT-INR：international normalized ratio of prothrombin time

の有無を確認して，その内容を医師に報告し回転数などの設定値の再検討を依頼する（図3）。

図3 ディスプレイモジュール画面（Clinical）

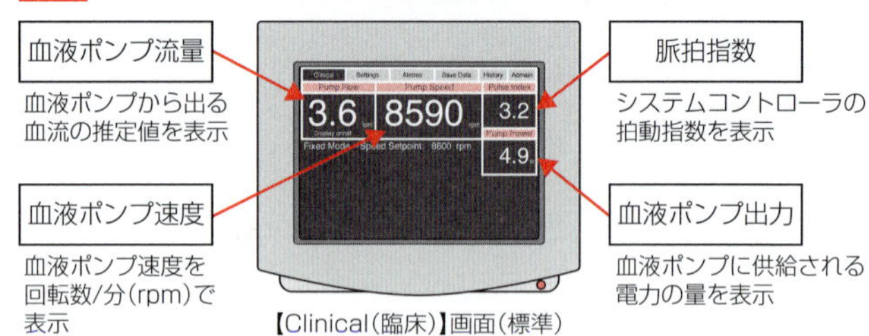

病棟，社会復帰に向けた対応，患者観察，記録

病棟（ハートセンター）では，集中治療部と同様の管理や患者状態を把握することが必要である。そのため，ハートセンターの臨床工学技士は，日常点検として毎日患者の部屋に訪室し患者パラメータ，HeartMate Ⅱ ™の動作状況の点検，患者自身や受け持ち看護師からの情報を収集し記録する。また，当院では，週2回複数の臨床工学技士による**VAD巡回**や，週1回実施される医師らによる**VAD回診**に臨床工学技士が同行し，医師や看護師，理学療法士らとともに患者情報，VAD動作状況の共有をしている。**VAD回診時には，患者パラメータを評価し，医師の指示の下，必要に応じて回転数の調整を実施する**。

病棟での主な業務としては，退院に向けたHeartMate Ⅱ ™の**患者教育**である。患者教育の対象者は，患者本人だけでなく，家族や親族，ヘルパーなどを含むこともたいへん重要である。また，患者が学生の場合は，通学する学校に向かい教師らにも教育を実施することがある。当院での患者教育は，主に臨床工学技士が担当している。指導内容は，当院で臨床工学技士が作成した簡易説明書を用いて指導する（図4）。

簡易説明書の内容は，①構成品の概要，②注意，③日常の操作，④停電・アラーム対応，⑤退院時であり，教育実施時には，HeartMate Ⅱ ™の実機（教育用）を用いて，患者らと臨床工学技士で実施している。

①構成品の概要：各構成品の名称や役割，表示内容，各アラーム内容，バッテリの使用方法や充電方法，バッテリキャリブレーションの方法を説明する。

②注意：全体の注意点，静電気や電磁障害について，電源や電源ケーブル，バッテリ，また，運動・睡眠・シャワー，旅行や自動車での注意点について説明する。

③日常の操作：今後患者自身が行っていく，補助人工心臓の日常点検方法，電源切り替えの方法(パワーモジュールからバッテリ，バッテリからバッテリ，バッテリからパワーモジュールなど)を写真などを用いて丁寧に説明する。

④停電・アラーム対応：停電時の対処方法，各アラームの原因と対処方法，システムコントローラの交換方法を説明する。

⑤退院時：トラベルバッグの収納方法，パワーモジュールの取り外しや接続の仕方，チャージャの持ち運び方や接続の仕方などを説明する。

この簡易説明書を用いて患者教育を実施し，最終的には試験を行う。**患者本人だけでなく関係者らも試験を受けてもらい，合格する必要がある**。合格するまで何度も再教育し試験が実施される。試験に合格することは退院に向けて非常に重要である。また，臨床工学技士による教育は，患者や関係者だけでなく，**医師や看護師などのスタッフにも実施される**。

当院では退院後，1カ月に1度患者が通常外来を受診する。その際に，診察に追加して臨床工学技士がHeartMate Ⅱ™の動作状況点検やイベントやアラームイベントなどを調査し記録する。もし，機器に問題があれば医師に報告する。また，6カ月に1度の外来受診時には臨床工学技士による患者への再教育を実施しており，間違った手順がないか，わからないことがないか聴取して対応している。

図4 HeartMate Ⅱ™簡易説明書(大阪大学医学部附属病院)

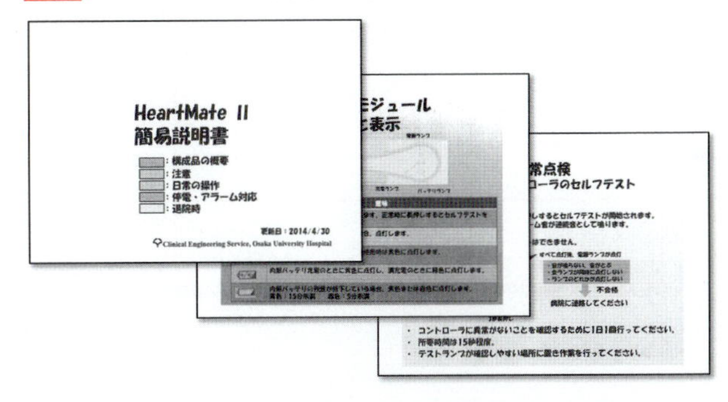

4th Step 治療記録の記載

学生が何を学ぶべきか

VADの機種によっては，表示されている項目や数値の情報量が限られている。その項目や数値より，VADの状態が今どうなっているのかをVADの構造の違いや動作原理も含めて考慮する必要がある。

VADの運転記録は，術中でVADの運転を開始した時点から行われる。VADは，一旦体内に埋植されると次の施術まで取り出すことができないため，不具合時にすぐに対応することが困難である。そのため，日常点検時の患者パラメータの変化やVADの表示値の変化を確認し，常にVAD動作状況を推測する必要がある。また，VAD情報だけでなく医師，看護師，患者自身や患者パラメータから得られるすべての情報が，その後の管理において非常に重要である。ここでは，当院の病棟でのVAD管理表（表3）と病棟VAD対応記録（表4）を表示する。

VAD管理表には，各VAD患者のベッドサイドでVADの表示値を記載している。ポンプ回転数の設定値や流量，電力値，アラーム設定などを確認している。流量の低下や電力値の上昇などが認められれば，医師に報告する。電力値などは少しずつ変化することもあるので，経時的な変化を見落とさないように注意する。

臨床指導者の目

Pump Flow表示の[---]は，推定された流量でない場合に表示され，おおよそ3L/min以下であり，Pump Flow表示が[+++]の場合は，おおよそ10L/min以上である。
Low Speed Limitは最低ポンプ速度設定で，Pump Speedが最低ポンプ速度設定より低くなると，アラームメッセージが表示される。

表3 VAD管理表（HeartMate Ⅱ）（抜粋）

病棟	E9	W9	E9	W9	E9
患者名	A	B	C	D	E
Pump Speed (rpm)	8400	8800	8790	8800	8400
Pump Flow (lpm)	—	4.7	3.9	4.2	—
Pump Power (W)	5.6	5.5	5.2	5.7	5.4
Pulse Index	6.1	3.5	4.0	5.2	6.3
Low Speed Limit (rpm)	8000	8400	8400	8400	8000

表4 病棟VAD対応記録（抜粋）

日付	時刻	依頼者	機種	対応者	依頼分類	依頼内容	対応内容
2016/○/○	9:00	E9	HeartMate Ⅱ	A	アラーム・イベント	●●さんのアラームについて聞いていますか？	朝方にLowFlowアラーム発生を確認
2016/◆/◆	12:00	◆◆看護師	Jarvik2000	B	アラーム・イベント	据え置き型バッテリーの使用可能時間が短い。	メーカー連絡。
2016/■/■	15:00	E9	HeartMate Ⅱ	A	質問・連絡・依頼	ドライブライン固定ベルトのサイズが小さいので別のサイズをお願いしたい。	S-Mサイズを引き取り、L-XLサイズを渡した。
2016/△/△	10:00	E9	EVAHEART	C	アラーム・イベント	リハビリ中に消費電力が上昇したので、一度見て欲しい。	消費電力が上昇しているため、流路洗浄を実施した。

病棟VAD対応記録には，医師，看護師，患者，他の臨床工学技士などからの依頼内容と対応内容を記載している。依頼の多くはVADの使用方法の確認や教育であるが，アラーム発生時の対応や，ポンプ回転数の設定変更などは，他のスタッフにも**情報共有**する必要があるため，電子カルテ上で確認できるように記録を残している。また，この情報を医師主導のVAD回診時にも報告しており，今後の方針を決定することもあるので情報の整理も大変重要である。

5th Step 機材の日常点検

学生が何を学ぶべきか

VAD植込み後は，装着した状態で社会復帰を果たした後の点検も重要である。点検計画書，トラブルシューティングを含め確認すること。

VADは，植込みが実施されると，24時間動作している機器のため，始業点検や終業点検はできない。そのため，日常点検としてのHeartMate Ⅱの**動作確認（設定回転数，電力値），システムコントローラのセルフテスト**や**パワーモジュールのセルフテストの実施**，**電源ケーブルなどの接続確認**，**バッテリー管理**が非常に重要である。

当院では，入院中は看護師や臨床工学技士が日常点検を実施しているが，患者教育実施後より，これらの日常点検や機器の操作を患者自身が実施できるように指導している。またトラブル時には，すぐに予備コントローラへ交換できるように**予備コントローラの管理**も常に重要である。

補助人工心臓は，医療従事者だけが扱う機器ではなく，ほぼすべてを患者自身が管理する機器である。そのため，補助人工心臓の管理方法を「**正確でわかりやすく安全に使用できる**」ように指導することが臨床工学技士の大切な役目である。

（平野　匠）

■参考文献

1）HeartMate Ⅱ取扱説明書．THORATEC.
2）HeartMate Ⅱ操作説明書．THORATEC.
3）HeartMate Ⅱ患者用ハンドブック．THORATEC.
4）日本循環器学会/日本心臓血管外科学会合同ガイドライン（2011-2012年度合同研究班報告）：重症心不全に対する植込型補助人工心臓治療ガイドライン
5）循環器病の診断と治療に関するガイドライン（2010年度合同研究班報告）：急性心不全治療ガイドライン（2011年改定版）
6）循環器病の診断と治療に関するガイドライン（2009年度合同研究班報告）：慢性心不全治療ガイドライン（2010年改定版）
7）上田裕一：最新人工心肺 理論と実際 第四版，第16章 補助人工心臓．p.231-239，名古屋大学出版会，2011.
8）許俊鋭，山田芳嗣，百瀬直樹：心臓手術の実際 Part3 植込み型LVAD（HeartMate Ⅱ®）と体外循環法．p.155-167，学研メディカル秀潤社，2014.

6 心臓ペーシングおよび心血管カテーテル関連治療領域 ①ペースメーカ（体内式）

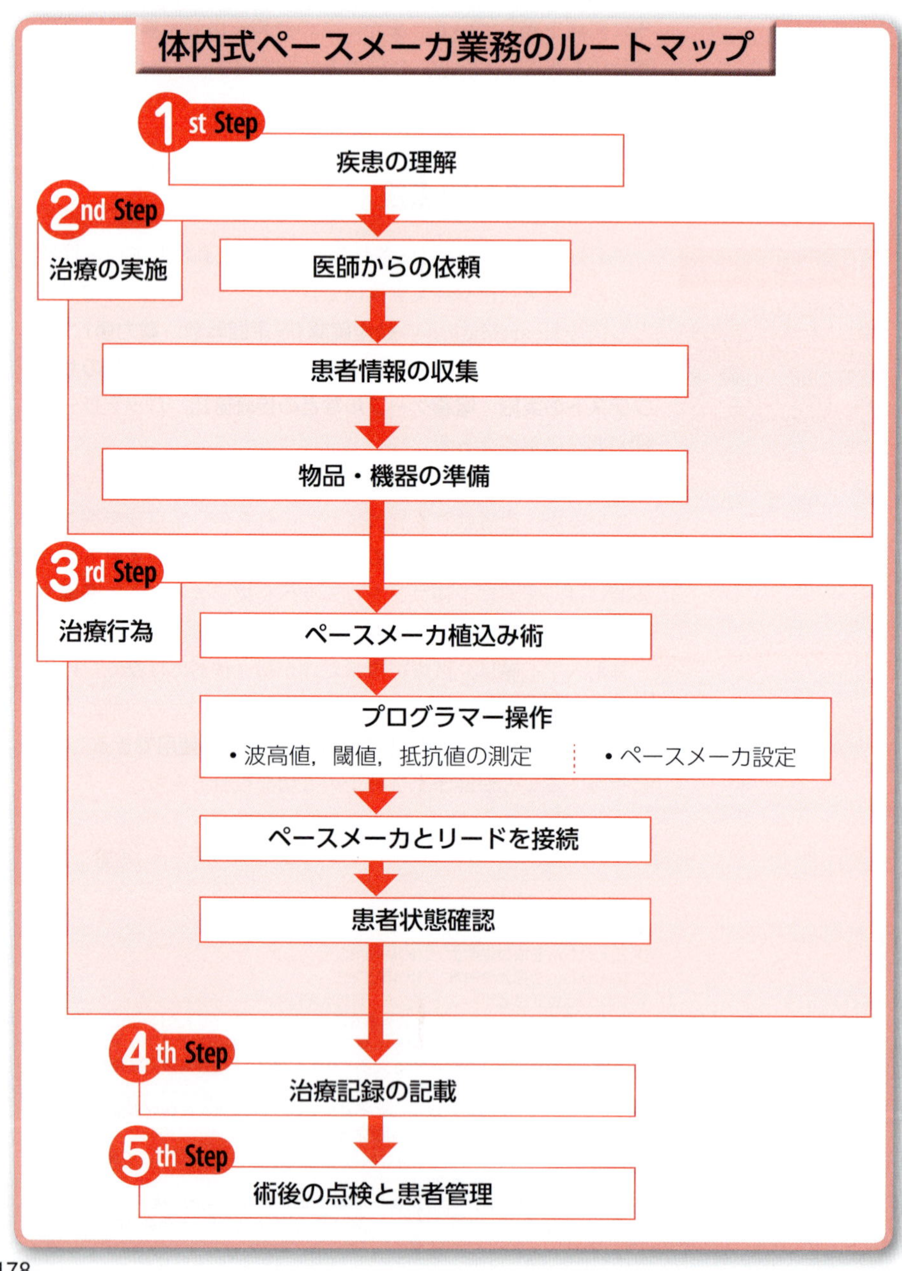

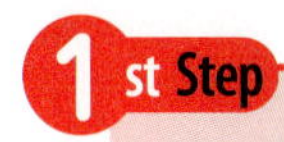

房室ブロックとは

心房と心室の中継点である房室結節の障害により，**心房から心室への刺激伝導が遅延，途絶する状態**である。房室ブロックの原因は，一般に加齢に伴う刺激伝導系を含む心筋の変性，線維化などである。その他，二次的なものとして虚血性心疾患，心筋症，心筋炎，サルコイドーシスなどに伴うものが挙げられる。房室ブロックは，Ⅰ度房室ブロック，Ⅱ度房室ブロック（Wenckebach型，MobitzⅡ型），Ⅲ度房室ブロック（完全房室ブロック）に分類される（図1）。

図1 房室ブロックの分類

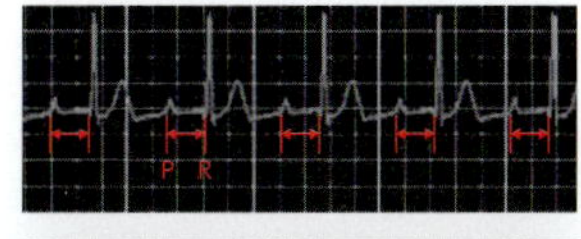

Ⅰ度房室ブロックは心房から心室への伝導時間が延長したもの。
PR間隔が延長しただけで，リズムは規則的で心拍数にも影響はない。

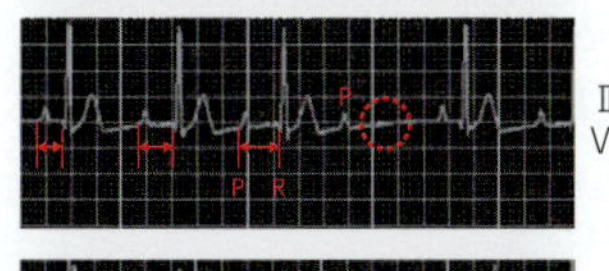

Ⅱ度房室ブロックはときどき心房から心室への伝導が途絶えたもの。
Wenckebach型はPR間隔が徐々に延長し，そのうちQRS波が脱落する。

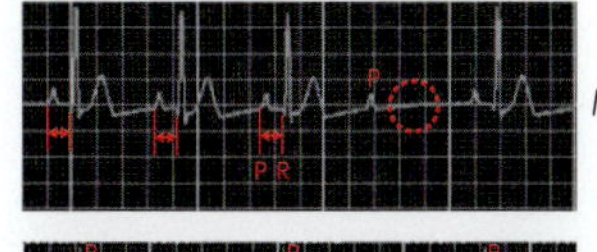

MobitzⅡ型は，PR間隔が正常だが，いきなりQRS波が脱落する。

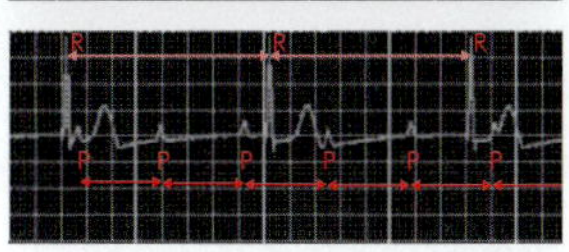

Ⅲ度房室ブロックは心房から心室への刺激伝導が完全に途絶えたもの。
心房から心室へ伝導がないので，心室では補充収縮がおこり，
P波とQRS波は無関係に現れる。P-P，R-R間隔は一定。

症状としては**動悸，息切れ，めまい，失神発作**がある。Ⅰ度房室ブロックとWenckebach型房室ブロックは，原則経過観察であるが，後者で激しいスポーツ（トライアスロン，登山など）を行う際は運動負荷心電図検査を行う。MobitzⅡ型房室ブロックはⅢ度房室ブロックに移行しやすいため，症状があればペースメーカ植込みを考慮する。

Ⅲ度房室ブロックは著明な徐脈になり，**失神発作（アダムス・ストークス症候群）**を引き起こす可能性があり，ときには突然死することもある。そのため速やかに体外式ペースメーカ（一時的ペースメーカ）治療を行う。状況によっては，緊急対応として薬剤（アトロピン，β刺激薬）投与や経皮ペーシングを行い，体外式ペースメーカ治療までのつなぎとする。このように**Ⅲ度房室ブロックは，原則として体内式ペースメーカ（恒久的**

体外式ペースメーカ
→P.189

ペースメーカ)植込みの適応となる。

またペースメーカ治療の合併症として，植込み中には鎖骨下静脈穿刺の際の気胸，リードによる穿孔，植込み後早期にはリード位置移動(dislodge)によるセンシング・ペーシング不全，植込み部の血腫形成や感染，植込み後遠隔期にはリードの断線，植込み部の皮膚の壊死や感染，静脈閉鎖などがある。

2nd Step 治療(臨床工学技士業務)の実施

医師からの指示箋

氏名，患者，ID，性別，年齢，疾患は完全房室ブロックで体内式ペースメーカの適応のため医師より依頼あり。

患者情報の収集

カルテより既往歴，身長，体重，体外式ペースメーカの有無，植込み部位を確認する。植込み部位は右でも左でもよいが，一般的には利き腕の反対側に植込むことが多い。透析患者の場合はシャントの反対側に植込む。

物品や機器の準備

使用する物品や機器を準備する(図2)。

物品：ペースメーカ
(**シングルチャンバ型***1 あるいは**デュアルチャンバ型***2)
リード
(**スクリューインリード***3，あるいは**タインドリード***4)，
シースセット
清潔なPSAケーブル

機器：プログラマー
電気メス
透視装置

*1 **シングルチャンバ型**
心房と心室のどちらか一方にリードを留置し，片方のみ監視し治療する。

*2 **デュアルチャンバ型**
心房と心室の両方にリードを留置し，両方を監視し治療する。

*3 **スクリューインリード**
先端がスクリューになっており心筋にねじ込んで留置する(図3)。

図3 スクリューインリード

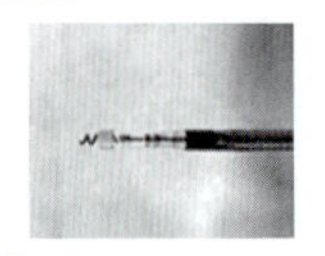

*4 **タインドリード**
先端がひげ状の突起物でいかりのようになっており，心腔内の肉柱に引っ掛けて心筋に留置する(図4)。

図4 タインドリード

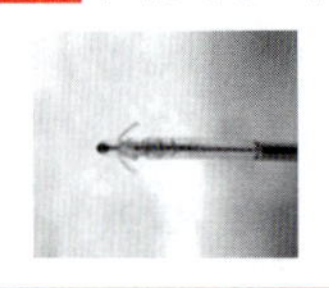

PSA：pacing system analyzer

Step up Column

現在新規で植込むペースメーカは，ほとんどが条件付きでMRI検査が可能である。これまでペースメーカ植込み患者のMRI検査は，装置から生じる強力な磁場の影響により，ペースメーカやリード，その作動に影響を及ぼし，患者に重篤な合併症をきたす危険性があるため検査は不可能だった。しかし2012年10月より条件付きでMRI検査が可能なペースメーカが上市された。施設基準，ペースメーカ本体，リード，MRI装置，当日のペースメーカチェックなど複数の条件があり，すべてクリアできればMRI検査は可能である。

図2 物品や機器の準備

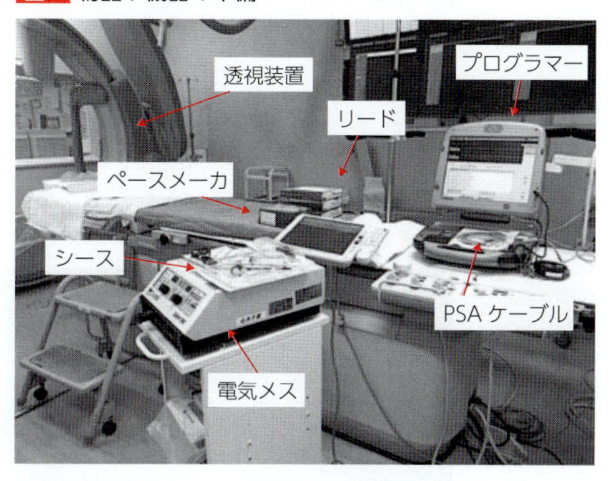

術前に体外式ペースメーカを使用していない場合は，有事に備えてカテーテル電極と一緒に準備しておく。

3rd Step 治療行為（全般・技士業務）に関して学習するポイント

ペースメーカ植込み術

1 鎖骨下静脈造影

点滴ルートより造影を行い，植込み側の鎖骨下静脈が閉鎖していないかを確認する（図5）。閉塞していればリードの挿入ができないため，反対側からの植込みとなる。

臨床指導者の目

術前に造影しておけば，静脈穿刺時のガイドになり，気胸のリスクを減らすこともできる。

図5 鎖骨下静脈造影

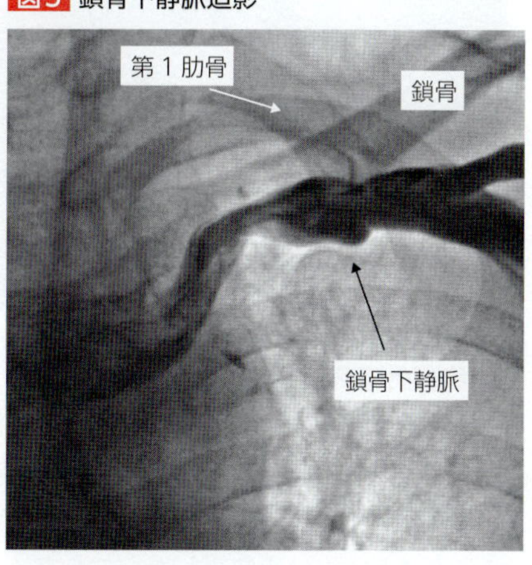

2 消毒，局所麻酔

感染予防のため当院では速乾性アルコールで消毒し，その後イソジンで前胸部・頸部・腋窩に至る広範囲を消毒する。消毒後ドレープで覆い，術野を固定し余分な露出を防ぐ。麻酔は局所麻酔で行い，植込み側の皮下を麻酔する（図6）。

臨床指導者の目

イソジンは乾燥するときに最も殺菌力が強くなるため，消毒後はすぐにドレープで覆わず乾くまで待つ。

図6 消毒，局所麻酔

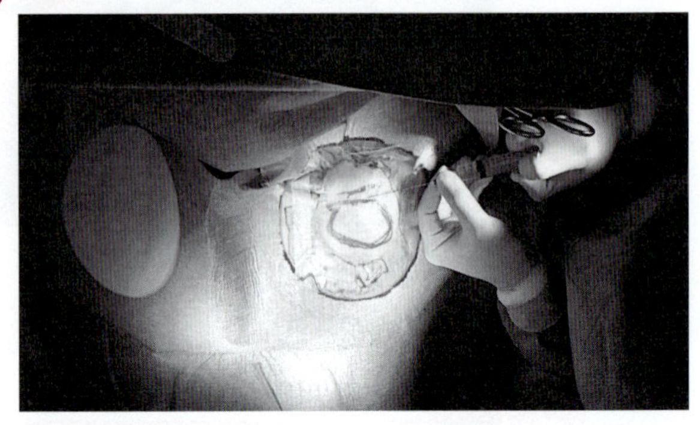

3 皮下ポケットの作成

左または右鎖骨の下2〜3cm程度の前胸部に4〜5cm程度の皮膚切開を行い，皮下組織と大胸筋の間を剥離しペースメーカが入るポケットを作成する（図7）。

図7 ポケット作成

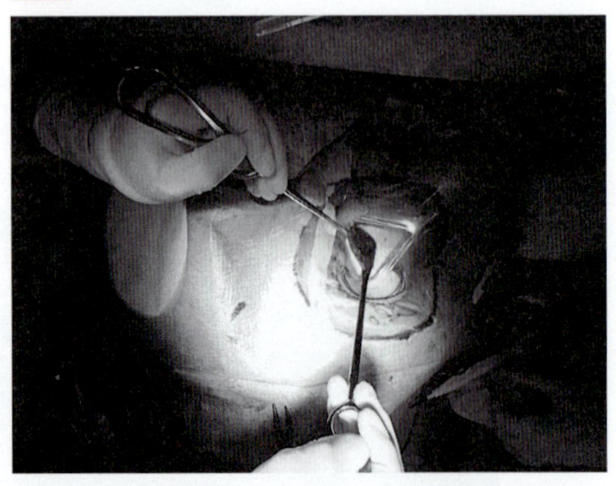

4 胸郭外穿刺法，リード挿入

鎖骨下静脈造影を参考にし，**穿刺部位は第1肋骨と鎖骨下静脈が交差する部分**で，第1肋骨内縁を超えないようにする（図8）。鎖骨下静脈を穿刺し，ガイドワイヤーを挿入する。シースにダイレーターを装着したものをガイドワイヤーに通しゆっくり進める。シースが十分に血管内に入った後，ダイレーターとガイドワイヤーを引き抜き，スタイレットを装着したリードをシースに挿入し，心腔内に入ったらシースを引き裂く（ピールアウェイ）（図9）。**心室リードは，三尖弁を通過し心室性期外収縮（PVC）が出ていることで心室に入ったことを確認する。**当院では心房リードは右心耳へ，心室リードは右心室心尖部へ固定する。

臨床指導者の目

第1肋骨より内側（×印）では肋鎖靭帯が厚くなっているため，ここをリードが通過しているとリードに負担がかかり，リード断線が起こりやすくなる。

図8 胸郭外穿刺法

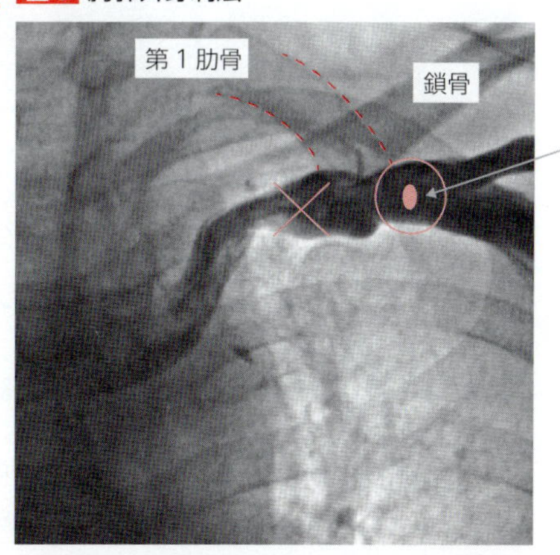

臨床指導者の目

リード挿入時はダイレーターとガイドワイヤーを呼気時に引き抜いたほうが，シースから空気が吸引されるのを予防できる。

図9 シース・リード挿入

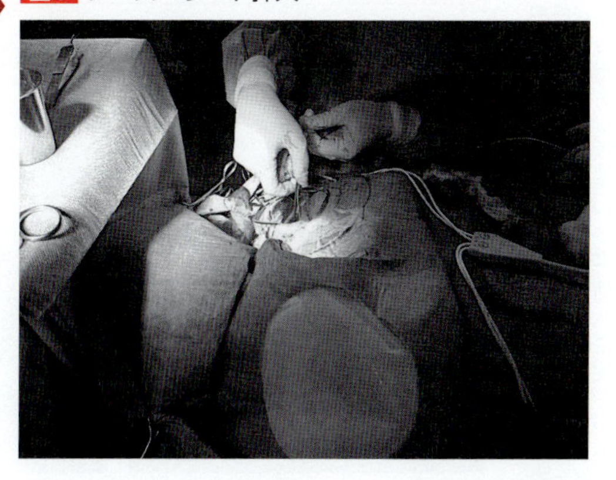

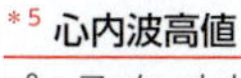

＊5 心内波高値

ペースメーカが自己の心拍（心房波，心室波）を認識するための電位波形の高さ（心内P波高，心内R波高）。この値をもとにペースメーカの感度設定を決める。

＊6 刺激閾値

ペースメーカが心筋を興奮させるのに必要な最小の刺激の強さ（最小出力）。この値をもとにペースメーカの出力設定を決める。

5 心内波高値＊5，刺激閾値＊6，抵抗値の測定，リード位置決定

リードとプログラマーをPSAケーブルで接続し，プログラマーのPSAで心内波高値，刺激閾値，抵抗値を測定する（図10）。心内波高値，刺激閾値，抵抗値のすべての測定値が推奨範囲内に入っていなければ，リード位置を変更し推奨範囲内に

入るような場所を探す(表1)。最大出力にてペーシングを行い，横隔膜刺激(twitching)が起こらないことを確認する。透視で右前斜位(RAO 30°)，左前斜位(LAO 50°)などの各方向から，リードの位置，たわみを確認しリードの位置決定とする(図11)。

図10 プログラマーのPSAで心内波高値，刺激閾値，抵抗値の測定

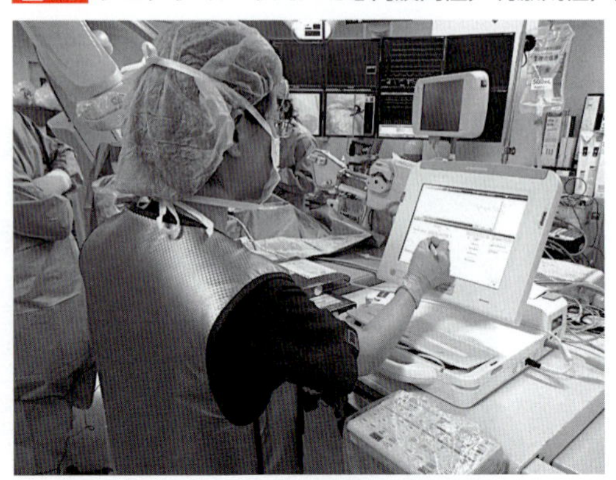

表1 当院での植込み時における各種測定値の推奨値

	心内波高値	刺激閾値	抵抗値
心房	1mV以上	1.0V/0.5ms以下	300〜1500Ω
心室	10mV前後(最低5mV以上)	1.0V/0.5ms以下	300〜1500Ω

図11 透視でリードの位置を確認

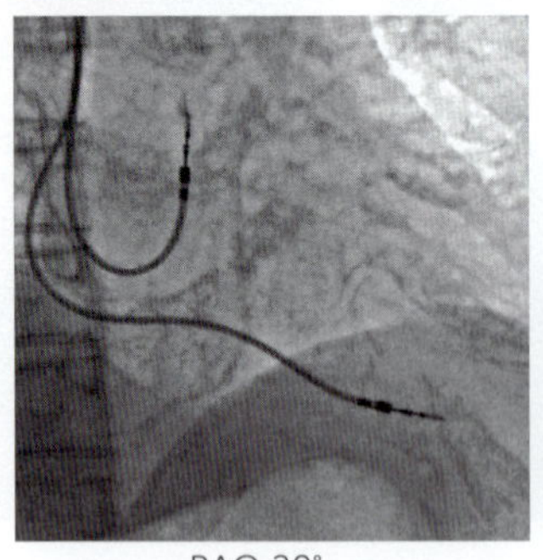

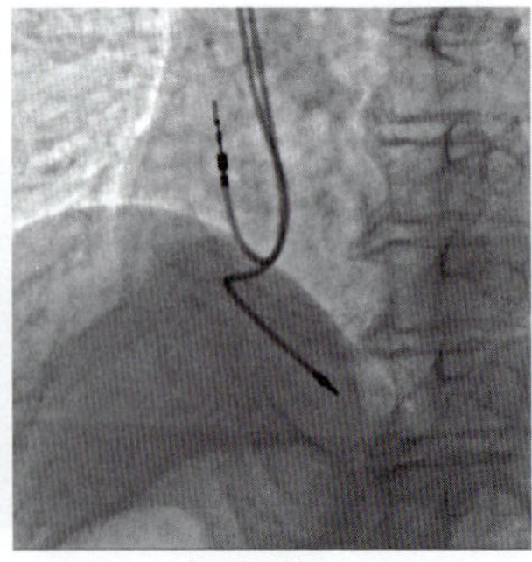

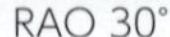

RAO 30°　LAO 50°

6 ペースメーカの設定，接続

ペースメーカのモード，レート，出力，感度などを設定したのち，ペースメーカとリードを接続する。このときリードの遠位の電極が十分な深さまで接続されていることを確認する(図

臨床指導者の目

ペースメーカの感度設定

感度設定が高すぎる(鈍い)と自己心拍を認識できない(アンダーセンシング)ため，不用意なペーシング入ってしまい，Pace on Tになる可能性がある。また低すぎる(鋭い)と筋電位，ノイズを自己心拍と誤認識してしまう(オーバーセンシング)ため，必要なペーシングを抑制してしまう。そのため感度は安全域を考慮し波高値の**1/3〜1/2**に設定する。

ペースメーカの出力設定

出力設定を閾値で設定していると，ペーシングしているのに心筋が興奮しない可能性がある(ペーシング不全)。またペースメーカは電池で作動しており，その電池はペースメーカの中にある。出力が高すぎると電池が早くなくなり電池交換(ペースメーカ交換)術の時期が早くなってしまう。そのため出力は安全域を考慮し閾値の**2〜3倍**に設定する。

12, 13)。接続後は軽くリードを引っ張り，抜けないことを確認し，ポケット内に収納する(図14)。収納したペースメーカは必ず大胸筋に固定する。

図12 ペースメーカとリードを接続

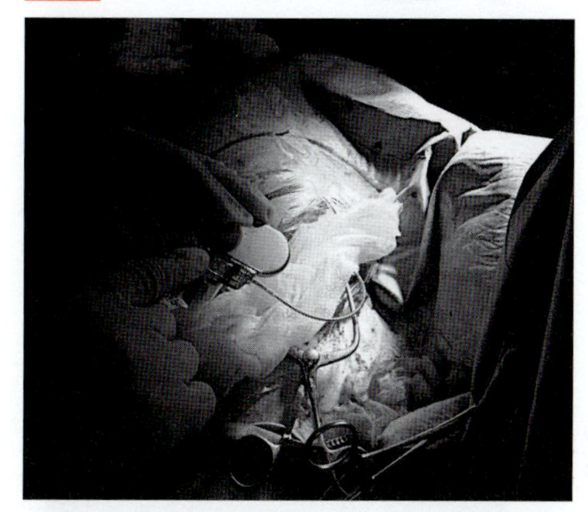

図13 ルーズピンの確認

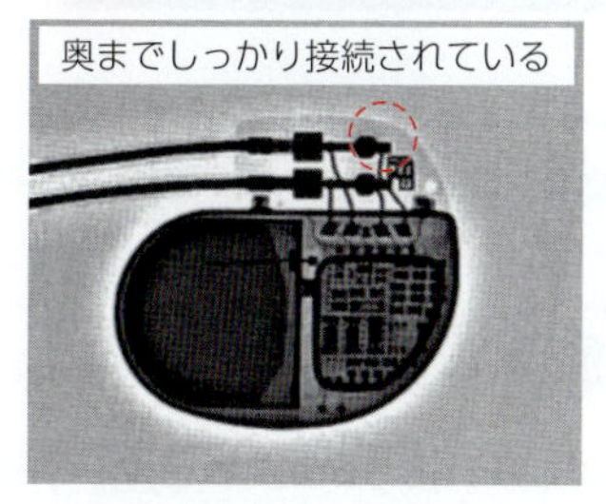

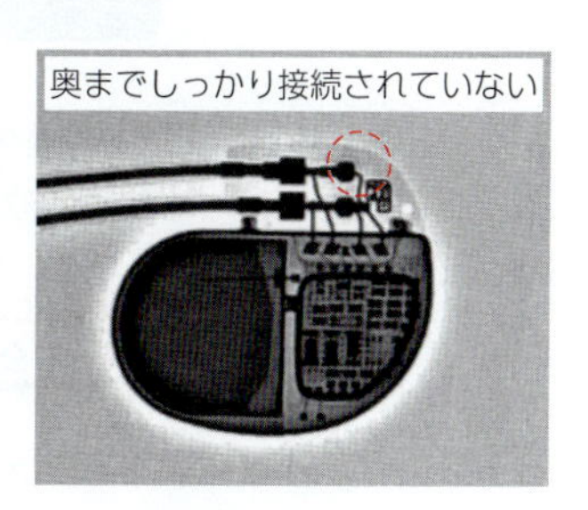

透視で確認するとわかりやすい。

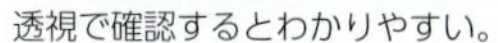

図14 ポケットにペースメーカを収納

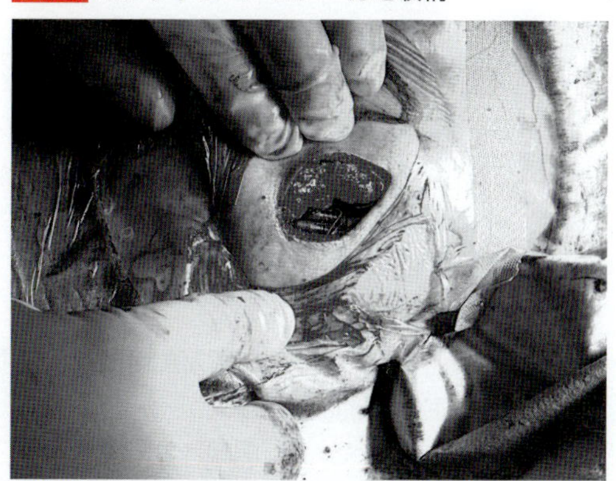

2 循環器系疾患

7 透視で最終確認

各方向から透視でリードの位置やたわみに異常がないか，ポケット内でのリードのループとリードが十分な深さまで接続されているか最終確認する。

8 閉創

ポケット内の出血がないか確認し，切開創を閉創する（図15）。

図15 閉創

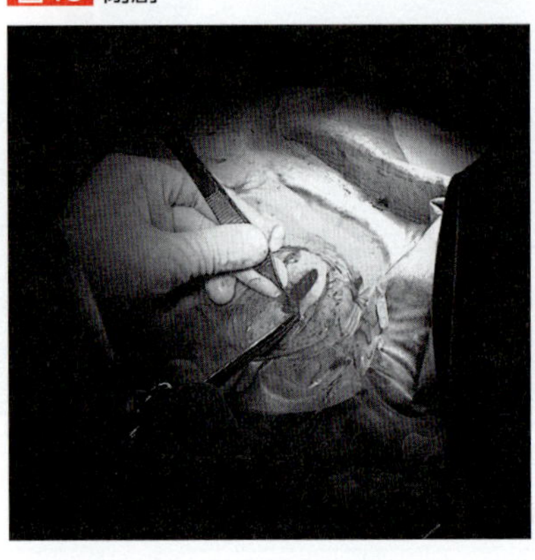

9 術後ペースメーカチェック

心内波高値，刺激閾値，抵抗値に変化がないか確認する。

4th Step 治療記録の記載

ペースメーカ手帳とカルテに設定，各種測定値を入力する。

5th Step 術後の点検と患者管理

1週間後チェック

1 12誘導心電図，胸部X線検査

12誘導心電図で作動を確認し，センシング不全やペーシング不全がないか確認する。胸部X線検査でリードの位置移動やたわみに異常がないか確認する。

2 ペースメーカチェック

- 電池寿命は大丈夫か。
- 植込み時と比べ心内波高値，刺激閾値，抵抗値に変化はないか。
- 設定に問題はないか。
- 不整脈イベントが記録されていないか。

既述の項目を測定，確認し，そのデータをペースメーカ手帳とカルテに記載する。

3 循環器医の診察と創部チェック

臨床工学技士によるペースメーカチェック終了後，他の診察室でペースメーカデータをもとに循環器医による診察と創部チェックを行う。設定変更が必要な場合は，医師の指示で再度ペースメーカチェックの部屋にて臨床工学技士が設定変更をする。当院では循環器医が同室にいるため，同室にて行っている(図16)。また当院では植込み後に主治医より遠隔モニタリングについて説明し，希望する場合は1週間後チェック時に臨床工学技士より遠隔モニタリング機器の取扱いについて説明し導入する(図17)。

図16 ペースメーカ外来

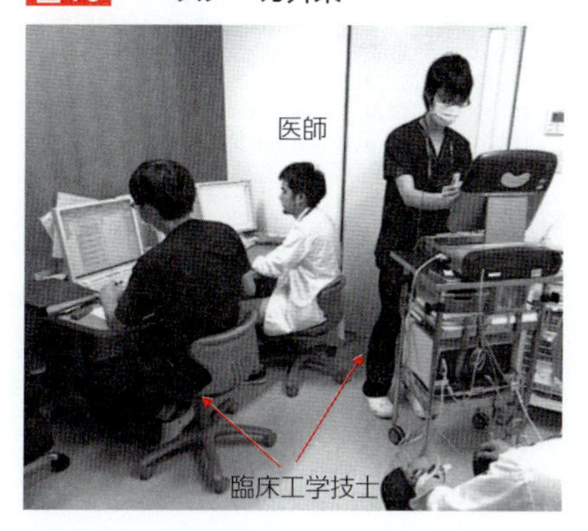

図17 遠隔モニタリングのしくみ

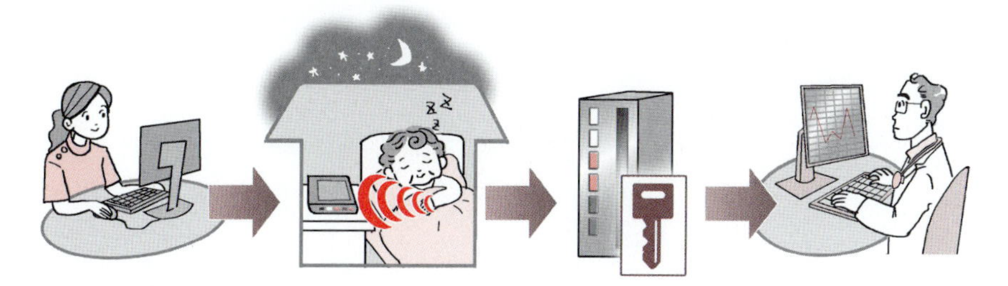

Step up Column

遠隔モニタリングとは，患者の自宅に専用の中継機器を設置し，自宅からペースメーカのデータを電話回線を介して専用のサーバへ送る。医療機関のスタッフはインターネット上でデータの閲覧が可能。

定期外来フォローアップ

一般的には問題がなければ3～6カ月ごとに行う。当院では6カ月ごとに行っている。1週間後の外来時と同様に，12誘導心電図，胸部X線検査，ペースメーカチェック，循環器医の診察を行う。胸部X線検査ではリードの位置移動やたわみだけではなく，断線がないかも確認する。

（杉浦裕之）

■参考文献

1) 萩原誠久，ほか：病気がみえる vol.2 循環器．p.136-139，メディックメディア，2010．
2) 小川　聡，ほか：臨床心臓電気生理検査に関するガイドライン（2011年改訂版）．p.11-13．
3) 奥村　謙，ほか：不整脈の非薬物治療ガイドライン（2011年改訂版）．p.11-12．
4) 酒井　毅，ほか：タイムチャートでつかむペースメーカ・ICD・CRT植込み術と看護ケア 患者さんへのサポート向上にも役立つ！．HEART nursing, 25(11): 11-12, 20-22, 32-33, 2012．
5) 林　裕樹，ほか：心臓ペースメーカ治療＆看護の24トピック必修ノート．HEART nursing, 27(1): 14-15, 26-27, 2014．
6) 日本臨床工学技士会：不整脈治療関連指定講習会・基礎編テキスト．p.72-77，2014．
7) 遠隔モニタリングシステムって，何ですか？．日本メドトロニック株式会社．

6 心臓ペーシングおよび心血管カテーテル関連治療領域 ②ペースメーカ（体外式）

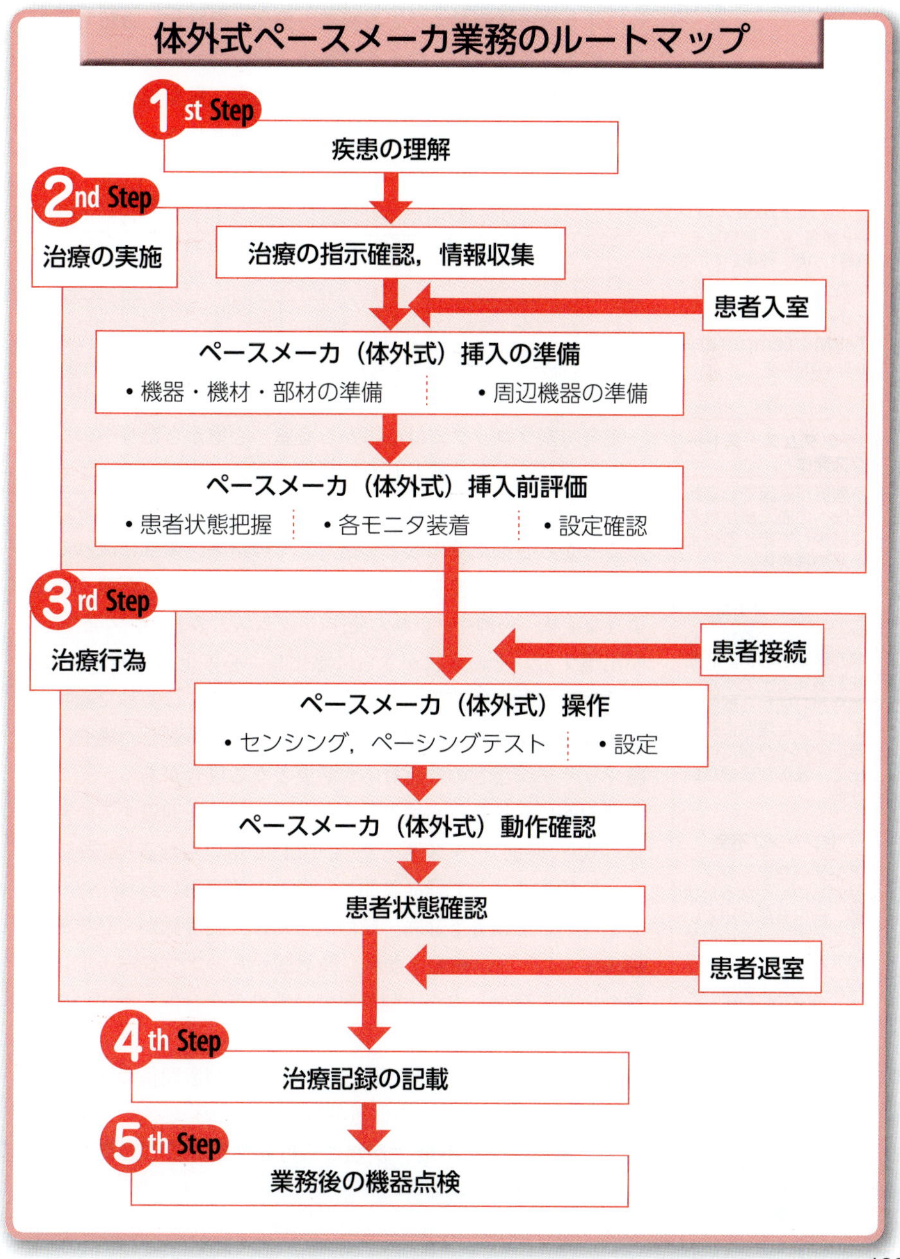

1st Step 完全房室ブロックとは

完全房室ブロックは，心房刺激が心室にまったく伝導されず，心室においては房室接合部以下の刺激中枢の自動能により独自に興奮している状態である(図1)。高齢者においては，加齢に伴う房室結節および周辺組織の炎症，線維化，脂肪変性などに加え，基礎疾患，つまり心筋症，神経筋疾患，サルコイドーシス症など多くの病態がある。心筋梗塞，異型狭心症，心筋炎などの心臓病，薬剤性(β遮断薬など)高カリウム血症の急性期に起こることが知られている。

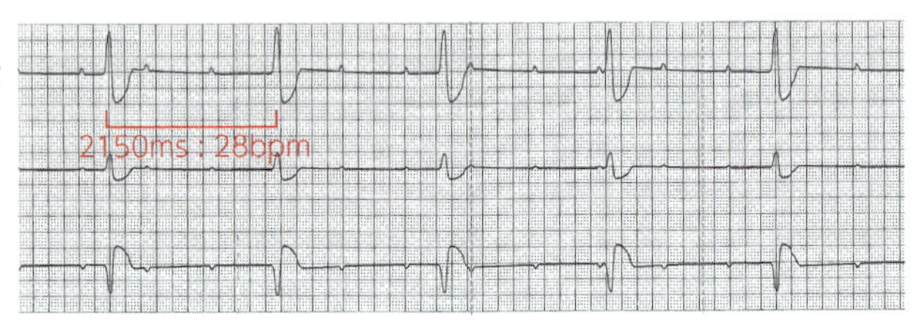

図1 完全房室ブロック
P-P間隔，R-R間隔はそれぞれ等しいが，連携していない。

T-PM：temporary pacemaker

完全房室ブロックでは心房から心室，心室から全身への血液の流れがスムーズに行われない状態のため，心房収縮による血液流入(atrial kick)が阻害され，心室の血液充満が不十分になることから心拍出量の低下を招く。その結果，頭部に流れるはずの血液が途絶えて脳循環不全となり，めまいや気が遠くなるような症状，失神やけいれん発作(アダムス・ストークス発作*1)が出現する。その症状がさらに悪化し，心停止の状態が5～10秒持続すると意識消失をきたす。一時的な場合は数秒で脈拍と意識は回復するが，心停止状態で意識消失が持続した場合，心臓マッサージなどの救急対応が必要となる場合がある。そのため速やかに心拍数，心拍出量を改善し，症状を回避するために体外式(一時的)ペースメーカ(T-PM)が用いられる(図2)。

一般的方法として経静脈的ペーシング法が用いられ，ペーシングリードを鎖骨下静脈，頸静脈または大腿静脈から経皮的に挿入する(図3)。鎖骨下静脈，頸静脈からのアプローチでは気胸や血胸の発生，また大腿静脈では感染症を合併しやすいので注意が必要である。

T-PM留置後は，炎症反応によって心筋刺激閾値の変動が生じること，またリードの位置移動が生じやすくペーシング不全*2，センシング不全*3が起こる可能性があることを念頭に入れておく必要がある。

***1 アダムス・ストークス発作**
不整脈が原因で心臓から脳への血流量が急激に減少して起こるめまいや失神発作。

***2 ペーシング不全**
ペーシングするが，心筋が興奮しない。心筋を刺激する出力不足，電極が心筋から離脱してしまった場合に起こる。スパイク波だけが出て，波形が続かない状態。

***3 センシング不全**
アンダーセンシング：感知しにくくなった状態。自己波形が出ているものの，一定の間隔でスパイクが出る。スパイク波がT波に重なると(スパイク on T)，心室頻拍(VT)に移行するおそれがある。
オーバーセンシング：感知しすぎる状態。筋電図やノイズを誤認して，ペーシングが必要な状態でもペーシングしない状態。

図2 体外式ペースメーカ

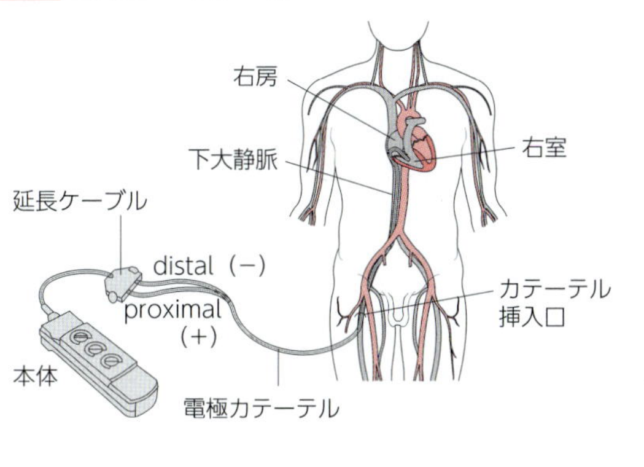

図3 ペーシングリード挿入部位

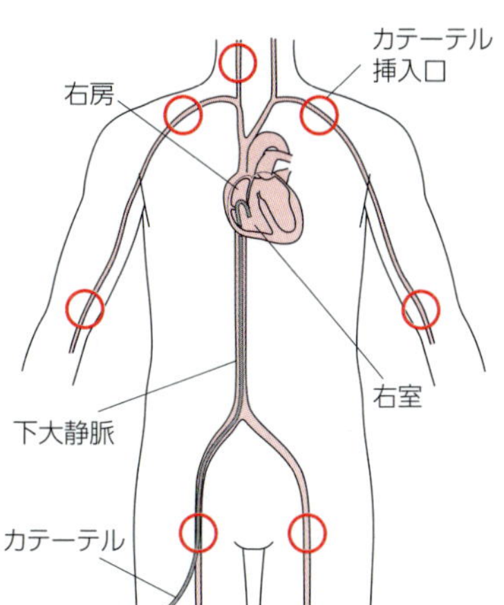

2nd Step 治療の実施

医師の指示の確認

医師からT-PM挿入の依頼が手術室またはカテーテル室へ入る。臨床工学技士は手術伝票（カテーテル伝票）に従い，準備する。

情報収集・共有

伝票を基に電子カルテから疾患，治療方法，モード，挿入部位，患者情報（状態，バイタル，心電図など）を収集する（図4）。

図4 電子カルテ記事および実際の心電図

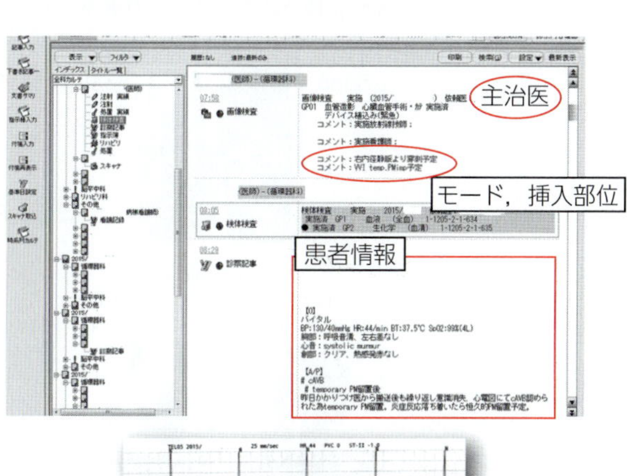

業務実施計画の立案

T-PM挿入術に備えて部屋に医療機器を準備する。

心電図モニタ，動脈血酸素飽和度(SpO_2)，非観血式血圧計などの生体情報モニタ(カテーテル室ならポリグラフで代用)，酸素流量計，酸素マスク，状態に応じて必要ならば人工呼吸器(麻酔器)を準備する。

T-PM挿入術に必要な機器・機材・部材を準備する。

①T-PM本体
②ペーシングカテーテル
③延長ケーブル
④電池
⑤シース，イントロデューサ

1 T-PM本体

心房，心室いずれかのみに対応できるシングルチャンバ[*4]と心房および心室の両方に対応できるデュアルチャンバ[*5]がある(図5)。通常，前者はAAIまたはVVIモードで使用され，後者はDDDあるいはVDDモードで使用される。完全房室ブロックの場合は，心拍数の確保を目的にシングルチャンバによるVVIモードが用いられる。

基本的構造は，電源，センシング・ペーシング回路，設定パネル・ツマミ，入出力端子からなる。設定項目としては，設定レート(ppm)，出力(output)，感度(sensitivity)があり(図6)，デュアルチャンバでは，その他A-V delay(房室遅延時間)などが基本的な設定項目となる。

*4 **シングルチャンバペースメーカ**
ペースメーカ本体に1本のリードを接続し，心房または心室のいずれか一方を監視して治療を行う。

*5 **デュアルチャンバペースメーカ**
ペースメーカ本体に2本のリードを接続し，1本は右房に，もう1本は右室に留置することで心房・心室の両方をそれぞれ監視して治療を行う。

図5 体外式ペースメーカ本体

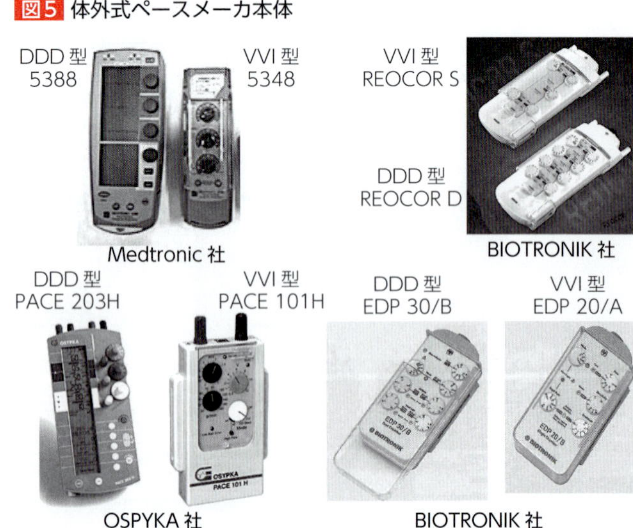

図6 体外式ペースメーカの基本構成および設定パネル

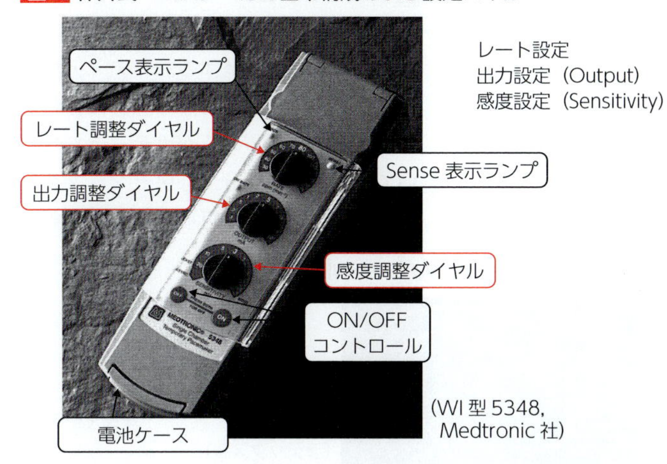

Step up Column

ペーシングモード

ペースメーカの機能は5文字からなるコードで表現されている。このコードは，NBGコード(NASPE/BPEG Generic pacemaker code：国際ペースメーカコード)とよばれ，そのペースメーカの基本的機能といえる動作モードが最初の3文字で表されている(表1)。

表1 ペーシングモード

1文字目：刺激電極の位置〔A：心房，V：心室，D：両方(心房と心室)〕
2文字目：感知電極の位置〔A：心房，V：心室，D：両方(心房と心室)〕
3文字目：自己心拍を感知した際の反応様式(I：抑制，T：同期，D：両方)
4文字目：心拍応答機能のオプション，体外よりプログラム可能かどうか
5文字目：抗頻拍型ペースメーカ機能があるかないか，また植込型除細動器の有無

第1文字	第2文字	第3文字	第4文字	第5文字
刺激(ペーシング)	感知(センシング)	反応様式	レート応答	高頻拍機能
A＝心房	A＝心房	I＝ペースメーカを抑制する	R＝rate modulation	P＝Pacing
V＝心室	V＝心室	T＝同期してペーシングする	P＝simple programmable	S＝Shock
D＝心房と心室	D＝心房と心室	D＝心房と心室：心室のセンシングに対しては抑制する；心房のセンシングに対しては同期してペーシングする	M＝multiprogrammable	D＝Dual
O＝None なし	O＝None なし	O＝None なし	O＝None なし	O＝None なし

2 ペーシングカテーテル

カテーテルの先端にバルーンの付いたものが一般的で，右房あるいは右室に留置する。カテーテルボディサイズ，先端部のカーブは用途や対象となる患者に合わせて選択が可能である。先端は右室に留置するがカテーテルの心房位部分にも電極が付いていて，この部分で心房センシングすることにより心房同期の心室ペーシングが可能なタイプもある（図7）。

図7 体外式ペーシングカテーテル

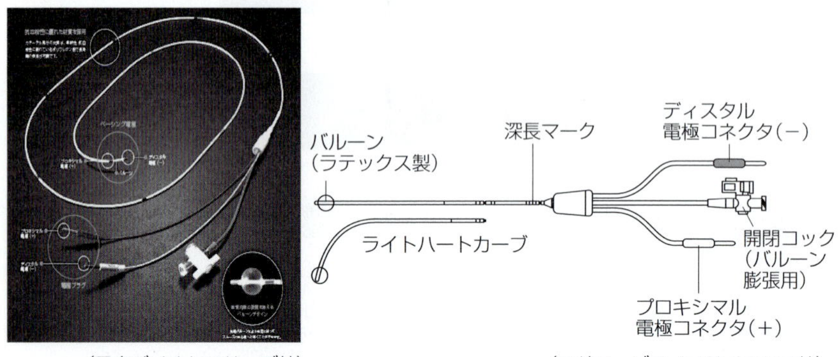

（日本バイオセンサーズ社）　（エドワーズライフサイエンス社）

3 延長ケーブル

T-PM本体とペーシングカテーテルを接続する際，カテーテルだけでは短く，電極が引っ張られるため延長ケーブルが用いられる（図8）。

図8 T-PM延長ケーブル

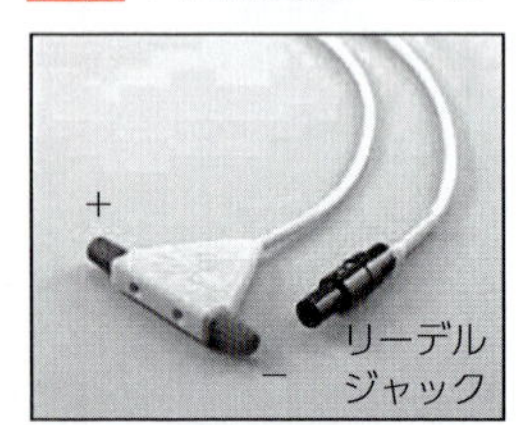

PK-83-B

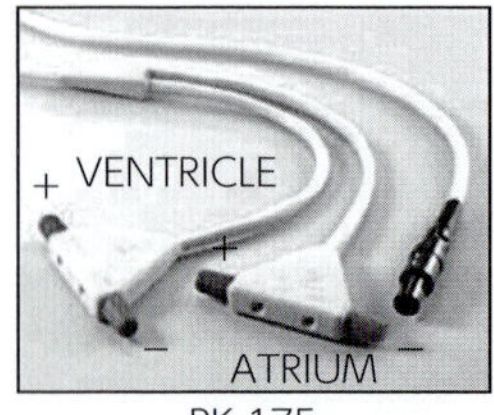

PK-175

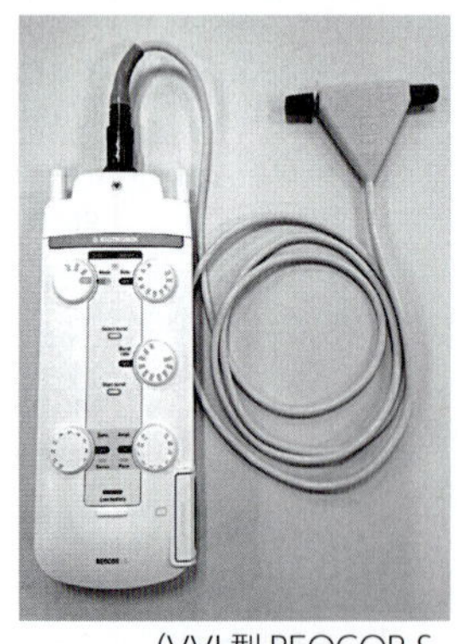

（VVI型 REOCOR S, BIOTRONIK社）

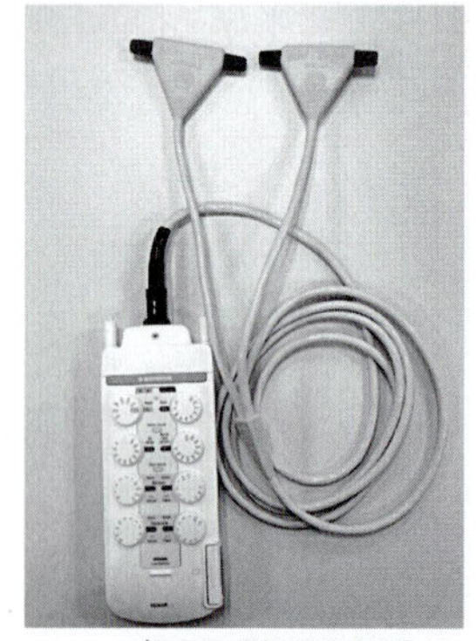

（DDD型 REOCOR D, BIOTRONIK社）

4 電池

9Vアルカリ，またはリチウム電池(各メーカーの規格に準ずる)を使用する。

5 シース，イントロデューサ

血管にペーシングカテーテルを挿入するための医療器具で，シース自体はペーシングカテーテルに付属しているものやカテーテル適合サイズを準備する(図9)。

図9 イントロデューサーセット

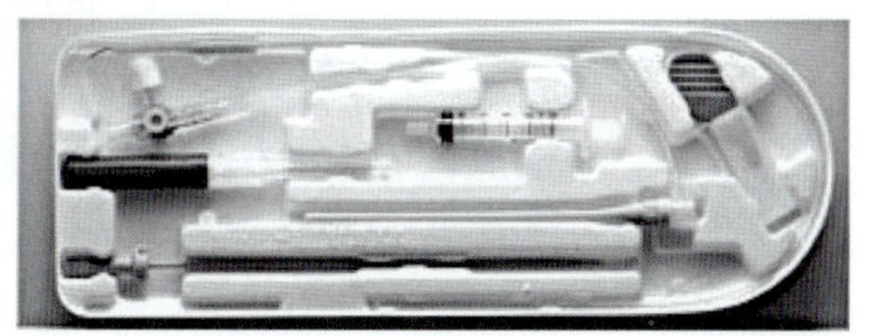

(ラジフォーカスイントロデューサー IIH：テルモ社)

治療への技術支援評価

1 治療前

- 入室後患者に心電図モニタ，パルスオキシメータ，非観血式血圧計を装着し，モニタリングする。SpO_2値低下を認める場合は医師の指示の下，酸素を経鼻または酸素マスクにて投与する。
- 状態に応じて人工呼吸器をスタンバイする。
- 必ず心電図を記録し，心拍数(レート)，心電図波形を確認する。
- 自己レートを基に医師とT-PMの設定基本レートを確認する。すなわち自己レートもしくはペーシングレート優位に設定するのかを確認しておく。

2 治療中

T-PMの動作を心電図にて入室時の自己波形であるのかペーシングによるものかを見極め，医師にモード，レート，出力，感度設定を確認する。看護師に報告し，チームで把握する。

3 治療後

T-PM挿入後のポイント

①リードの固定を確認する。

②リードとペースメーカとの接続にゆるみがないかを確認する。

③T-PMの設定を確認する。

④ペーシングリード挿入後は一時的に閾値が上昇するため，ペ

ーシング不全が出現しやすい状態である。ペーシング不全またはセンシング不全がないかモニタでリズムを観察する。

⑤ペーシング不全またはセンシング不全出現時は記録をして患者の自覚症状(ふーっとする，脈の飛ぶ感じなど)の有無，接続の確認，設定の確認を行い医師に報告する。

⑥感染予防のため清潔保持に努める。ペースメーカ症候群*6(めまい，失神，易疲労感，息苦しさなど)出現の有無に注意する。

⑦看護師に最終のモード，レート，出力，感度設定を報告する。

***6 ペースメーカ症候群**

ペースメーカを植え込んだ後，植え込む前より疲れやすくなったり，動悸を自覚したり，ペースメーカを植え込んだ後に生じるさまざまな自覚症状のこと。

3rd Step 治療行為(全般・技士業務)に関して学習するポイント

T-PMは緊急的と待機的に分類され，緊急的な適応に(永久的ペースメーカの適応になる)危険な徐脈(血行動態不安定または失神)や心筋梗塞を伴う徐脈が挙げられる。

待機的には徐脈が誘発される可能性のある処置を行う症例や心臓手術がある(表2)[1]。

表2 体外式ペースメーカの適応

体外式ペースメーカの適応
緊急/急性
急性心筋梗塞を伴うもの
心停止
症候性徐脈(洞性徐脈や房室ブロック)
急性心筋梗塞を伴わない徐脈
心停止
洞機能不全症候群
血行動態不安定または失神を伴うⅡ度またはⅢ度房室ブロック
徐脈依存性心室頻拍
待機的
徐脈を誘発する可能性のある処置への補助
心臓手術
血管攣縮性狭心症診断検査時
頻脈に対する高頻拍ペーシング
TAVI(経カテーテル大動脈弁置換術)時の高頻拍ペーシング

方法として，「1st Step　完全房室ブロックとは」で述べた経静脈的ペーシング法，心臓手術中にワニ口クリップで心臓を挟む方法，心臓の表面に縫着した一時的な心筋電極を用いる心外膜ペーシング法，体外ペーシング可能な除細動器を用いて貼付け型の電極パッドで体表から通電を行う経皮的ペーシング法，経食道電極を経鼻的に挿入し左房を背面から刺激する経食道ペ

図10 体外ペーシング方法

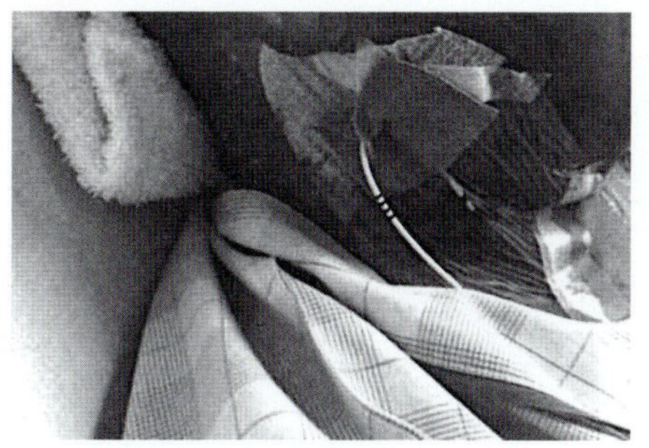

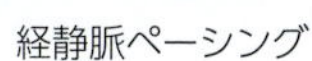

経静脈ペーシング

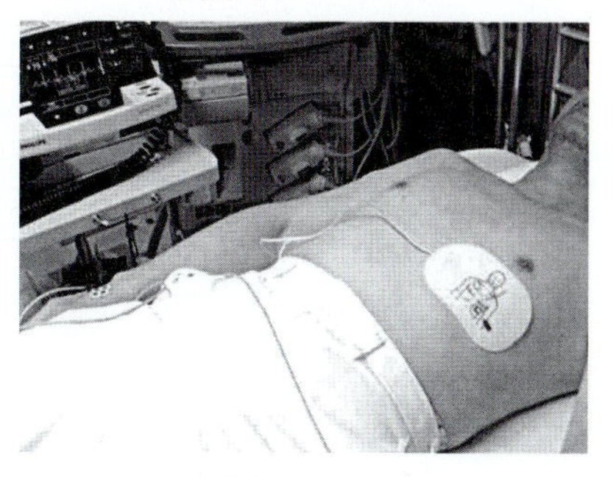

経皮的ペーシング

ーシング法がある(図10)[2]。

経静脈的ペーシング法の場合，カテーテルの先端を心筋に固定するが，ペーシングカテーテル操作中の不整脈の出現やカテーテル先端による心房・心室穿孔，心タンポナーデの出現に注意する。**挿入直後は固定が不安定なため閾値の変化も大きい。**従って，閾値を確認し，その変化に応じて出力や感度を変更する必要がある。また，安静臥床による苦痛や緊急入院などでせん妄や不穏が出現し，**体動によるリード先端の位置移動**が起こりやすい。また，ペーシングカテーテルやケーブルが引っ張られてしまうこともあるため，カテーテルやケーブル類の固定の確認，胸部X線写真によるリード先端の位置確認および12誘導心電図でペーシング波形を確認する。

もしもペーシング不全が発生した場合，ペースメーカがまったく作動しない状態，すなわちT-PM挿入前と同様のアダムス・ストークス発作を生じる可能性が高く，特に心筋梗塞などの基礎心疾患を有する場合は，心拍出量が著しく低下するため，生命維持に危険な状態となる。そのため患者の循環動態を正確に把握するとともに，**原因追究すること**が大切である[3]。モニタ波形の異常時には，ペースメーカの作動不全なのか否かを判読し，的確に医師へ報告することが重要である。設定されたペースメーカの基本レートと自己レートとの関係によって異なった波形となるため，**ペースメーカのモード，基本レートを十分に理解し，心電図の波形をしっかりと把握しておく**ことが大切である(図11)。

図11 ペースメーカ心電図

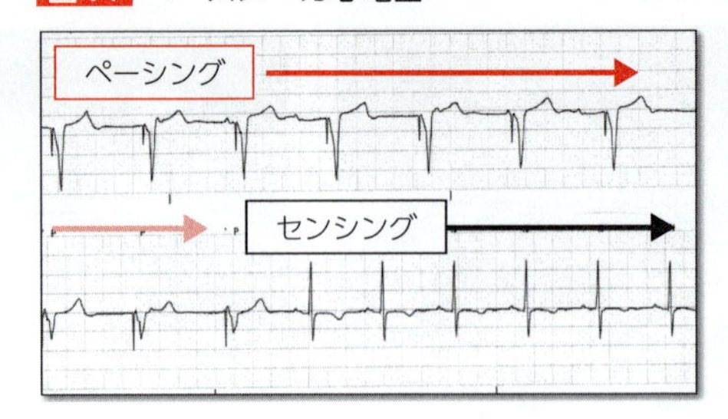

使用前の機器確認ポイント

①本体・付属品がそろっており，汚れまたは破損がないこと。
②ペーシングリードおよびケーブルの端子，および電池とその端子に緩みがなくしっかりと接続できること。
③電池に液漏れなどの異常がないこと。
④電池交換した月日をテープに記入し，本体に貼っておくと交換時期の目安がわかりやすい。
⑤セルフチェックにて動作確認する。

設定の実際

1 センシングテストと感度設定

T-PMとペーシングカテーテルを接続した後，強い徐脈である場合を除き，通常はまずセンシングテストを行う。レートおよび出力を最低にし，感度を最高にした状態で電源を入れる(図12)。

そして，感度を徐々に鈍くしていき(値としては大きくなる)，心房あるいは心室の電位がセンシングされなくなる，ぎりぎりの値がセンシングの波高値となる(図13)。

設定感度は，このセンシング波高値によって決定され，通常センシング波高値の1/2 ～1/3程度の値に設定する(図14)。センシング波高値が低い場合には，高感度設定となりノイズなどのオーバーセンシングに注意する必要があるほか，アンダーセンシングによる自己心拍との競合にも注意する必要がある。そのため，患者の安全を考慮してペーシングカテーテルを固定する前に，センシング波高値が高い部位に電極位置の変更を依頼することが大事である。

図12 感度（Sensitivity）の設定（波高値測定）方法①

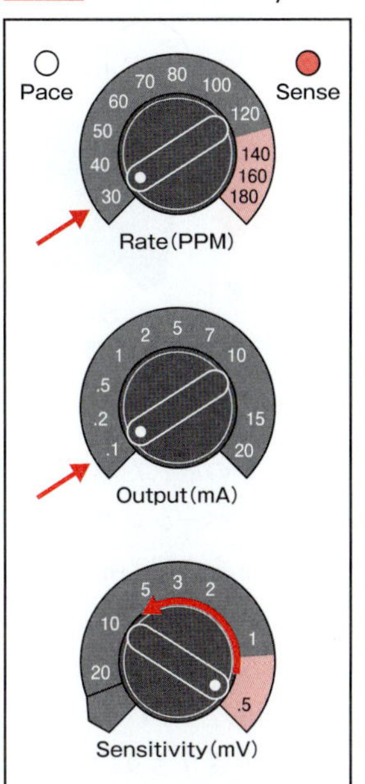

開始時の設定

Rate：自己レート（ペーシングが入らない状態）より
低いレートに設定して自己脈の状態にする

Output：最低出力に設定（アンダーセンスによる
Spike on T の影響を低減するため）

Sensitivity：最高感度（最も鋭い感度）から波高値を測定
徐々に感度を鈍くしていく
⇒“Pace”のランプが点灯するまでダイヤルを
半時計周りに回す

※ペースのランプが点灯する点が自己脈をセンシング
できなくなる点，つまり波高値となる

図13 感度（Sensitivity）の設定（波高値測定）方法②

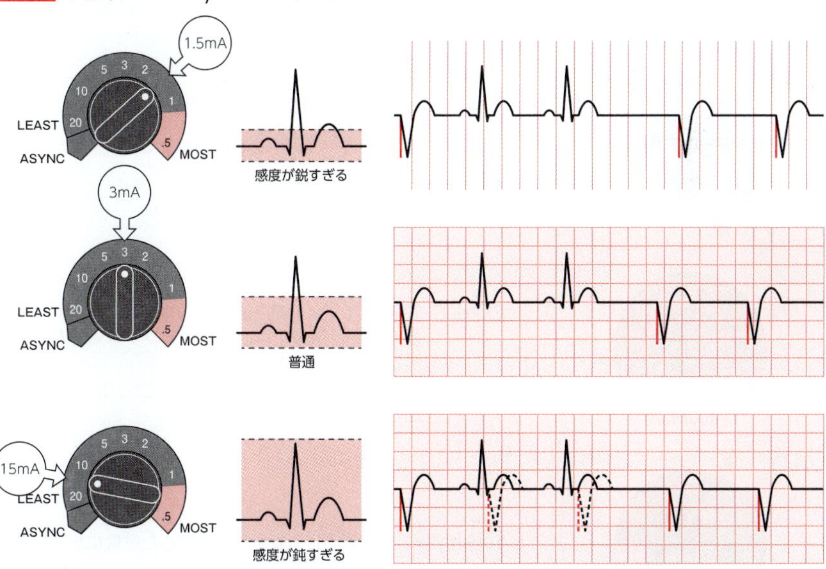

R波が15mVの感度でセンシングできなくなる＝波高値15mV

図14 感度(Sensitivity)の設定(波高値測定)方法③

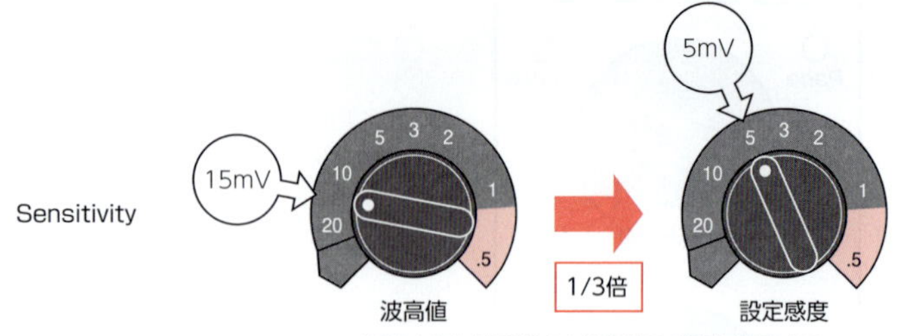

測定された波高値の1/3程度の感度に設定する。

2 ペーシングテストと出力設定

センシングテストにより十分にマージンの取れた感度設定ができたら，次にペーシングテストを行う。ペーシング出力を最高または十分に高い値とし，続いてレートを自己心拍レートよりも10～20拍程度高い値とする(図15)。この状態で心房または心室のキャプチャー[*7](ペーシングによるP波またはQRS波の出現)を確認し，徐々にペーシング出力を下げていき，心房または心室がキャプチャーされなくなるぎりぎりの値がペーシング閾値となる(図16)。

設定出力は，このペーシング閾値テストによって決定され，

> *7 **キャプチャー**
> 刺激に対して心筋が収縮されること。

図15 出力(Output)の設定(閾値測定)方法①

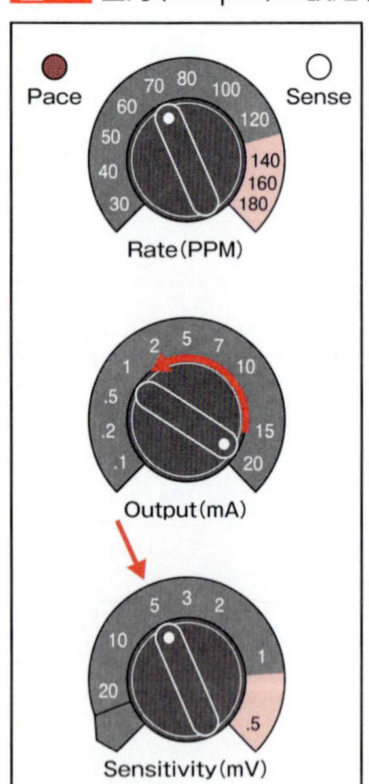

開始時の設定

Rate：自己レートより高いレートに設定して
ペーシング作動の状態にする
(自己レート＋10～20ppm程度)

Output：最高出力（or 心筋を確実に収縮できる出力）に設定し，心房または心室がキャプチャーされなくなるまで出力を低下させる

Sensitivity：波高値測定で安全域を考慮した感度に設定する

図16 出力(Output)の設定(閾値測定)方法②

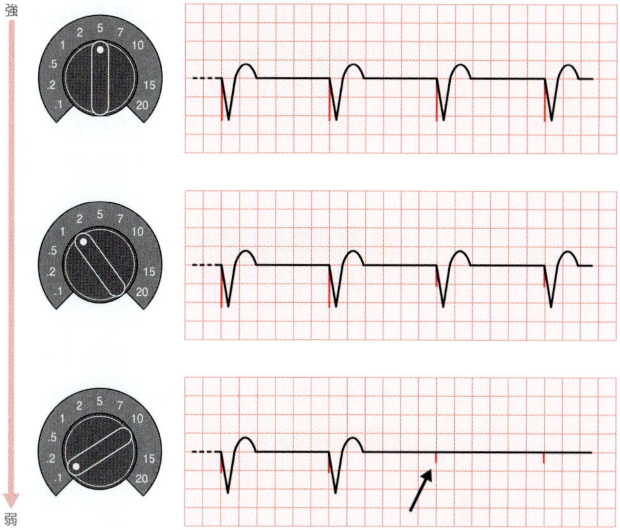

強

弱

0.1mAでペーシング不全 ⇒ ペーシング閾値は0.2mAとなる

通常，閾値の3倍以上の値に設定する(図17)。ペーシング閾値が高い場合には，設定出力との間に十分なマージンがとれないことがあり，この場合はペーシング不全に注意する必要がある。そのため，患者の安全を考慮してペーシングカテーテルを固定する前に閾値が低い場所に電極位置の変更を依頼することが大事である[4)]。

図17 出力(Output)の設定(閾値測定)方法③

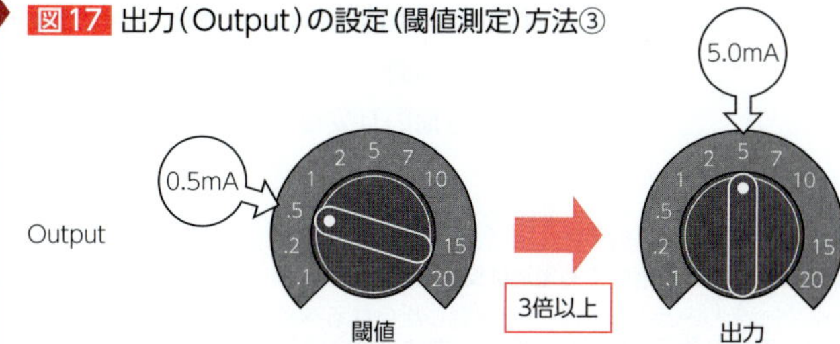

測定された閾値の3倍以上の出力に設定する。

T-PMのリードはディスロッジしやすいため
(ずれやすいため) 3倍マージン以上の出力を設定することが好ましい

使用中の確認ポイント[5)]

①常に電池切れがないかどうかを確認する。Lowバッテリ(電圧低下)のランプがついたら早めに電池交換をする。

②設定ダイヤルが動いて数値が変化しないようにカバーをする。さらには，ロックボタンがある機種はロックをかける。

学生が何を学ぶべきか

T-PMの目的，適応，モード(主にVVI)から自己とペースメーカ心電図波形の違い，ペーシング，センシング不全の不適切動作，自己とペースメーカ刺激レートの違いでどのように変化するかを理解すること。そのことは永久的ペースメーカにもつながってくる。
T-PMを挿入する場面では緊急的な状況が多く，血行動態不安定で一刻も早く心拍数や，心拍出量の減少を改善しなければならない。そのためには，素早い閾値と波高値の見極めと十分な出力を設定して，ペーシング不全を起こさないことを最優先に考える。
急性心筋梗塞の下壁梗塞では房室結節の虚血のために房室伝導障害を引き起こしやすく，冠動脈形成術(PCI)時には同時に準備が必要となることを念頭に対応する。

臨床指導者の目

T-PMは徐脈における心拍数の確保だけに用いる機器ではない！

TAVI(経カテーテル大動脈弁置換術)においてはRapid pacing用として使用され，高頻拍(180～200ppm)でペーシングすることもある。

③T-PMとペーシングカテーテルの接続部分は，患者の体動で引っ張られないように患者に固定する。
④退室時に最終テストをするときには患者に動悸，不安感が出現することがあるため，よく説明し不安の緩和に努める。
⑤病棟に移動中は，自然抜去やカテーテル先端の移動が起こる可能性を予測してモニタで観察する。

電池交換（Medtronic社5388®の場合）

①電源を切った状態で装置の底にあるボタンを押し，トレーをあける。
②図18のように電池トレー内に新しい電池を入れる。
③電池トレーをカチッという音がするまで閉めて確認する。

図18 電池交換（Medtronic社5388®の場合）

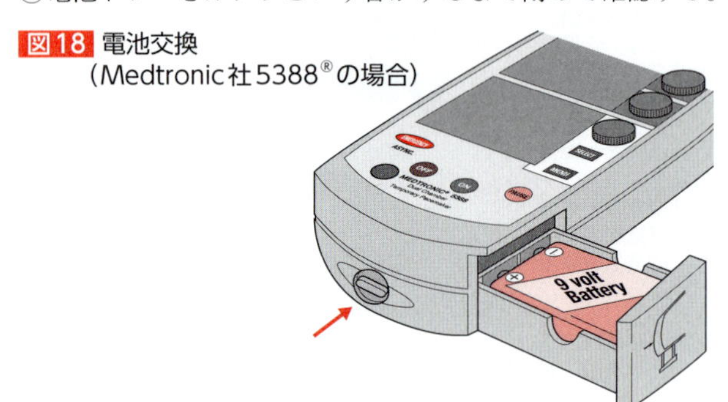

Lowバッテリランプ

電池が消耗し始めると画面上部にLowバッテリランプが点灯する。点灯してからはなるべく早めに電池の交換を行う（電池交換時期の目安はメーカーごとに異なる）。

Step up Column

機種によっては使用中でも電池は交換できる！

Lowバッテリーランプの点灯を発見したらなるべく速やかに電池交換を行う。しかし，交換だからといって慌てることはない。電池交換は，電源オンの状態でも可能で，たとえ電池をはずしてもペーシングは数秒間持続されるため，心拍が延長することはない。機種によるが，電池のプラスとマイナス方向を間違えてもどちらの方向でも装置は作動するため，慌てずに交換できることも覚えておくとよい。

4th Step 治療記録の記載

T-PM挿入中の記録はモード，レート，出力，感度設定を記載。病棟での点検記録として日時，モード，レート，出力，感度，Lowバッテリランプ点灯有無，電池交換実施，変更指示および定時確認，実施者のサインを記載したものをペースメーカ設定確認記録として保管する。T-PM終了後または患者退院時に記録用紙をスキャナーに取り込みし，保存する（表3）。

医師

設定後にペースメーカ設定確認表に記入するとともにカルテに観察記事を入力。

設定変更時，電池交換時にも設定や作動状況を確認し，ペースメーカ設定確認表に記入する。

看護師

設定変更時，電池交換時，勤務交代申し送り時に設定や作動状況を確認し，ペースメーカ設定確認表に記入する。

臨床工学技士

設定確認や作動状況を確認したとき，ペースメーカ設定確認表に記入する。

表3 ペースメーカ設定確認表

テンポラリーペースメーカ設定確認表

日付	時間	モード	設定 Rate	Out Put(A)	Out Put(V)	Sensitivity(A)	Sensitivity(V)	A-V間隔	Low BAT 点灯	電池交換	指示/確認	指示医/確認者サイン
8/×	8:00	VVI	60		10		1		無し	／	(指示)・確認	Dr○○
8/×	8:03	VVI	60		10		1		無し	／	指示・(確認)	Ns△△
8/×	10:00	VVI	60		10		1		有り	○	指示・(確認)	CE□□

ID　登録対象日：　年　月　日
スキャン：■要　□済　□不要

5th Step 業務後の機材点検

使用後点検

外観点検，セルフチェックを行う。電源スイッチを切り，コード類を取りはずすときは，正しく持って行う。電池を取りはずす際には十分に注意して，丁寧に行う。本体およびケーブルは，スポンジや柔らかい布に70％イソプロピルアルコールを少し含ませたもので清掃する。

保管

①衝撃を与えない場所で－10℃から＋50℃の環境で保管する。
②動作環境温度＋10℃～＋40℃。
③液体のかからない場所に保管する。
④長時間使用しない場合はバッテリをはずしておく。
⑤温度，湿度，風通し，日光，ほこりにより悪影響を生じるおそれのない場所に保管する。
⑥振動，衝撃（運搬時を含む）に注意する。

保守点検（表4，5）

保守点検は機種ごとに定める点検周期に基づき，メーカーもしくは専用の測定機器など（図19）を使用し，外観，性能点検を実施する。

①外観チェック
②ページングパラメータ（電圧，パルス幅）の測定
③ページングレートの測定
④センシング感度の測定
⑤不応期の測定
⑥干渉時の作動点検
⑦延長ケーブル導通確認

表4 保守点検項目

項目		内容
外観	本体	本体にひび，穴，変形などがなく，特に正面側筐体のネジ受け部分の表面加工に問題のないこと
		取り付け部品のがたつき，ゆるみなどのないこと
		ネジがしっかりと締められており，ネジ部にひびなどのないこと
	プラスチックカバー	プラスチックカバーが取り付けられていること
		スムーズに開閉できること
		カバーが設定ダイアルに接触しないこと
		スライド方向に引っ張ってもカバーが容易にはずれないこと
	各種ダイアル	モード設定用ダイアルが正しく取り付けられ，段階的に回転できること
		その他の設定ダイアルが連続的かつスムーズに回転できること
	電池ボックス	カバーがあること

表5 保守点検項目

項　目	内　　容
電気的性能	基本レート(±1ppm)
	パルス幅(±5%)
	パルス振幅(±10%　もしくは　±50mV)
	感度(±10%　もしくは　±0.2mV)
	不応期(±5%)
	消費電流
	電池指示灯
その他	延長ケーブル　導通の確認

図19 ペースメーカ測定機器

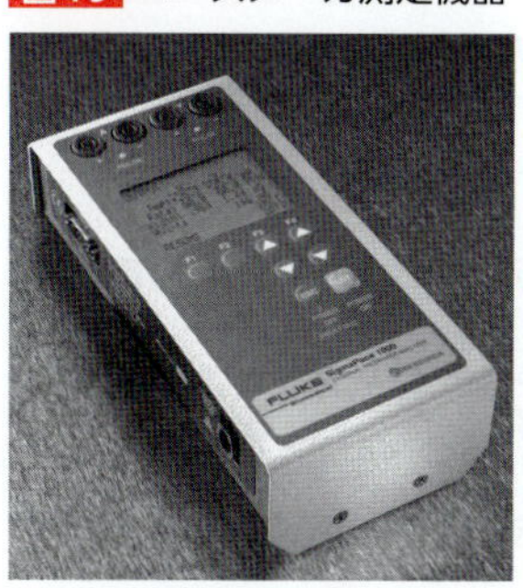

ペースメーカテスタ
(SigmaPace™ 1000, 大正医科器械)

(神谷典男)

■参考文献
1) Gammage MD：Temporary cardiac pacing. Heart, 83(6): 715-720, 2000.
2) 宮内靖史：一時的ペーシングの適応と手技, 心臓ペースメーカー・植込み型除細動器 第2版(田中茂夫 編). p.14-23, メジカルビュー社, 2001.
3) 久保奈穂美：「あるある」ケースから学ぶCCUのはてな. HEART nursing, 21(11): 92-98, 2008.
4) 高垣　勝：体外式ペースメーカー. CIRCULATION Up-to-Date, 2(3): 66-71, 2007.
5) 和田栗純子, ほか：ペースメーカーの管理とケア. Nursing Today, 20(12)10月臨時増刊号: 131-137, 2005.

6 心臓ペーシングおよび心・血管カテーテル関連治療領域 ③心血管カテーテル治療

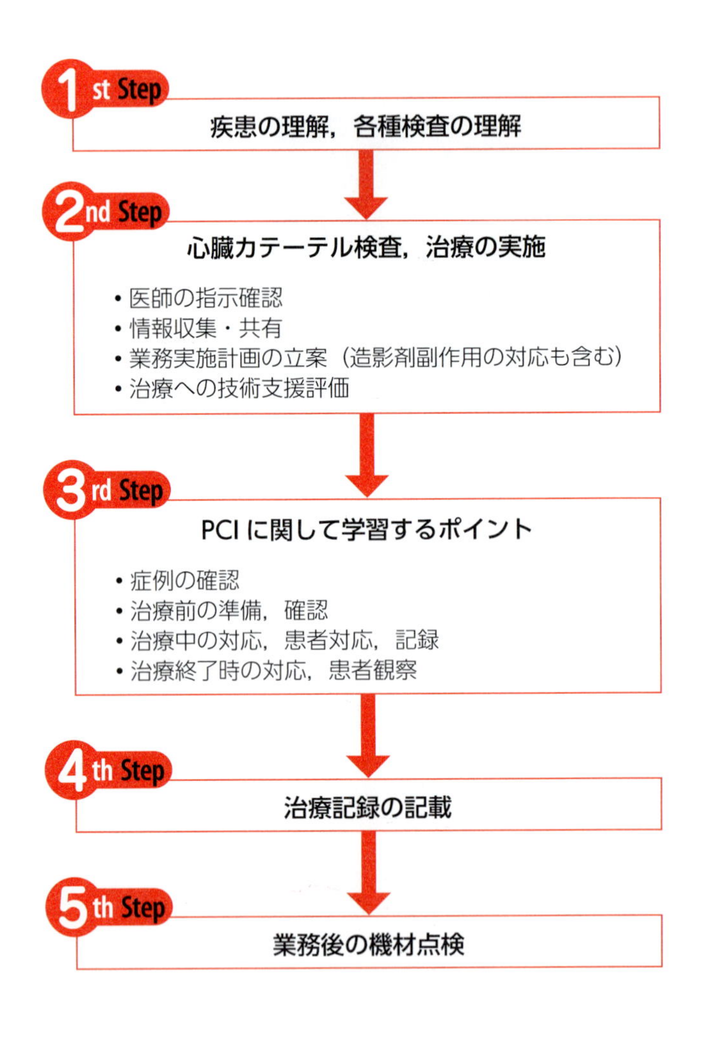

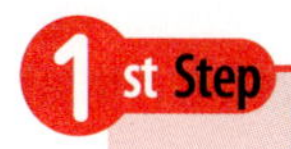

労作性狭心症（AP）とは

AP：angina pectoris

労作性狭心症は冠動脈の狭窄または閉塞により労作時に胸痛などの症状が現れる。鋭い痛みではなく，胸部の不快感，絞扼感，圧迫感，灼熱感などの違和感，不快感である。しばしば左上腕から前腕尺骨側に向けて放散痛が認められ，胸部一部であれば狭心症でない場合が多い。通常ニトログリセリンが有効であり，無効の場合は狭心症であるとは考えにくい。

労作性狭心症診断のための各種検査

1 標準12誘導心電図

胸痛のないときは正常な場合が多い。発作中の心電図所見としてST低下・上昇，T波陰転化・増高，心室内伝導障害，心室性不整脈などがある。

2 運動負荷心電図

ACS：acute coronary syndrome

無症候の場合など病歴から狭心症か判断しにくい場合，なおかつACSが否定される場合に行われる。負荷時の心電図が安静時心電図に比べて，QRS-ST接合部（J点）から80 msecで1mm（0.1mV）以上の水平型または下行型のST低下，2mm以上のST低下を陽性とする。

3 心エコー

重症虚血時は虚血解除後も壁運動低下を示す場合がある。また運動，薬剤負荷などにより壁運動低下がみられる場合がある。

4 核医学的検査

心筋血流シンチグラフィは核種が冠血流に比例して心筋に取り込まれる性質を利用している。運動負荷後，梗塞部，虚血部は欠損像として描出され，遅延像での再分布の有無から虚血を証明する。

5 ホルター心電図

日常生活中の狭心発作時にST低下をとらえれば，狭心症の有用な証拠となる。

6 冠動脈CT

高分解能を有するマルチスライスCTにより冠動脈狭窄を描出する。造影剤の使用，放射線被ばくは心臓カテーテル検査と同様である。

7 心臓カテーテル検査

CAG：coronary angiography

冠動脈造影（CAG）

カテーテルを使用し，冠動脈に直接造影剤を流し撮影することにより，冠動脈病変，側副血行路などの情報が得られる。

LVG：left ventriculography

左室造影(LVG)

壁運動所見として，正常収縮(normokinesis)，収縮低下(hypokinesis)，無収縮(akinesis)，収縮期膨隆(dyskinesis)，心室瘤(aneurysm)がある。

右心カテーテル法

EDP：end-diastolic pressure

サーモダイリューションカテーテルを使用し，右房圧，右室圧，EDP，肺動脈圧，肺動脈楔入圧，心拍出量を測定し，心不全の状態を知る。

学生が何を学ぶべきか

虚血性心疾患とは

虚血性心疾患は，冠動脈狭窄または閉塞により冠血流が低下し，心筋への酸素供給量が低下，需要とのバランスが崩れることにより胸痛などの症状が発生する。
冠血流心筋障害の可逆性によって狭心症と心筋梗塞に分類され，病態の安定性から，安定冠動脈疾患と急性冠症候群に分類される。
①安定冠動脈疾患
　a)労作性狭心症(AP)
　b)冠攣縮性狭心症(CSA)
②急性冠症候群
　a)不安定狭心症(UAP)
　b)急性心筋梗塞(AMI)

CSA：coronary spastic angina
UAP：unstable angina pectoris
AMI：acute myocardial infarction

2nd Step 心臓カテーテル検査，治療の実施

医師の指示の確認

PCI：percutaneous coronary intervention

医師からのCAG・PCIオーダーを確認する。実施予定の患者名，性別，年齢，身長，体重，疾患名，検査・治療の内容について，事前のPCI症例カンファレンスにて医師から具体的な指示を受ける。

情報収集・共有

1 症例の概要

どのような病態でどの病変に対して何の治療を行うのか確認する。

2 冠動脈造影(CAG)の確認

CAGは冠動脈にカテーテルを挿入して造影を行う。最近はCT，MRI(いずれも造影)などによっても評価できる。

冠動脈は右冠動脈と左冠動脈に分かれる。冠動脈部位の名称は**アメリカ心臓協会(AHA)の分類(#1～ #15)**が一般的である(図1)。

AHA：American Heart Association

図1 冠動脈部位の名称 AHAの分類

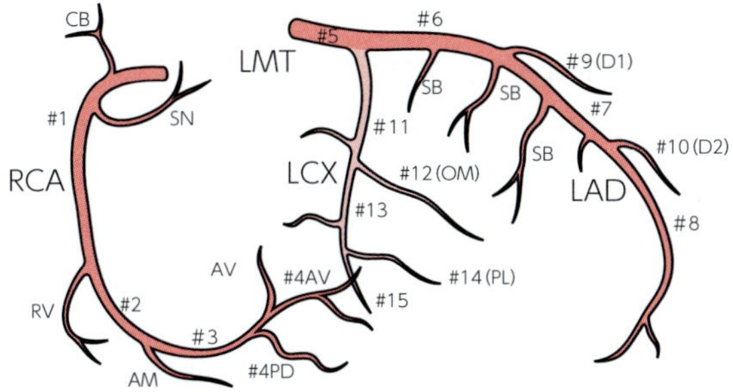

・右冠動脈（RCA）
#1：RCA 起始部～#1と#2の中間まで
#2：#1と#2の中間～鋭角枝（AM）が出るまで
#3：鋭角枝（AM）～後下行枝（#4PD）起始部まで
#4AV：末梢までの内の房室結節枝
#4PD：末梢までの内の後下行枝

・左主幹部（LMT）
#5：左冠動脈起始部～LADとLCXの分岐部まで
・左前下行枝（LAD）
#6：左回旋枝LCXとの分岐部～最初の大きな中隔枝（第1中隔枝）まで
#7：第1中隔枝～第2対角枝（D2=#10）まで
#8：第2対角枝（D2=#10）～末梢まで
#9：第1対角枝（D1）
#10：第2対角枝（D2）
・左回旋枝
#11：LADとの分岐部～鈍角枝（OM=#12）まで
#12：鈍角枝（OM）
#13：鈍角枝（OM=#12）～末梢で#14と#15に分岐するまで
#14：後側壁枝（PL）
#15：#13から#14が出た後の後下行枝（PD）。ない人もいる。

RCA：right coronary artery
AM：acute marginal branch
PD：posterior descending
AV：atrio-ventricular branch
LMT：left main trunk
LAD：left anterior descending
LCX：left circumflex artery
OM：obtuse marginal branch
PL：posterolateral branch

3 経皮的冠動脈形成術（PCI）アプローチ部位，必要な材料，薬剤等の確認，準備

アプローチ：橈骨動脈，総大腿動脈，シースのサイズ。ガイディングカテーテル：サイズ，形状。ガイドワイヤー：種類。治療手技：ステント留置など。

事前に投薬，輸液などされているか確認する。

4 使用する治療装置や関連機器の操作の確認

業務実施計画の立案

1 アプローチ部位によるシース，ガイディングカテーテル，ガイドワイヤーの選択

アプローチ部位により**シース**のサイズ上限が決まる。CAGは通常4Fr，5Frで行われるが，PCIになると5Fr以上のさらに大きいサイズが必要である。橈骨動脈からのアプローチでは通常6Frまでが使用され，それ以上大きいサイズが必要とされる場合は総大腿動脈からのアプローチが選択される。**ガイディングカテーテル**はサイズ，形状を選択する。多くの症例ではカテ操作のしやすいジャドキンスタイプ（JR, JL）が選ばれる。

ガイドワイヤーは先端の硬さ，追従性のよさなどを考慮し選択される。通常使用ワイヤー，親水性コーティングワイヤー，サポートワイヤーなどがある。また慢性完全閉塞病変（CTO）

臨床指導者の目
石灰化が強いなど各デバイスを通過させるのが困難だと予想される場合は，アンプラッツ（AL），バックアップタイプ（BL，EBU，VL，PB）などが選択される。

JR：Judkins Right
JL：Judkins Left

CTO：chronic total occlusion
AL：Amplatz Left

に対して，先端荷重の重いワイヤー，先がテーパーしている(尖っている)ワイヤーなどがある。

2 バルーン，ステントの選択

治療手技においてほぼ**ステント**留置となるが，そこに達するまでの過程において直接留置するのか，**バルーン**で拡張してからか，デバルキング(削る)をしてから留置するかなどの検討が必要である。従来ステントはステンレススチール製の**ベアメタルステント(BMS)**が使用されていたが，一定の割合で再狭窄が起こった。近年これに対し**薬剤溶出ステント(DES)**が開発され，再狭窄が大幅に低減された。

BMS：bare metal stent
DES：drug eluting stent

3 造影剤副作用への対応

造影剤による腎機能障害は急性腎障害の一亜型と考えられ，**造影剤腎症(CIN)**といわれる。予防方法はガイドラインにエビデンスレベル，推奨グレードが示されている。術前術後の輸液はそのなかの一つである[1]。

CIN：contrast-induced nephropathy
OTW：over-the-wire balloon
RX：rapid exchange balloon

学生が何を学ぶべきか

ガイドワイヤーの構成要素としてはコア材質，コアの径，コアテーパー，チップ形状，カバーとコイル，コーティングがあり，材質は合金でステンレススチール，プラチナ，金などがある。各要素の特性を理解しワイヤー選択を行う。
バルーンの種類はワイヤールーメンの違いによるオーバーザワイヤータイプ(OTW)，ラピッドエクスチェンジタイプ(RX)，バルーンコンプライアンスの違いによるセミコンタイプ(semi-compliant balloon catheter)，ノンコンタイプ(non-compliant balloon catheter)，がある。バルーン材質は多くにナイロン系樹脂が使用されている。
ステントの種類は，ベアメタルステント(BMS)，薬剤溶出ステント(DES)がある。DESの構成要素にポリマー，薬剤，プラットフォームがあり，プラットフォームの材質は合金でステンレススチール，コバルトクロニウム，プラチナクロニウムなどがある。

治療への技術支援評価

患者入室後に心臓カテーテルモニタリングシステム(ポリグラフ)を用いた生体情報監視，計測，記録を行う。生体情報には，心電図，経皮的動脈血酸素飽和度(SpO_2)，各心腔・血管内圧，心拍出量，血液ガス分析，ACT，定量的冠動脈造影法(QCA)などがある。これらの**術前の値はリファレンス(対照)として治療中の変化をとらえるのに重要**である。

臨床指導者の目

PCIを施行する過程で医師は透視，造影画像に集中しがちである。周りにいる医療スタッフが心電図，血圧，SpO_2の変化に敏感でいなければならない。また終了時においても同様で，終わった安心感から監視の目が緩みがちだが，患者が退室するまでは異常がないかの監視が必要である。

ACT：activated clotting time
QCA：quantitative coronary angiography

3rd Step PCIに関して学習するポイント

以下，筆者施設の症例を基にポイントを解説する。

症例の概要

○○代，○性。冠危険因子：糖尿病，高血圧，高脂血症，喫煙。2カ月前心筋梗塞（AMI）にてRCA（#3）を治療した。今回，労作性狭心症（AP）の責任病変CX（#13）90％狭窄に対してPCIを施行する。下壁は壁運動低下があり左室駆出率（LVEF）も50％とやや低下，クレアチニン1.7 mg/dL，eGFR36 g/dLで腎機能低下もしている。

血行動態の変化，造影剤総量の監視が必要である。

LVEF：left ventricular ejection fraction
eGFR：estimated glomerular filtration rate

治療前の準備，確認

PCIに必要な材料，薬品を準備，用意する。

患者入室後に患者バーコードにて認証，心臓カテーテルモニタリングシステム（ポリグラフ），IVUS（血管内超音波），電子カルテの部門システムへ患者名送信，12誘導心電図モニタのリファレンス記録，血圧のゼロ点調整，SpO_2プローブの装着を行う。

IVUS：intravascular ultrasound

治療中の対応，患者観察，記録

橈骨動脈アプローチで穿刺部位に局所麻酔，6Frシースを挿入する。

シース挿入後ヘパリンを注入，持続注入を開始する。0.035 inchガイドワイヤーを先行させながら6Fr JL4.0を冠動脈起始部まで誘導，engageして造影を行う。このとき冠動脈の攣縮（spasm）予防のためニトログリセリンを注入する。造影画像を基に0.014 inchの冠動脈用のガイドワイヤーを標的病変血管に挿入する。今後の材料はすべてこのガイドワイヤーにのせて挿入することになる。IVUSカテーテルを挿入，本症例では狭窄がきつく病変を通過させることができなかったため，通過性のよい**セミコンバルーン（semi-compliant balloon）**を使用し前拡張を行った。IVUSにて病変の血管径，病変長，性状を解析する。CAGでは血管内腔しかわからないが，IVUSを用いることにより血管サイズ，性状を知ることができ治療に有用である。現在ではPCIに欠かせないツールとなっている（図2）。

臨床指導者の目
麻酔の穿刺痛による副交感神経反射（迷走神経反射・ワゴトニー）が起こり，徐脈，血圧低下する場合があり注意が必要。

臨床指導者の目
この場合バックアップ（カテーテルの支持力）が足りないと考え子カテを追加した。挿入できない原因はいろいろ考えられるが，その時々適切なアドバイスが必要である。

ステントはDESを選択し挿入したが，やはり病変を通過できなかった。

図2 IVUSの読み方

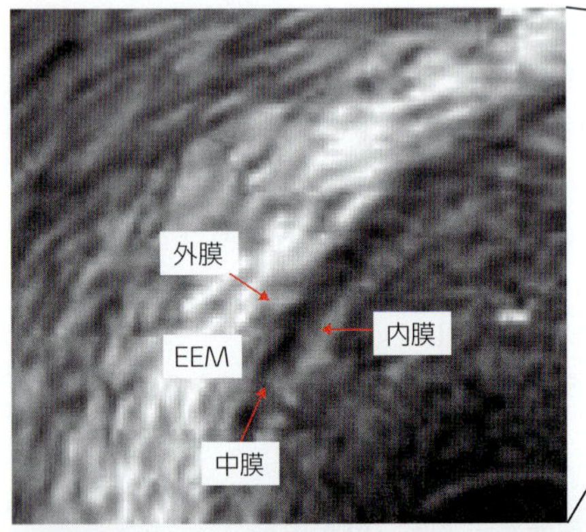

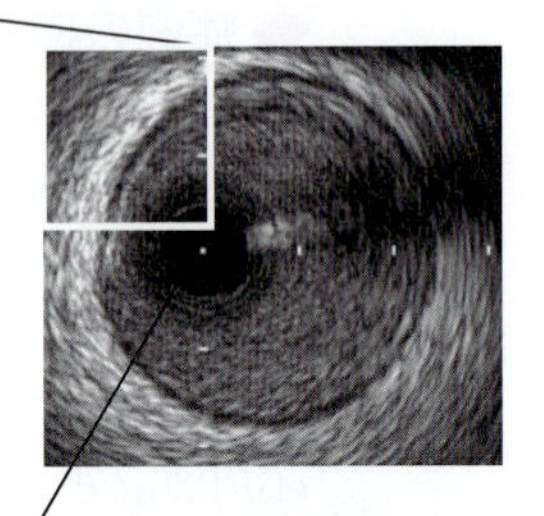

外膜：中膜の外側の高エコー輝度
EEM：外膜の最内側
中膜：平滑筋細胞からなる黒いリング状の低エコー輝度
内膜：中膜の内側に観察される白い輝度

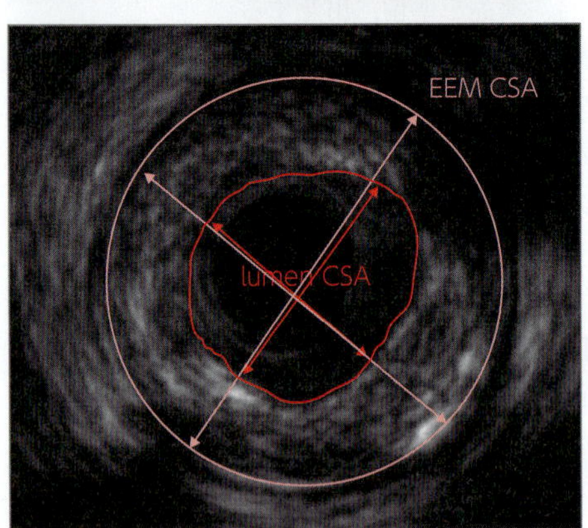

内腔径 ←→

血管径 ←→

断面積
cross-sectional area ; CSA

EEM CSA：EEM面積

lumen CSA：内腔面積

plaque CSA：プラーク面積

plaque CSA=EEM CSA－lumen CSA

EEM：external elastic membrane

冠動脈貫通用カテーテル追加後，ステントの留置に成功した。**ステント留置時は一時的に血流が完全遮断され心筋虚血に陥る**ので心電図変化（ST変化，徐脈など），血圧の変動の観察が重要になる。また留置後も血液の流れが悪くなる**slow flowやno reflow**などが起き，患者が急変する場合もある。常に薬剤負荷の指示出し，体外式ペースメーカ，補助循環（IABP，PCPS），人工呼吸器などいつでも対処できるように準備が必要である。ステント留置後のIVUSで確認したところ拡張が不十分だったので**ノンコンバルーン（non-compliant balloon）**で追加拡張した（図3）。

IABP：intra-aortic balloon pumping
PCPS：percutaneous cardio pulmonary support

図3 バルーンの種類の違い

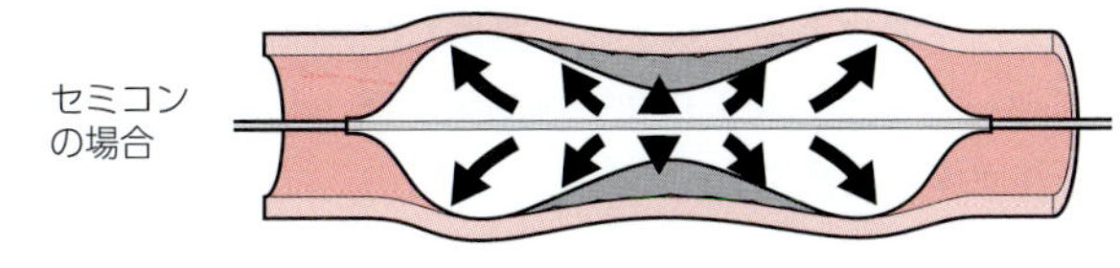

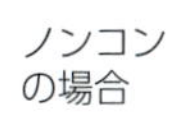
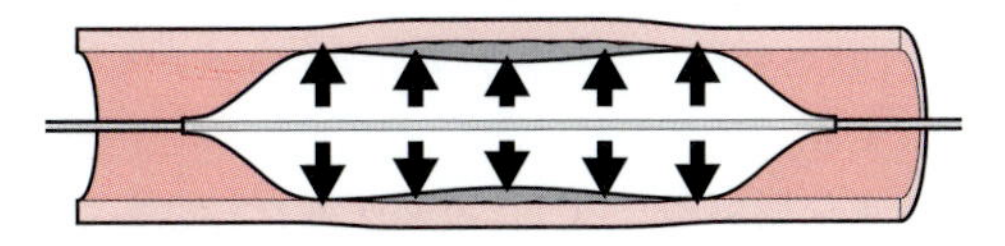

MLD：minimum lumen diameter
MSA：minimum stent area
SAT：subacute thrombosis

最終のIVUS確認でMLD，MSA，血管解離，ステントの圧着，血腫の有無などを確認する。これらは**急性期心事故**（急性冠閉塞，亜急性血栓症：SAT）の予測，遠隔期再狭窄の予測をするのに重要である（図4）。

術中経過記録は材料，患者観察，バイタルサインなどを随時電子カルテに入力する。

図4 IVUSの役割

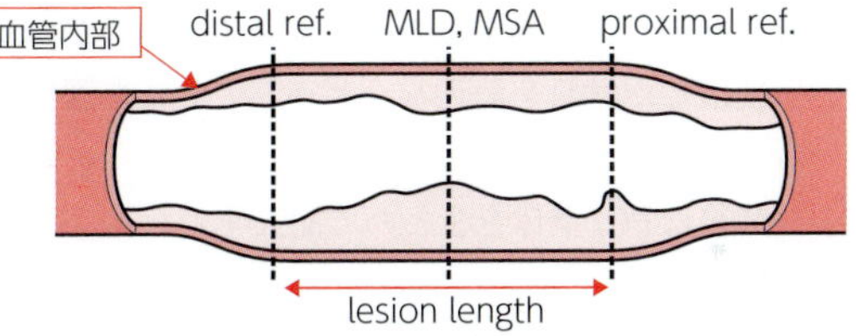

prox，dis ref.，MLD，lesion length，血管・プラーク性状，側枝の位置関係

- バルーン，ステントのサイズ決定
- 拡張性の予測：石灰化，強いfibrous plaque, negative remodeling
- 血管解離の予測：石灰化，プラークと正常な壁が隣接，壁の強度やコンプライアンスのアンバランスが予測される

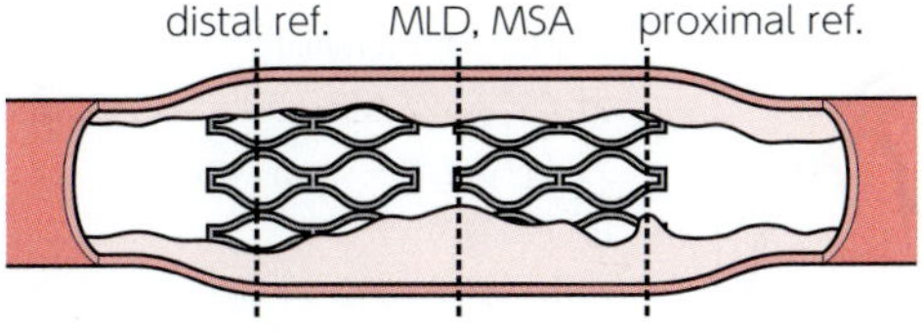

MLD，MSA，血管解離，ステントの圧着，血腫

- 急性期心事故（急性冠閉塞，亜急性血栓症；SAT）の予測
  血管解離，病変の拡張不良
- 遠隔期再狭窄の予測
  最小ステント径（MSA），MSA/EEM面積%

治療終了時の対応，患者観察

最後にガイドワイヤーを抜去し，最終CAGを確認する。ガイドワイヤーによる冠動脈穿孔や冠動脈解離，slow flowの有無などを注意深く観察する。

最終のバイタルサイン（12誘導心電図，血圧，SpO_2など）を確認記録する。患者の症状などに変化がないことを確認する。

CAG，IVUS動画，ポリグラフ画像を電子カルテ部門システムへ送信する。

医事請求伝票処理。PCIは高額医療材料を多く使用するので，抜け落ちがないように気を付ける。

4th Step 治療記録の記載（図5）

PCIの内容を記載する。

施行日，性別，年齢，身長，体重，BSA

病名は既往歴も含め確認し，今回の治療病変，その内容を記入する。

治療する病変がわかる撮影角度の冠動脈をシェーマとして手書きする。手書きすることによりイメージがつかめる。

使用した材料を記入し，どうしてそれを選択したかを追記する。

最後にPCI全体をまとめて記入する。

臨床指導者の目

性別，身長，体重はヘパリン注入量や補助循環が必要になったとき，カニューレサイズ，IABPバルーンサイズの決定に必要なため，毎回必ず確認する。

BSA：body surface area

CABG：coronary artery bypass grafting

図5 治療記録の記載

PCI施行日　2016年6月1日　性別　男　年齢　60　身長160cm　体重50kg　B.S.A.　$1.50m^2$

病名　AP　　治療病変　#11　　（新規）・再狭窄・ステント再狭窄・CABG後

撮影方向　RAO30°　CAU30°

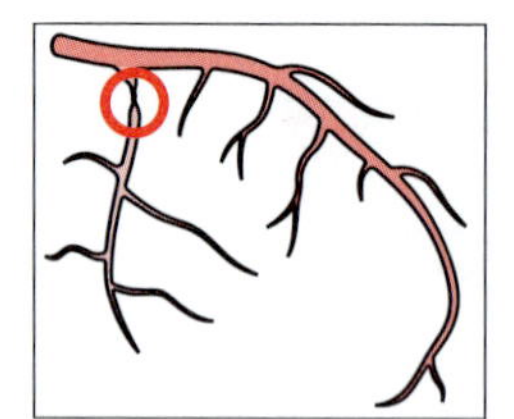

アプローチ：R.radial

ガイディングカテーテル：6Fr JL3.5

ガイドワイヤー：soft wire

IVUS：あり

バルーン：ノンコンバルーン

ステント：direct stent　DES

PCIサマリー：#11　TRI、6Fr JL3.5、soft wireにてdirect stent試みるが不通過にてセミコンバルーンで前拡張。その後も不通過のため子カテを使用することによりステント留置成功。IVUSにて拡張不良のためノンコンバルーンで後拡張。最後IVUS、CAGで良好な結果を得たため終了とした。合併症は認めなかった。

5th Step 業務後の機材点検

治療終了後，使用した機材は次回に使用できるように準備を行う。以下に確認事項を記す。

IVUS，ポリグラフ：バックアップを含めた画像管理。

IABP：ヘリウムガスボンベ残量，充電，材料。

PCPS：酸素ガスボンベ残量，充電，材料，滅菌鉗子，滅菌クーパー。

体外式ペースメーカ：滅菌リード，電池。

人工呼吸器：回路，人工鼻，充電。

学生が何を学ぶべきか

心血管カテーテル治療分野は技術，医用材料の進歩がたいへん早い。こうやって執筆してこの本が刊行されるころには，また新しい材料が出て治療の流れも変わっているかもしれない。まずは解剖，病態をしっかり理解し，治療のなかで臨床工学技士としての力を最大限発揮できる知識が必要と考える。
この分野で大事なことは患者を中心とした究極のチーム医療の実現である。各分野それぞれのスペシャリストが情報共有し治療にあたることで質の高い安全な治療が実現できる。その達成感を感じることができればよいと考える。

PTCA：percutaneous transluminal coronary angioplasty
DCA：directional coronary atherectomy
BRS：bioresorbable scaffolds

Step up Column

PCI（最初はPTCAとよばれていた）はバルーン拡張術から，ステント，薬剤溶出ステント，ロータブレーター，DCA，薬剤コーティングバルーンなど多種類の材料とともに手技も日々進化を続けている。そして近々，生体吸収性薬剤溶出スキャフォールド（BRS）が日本に登場する予定である。現在の薬剤溶出ステントは，薬剤は溶けてなくなるのだが金属部分は体内に残る。それがすべて溶けて体内に吸収されるのだ。海外ではすでに使用されていて良好な長期成績を上げている。使用できるようになれば，またPCIの世界に変化が起こるに違いない。
これら日々進化していくことを理解して現場で働くことはたいへんなことだが，患者のために貢献できると達成感が大きい。

（木下昌樹）

■参考文献

1）日本腎臓学会・日本医学放射線学会・日本循環器学会共同編集：腎障害患者におけるヨード造影剤使用に関するガイドライン2012，東京医学社，2012.
2）日本臨床工学技士会　心・血管カテーテル業務指針検討委員会：心・血管カテーテル業務指針.

6 心臓ペーシングおよび心・血管カテーテル関連治療領域 ④除細動器，植込み型除細動器

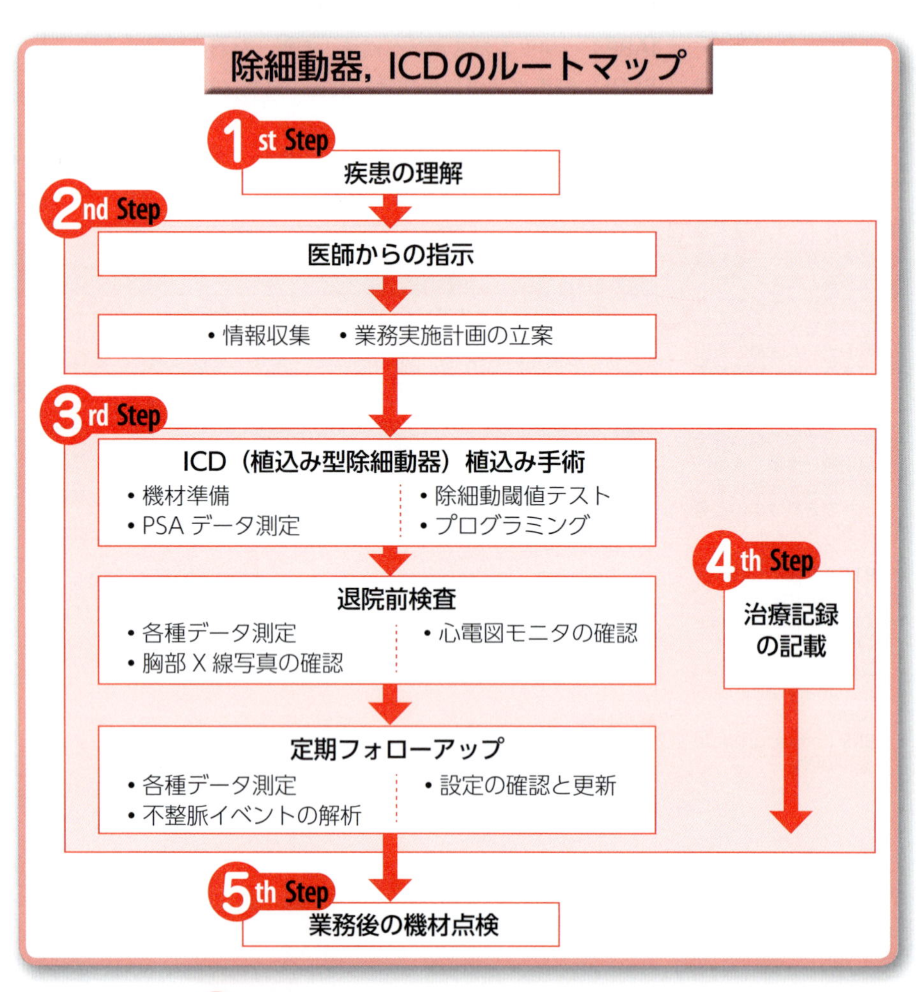

1st Step 心室頻拍（VT）とは

VT：ventricular tachycardia

心室頻拍とは，レート（心拍数）が毎分100回以上の心室起源の幅広いQRS波が3連発以上続くものと定義される[1)]。

頻拍の持続時間が30秒以上続くものを持続性，30秒以下のものを非持続性と分類される。また，頻拍中のQRS波形が単一なものを単形性，多様なものを多形性と分類される。（図1）

図1 単形性と多形性の波形の違い

単形性心室頻拍

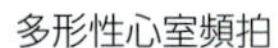

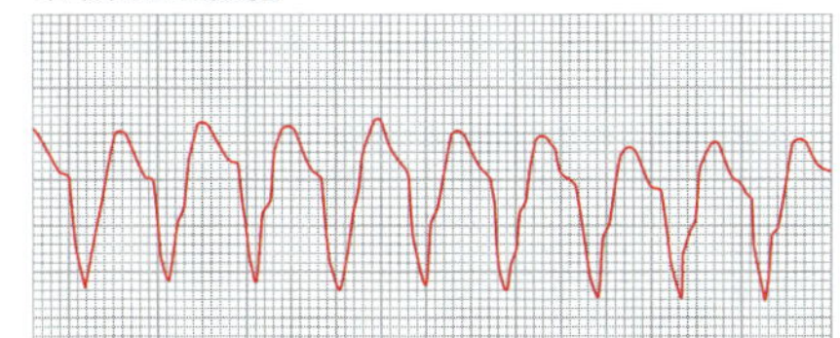

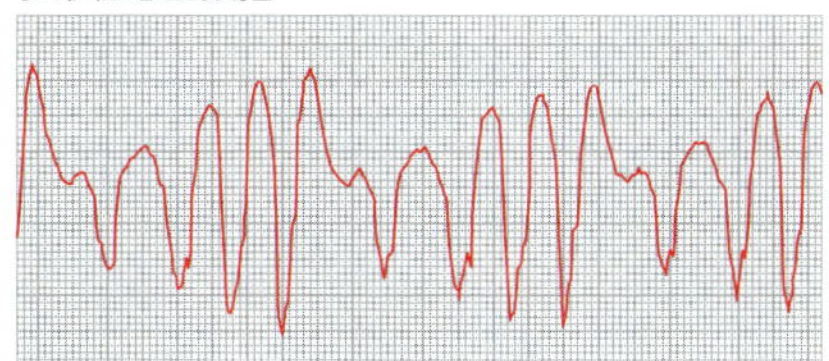

原因は，心筋梗塞，心筋症，心臓手術後，電解質異常，低酸素血症，薬物の副作用や心不全などに伴って発症することが多いが，心疾患を伴わず発症する場合（特発性）がある。

発生機序は，単形性の多くは**リエントリー**[*1]で，多形性はいくつかの異所性興奮や伝導路に起因する。

> **[*1] リエントリー**
> 洞結節から出た興奮は正常であれば決まった経路を通って心室に伝わる。しかし，心臓内に通常と異なる通過経路ができ，そこを通過する速度や自律神経のバランスなど何らかの条件が揃うと期外収縮を引き金として，その通過経路を何度も旋回する現象が起こる場合がある。これをリエントリー現象とよぶ。

症状は，レートと持続時間によって規定され，持続時間が短く頻拍レートが低い場合には症状がないことが多いが，症候性の場合には，動悸や眩暈，ふらつきなどの血圧低下症状を認める。低い頻拍レートであっても低心機能例では重篤な症状を呈する。無脈性心室頻拍の場合，発症後すぐに脈が触れなくなり即時に意識消失となり，心臓突然死をきたす。

急性期での治療は，まず頻拍の停止を行う。血行動態の安定した心室頻拍では抗不整脈薬による停止が選択される。血行動態が破綻している場合には早期の停止が必要となるため，直ちに除細動器による直流通電（カルディオバージョン）を行う（図2）。

ICD：implantable cardioverter defibrillator

長期的な治療は，基礎心疾患の有無で異なるが，薬剤療法，カテーテルアブレーション，植込み型除細動器（ICD）（図3）が

図2 除細動器（DC）

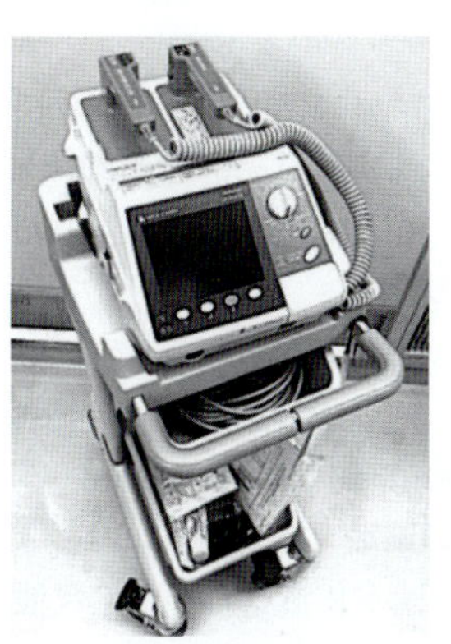

（cardiolife TEC-5521，日本光電）

・ショック波形

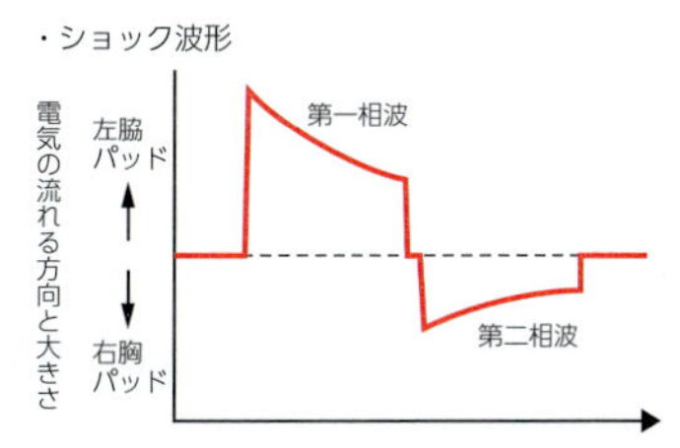

現在は二相性が主流である。利点は除細動効率が良く，低エネルギーで除細動を行える。また心筋へのダメージが少ない。

・同期通電

心房細動や心室頻拍（脈あり）に対して行う。R波直後（機械動作的には同期して数十ms後）の心筋の絶対不応期に通電する。同期せずに行うと心室細動へ移行する危険性がある。

選択される。ICDは，突然死の予防に対して重要な役割を担う植込み機器で，薬物治療と比較して予後改善効果は高い[2, 3]。

図3 植込み型除細動器（ICD）

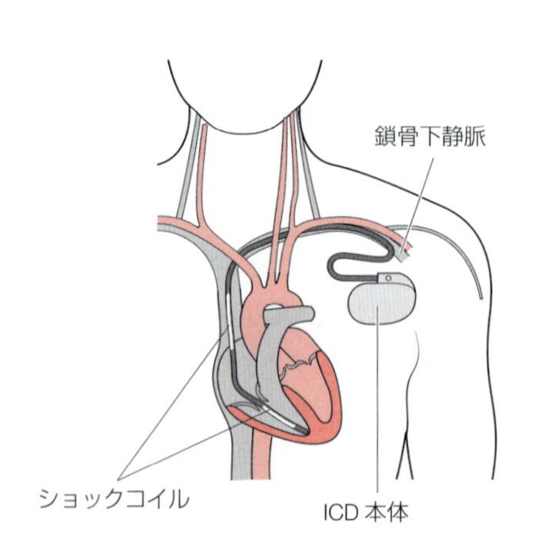

心室細動に対する除細動治療

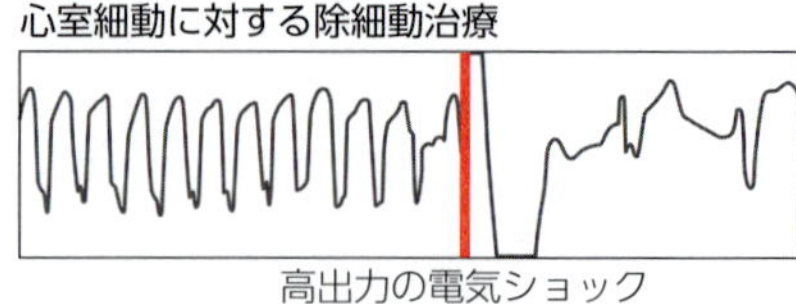

高出力の電気ショック

心室頻拍に対するカルディオバージョン

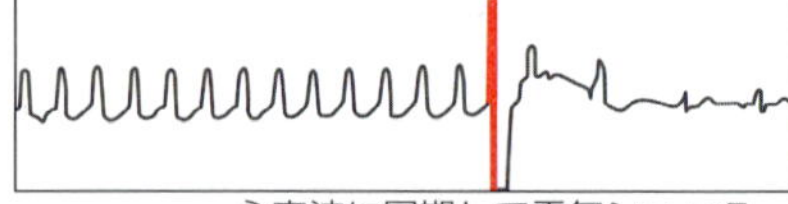

心室波に同期して電気ショック

心室頻拍に対する抗頻拍ペーシング

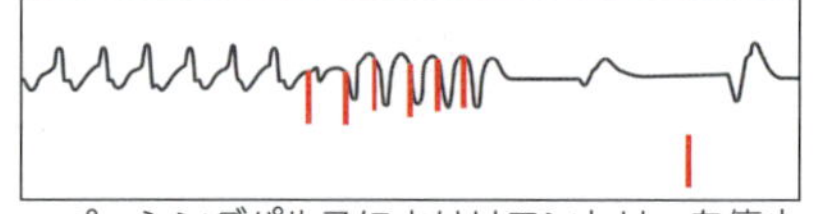

ペーシングパルスによりリエントリーを停止

2nd Step 治療の実施

> ＊2 **一次予防**
> 心室頻拍や心室細動に伴う意識消失の既往はないが，心筋症など突然死のリスクが高い例に対する予防的適応。
>
> ＊3 **二次予防**
> 心室頻拍や心室細動に伴う意識消失の既往がある例に対する適応。
>
> ＊4 **除細動閾値**
> 心室細動を停止させるために必要な最小エネルギー。
>
> ＊5 **遠隔モニタリングシステム**
> 患者宅に設置された端末がインターネットを経由してデバイス情報を送信し，医療者が専用Webサイトへアクセスすることでデータを確認できるシステム。

DFT：defibrillation threshold

医師の指示の確認

ICD植込み術を行う際の技術支援の要請と機材の準備依頼，また植込み後のフォローアップについても確認する。

情報収集・共有

1 カルテより

年齢，性別，身長，体重，診断名，既往歴，家族歴，服薬状況，画像所見，電気生理学的検査などの情報を収集する。

2 主治医より

植込み適応（一次予防＊2，二次予防＊3），植込み部位，検査所見，予後に関する意見，除細動閾値＊4（DFT）テストの実施，遠隔モニタリングシステム＊5の導入についてなど。

3 看護師より

患者本人の健康状態，ADL，認知力，家庭環境など。

業務実施計画の立案

1 ICD本体の選定

機種により，本体形状・容量，電池寿命，機能，条件付きMRI対応＊6，遠隔モニタリングシステムなど仕様が異なるため，症例に適した機種を選択する必要がある。

2 チャンバータイプの選択

ペースメーカと同様にシングルチャンバーとデュアルチャンバータイプがある。原疾患や徐脈性不整脈，上室性不整脈の有無を参考に選択する。デュアルチャンバーでは，心房でのペーシングとセンシングが可能となり，徐脈を有する場合には，より生理的なペーシングが可能となる。また，心房での電気的情報を取得できるため，上室性頻拍との識別を強化し，不適切作動*7の低減を期待できる[4]。

3 ショックリードの選択

シングルコイル（RV：右室）とデュアルコイル（SVC：上大静脈とRV：右室）がある。

4 植込み手術に必要となる機材の準備

PSA：ペースメーカ植込み術と同様，ペーシング閾値などの各種データの測定を行う。

除細動器：DFTテスト時に，誘発した心室細動（Vf）をICDにより停止できなかった場合に必要となる。また，リード留置操作時の刺激により偶発的に不整脈が誘発された場合にも必要となる。

その他の必要機材：電気メス，透視装置，無影灯，バッグバルブマスクなど（図4）。

図4 植込み手術に必要な機材

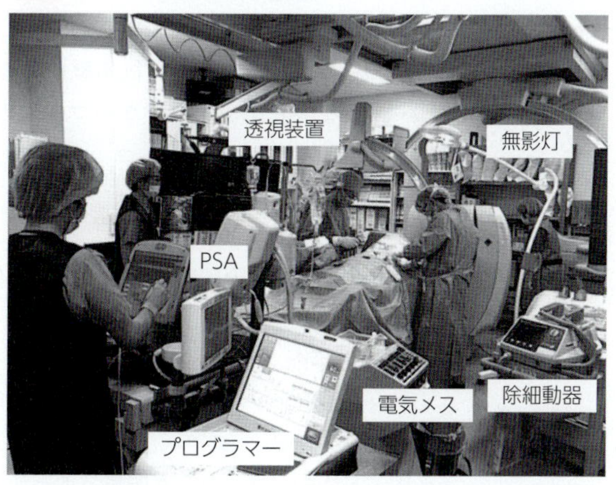

*6 **条件付きMRI対応**

定められた条件をクリアすることで，MRI撮像が可能となる機種。撮像時にはデバイス本体とMRI装置の設定変更が必要である（p.180参照）。

*7 **不適切作動**

ICDの誤検出による作動。原因は上室性頻拍，T波のオーバーセンシング，リード不全や電磁障害によるノイズなどがある。

臨床指導者の目

シングルコイルとデュアルコイルとの間において全死亡率に有意差がないという報告[5]やリード抜去時にSVCコイルの癒着により手技が困難になることから，シングルコイルを選択するケースが増えている。しかし，高DFTが予想される場合（右側胸部植込み，抗不整脈薬服薬，体格が大きい場合など）には，デュアルコイルの選択が望ましい[6,7]。

RV：right ventricle
SVC：superior vena cava
PSA：pacing system analyzer
Vf：ventricular fibrillation

2 循環器系疾患

学生が何を学ぶべきか

- 刺激伝導系とリエントリーが起こりやすい部位
- 正常心電図波形と不整脈波形の由来
- 正常心電図波形の計測方法とその正常範囲
- ICDの本体・リードの構造と材料，生体適合性

治療への技術支援評価

除細動治療の効果判定は，DFTテストにより確認する。意図的に誘発したVfを頻拍として検出することができ，安全マージンを確保した出力エネルギーにより除細動が成功することを確認する。心機能低下例では，DFTテストが心機能に影響を及ぼす可能性もあるため，施行しないこともある。

植込み後のケアは，定期的に外来にてフォローアップを行う。ICDの作動履歴がある場合には，正しく治療が行われているかを詳細に解析し，必要に応じて設定変更を行う。

臨床指導者の目

ICD植込み後には，Vfを正確に検出し，確実に除細動できることを評価する必要がある。正確に検出するためには，不適切作動の原因となる余分な信号をセンシングしないことが重要であり，T波のオーバーセンシングなどに注意する。

3rd Step 治療行為（全般・技士業務）に関して学習するポイント

学生が何を学ぶべきか

- ICD植込みの適応
- 抗不整脈薬の種類と副作用
- 除細動器の使用方法，植込みデバイスへの影響

治療計画と評価

心室頻拍を呈する患者にICD植込み術を行い，フォローアップまでの実際について説明する。ここでは，1患者の経過を具体的に述べる。

症例は，自宅で突然の冷感を伴う胸苦のため，救急要請し搬送された。来院時，170 bpmのVTが持続していたが血行動態は安定していたため，鎮静後にカルディオバージョンを施行しVTを停止した。その後，抗不整脈薬の投与により再発はなく，詳細な検査によりシングルコイルのICDを植込むことになった。

1 機材準備

2 入室から消毒

①患者入室，②除細動器パッド電極貼付，③ルートの確保，④消毒

3 植込み手術

①本体用ポケット作製，②穿刺，③心室（ショック）リード留置＆データ測定

リード抵抗，ペーシング閾値，波高値はペースメーカと同様に計測する。波高値は，高い電位が取得できる最良の位置へ留置するが，低心機能症例では電位が低いこともある。

臨床指導者の目

低心機能症例のような電位が低い場合，センシング極性をtip-coil間に変更することも選択の1つである。その際，T波のオーバーセンシング（図5）に注意する。T波のオーバーセンシングはダブルカウントによる不適切作動の原因となる。留置位置の変更にて回避できない場合は，T波識別機能やセンシング設定の変更にて回避することが可能となる場合もある（図6）。

図5 T波オーバーセンシング

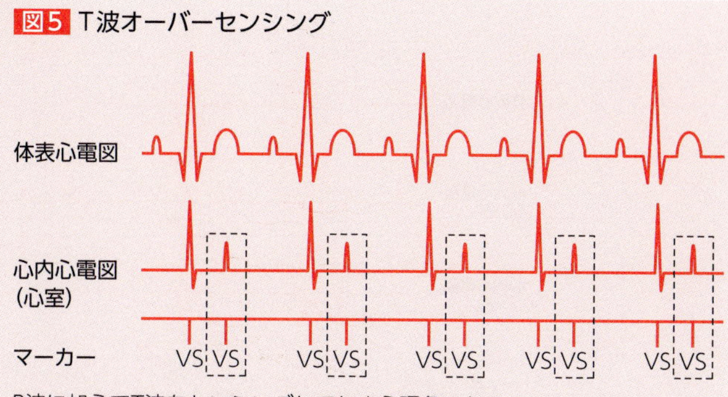

R波に加えてT波をセンシングしてしまう現象である。
心室イベントを2重にカウントすると，レートによってはVT/Vfゾーンに入るため誤検出につながる。

図6 T波オーバーセンシングの回避手段

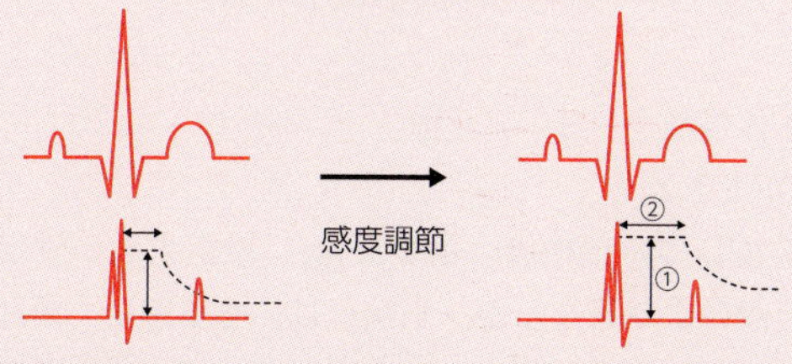

心室波感知後の開始感度（R波に対する%）①，感度を鋭くし始めるまでの時間②による調節。

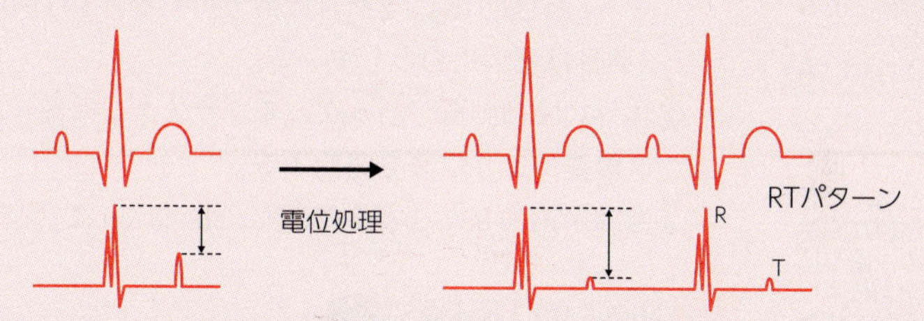

心内電位を処理してR波とT波との差を強調し，さらにパターン分析することでT波を識別する機能。他にもバンドパスフィルターを変更することで除外する機能などがある。

④心房リード留置＆データ測定

心室と同様に計測を行う。

心房電位は上室性頻拍との識別に重要であるため，余分な電位がセンシングされないことを確認する，特にFFRW（図7）に注意する。ブランキングにより隠すことはできるが，留置位置による根本的な除外が望ましい。

FFRW：Far Field R Wave

図7 FFRW(Far Field R Wave)Sensing

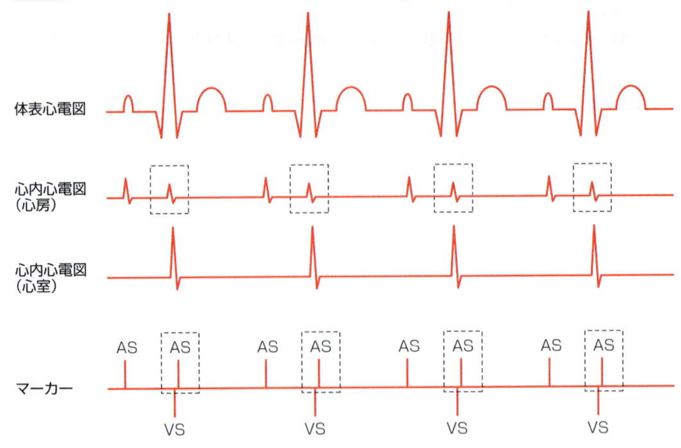

心房リードが心室の電位をセンシングする現象である。
頻拍識別アルゴリズムが正しく働かず，誤作動の原因となることもある。

臨床指導者の目

・Vfが誘発されない場合：
shock on Tの低エネルギーショックのタイミングがT波上になるように調整する。それでも誘発されない場合は，50Hz Burstや DC(直流電流)による誘発を試みる。
・Vfが検出されない場合：
f波のアンダーセンシングや検出レート以下の頻拍の場合は，Vfを検出できず治療が開始されないため，直ちにICDの手動出力により除細動を行うか，体外式除細動器を使用する。リードの留置位置の変更もしくは検出レートを見直し，再度行う。
・Vfが停止しない場合：
設定した最大出力で除細動できない場合は，直ちに体外式除細動器を使用する。リードの留置位置，ショックベクトル，2相性ショック波形のパルス幅や傾きを変更し，再度行う。安全マージンを確保できない場合も同様である。

⑤本体接続

⑥DFTテスト

①ICDの頻拍検出，治療をonに設定する。設定内容は施設により異なるが，当院では，心室感度：最鈍感度，検出レート：180bpm，検出時間：18/24，出力エネルギー：1回目は15J，2回目は最大出力から10J引いた値，3回目は最大出力としている。

②体外式除細動器，バッグバルブマスクを準備したうえで麻酔薬により鎮静を開始する。

③意識が消失したことを確認し，shock on T(図8)により

図8 Shock on TによるVf誘発

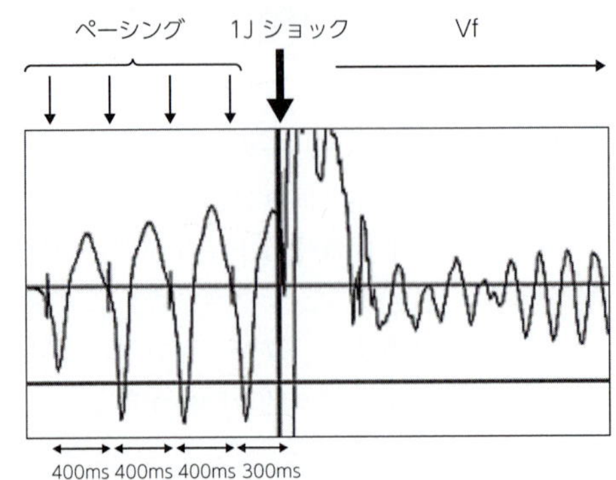

T波のタイミングを予測するために、プログラムしたインターバルでペーシングを行う。
その後、T波（受攻期）のタイミングでショックを送出しVfを誘発する。

Vfを誘発。

④Vf検出→充電→除細動(図9)

⑤f波のアンダーセンシングがないか確認。(図10)

⑥安全マージンを確保して除細動が成功すればテスト終了となる。

⑦電気メスの使用に備え，検出をoffにする。

図9 DFTテスト

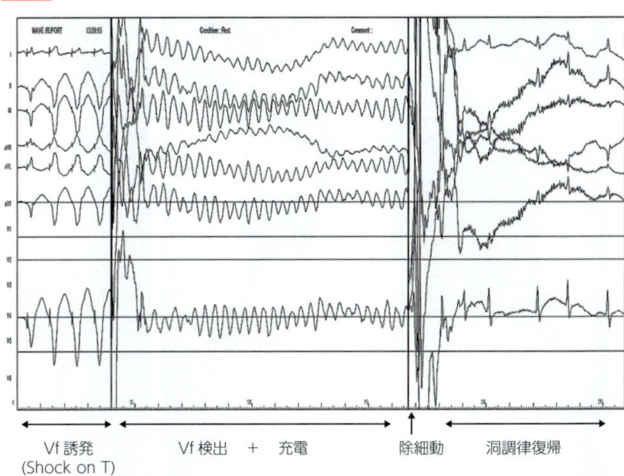

図10 DFTテスト後の確認

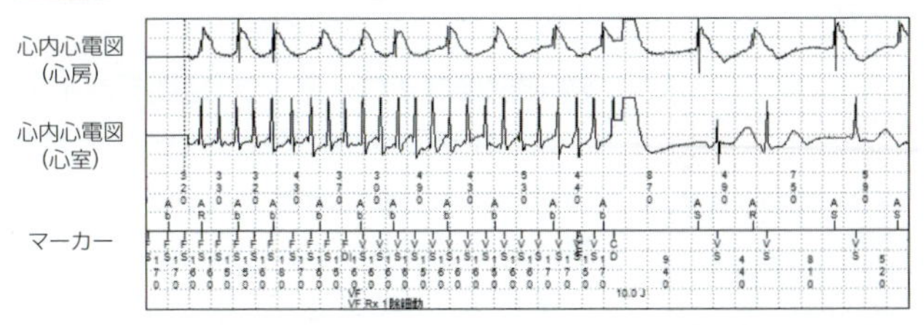

心内電位とマーカーを確認し，誘発されたVfのf波を確実にセンシングできていることを確認する。

臨床指導者の目

治療は，血行動態が保たれるVTには①抗頻拍ペーシング(anti-tachycardia pacing：ATP)②低出力カルディオバージョン③最大出力カルディバージョンの段階的治療とし，血行動態が破綻するVTには①低出力カルディオバージョン②最大出力カルディオバージョンとする。その上位には最大出力のVfゾーンを設定する。通常VTゾーンは，洞性頻脈や上室性頻脈とオーバーラップする可能性があるため頻拍識別アルゴリズムが設定される。

学生が何を学ぶべきか

- 心筋の不応期・受攻期
- 心内電位波とICDのセンシング特性
- ICDの頻拍性不整脈の検出方法と治療の種類

⑦閉創

⑧各種プログラミング

徐脈設定は，徐脈性不整脈を有しない場合は，不要なペーシングを避けるためバックアップ程度の設定とする。

頻拍治療に関しては，検出レートは臨床上認められたVTや電気生理学的検査で誘発されたVTの頻拍周期に40 msecほど安全マージンを加えて設定する。不明の場合には150〜160 bpmから設定するケースが多い。

⑨患者退室

4 1週間後検査(退院前検査)

学生が何を学ぶべきか
- 胸部X線写真の見方
- 植込み術における合併症
- ペーシング不全・センシング不全

植込み後にはリードの移動や穿孔などの合併症が起こる可能性があるため，退院前に各測定データに変化がないか，胸部X線写真でリードの位置が移動していないか確認する(図11)。また病棟の心電図モニタにてペーシング不全・センシング不全などの異常作動についても確認する。

図11 胸部X線写真(退院前検査)

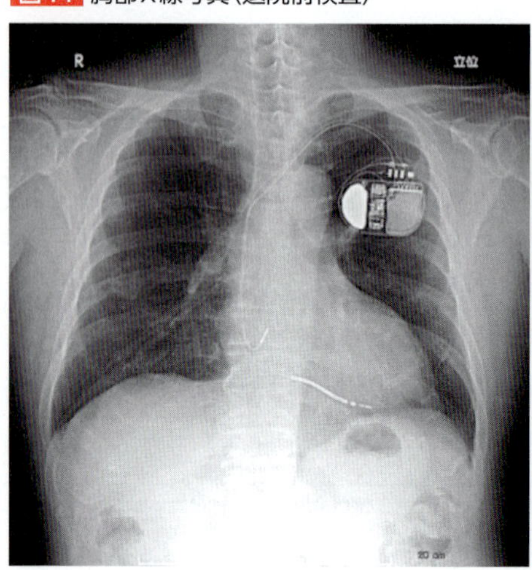

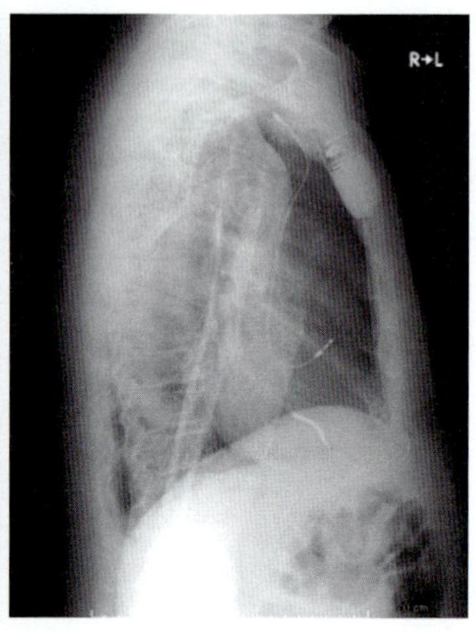

退院前の検査時に、胸部X線写真にてリードの位置が移動していないかを正面画像のみでなく、側面画像においても確認する。

5 退院後フォローアップ(定期デバイス外来)

学生が何を学ぶべきか
- 上室性頻拍の種類と特徴
- ICDの頻拍識別アルゴリズム
- ICDに使用される電池の特性

電池残量，リード抵抗，ペーシング閾値や波高値などの確認はペースメーカと同様であるが，ICDのフォローアップでは頻拍に対する治療エピソードの解析が重要となる。記録された電位情報から，急激なレート上昇，脈の安定性，P波とR波の関係性，波形認識などから鑑別を行い，適切作動・不適切作動を判断し対応する。

4th Step 治療記録の記載

植込み手術記録

植込み手術時の記録は，疾患，植込み本体の情報やPSAでの測定データを記録する(図12)。またDFTテスト時の誘発から頻拍停止までのエピソード記録を貼付し，f波のアンダーセンシングの有無や治療の有効性を確認する。疾患，適応，既知の頻拍などを基に決定したICDの治療設定も記録する。

図12 植込み手術記録

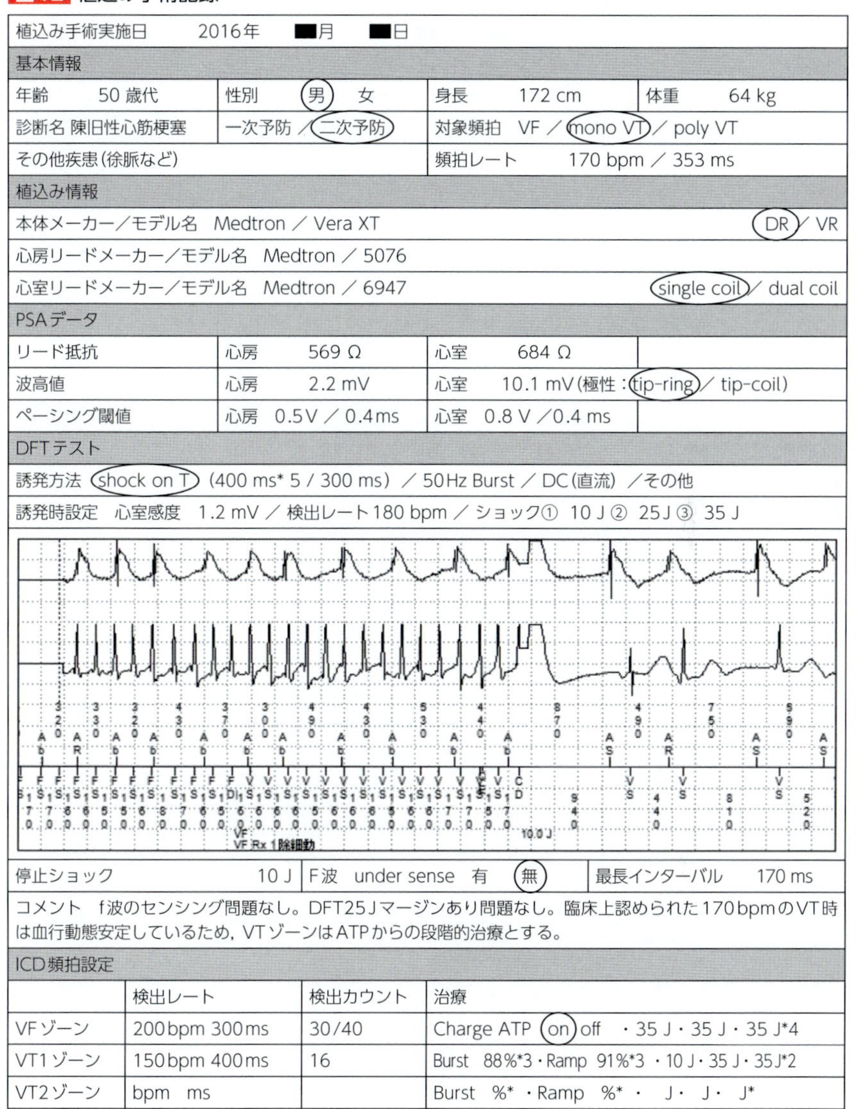

植込み手術実施日 2016年 ■月 ■日			
基本情報			
年齢 50 歳代	性別 男 女	身長 172 cm	体重 64 kg
診断名 陳旧性心筋梗塞	一次予防 ／ 二次予防	対象頻拍 VF ／ mono VT ／ poly VT	
その他疾患（徐脈など）		頻拍レート 170 bpm ／ 353 ms	
植込み情報			
本体メーカー／モデル名 Medtron ／ Vera XT DR ／ VR			
心房リードメーカー／モデル名 Medtron ／ 5076			
心室リードメーカー／モデル名 Medtron ／ 6947 single coil ／ dual coil			
PSAデータ			
リード抵抗	心房 569 Ω	心室 684 Ω	
波高値	心房 2.2 mV	心室 10.1 mV（極性：tip-ring ／ tip-coil）	
ペーシング閾値	心房 0.5 V ／ 0.4 ms	心室 0.8 V ／ 0.4 ms	
DFTテスト			
誘発方法 shock on T（400 ms* 5 / 300 ms） ／ 50 Hz Burst ／ DC（直流） ／その他			
誘発時設定 心室感度 1.2 mV ／ 検出レート 180 bpm ／ ショック① 10 J ② 25 J ③ 35 J			

停止ショック 10 J	F波 under sense 有 無	最長インターバル 170 ms
コメント f波のセンシング問題なし。DFT25 Jマージンあり問題なし。臨床上認められた170 bpmのVT時は血行動態安定しているため，VTゾーンはATPからの段階的治療とする。		

ICD頻拍設定

	検出レート	検出カウント	治療
VFゾーン	200 bpm 300 ms	30/40	Charge ATP on off ・35 J・35 J・35 J*4
VT1ゾーン	150 bpm 400 ms	16	Burst 88%*3・Ramp 91%*3 ・10 J・35 J・35 J*2
VT2ゾーン	bpm ms		Burst %* ・Ramp %* ・ J・ J・ J*

フォローアップ記録

フォローアップ時の記録は，基本情報や測定データを記録する（図13）。前回フォローアップデータと比較し変化がないことを確認する。また頻拍エピソードがある場合には，心内心電図を含むエピソードデータを貼付し，解析結果を記入する。適切および不適切作動の判断を行い，設定変更が必要であった場合は理由とともに記録する。

図13 フォローアップ記録

フォローアップ実施日	2016年　■月　■日		
基本情報			
診断名	(一次予防)／二次予防	対象頻拍	(VF)／mono VT／poly VT
植込み情報			
本体メーカー／モデル名	BIORIN／Iridium 7		(DR)／VR
各種検査データ			
電池電圧V	Charge time　7.5 秒	予測寿命　5年　6カ月	
現状作動	ペーシング率　心房　0.1 %　心室　0.1 %		AT/AF　3 %
リード抵抗	心房　380 Ω	心室　437 Ω	
	SVCコイル　50 Ω	RVコイル　37 Ω	
波高値	心房　1.0 mV	心室　18.5 mV	
ペーシング閾値	心房 0.375 V／0.4 ms	心室 0.875 V／0.4 ms	
治療エピソード			
発生日時	2016 年　5 月　5 日　15 時　5 分		
検出ゾーン	頻拍レート　240 bpm／250 ms	治療　ATP*1／shock 35 J*1	

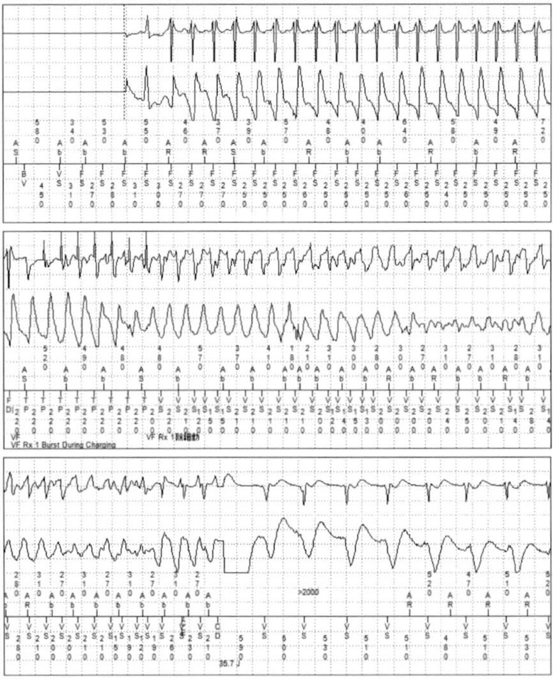

解析結果
fastVTをVFゾーンで検出し，During Charge ATPにてaccelerate，VFへ移行したが35Jショックにて停止した。

(適切作動)／　不適切作動

設定変更および理由
適切治療であるが，検出したfastVTには設定されたATPが無効と思われるためOFFに変更するか検討。
＊During Charge ATPのため，治療までの時間には影響なし。

5th Step 業務後の機材点検

学生が何を学ぶべきか
- PSAの構成および必要物品，点検方法
- 体外式除細動器の構成および必要物品，点検方法

次回の症例に備えて，各機器の点検や消耗品の補充をする。

・PSA：電源，スイッチや画面表示などの基本性能，バッテリの点検，清潔野で使用する測定用ケーブルの導通テストを行う。消耗品（記録用紙など）の補充も行う。

・体外式除細動器：電源，スイッチや画面表示などの基本性能，警報装置の点検を行う。これとは別に定期点検にて出力エネルギーテストなどを行う。また同時に使用する消耗品（パッド電極，記録用紙）の補充を行う。

（大坪克浩）

■参考文献

1) Brugada P,Wellens HJJ: The role of triggered activity in clinical ventricular arrhythmias. PACE, 7(2): 260-271, 1984.
2) The antiarrhythmics versus implantable defibrillators(AVID) investigators: A comparison of antiarrhythmic-drug therapy with implantable defibrillators in patients resuscitated from near-fatal ventricular arrhythmias. N Engl J Med, 337(22): 1576-1583, 1997.
3) Moss AJ et al for the multicenter automatic defibrillator implantation trial investigators: Improved survival with an implanted defibrillator in patients with coronary disease at high risk for ventricular arrhythmia. N Engl J Med, 335(26): 1933-1940,1996.
4) 三好史人，ほか：ICD・CRT/CRT-D: チャンバーとリード部位の選択．ペースメーカ・ICD・CRT/CRT-D トラブルシューティングからメンタルケアまで（奥村　謙，編）．p.53-66，メジカルビュー社，2012.
5) Aoukar PS, et al: No benefit of a dual coil over a single coil ICD lead:evidence from the Sudden cardiac Death in Heart Failure Trial. HeartRhythm, 10(7): 970-976, 2013.
6) Friedman PA, et al: Defibrillation thresholds are increased by right-sided implantation of totally transvenous implantable cardioverter defibrillators. Pacing Clin Electrophysiol, 22(8): 1186-1192, 1999.
7) 大森裕也：ICD植込み術．ペースメーカ・ICD・CRT/CRT-D トラブルシューティングからメンタルケアまで（奥村　謙，編）．p.22-31，メジカルビュー社，2012.

1 腎機能障害 ①急性期治療（CRRT）

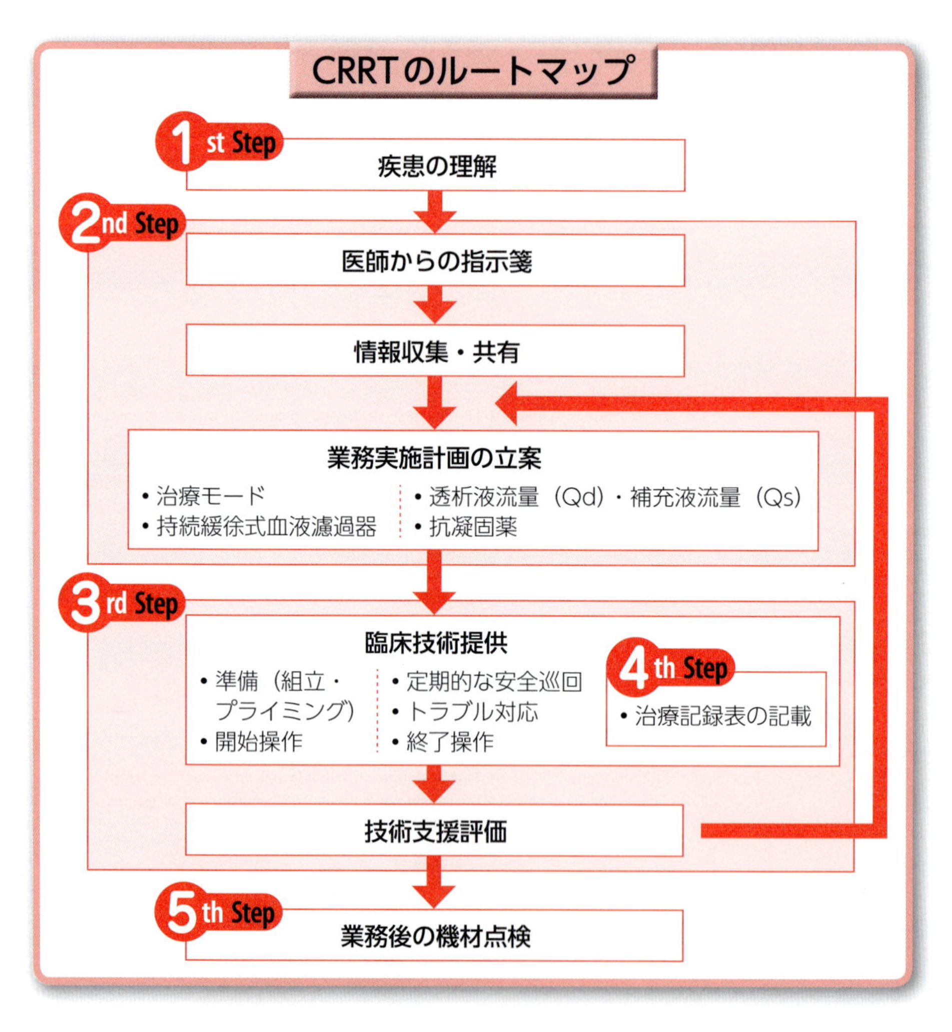

1st Step 急性腎障害とは

AKI：acute kidney injury

急性腎障害（AKI）は，さまざまな病態を含んだ急激な腎機能の障害によって，体液恒常性の維持機構が破綻し，尿毒症や種々の体液電解質異常をきたす疾患概念である。KDIGO＊1が提唱するAKIのための診療ガイドライン[1]では，「48時間以内

＊1 KDIGO（Kidney Disease: Improving Global Outcomes）
腎疾患に関する国際的なガイドラインを策定することを目指して設立された団体。

に血清クレアチニン（SCr）値が≧0.3 mg/dL上昇」，または「SCr値がそれ以前7日以内に判っていたか予想される基礎値より≧1.5倍の増加があった場合」，または「尿量が6時間にわたって＜0.5 mL/kg/hrに減少した場合」と定義し，重症度分類される（表1）。

表1 AKIの重症度分類（KDIGO分類）

ステージ	血清Cr	尿量
1	基礎値の1.5～1.9倍 or ≧0.3 mg/dLの増加	＜0.5 mL/kg/hr（6～12時間持続）
2	基礎値の2.0～2.9倍	＜0.5 mL/kg/hr（12時間以上持続）
3	基礎値の3倍 or ≧4.0 mg/dLの増加 or 腎代替療法開始 or 18歳未満の患者では，eGFR＜35 mL/min/1.73 m^2の低下	＜0.3 mL/kg/hr（24時間以上持続） or 無尿（12時間以上持続）

＊2 **敗血症**
定義：感染に対する制御不能な宿主反応に起因した声明を脅かす臓器障害（2016年米国集中治療医学会・欧州集中治療医学会の専門委員会より提唱）。診断基準：ICU患者：感染が疑われSOFA score≧2点で診断，非ICU患者：qSOFA（呼吸数≧22回，意識障害GCS＜15，収縮期血圧≦100 mmHg が各1点）≧2点で敗血症疑い⇒精査しSOFA score≧2点で敗血症診断。

CRRT：continuous renal replacement therapy

学生が何を学ぶべきか
CRRTは，機器の操作およびモニタリングについて十分な経験を要するスタッフが常時立ち会う環境で実施する必要があるため，臨床工学技士には深い知識と技術が必要とされる。

原因：AKIは，出血や脱水など腎灌流量の減少によって生じる場合（腎前性），腎炎など腎実質の障害に起因する場合（腎性），尿路閉塞など尿の排泄経路の問題によって生じる場合（腎後性）に大別される。諸外国のAKIに関する大規模研究により，敗血症＊2と心臓血管外科手術後に多く合併することが知られており[2]，集中治療領域のあらゆる病態で出現するといっても過言ではない。

症状：AKIを呈した場合，全身への影響として多臓器不全＊3をきたす可能性がある。特に体液量貯留による肺水腫や心不全，高カリウム血症による不整脈，代謝性アシドーシスや敗血症などが代表的な症状である。

治療：AKIに対する治療は，発症原因に対する治療を行うことが前提で，その原因が除去され適切な治療が施されると腎機能が回復する可能性が十分にあるため，早期診断により腎機能の回復を促進，もしくは対症療法を行う。高度腎障害に伴う緊急事態への急性期治療として，持続的腎機能代替療法（CRRT）が選択される。CRRTとは，1日当たり24時間持続的（連続的）に血液浄化療法を行うことを開始時に設定した場合の総称を指す。**長時間かつ連続的に体外循環を利用した生命維持管理装置を用いるため，トラブル発生時に治療中の監視を怠ると重大な医療事故につながる**ことを肝に銘じておく（図1）。

＊3 **多臓器不全**

複数の臓器（肺／肝臓／腎臓／消化器系／循環器系／中枢神経系／凝固・線溶系）が何らかの障害により，その機能を十分に発揮できなくなった状態である。主な原因は重症感染症，手術，ショック，低血圧，低酸素血症などがトリガーになって生じるとされ，その重症度の判定にはSOFAスコア（後述）など，いくつかの指標が提案されている。

図1 CRRTの外観

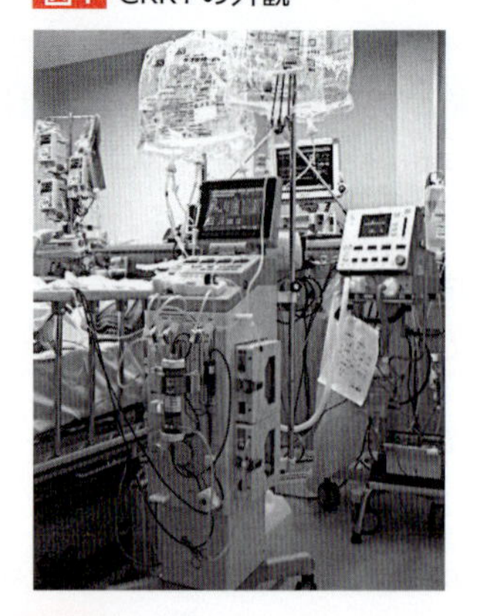

2nd Step 治療（臨床工学技士業務）の実施

医師の指示の確認

医師からの指示は，治療日時，治療モード，治療時間（原則24時間），持続緩徐式血液濾過器（hemofilter）＊4の種類，透析液・補充液の種類と流量・希釈方法，抗凝固薬＊5の種類と投与法・投与量，除水速度，アレルギーなどがカルテに記入され，それらを確認した後にCRRTの実施となる（図2）。

図2 CRRTにおける指示書

血液浄化指示（持続血液浄化）

項目		内容
治療日	：	2016/05/18
浄化法	：	CHF
血液浄化器	：	AEF-07
抗凝固剤	：	ナオタミン （持続） 30 mg/hr
透析／置換液	：	サブラッド BSG QD L/hr QF 0.5 L/hr
除水	：	50 mL/hr
アレルギー・特殊加算・その他指示	：	アレルギー：ヨード造影剤，ナファモスタットメシル酸塩 除水は開始１時間後からスタート 特殊加算：ソ

＊4 **持続緩徐式血液濾過器（hemofilter）**

CRRTに用いられる浄化器で，急性腎不全の患者あるいは循環動態が不安定な患者が適応である。その性能は①長時間の使用に耐えうること，②低容量であること，③生体適合性（特に抗血栓性）が高いこと，④透水性が高いこと，⑤溶質除去性能が維持できることが求められる。そのなかでも，AN69ST膜はサイトカイン吸着性能が認められ，重症敗血症および敗血症ショック患者も適応となっている。

＊5 **抗凝固薬**

血液は体外に導かれると凝固するため，原則的に体外循環を行う際は抗凝固薬の投与は必須である。国内で体外循環用抗凝固薬として認可されているのは，①ナファモスタットメシル酸塩（分子量：539.58，血中半減期：5～8分），②未分画ヘパリン（分子量：5,000～30,000，血中半減期：1～1.5時間），③低分子ヘパリン（分子量：4,000～6,000，血中半減期：2～3時間），④アルガトロバン（分子量：526.65，血中半減期：30～40分）である。救急集中治療領域では，出血傾向や血栓傾向もしくはDICのように混在する状態も存在するため，モニタリングしながら投与量を調整する。

情報収集・共有

医師とともに，患者ベッドサイドで全身状態の確認をする。SOFAスコア[*6]（表2）などを利用して重症度評価を行い，全身状態の把握に努める。また，医師より検査画像所見からAKIの原因を収集し，血清Crと尿量からAKIの重症度を把握する。そして，カルテを利用して年齢や性別，身長や体重，血液型や合併症，既往歴などの基礎情報から，入院日，診療科，入院理由，血液浄化理由，アレルギーや感染症などの情報を収集する。

*6 SOFA（sequential organ failure assessment）スコア
重要臓器の障害度を数値化した指数で，呼吸器・凝固系・肝臓系・心血管系・中枢神経系・腎機能の6項目について5段階評価を行い，スコアが5を超えると死亡率は増加する。

表2 重要臓器の障害度を数値化した指数（SOFA score）

	0	1	2	3	4
呼吸：PaO_2/F_IO_2	＞400	≦400	≦300	≦200人工呼吸	≦100人工呼吸
凝固：Platelets（×1000/μL）	＞150	≦150	≦100	≦50	≦20
肝：総ビリルビン（mg/dL）	＜1.2	1.2-1.9	2.0-5.9	6.0-11.9	＞12.0
心血管系 低血圧	低血圧なし	平均動脈圧＜70mmHg	DOA[*7]あるいはDOB[*8]≦5μg/kg/min	DOA＞5あるいはEpi[*9]≦0.1あるいはNorepi[*10]≦0.1	DOA＞15あるいはEpi＞0.1あるいはNorepi＞0.1
中枢神経系：GCS	15	13-14	10-12	6-9	＜6
腎：クレアチニン（mg/dL）あるいは尿量	＜1.2	1.2-1.9	2.0-3.4	3.5-4.9あるいは＜500mL/day	＞5.0あるいは＜200mL/day

*7 DOA
dopamine，ドパミン塩酸塩。適応：急性循環不全，特徴：血管収縮の増強，心収縮力の増大で，腎血流増加による利尿や昇圧効果。

*8 DOB
dobutamine，ドブタミン塩酸塩。適応：急性循環不全，特徴：心拍数の増加，心収縮力の増大で，軽度の末梢血管拡張作用。

*9 Epi
epinephrineまたはadrenaline，エピネフリン。適応：ショック，急性低血圧時の循環補助，特徴：心拍数の増加，心収縮力の増大で，強心・昇圧効果。

*10 Norepi
norepinephrineまたはnoradrenaline，ノルエピネフリン。適応：心停止やショック，心不全，アナフィラキシーショックなど，特徴：血管収縮の増強，心拍数の増加，心収縮力の増大で強心・昇圧効果。

業務実施計画の立案

①治療モードの種類と特徴：除去対象領域から選択（図3）。

持続的血液透析（CHD）：拡散を主体に水・電解質などの小分子領域の除去を行う。

持続的血液濾過（CHF）：濾過を主体に小分子から大分子領域の除去を行う。

持続的血液濾過透析（CHDF）：拡散と濾過で膜負荷を減じながら物質除去を行う。

CHD：continuous hemodialysis
CHF：continuous hemofiltration
CHDF：continuous hemodiafiltration

②hemofilterの種類と特徴[4]：治療に適した膜素材や膜面積

CTA：cellulose triacetate
PS：polysulfone
PES：polyethersulfone
PMMA：polymethyl methacrylate

を選択。
抗血栓性：セルローストリアセテート（CTA）膜
濾過性能：ポリスルホン（PS）膜，ポリエーテルスルホン（PES）膜
吸着性能：ポリメチルメタクリレート（PMMA）膜，AN69ST膜

図3 治療モードの種類と特徴（クリアランス曲線）

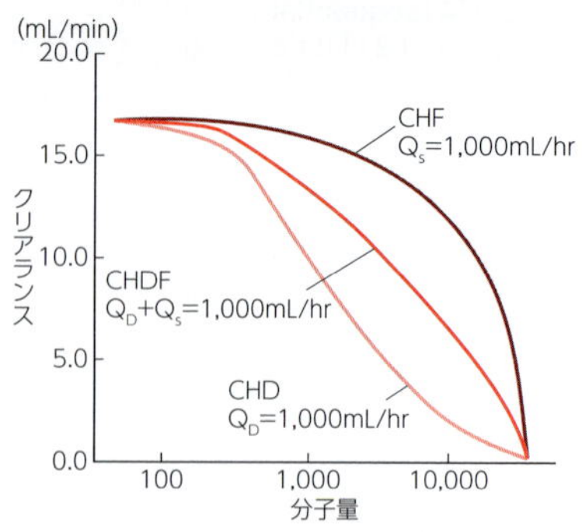

Qd：dialysate flow rate
Qs：substitution flow rate
Qb：blood flow rate
Qf：filtration flow rate

③**透析液流量（Qd）・補充液流量（Qs）**：患者の腎予備能や重症度によって流量を選択。
間歇的血液透析：クリアランスを規定するのは血液流量（Qb）が支配的。
CRRT：クリアランスを規定するのは濾過流量（Qf）が支配的。

④**抗凝固薬の種類と特徴**：アレルギーや出血傾向，回路内凝固によって選択。
出血助長リスク：未分画ヘパリン・アルガトロバン＞低分子ヘパリン＞ナファモスタットメシル酸塩
血中半減期：低分子ヘパリン＞未分画ヘパリン＞アルガトロバン＞ナファモスタットメシル酸塩

臨床指導者の目

膜寿命が24時間未満となった際に，治療モードやhemofilterおよび抗凝固薬の種類・投与量を施行管理中に見直し，医師へ提言することがCRRTの達成へとつながることを認識する。

臨床指導者の目

CRRT実施において，単発的なデータだけでは技術支援の評価が非常に困難であることから，日々の患者データや治療条件および膜寿命などをデータベース化し，常に見直すことが可能な環境をつくることも臨床工学技士として重要な役割である。

治療への技術支援評価

CRRTは24時間連続的に実施することを前提とした治療であるため，検査や処置以外で**ダウンタイム（中断時間）を発生させない**ことが，技術的な支援として重要である。また，回路を含むhemofilterの保険請求は1日につき1本であることから，膜寿命の評価を実施する。

さらに，刻々と変化する患者状態に対してその都度設定条件を見直す必要がある。例えばCRRTの開始以降にヘモグロビンの低下やドレーンから血色排液が増加した場合など，抗凝固薬の減量が可能かどうかを膜寿命を併せて評価する。設定したQd・Qsで代謝性アシドーシスが進行し制御できない場合はQd・Qsいずれかの増量を検討するが，それに伴う低カリウムや低リン血症などのデメリットも考慮する。水分出納は，循環動態や呼吸状態を勘案し，尿量との推移を併せて除水量の設定を注意深く行う。

3rd Step 治療行為（全般・技士業務）に関して学習するポイント

臨床指導者の目

CRRTの導入基準については，いくつかの指標が提唱されているが，施設ごとに大きく異なるため明瞭化することが困難である。

実施前における業務

1 導入基準からのアセスメント

医師とともに患者ベッドサイドに向かい，全身状態について情報収集を行う。一般的に薬物療法では対処不能なAKIを発症し，循環動態が不安定で体液量・電解質・酸塩基平衡に致死的となり得る変化がある場合や，血液中の病因物質・有害物質をCRRTで取り除くことが必要と判断された場合，CRRT導入についてアセスメントする。

2 バスキュラーアクセスの確保

CRRTに用いるバスキュラーアクセスは，十分な安定した血液量を得る（送脱能に優れ）ことができ，緊急時に短時間で挿入可能であることから非カフ型カテーテル[＊11]（カテーテル）が使用される。

3 指示受けと治療記録表の印刷

カルテに記載された医師の指示を受ける。原則口頭で受けることは避け，医師の氏名とその内容について確認した旨をカルテ上に記載する。治療記録表に手書きで医師の指示を転写すると，記載ミスのリスクが発生するため，可能な限り電子媒体による出力が望ましい。

4 組み立て・プライミング

治療記録表に記載されたhemofilter，抗凝固薬および透析液・補充液と装置の専用回路を準備し（図4），組み立てならびに生理食塩水を用いてプライミング[＊12]する。

Step up Column

非カフ型カテーテルの種類は多岐にわたり，太さや長さも異なることから臨床工学技士は最も優れたカテーテルを選定し，その情報を医師へフィードバックする。また，カテーテルの挿入介助は看護師が行うことが多いが，その後のX線画像からカテーテルが正しい位置に留置されていることを確認する。

＊11 非カフ型カテーテル

血液浄化治療を行うために血液の出し入れを行うための管であり，短期的カテーテルの総称である。カテーテルは長さ：15～30 cm，外径：12～13 Fr，カタログスペック上で最大流量は300 mL/min程度の確保が可能である。一般的に内腔の数で呼称（2つ：ダブルルーメンカテーテル，3つ：トリプルルーメンカテーテルなど）され，現在は1～4つの内腔のものが販売されている。留置部位の第一選択は右内頸静脈であり，合併症の頻度から鎖骨下静脈は避ける。

＊12 プライミング

プライミングの主な目的は，回路内部の空気除去と等張液（主に生理食塩水）の回路内充填である。しかし，血液回路内の製造や滅菌時に伴う溶出物，残留薬剤などを洗浄することも重要であるため，開封前には，必ず破損の有無や有効滅菌日を確認することはもちろん，添付文書を熟読して使用する。

図4 CRRTに用いる物品

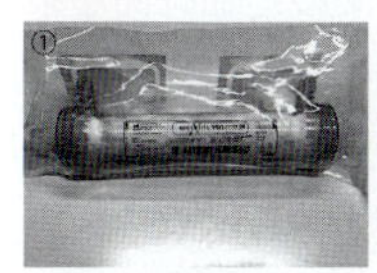
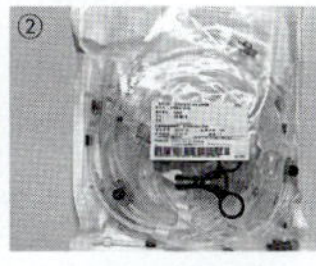
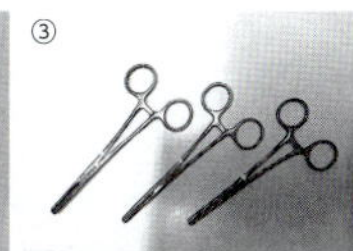
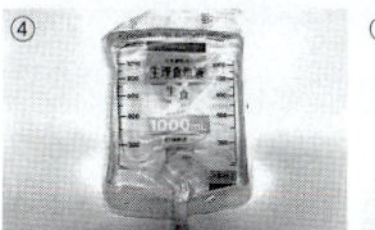
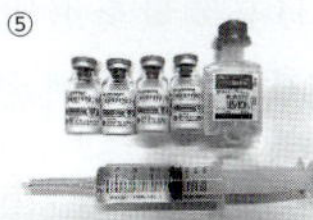
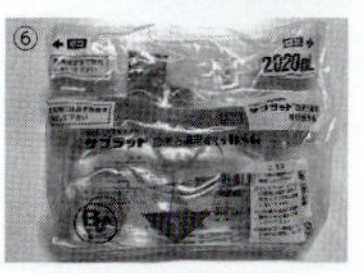

①hemofilter
②血液回路
③鉗子
④生理食塩水
⑤抗凝固薬
⑥透析液・補充液

3 代謝系疾患

5 患者確認と体重測定

準備した血液浄化装置をベッドサイドへ移送し，担当看護師とともに治療記録表と患者のリストバンドを用いて患者確認を行う。重症患者の体重測定は，つり上げ式体重計またはスケールベッドを用いることが多く，測定時はゼロ点の確認や，ラインやドレーン類が患者に触れていないか確認する。

6 使用前点検

使用前点検表やプライミング確認表などを用い，血液浄化装置に装備される機能点検と血液回路・hemofilterに異常がないことを確認する。次に，治療記録表に記載されたCRRT条件を装置に確実に入力，確認する。

学生が何を学ぶべきか

血液回路への接続部はルアーロックタイプが一般的であるが，「ロックしてあれば，はずれることはない」と過信せず増し締めする習慣を心がける。

7 開始操作

血液回路と接続する前に，カテーテルの送脱血評価を清潔操作で行う。CRRTのQbは効率に関与しないため，成人の場合：80～120mL/minで設定することが多い。しかし，患者の体動や気道吸引などの手技でも送脱血不良をきたしうるため，さまざまなケースを想定して確認を実施する。そして，送脱血性能が問題ないことを確認した後，血液回路と確実に接続し，患者のバイタルサインや回路内圧力に異変がないか慎重に判断しながら装置の血液ポンプをゆっくりと回転させ，回路内の生理食塩水と血液を置換する(抗凝固薬の投与も開始する)。回路内が血液に置換され，患者のバイタルサインに変動がなければ治療開始となる。

学生が何を学ぶべきか

開始直後は患者ベッドサイドからすぐに離れることはせず「患者のバイタルサインは変化していないか」，「治療条件に誤りはないか」，「機器は正常に動作しているか」，「アラーム閾値は問題ないか」など過剰と思われるぐらいの綿密な確認を実施する。

8 治療記録表の記載と申し送り

治療を開始したら，治療記録表(図5)にバイタルサイン，治療条件，回路内圧力，除水量，抗凝固薬残量など記録する。そして担当看護師および診療科医師にCRRTを開始した時間や除水量，観察の注視点，緊急連絡先などを申し送る。

CRRT実施中における業務

1 薬剤追加と排液処理

投与速度から抗凝固薬の追加時間を推定し，溶解する。そして，注入が完了する前に交換し，追加した量・破棄した量を担当看護師に申し送る。透析液・補充液は炭酸カルシウムが析出しないように隔壁が設置されているため，使用直前に隔壁を開通し1日必要量を追加・交換する。また，タンクに溜まった排液を定期的に汚物処理室で廃棄する。

図5 CRRTにおける治療記録表

担当：（深夜帯）毛呂　（日勤帯）日高　国際　（準夜帯）川越

ＩＤ：3501241
カナ：サイタマ タロウ
氏名：埼玉 太郎
生年月日：昭和57年4月1日
性別：男性　血液型：O+

浄化法：CHDF　透析液流量：0.5→0.7 L/hr　置換液流量：0.5→0.3 L/hr
浄化器：SepXiris 100→UT-1100S　抗凝固剤：ナオタミン 30→40 mg/hr
透析液／置換液：サブラッドBSG　除水：指示
特殊加算・その他：DDA確認済　チ、サ

【フリーコメント】

【感染】（MRSA(血液)）
【アレルギー】（DDA確認済）
【バランス：5月18日 +500mL】
BW 54 kg
in（2800）
out（除水:400 尿量:1900 他: 0）

時刻 [時:分]	0:00	2:40	3:20	6:00	8:00	10:00	10:30	11:00	12:30	15:00	17:00	19:00	19:40	22:00	24:00
収縮期血圧 [mmHg]	80		97	89	84	78		77	70	74	79		71	81	
拡張期血圧 [mmHg]	41		56	47	45	40		42	38	41	45		39	48	
脈拍数 [回/min]	123		106	103	108	103		110	112	100	101		108	103	
血流量 [mL/min]	80		80	80	80	80		80	80	80	80		80	80	
透析液流量 [L/hr]	0.5		0.5	0.5	0.5	0.5		0.7	0.7	0.7	0.7		0.7	0.7	
置換液流量 [L/hr]	0.5		0.5	0.5	0.5	0.5		0.3	0.3	0.3	0.3		0.3	0.3	
採血圧 [mmHg]	—		—	—	—	—		—	—	—	—		—	—	
動脈圧 [mmHg]	92	224	108	111	110	132	151	106	103	114	133	208	107	106	
静脈圧 [mmHg]	58	52	55	57	54	67	73	55	52	63	82	157	56	55	
濾過圧 [mmHg]	39	124	31	13	−19	−34	−56	44	47	58	77	152	52	50	
TMP	36	14	46	71	101	134	168	36	30	30	31	33	29	30	
除水速度 [mL/hr]	100	100	100	100	100	100	100	100	0	0	0	0	0	0	
現在除水量 [mL]	0	260	260	550	750	950	980	980	1100	1100	1100	1100	1100	1100	1100
抗凝固剤量 [mL]	32		23	14	8	50		47	42	34	28		20	12	
加温器温度 [℃]	37/—		37/—	37/—	37/—	37/—		37/—	37/—	37/—	37/—		37/—	37/—	
サイン	毛呂		毛呂	毛呂	日高	日高		国際	国際	日高	川越		川越	川越	
コメント	NM 前日分	モジュール入口圧異常にて回路交換 SepXiris 100→UT-1100Sに変更				NM60mL追加	TMP異常のため回路交換 Qd/Qs=0.7/0.3L/hに変更		12:10 UFC off			返血圧異常のため回路交換 NM40mg/hに変更			
アラーム回数 [回]		2		0	1	0	4		0	0	0	1		0	0
抗凝固剤追加 [V]						5									

確認事項	（3:20）確認（毛呂 / ）	（11:00）確認（国際 / 日高）	（19:40）確認（川越 / ）
	治療条件:☑ センサ: 11ヶ所 鉗子: 3本 運転確認:☑ 治療液: 12本 接続: 28ヶ所 シリンジ:☑ 排液: ☑	治療条件:☑ センサ: 11ヶ所 鉗子: 3本 運転確認:☑ 治療液: 12本 接続: 28ヶ所 シリンジ:☑ 排液: ☑	治療条件:☑ センサ: 11ヶ所 鉗子: 3本 運転確認:☑ 治療液: 12本 接続: 28ヶ所 シリンジ:☑ 排液: ☑

【指示確認】（毛呂 / 日高）
【プライミング確認】（日高）
【開始前確認】（日高）

【装置】（TR-55X①）

【VC】
挿入日（5月18日）
種類（ツインエンド）
場所（右内頸静脈）

接続（順・逆）
押引 A（○，○）V（○，△）
※○：良好，△：やや不良，×：不良

【Filter使用時間】
Filter Lot番号：（1397-1）
（5/18 18:00）〜（5/19 2:40）
総除水量：（400+260）ml
総アラーム回数：（0+2）回

Filter Lot番号：（3501241）
（5/19 3:20）〜（5/19 10:30）
総除水量：
（720）ml
総アラーム回数：（5）回

【装置点検】
☑ 合格
☐ 不合格（項目：　）

【凝固評価】
脱血（−）A（+）F（++）V（−）
脱血（−）A（−）F（++）V（+）
【コスト入力】☐【DB入力】☐

埼玉医科大学国際医療センター 血液浄化部・透析室

2 定期的な安全確認

定期的に患者ベッドサイドへ出向き，バイタルサイン，治療条件，回路内圧力，除水量，抗凝固薬残量，カテーテル，警報範囲などを確認し，治療記録表に記載する。また，装置内部の異音および液漏れ，カテーテル挿入部および血液回路からの出血，hemofilter内の凝血および溶血，回路内への気泡の混入なども観察する。

3 トラブル対応（表3）[3]

臨床指導者の目

トラブルは多岐にわたるため，経験豊富なスタッフであっても対処に戸惑うことが少なくない。トラブルを未然に防止するためには，発生頻度の多い事象に対して日々の業務をルーチン化することが重要である。

トラブル発生時には速やかに適切な対処を行う。CRRTにおけるトラブルは多岐にわたっており，特に**カテーテルの送脱血不良**と**回路凝固**は，いずれも発生頻度が高いトラブルである。そのため，開始時にカテーテルの送脱血能に少しでも不安がある場合は接続せずに医師に相談するなどの見極めやコミュニケーションの技量はもちろん，回路交換の必要性を判断し適切に実施する技量などが求められる。

4 終了操作

CRRT終了について医師から指示を受ける。治療記録表に終了時間や除水量，回路内圧力などを記載し，返血に必要な物品を用意する。返血は生理食塩水を用いて，回路内圧力やバイタルサインに異変がないかを慎重に判断しながら，血液ポンプで血液回路内を充填回収する。回路内の血液が生理食塩水で完全に置換された後，カテーテルと血液回路の接続部を清潔操作ではずす。カテーテルは次回治療まで血管内に留置されるため閉塞しないように，カテーテル内腔を抗凝固薬で充填する。そして，担当看護師および診療科医師にCRRTを終了した時間や除水量を申し送る。

5 治療実施入力と治療記録表の保存

CRRT開始〜終了までの時間や，使用した物品・薬剤をカルテに記載し，治療記録表をカルテに取り込む。

4th Step 治療記録の記載

CRRTにおける治療記録表の特徴

治療記録表の代表的な記載事項を示す。

①**患者情報**：ID，氏名，生年月日，性別，血液型，感染症，アレルギー情報

②**治療条件**：日時，モード，時間，hemofilter，透析液・補充液の種類と流量，抗凝固薬の種類と投与量，除水速度

③**血行動態**：血圧，脈拍数

④**体外循環パラメータ**：採血圧，動脈圧，静脈圧，濾過圧，膜間圧力差（TMP），除水速度，除水量，抗凝固薬の残量，温度

TMP：transmembrane pressure

⑤**前日のバランス**：体重，輸液量，除水量，尿量，ドレーンからの排液量

⑥**カテーテルの情報**：挿入日，種類，留置場所，接続方法，送脱血能

表3 CRRTの装置警報内容および要因と対処方法

警報内容	要因	確認内容と対処方法
脱血不良	脱血ラインのキンク	キンク部の解除
	カテーテルの凝固・血栓形成	カテーテル内血栓の除去または再挿入
	カテーテルの血管へのへばりつき	Qb検討，へばりつき原因の除去（体位変換など）
動脈圧上限	動脈側ラインの凝固	回路交換，Qb検討
	hemofilterの凝固	回路交換，hemofilter膜素材および抗凝固剤投与量の検討
静脈圧上限	返血ラインの凝固	回路交換
	カテーテル側の凝固	カテーテルの血栓除去または入替え
	返血ラインのキンク	キンク部の解除
静脈圧下限	返血ラインのはずれ	回路とカテーテルの接続確認
TMP上限・濾過圧下限	hemofilterの凝固，目詰まり	回路交換，Qs設定量検討
濾過圧上限	返血ラインのキンク	キンク部の解除
気泡検知	気泡混入	気泡の除去
	センサ部はずれ	回路の確認
シリンジ液切れ	抗凝固剤切れ	抗凝固剤の補充
透析液・置換液液切れ	液切れ	透析液・置換液の残量確認と補充
	気泡混入	気泡の除去
	センサ部はずれ	回路取付状況の確認，センサ動作確認
漏血検出	漏血	目視，漏血試験紙等での確認，治療中断
	センサ部はずれ	回路の確認，センサ動作確認
停電	電源コードの断線およびコンセント抜け	電源の確認
	電圧低下	電圧およびコンセント使用状況の確認

⑦**回路寿命と凝固状況**：使用期間，アラーム回数，凝固評価
⑧**安全確認チェックリスト**：指示確認，プライミング確認，開始前確認，開始後確認
⑨**その他特記事項**：治療中に生じた事象に対するコメントなど

体外循環パラメータの経時的変化

回路内圧力の変動により凝固箇所を特定する。

①**hemofilterの凝固**：静脈圧の変化がないにもかかわらず，動脈圧が上昇する。
②**hemofilterの透水性低下**：動脈圧と静脈圧の変化がないにもかかわらず，濾過圧が低下，TMPが上昇する。
③**静脈側エアートラップチャンバの凝固**：静脈圧と動脈圧が併せて上昇する。

特記事項の記載

治療中に生じたイベントや実施行為を記載する。

①**除水速度の変更**：変更した時間とともに除水量を記載する。
②**回路交換の実施**：中断時間と併せて条件を変更した場合はその理由を記載する。
③**抗凝固薬の追加**：追加した抗凝固薬の種類と量，時間を記載する。

5th Step 業務後の機材点検

動作点検は使用前点検が主となり，装置の基本性能や安全確保のために，外観点検のみならず装置内蔵の自己診断機能および始業点検機能，チェックリストを用いて，センサの状態，警報の表示，各圧力値などを点検・確認する。そして，終業点検は，清掃・消毒，外観点検が主となる。具体的には汚れや破損，ポールやキャスターのぐらつき，電源コードのピンの折れ曲がりなど，異常がないか確認する[5)]。

（塚本　功，土屋陽平）

■参考文献
1) Kidney Disease: Improving Global Outcomes（KDIGO）, Clinical Practice Guideline for Acute Kidney Injury. Kidney Int, Suppl 2: 1-138, 2012.
2) Mehta RL, et al: Spectrum of acute renal failure in the intensive care unit: the PICARD experience. Kidney Int, 66(4): 1613-1621, 2004.
3) 塚本　功，ほか：持続的血液浄化療法. 血液浄化療法—基礎から応用まで（山下芳久，ほか編）. p.159-167, 日本メディカルセンター, 2011.
4) 塚本　功，ほか：持続緩徐式血液濾過器. 臨牀透析, 29(6月増刊): 773-776, 2013.
5) 塚本　功：装置の使用前・使用後の点検はどのように行うのですか. 新ME早わかりQ&A. 血液浄化装置（新ME早わかりQ&A編集委員会，編）, p.330-331, 南江堂, 2015.

1 腎機能障害 ②慢性期治療（HD）

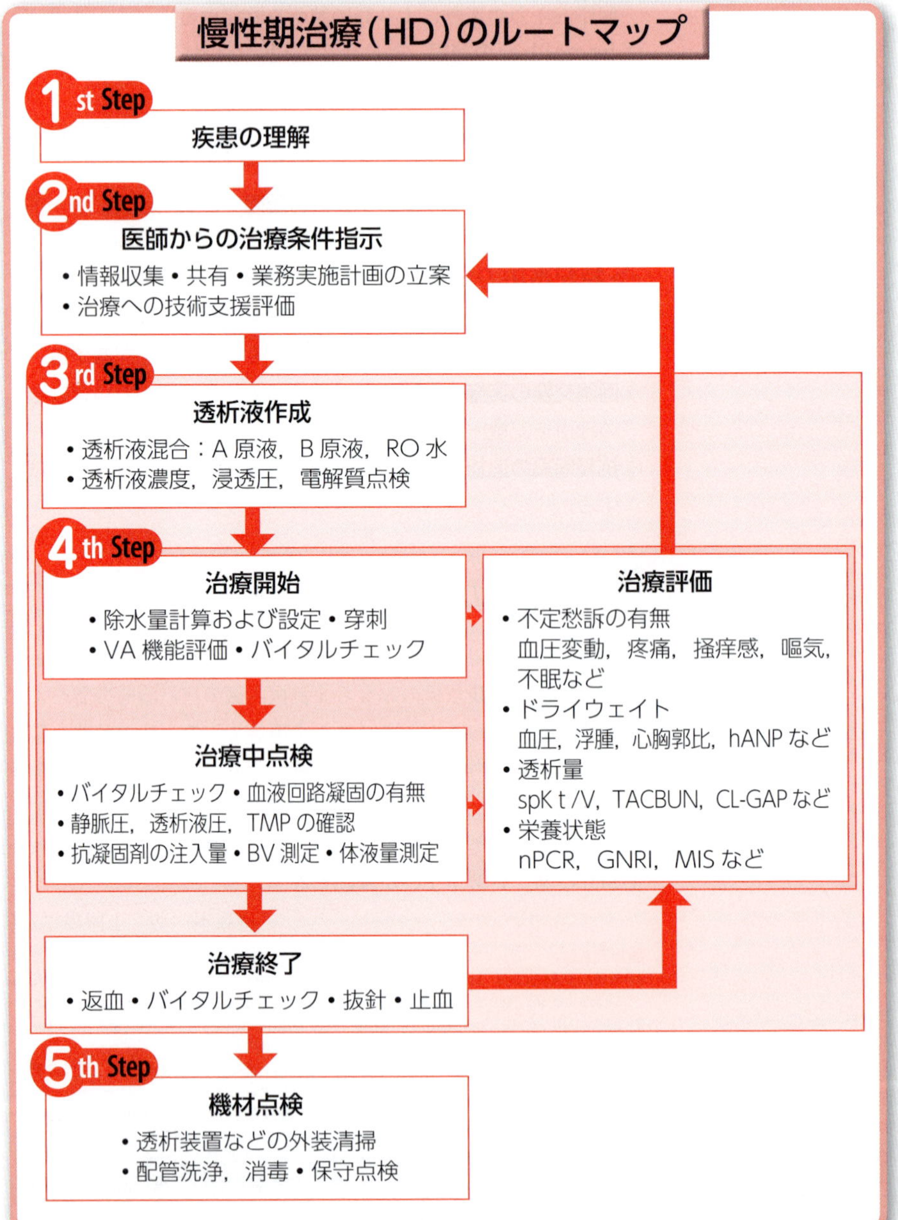

慢性期治療（HD）のルートマップ

1st Step

疾患の理解

↓

2nd Step

医師からの治療条件指示

- 情報収集・共有・業務実施計画の立案
- 治療への技術支援評価

↓

3rd Step

透析液作成

- 透析液混合：A 原液，B 原液，RO 水
- 透析液濃度，浸透圧，電解質点検

↓

4th Step

治療開始

- 除水量計算および設定・穿刺
- VA 機能評価・バイタルチェック

↓

治療中点検

- バイタルチェック・血液回路凝固の有無
- 静脈圧，透析液圧，TMP の確認
- 抗凝固剤の注入量・BV 測定・体液量測定

治療評価

- 不定愁訴の有無
  血圧変動，疼痛，掻痒感，嘔気，不眠など
- ドライウェイト
  血圧，浮腫，心胸郭比，hANP など
- 透析量
  spK t /V，TACBUN，CL-GAP など
- 栄養状態
  nPCR，GNRI，MIS など

↓

治療終了

- 返血・バイタルチェック・抜針・止血

↓

5th Step

機材点検

- 透析装置などの外装清掃
- 配管洗浄，消毒・保守点検

1st Step 慢性腎臓病（CKD）とは

CKD：chronic kidney disease

慢性腎不全に進行する疾患は，慢性糸球体腎炎を代表とする原発性腎疾患や糖尿病性腎症，腎硬化症などの続発性腎疾患に分類される。現在はCKDという概念が一般的で，その定義は，

①腎臓障害の所見（尿所見の異常，画像診断，血液検査異常，病理所見）

②腎機能低下

上記のいずれか，または両者が3カ月以上にわたりみられる状態とされる。

ちなみに，**CKD病期ステージ4は透析の準備期，CKD病期ステージ5は透析療法の適応**となる。

2nd Step 治療（臨床工学技士業務）の実施

医師の指示の確認

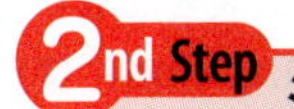

治療回数や時間は週3回，1回につき4時間が最低限。頻回透析や長時間透析の有効性も数多く報告されている。

主治医は性別，体格，腎不全の自覚症状，血液データなどから**適切な透析量が確保できるように**治療条件を指示（表1）する。

表1 治療条件

透析液	重炭酸透析液，無酢酸透析液など
治療モード	HD，off-line HDF，on-line HDF，IHDF，ECUM
ダイアライザ	膜種類：PS，CA，PMMA，EVAL，PANなど
	溶質除去性能：膜面積，機能分類（Ⅰa，Ⅰb，Ⅱa，Ⅱb，S）
抗凝固剤	種類：ヘパリン，低分子ヘパリン，メシル酸ナファモスタット，アルガトロバン
	投与量：ワンショット量，持続注入量
血流量	100～300 mL/min
透析液流量	500 mL/min
治療回数	週3回
治療時間	1回4時間
注射薬	エリスロポエチン製剤，鉄剤，VD製剤など

情報収集・共有

ADL：activities of daily living

VA：vascular access

臨床工学技士・看護師は，電子カルテや他院からの診療情報提供書（紹介状）などを基に患者のバスキュラーアクセス（VA）の種類，感染症の有無，アレルギーの有無，ADLなどの情報収集を行う。収集した情報は治療条件指示とともに電子カルテ

や透析支援システムなどを利用してデータベース化し，**閲覧しやすい状態**にまとめておく。また，重要な内容があるときにはスタッフカンファレンスを実施し情報を共有する。

業務実施計画の立案

治療条件によって使用する透析装置を変更する，感染症の有無によって個室を選択するなど，**同室するすべての患者が安全に治療を受けられるよう環境を整える**。

治療への技術支援評価

RO：reverse osmosis

治療準備として逆浸透濾過装置でRO水を作成し，透析用剤のA原液，B原液と透析液供給装置にて希釈混合し透析液を透析装置へ供給する。このとき，**透析液を採取し浸透圧測定や電解質測定，消毒薬の残留確認を行い，治療に使用できるか判断する**。

治療開始前にはVAの機能評価を実施する。具体的には，聴診によるシャント音の聴取，触診によるスリル[*1]や狭窄部位の確認，視診による腫脹や炎症徴候の確認などがある。

[*1] **スリル**
thrill。振戦や振動を意味する。この場合，動脈から吻合した静脈に血液が流れ込む際に発生する細かい振動を指す。

治療中は患者や装置に異常がないか，1時間ごとに患者のバイタルや血液回路凝固の有無，静脈圧・透析液圧・TMPの変化，抗凝固剤の注入量，必要時VAの再循環率の測定，ブラッドボリューム（BV）の変化などを確認する。

BV：blood volume
TMP：transmembrane pressure

治療終了後は，透析装置や透析液供給装置の配管を洗浄・消毒する。これは，次亜塩素酸による**有機物の除去・配管消毒**や酢酸による透析液から析出した**炭酸カルシウムの溶解・除去**を目的としている。

その他，定期的に採血を行い血液データから表2のような指標を算出し治療の効果，質を確認している。

表2 定期採血による治療効果，質の確認

指標	内容
spKt/V （標準化透析量）	総体液量の何倍の血液量を完全に浄化したかを示す。 目標値：1.4以上
TACBUN	時間的に平均化した尿素窒素量を示す。 目標値：65 mg/dL以下
CL-GAP	ある治療条件下における理論上のクリアランスと実際のクリアランスの差を示す。 目標値：10%以内

TACBUN：time-averaged concentration of blood urea nitrogen
CL-GAP：clearance gap

3rd Step 治療行為（全般・技士業務）に関して学習するポイント

透析液の作成

臨床指導者の目

各病院で採用されている透析用剤によって組成や浸透圧が異なるため，添付文書やインタビューフォーム（IF）にて把握しておくことが重要。

はじめに透析液の作成だが，前日に行われた配管消毒時の薬液が透析装置や透析液供給装置に残留していることのないよう，再度RO水で配管洗浄を行う。その後，透析液を作成するが，完成した透析液に**薬液の残留がない**ことを消毒薬に反応する試験紙などを用いて確認する。また，透析液はA原液とB原液という別々の薬剤をRO水と希釈混合して作成するため，透析液濃度が適正か治療に使用する前に浸透圧や電解質を測定する必要がある（表3）。透析液濃度が高い場合は口渇や血圧上昇，低い場合は血圧低下や溶血などの症状が出るため，少しでも濃度異常がみられる場合は，混合比率の設定を変更し再度透析液濃度を確認する。

表3 透析液の組成

Na^{+}	mEq/L	138.0～140.0
K^{+}		2.0
Ca^{2+}		2.5～3.0
Mg^{2+}		1.0
Cl^{-}		110～114.5
CH_3COO^{-}		8.0～10.2 0.0（無酢酸透析液のみ）
$Citrate^{-}$		2.0（無酢酸透析液のみ）
HCO_3^{-}		25～30 35（無酢酸透析液のみ）
ブドウ糖	mg/dL	100～150

バスキュラーアクセスの機能評価

治療の開始時には臨床工学技士や看護師がVAの機能評価を行う。VA機能に問題があると治療が非効率なものとなるだけでなく，VAの再建手術が必要となることもあるため，VAの機能評価は重要な業務の1つである。聴診器を使用して吻合部から順番に聴診し，シャント音（ザーザーという連続音）の大きさや狭窄音（ピューピューという高調音）の有無を確認する。音が途切れる，小さい，狭窄音がある場合，VAの血液流量の低下や血管狭窄が疑われるため，エコーや血管造影によるチェック，経皮的血管拡張術（PTA）による血管拡張を検討してい

PTA：percutaneous transluminal angioplasty

く。また，**触診**ではVA全体のスリルや狭窄部位の確認をするが，スリルがない（拍動のみ），狭窄部位が触知できる場合には同様の対応を検討する必要がある（図1）。

図1 自己血管内シャント

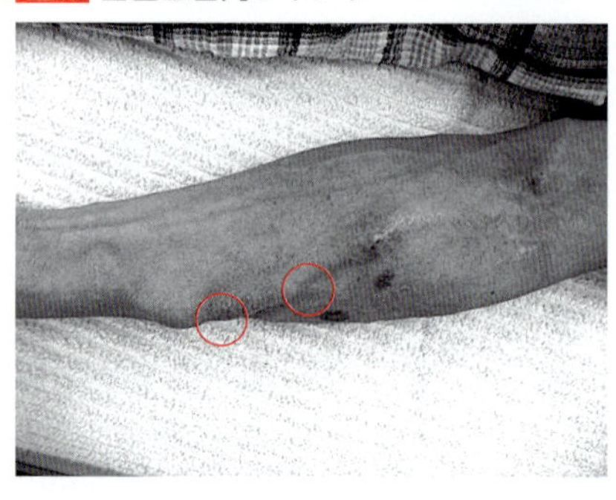

○部分に軽微な狭窄がみられる。

ドライウェイトの検討

治療中は患者の血液を体外循環しているため，**体内の循環動態に影響を及ぼしやすい**。特に血圧は体外循環分の血液流出や過剰体液の除去（除水）など治療に伴う影響を受けて低下しやすく，脳・心臓が虚血状態となり最悪死亡することもある。そのため，血液透析ではドライウェイト（体液量が適正で，透析中に過度の血圧低下を生じることなく，かつ長期的にも心血管系への負担が少ない体重）を**さまざまな方法で検討・設定**している。その中でもCEは血管内容量の変化を表すBV（図2）の測定や，バイオインピーダンス法（BIA法）を利用した体成分分析装置（図3）による体液量測定などでドライウェイト決定の支援を適時実施する（表4）。

BIA：bioelectrical impedance analysis

図2 BV計

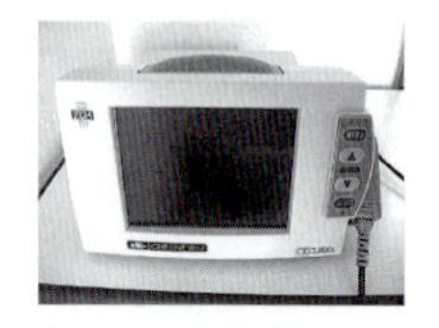

（クリットライン®モニター（ⅢTQA），ヘマメトリックス社，JMS社）

図3 体成分分析装置

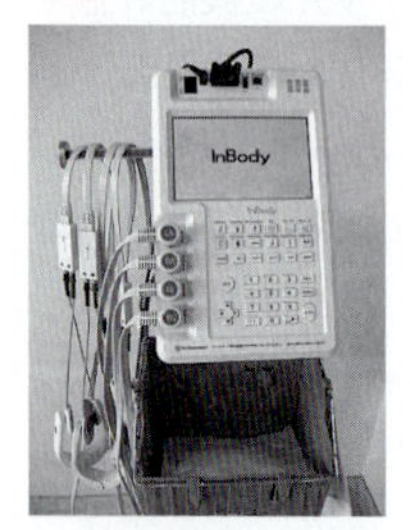

（Inbody®S10，インボディ・ジャパン）

表4 ドライウェイトの指標

①透析中の著明な血圧低下がない
②透析終了時血圧は開始時血圧より高くなっていない
③末梢に浮腫がない
④胸部X線で胸水や肺うっ血がなく，心胸郭比が50％以下（女性は53％以下）
⑤その他の指標
- 心房性ナトリウム利尿ペプチド（hANP）が50〜100 pg/mL
- 下大静脈径（IVC径）の吸気時最大径と呼気時最小径における絶対値と虚脱係数：CI（CI＝呼気時最小径/吸気時最大径）
- 血管内容量の変化（BV）
- BIA法による細胞内外の体液量

血液回路内凝固の予防

体外循環によって血液が凝固しやすいため，血液回路内の凝固，各種圧力の確認も重要である。万一凝固してしまった場合，血液回路の交換で治療は継続可能だが，**血液回路内で凝固した血液は破棄される**。血液損失を未然に防ぐために，適時抗凝固剤の効果をACT測定など適切な方法で評価し，適切な抗凝固剤使用量を検討し主治医へ提案する。

ACT：activated clotting time

透析液の清浄度管理

治療終了後は使用した透析装置などの配管を洗浄・消毒する。

治療で使用される透析液は水道水や地下水など(原水)を逆浸透濾過装置で処理したRO水(透析用水)を使用して透析用剤と希釈混合され作成されている。また，治療法によっては透析液を直接体内に注入するため，**透析液は注射薬と同等の水準まで清浄化する必要がある**。さらに透析液にはブドウ糖が含まれているため，**細菌の温床となりやすく汚染されやすい**。そのため，配管の洗浄と消毒は透析液の清浄化には重要であり，定期的に逆浸透濾過装置の浄化性能チェックや透析液を採取し清浄度を確認するなど，透析液の清浄度は厳重に管理するべきである。万一清浄度が低下した場合は，速やかに原因の検索と何らかの処置を実行する。

臨床指導者の目

消毒は過酢酸を使用するものや熱水クエン酸消毒などの方法もある。しかし，部材劣化をきたすことがあるため注意が必要。

治療効果・質の評価

患者には定期的に採血を受けてもらい，電解質バランスや合併症の有無などを確認するが，CEは採血結果から治療効果や質を評価する指標を算出している(表2)。spKt/VやTACBUNからは現在の治療条件で**十分な治療効果が得られているかを確認する**。例えば，spKt/Vが1.2，TACBUNが70mg/dLの場合，1回の治療による透析量が少ないため，尿毒素を除去しきれず身体に常に貯留している状態である可能性がある。この場合は透析量を上げるために血流量の増加や治療時間の延長をさせる必要性を主治医に提案することとなる。CL-GAPからは行われる治療の質を確認する。たとえばCL-GAPが20%となっていた場合，何らかの要因によって**本来の治療効果**が得られていないことが考えられる。要因としてはVAの不良や血液回路の凝固などが考えられるため，治療状況の確認が必要となる。

臨床指導者の目

spKt/Vが1.6，TACBUNが70mg/dLだとしたら，治療効果は十分なため患者の食事摂取過剰や体調不良(タンパク異化亢進)が原因と考えられるため，患者の指導や体調管理が必要となる。

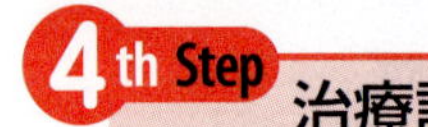

治療記録の記載

治療の記録は，**経過確認のほかに医療訴訟などで証拠となることも認識し，情報開示を踏まえた記録にする必要がある**。現在は，記録用紙のほかに透析支援システムなどの電子媒体での記録も増加している。

治療経過記録は，透析装置側確認項目と患者側確認項目があり，時間の経過とともに各数値の記録をする（図4）。その他に，透析装置側では警報の対応や機械の不具合が発生したときの対応記録，患者側では血圧低下などの症状への対応や定期的な処置の記録も必要となる。

図4 治療記録

日付			治療モード	治療回数	治療時間	透析液	血流量	透析液流量	除水量
患者氏名	性別	年齢	抗凝固剤			ダイアライザー			
			種類	初回量	維持量	品名	膜種類	膜面積	

治療経過							経過記録		特記事項
時間	:	:	:	:	:	:	時間	記録	
血圧 脈拍	200 180 160 140 120 100 80 60 40 20								
装置データ									
時間	:	:	:	:	:	:			
除水積算									
シリンジ量									
透析液温度									
透析液流量									
血流量									
透析液圧									
静脈圧									
TMP									

Step up Column

近年高齢化に伴い，いかに栄養障害を改善し活動性を高く維持するかという考え方が注目されている。記録についても患者の栄養評価から適正透析の評価まで広い知識が必要であると考える。透析装置だけでなく，患者のあらゆるデータについて把握する意識がもてるよう学生には指導が必要である。

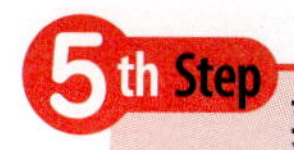

業務後の機材点検

治療終了後は，それぞれの透析装置の外装清掃と配管洗浄・消毒を実施する。また，定期的な保守・点検については各装置の「添付文書」「取扱説明書」を参照し実施すること。

次回の治療準備は，患者のベッド配置やダイアライザ，血液回路などの診療材料の確認を行い，基本的には当日プライミングを行う。

（寺谷裕樹，和田　透）

■参考文献

1) 日本透析医学会：慢性血液透析用バスキュラーアクセスの作製および修復に関するガイドライン．透析会誌，44(9)：855-937，2011．
2) 日本透析医学会：維持血液透析ガイドライン：血液透析処方．透析会誌，46(7)：587-632，2013．
3) 日本臨床工学技士会：臨床工学技士業務別業務指針．2012．
4) 日本臨床工学技士会 透析液等安全委員会：透析液清浄化ガイドライン Ver. 2.01．2014．
5) 日本臨床工学技士会：医療機器安全管理指針Ⅱ．2014．
6) 日本血液浄化技術学会：透析液組成一覧表．2013．
7) 日本透析医学会：血液透析患者における心血管合併症の評価と治療に関するガイドライン．透析会誌，44(5)：337-425，2011．
8) 萩原千鶴子，ほか編：基礎からわかる透析療法パーフェクトガイド．学研メディカル秀潤社．2011．
9) 政金生人：患者視点の新しい透析治療 第1版．新興医学出版社，2011．

2 肝機能障害（プラズマアフェレシス血漿交換療法）

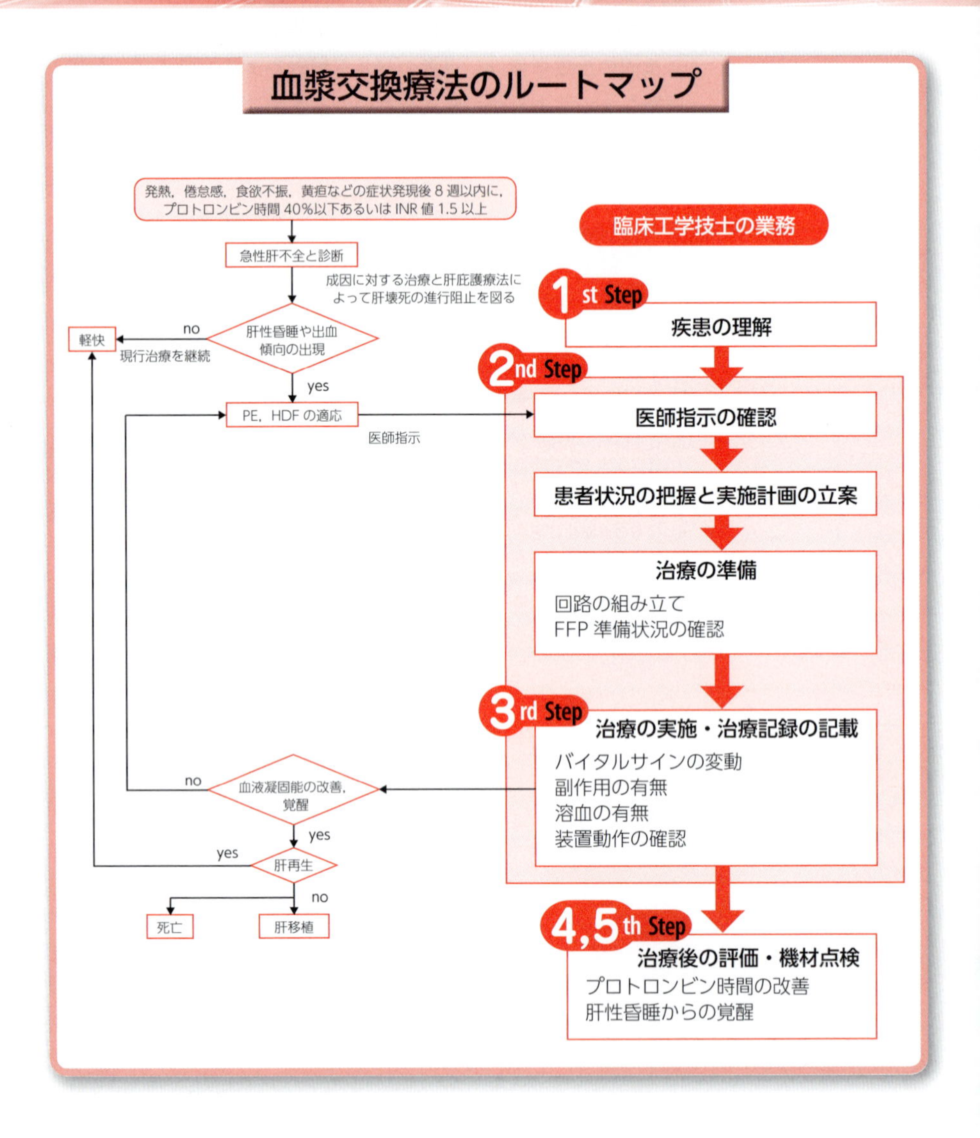

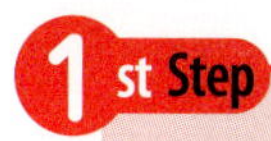

急性肝不全とは

PT：prothrombin time

INR：international normalized ratio

DIC：disseminated intravascular coagulation（播種性血管内凝固症候群）

PE：plasma exchange

HDF：hemodialysis filtration

ALS：artificial liver support

FFP：fresh frozen plasma

急性肝不全とは，「正常肝ないし肝予備能が正常と考えられる肝に肝障害が生じ，初発症状出現から8週以内に，高度の肝機能障害に基づいてプロトロンビン時間（PT）が40％以下ないしはINR値1.5以上を示すもの」で，肝性脳症の有無や程度によって「非昏睡型」と「昏睡型」に分類される。昏睡型急性肝不全のうちプロトロンビン時間が40％以下で肝組織に炎症をきたす症例は劇症肝炎と診断され，急性肝不全の約4割を占める。成因（表1）は，B型肝炎ウイルスによるウイルス性が多い[1]。症状は，タンパク合成能低下による血液凝固因子低下で生じる出血傾向や毒素解毒能の低下による有害物質蓄積で生じる昏睡（肝性脳症）などがあり，検査結果にこれら軽重による変化が現れる（表2）。さらに，腎不全，DIC，感染，脳浮腫，消化管出血などの合併症が出現しやすく，多臓器不全の状態を呈する場合がある。治療には，

①成因に対する治療

②肝機能の維持

③全身状態の管理と合併症の対応

がある。肝機能を維持する方法の1つとして，血漿交換（PE）と血液濾過透析（HDF）を組み合わせた人工肝補助療法（ALS）がある。PEは肝性昏睡物質の除去と新鮮凍結血漿（FFP）による凝固因子や免疫タンパクなどの補充を目的に行い，HDFにより小～中分子量肝性昏睡物質の除去や水分，電解質および酸塩基平衡の補正を行う。これらの治療を行いながら肝の再生を待つことになるが，十分な再生が得られずに肝移植を必要とする症例も少なくない。

表1 急性肝不全の成因分類

分類	内容
Ⅰ．ウイルス性	A型，B型，C型，E型，その他のウイルス（EBV，CMVなど）
Ⅱ．自己免疫性	国際診断基準を満たす症例など
Ⅲ．薬物性	アレルギー性，中毒性
Ⅳ．その他の肝炎以外の症例	循環障害（術後肝不全，感染症ないしDICに伴う肝不全，熱中症など）
	代謝性（Wilson病，神経性食欲不振症，急性妊娠脂肪肝，Reye症候群など）
	悪性腫瘍の肝浸潤
	肝切除後ないし肝移植後肝不全
	その他
Ⅴ．成因不明	
Ⅵ．評価不能	

（厚生労働省「難治性の肝・胆道疾患に関する調査研究」班：2013年より引用）

表2 急性肝不全における検査値の変化

項目		急性肝不全に伴う変化
血液検査	AST	肝細胞の破壊により上昇，ただし肝壊死が長期間持続し肝再生不全を伴うと破壊する肝細胞が少なくなるため低値
	ALT	肝細胞の破壊により上昇，ただし肝壊死が長期間持続し肝再生不全を伴うと破壊する肝細胞が少なくなるため低値
	アンモニア	尿素サイクルの障害により上昇
	アルブミン	合成能低下により低下，急性期では明瞭でない
	ChE	合成能低下により低下
	血小板数	肝でのトロンボポエチン合成低下による血小板分化抑制で低下
	PT時間	外因系血液凝固因子合成能低下により延長
	ヘパプラスチンテスト	外因系血液凝固因子合成能低下により低下
	総ビリルビン	胆汁うっ滞により増加
	T/D(比)	ビリルビン抱合能低下により低下
画像検査	腹部CT	肝萎縮，肝容量の減少
	頭部CT	脳浮腫の合併

T/D：総ビリルビン/直接ビリルビン

2nd Step 治療(臨床工学技士業務)の実施

医師の指示の確認(図1)

図1 血液浄化療法指示簿

発行日:○年○月○日　指示医:　　指示確認　臨床工学技士:
施行日:○年○月○日　　看護師
患者ID:　氏名:　年齢:　体重:
疾患名:急性肝不全　経過:
備考:PE＋高効率HDF終了後，続けてCHF施行予定あり

血液浄化法:PE(Slow-PE)+SHEDD-fAの直並列施行　目的:凝固因子補充，昏睡からの覚醒
バスキュラーアクセス:右鼠径カテーテル

項目	PE(Slow-PE)	高効率HDF(SHEDD-fA)
血液浄化器	プラズマフローOP08W	BG2.1PQ(PMMA膜)
施行時間	6時間	12時間
血液流量	100mL/分	150mL/分
抗凝固剤	メシル酸ナファモスタット 20mg/h	
置換液	FFP 40単位(4800mL)/6時間	
補充液		サブラッドBS 10L+重炭酸リンゲル液 5L 1200mL/h
透析液		カーボスター透析液L 300mL/分
開始時除水速度		50mL/h

情報収集・共有

PEは，生体に有用な物質の除去も生じるため施行回数に制限があり，HPTやPTが低値であることを確認して，必要以上の施行を避ける。さらに，患者の治療経過と現状(バイタルサイン，出血の有無，体重，Ht値，血清カルシウム濃度，血清アルブミン濃度など)を確認して，指示内容と監視体制の検討を多職種で行う。

業務実施計画の立案

臨床指導者の目

血漿交換療法は，FFP投与による副作用の理解とin/outバランスの確保で安全性を高める。また，血漿分離器や置換液を適切に選択して効果的な治療にする。

PE施行装置は，置換液と廃棄血漿のバランス管理を行うために，重量センサー（重量バランス制御方式，容量チャンバ方式）や2連ポンプを搭載した装置を選択する。血漿分離器は，アルブミン結合性昏睡原因物質を除去するためにアルブミン透過性の高い膜を選択する。抗凝固剤は，肝機能低下による出血傾向があるためメシル酸ナファモスタットを選択する。置換液は，血液凝固因子の補充が必要であるためFFPを選択し，患者の全血漿量の1～1.5倍量を設定する。

患者の全血漿量（L）＝体重（kg）× 1/13 ×（1 − Ht値/100）

治療への技術支援評価

臨床指導者の目

FFPの取り扱いを理解して治療の準備を行う。また，患者状態の変化や装置動作から血漿交換療法による合併症を早期発見して対応する。

治療前には，FFPと回路の確認を行う。凍結されたFFPは，いったん融解すると徐々にその成分である凝固因子の活性値が低下するため**融解後3時間以内に投与を終えなければならない**ので，融解の計画を確認する。そして，微小凝集塊や残存細胞成分が回路内に流入するのを防ぐため，投与ルートに輸血用フィルタが使用されていることを確認する。また，回路内凝固を防ぐため，回路の十分な洗浄・エアー抜きと抗凝固剤添加生理食塩水の充填が行われていることを確認する。

治療中は，患者状態の変化と装置動作の確認を行う。患者状態は，掻痒感や呼吸困難（アナフィラキシー様反応），手指や口唇のしびれ感（低カルシウム血症），頭蓋内圧上昇（脳浮腫），血圧低下（膠質浸透圧低下），ショックなど，**FFPに起因する症状**に注意して観察する。一方，装置動作は，重量センサーや各ポンプ連動の不良による循環血漿量の変動を防ぐために**重量バランスのずれや各ポンプ流量表示を確認**し，回路内凝固の発生や脱血状況を把握するために**回路内圧の推移を確認**する。また，溶血を防ぐために**血漿分離速度が血液流量の30％以下でTMP 60 mmHg以下であることを確認**する。さらに，廃棄血漿の色調観察を行う。通常は，ビリルビンの影響で黄褐色を呈していることが多いが，これに赤色が加わった場合は溶血を疑う。

TMP：transmembrane pressure

治療効果は，血液凝固障害の是正についてPTやHPTの改善で確認し，HPTで20％以上を維持しつつ間隔を空けてPEを施行する[2]。また，患者が覚醒すると，経口摂取による栄養管理で全身状態を良好に保つことができ，移植への橋渡しが可能となる。しかし，再び肝臓で代謝されるアンモニアや総ビリルビンの血中濃度上昇，肝臓の合成能低下を示すPT値低下，あ

HPT：hepaplastin test

るいは昏睡度が低下する場合は，肝再生が不十分であると考えられるため，施行時間や置換液量を検討してさらなる治療を行う必要がある。

3rd Step 治療行為(全般・技士業務)に関して学習するポイント

FFPの保存液による影響

FFPの保存液中にはクエン酸やナトリウムが多く含まれ，肝機能の1つであるクエン酸代謝能が低下している急性肝不全の患者にPEで多量のFFPを投与すると，血中のカルシウムイオンがFFP中のクエン酸にキレートされて**低カルシウム血症**に陥りやすい。カルシウムの生理作用が筋肉や神経の興奮性の調整や神経の刺激伝達などであるため，低カルシウム血症の初期は手指・口唇のしびれ感や気分不快，重篤になると痙攣や意識消失といった症状を示す。予防には，血液透析の併用もしくはPE開始時からカルシウム製剤持続投与を行う。そのうえで，治療中に手指・口唇のしびれ感を認めた場合は，血漿分離・FFP置換を中断し，血液検査で血清カルシウム値を確認するとともに，グルコン酸カルシウム製剤の投与を開始し，もしくは投与量の増加を行う。その後，症状や血清カルシウム値の改善を確認して血漿分離・FFP置換を再開する。また，クエン酸ナトリウムが体内で代謝されて代謝性アルカローシスや高ナトリウム血症を引き起こすことで利尿作用が働き，循環血液量が減少して血圧低下を生じることがある。この場合は，血漿分離・FFP置換速度を下げるとともに補液を行い循環血液量の維持を図る。予防には，血液透析の併用が有効である。

学生が何を学ぶべきか

FFP保存液にはクエン酸ナトリウムが含まれる。多量のFFPを投与する血漿交換では，カルシウムのキレート作用や，ナトリウム濃度が150～170 mEq/L程度と高値となることに注意する。

アナフィラキシー(様)反応

掻痒感，皮膚紅潮，腹痛，頻脈，呼吸困難，血管浮腫，喘鳴，ショックなどの症状を認めた場合は，アナフィラキシー(様)反応を疑う。症状は，**FFP置換開始から30分以内**に生じることが多い。症状発生時は，血漿分離・FFP置換を中断して，ステロイドや抗ヒスタミン剤の投与，酸素投与，昇圧剤投与など症状に応じた処置を行う。ただし，メシル酸ナファモスタットや血液浄化器によるアレルギー反応でも類似の症状を示すので，原因検索が必要である。

溶血

溶血の発生は，廃棄血漿の色調が赤色を帯びることで発見できる。溶血は，赤血球に過度の陰圧が加わることで，赤血球が破壊されて血中にカリウムやハプトグロビンなどの赤血球内容物が流出することである。原因は，**脱血不良**や**血液流量に比べ血漿分離速度の割合が大きいこと**が考えられる。脱血不良がある場合は，バスキュラーアクセスの位置調整などで安定した脱血が得られるようにする。そして，血液流量に対する血漿分離速度の割合が大きい場合は，血漿分離速度を低下させる。さらに，血液検査を実施して高カリウム血症や貧血の有無を確認し，必要に応じて血液透析の施行や赤血球濃厚液の投与を行う。

血圧低下

血圧低下発生時は，昇圧剤の投与，血漿分離速度の減速などの対応をとる。原因は，装置バランス制御不良によるin/outバランスのずれやFFPの大量投与による膠質浸透圧低下などが考えられる。装置バランス制御不良を疑う場合は，装置を替える。

学生が何を学ぶべきか

血圧低下の予防には，装置バランス制御機能の保守管理が重要である。また，回路を流れる血液のヘマトクリット値を光学的に測定して循環血液量の変動をモニタリングすることで早期発見が期待できる。

頭蓋内圧上昇

多量の血漿廃棄とFFP投与によって膠質浸透圧の低下が起こり，血圧の変動だけでなく頭蓋内圧上昇が起こって脳ヘルニアや脳浮腫を生じて予後を悪化させることがあるため，一般的なバイタルサインに加えて頭蓋内圧の観察が必要となる[3)]。

2種類の血液浄化療法を同時に施行するときの注意点

PEと同時にHDFを施行する目的はFFPによる副作用の予防であるため，**PEを上流で施行しHDFを下流に設置する**（図2）。しかし，血液浄化装置は1台で使用することを前提として設計されているため，2台の装置を連動させることは困難で操作が煩雑となる。このため，臨床工学技士は回路構成の違いによる利点・欠点（表3）について情報提供を行い，多職種で他の血液浄化方法を含めて施行環境に適した治療方法を検討することが必要である。

図2 回路図

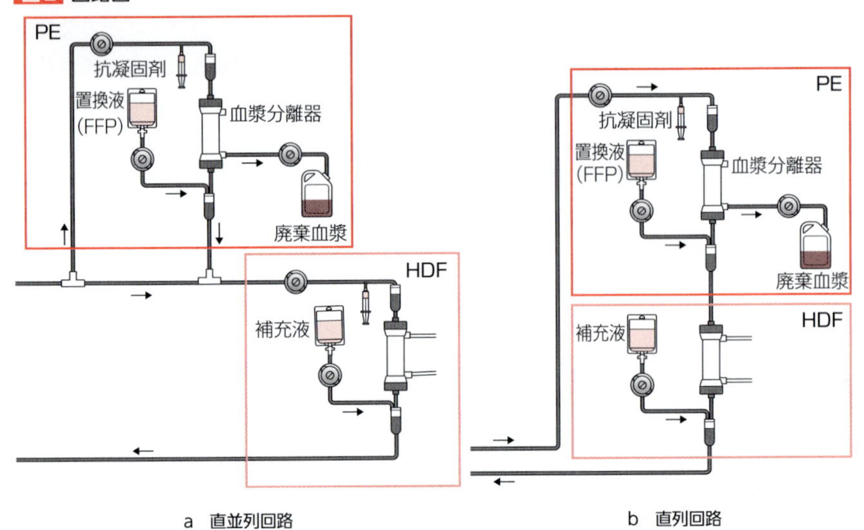

a 直並列回路

b 直列回路

表3 回路構成の違いによる利点・欠点

回路構成	利点	欠点
直並列	PE終了後はPE回路のみ取りはずして，HDFのみ単独で継続できる	回路や操作が煩雑になる，PEの回路内圧が低値となり下限警報が発生しやすい
直列	プライミングボリュームを抑えられる	PE終了後も血漿分離器に血液を流すことになり回路内凝固のリスクが高くなる

4th Step 治療記録の記載

治療記録(図3)は，患者状態の把握と装置が適切に作動して指示通りの治療が行えていることを確認するために行う。記録のタイミングは，治療開始時や治療中の定期的な実施に加え，設定値変更やトラブル発生時に実施することが重要である。そして，治療後には，治療の記録としてだけでなく治療の評価とよりよい治療につなげていくための資料とする。

患者状態の把握としてバイタルサインを記録し，数値の推移からin/outバランスのずれや副作用の出現を察知する。

装置監視として以下の項目について確認・記録を行う。まず，各ポンプ流量や処理量積算を記録して，指示された設定速度で作動し処理が適切に行われていることを確認する。このと

図3 記録用紙

血 液 浄 化 施 行 記 録

施行日　　年　　月　　日(　)	ID　　－　　－　　－	氏名	施行場所
浄 化 法 (　　　　　　　　　　)	体 重	治療前　　kg　　治療後　　kg	

SpO₂	HR	BP	時間
×	・	×	
100	140	220	
95	130	200	
90	120	180	
	110	160	
	100	140	
	80	100	
	70	80	
	60	60	
	50	40	
	40	20	
	30	0	

PE	抗凝固剤残量(mL)	(投与速度　mL/h)
	血液流量(mL/分)	気泡検知器(　)
	血漿分離速度(mL/分)	運転SW(　)
	血漿分離積算(mL)	
	置換液速度(mL/分)	
	置換液積算(mL)	
	脱血圧(mmHg)	
	入口圧(mmHg)	
	静脈圧(mmHg)	
	TMP(mmHg)	
	ろ過圧(mmHg)	
	加温器温度(℃)	
HDF	血液流量(mL/分)	気泡検知器(　)
	透析液流量(mL/分)	運転SW(　)
	透析液温度(℃)	電導度(　　　)
	除水速度(L/h)	
	除水量積算(L)	
	補充液速度(L/h)	
	補充液積算(L)	
	補充液温度(℃)	
	静脈圧(mmHg)	
	TMP(mmHg)	
	サイン	

置換液		抗凝固剤		治療時間	
補充液		血漿分離器		バスキュラーアクセス	
透析液		血液浄化器		使用装置	

治 療 経 過 コ メ ン ト

時 間	事 項	サイン

き，血漿分離速度/血液流量の割合が30％を超えていないことを確認する。次に，各圧力センサーの表示値を記録して，脱血圧からは脱血不良の有無を判断し，動脈圧や静脈圧，TMPの変動から回路内凝固の発生を早期に感知する。さらに，加温器温度を記録して，室温に置かれたFFPの継続的な投与によって体温が低下しないように適切に加温されていることを確認する。

また，治療経過コメントを記録することで，治療中の装置設定変更やトラブル（脱血不良や回路内圧上昇など）発生と対応，FFPや抗凝固剤の追加など経過表中では記入が難しい項目の記録を残すことができる。そして，経過表中の数値変化が施行者の操作によるものか経時変化によるものかを明確にする。これに加えて，使用したデバイスや装置も記録する。

5th Step 業務後の機材点検

廃棄血漿を処分する際は，廃棄処理槽からの跳ね返りにより汚染を生じやすいので取り扱いに注意するとともに，感染予防策としてスタンダードプリコーションを実施する。そして，装置外装を適切な消毒薬で清拭し，装置のポンプや重量計などに異常を認めた場合は保守点検を行う。

Step up Column

ALSの変遷

肝機能障害に対するALSは，治療効果を高めるためにさまざまな方法がとられてきた。短時間でのPE単独施行では，FFPによる副作用や血管外プールに存在する肝性昏睡原因物質の除去効率が低いという問題点があった。そこで，施行時間を長くして緩徐に行うSlow-PE（施行時間6〜7時間）やcontinuous PE（施行時間24時間）と（C）HDFの併用が行われるようになり，副作用の影響を軽減できるようになった。しかし，肝性脳症からの覚醒効果は十分ではなく，小〜中分子量の肝性昏睡原因物質の除去効率を上げるために（C）HDFに代わってhigh flow-volume （C）HDFやon-line HDFが施行されるようになった。HDFについても，酢酸を含まない製剤を透析液や置換液に使用し，透水性やサイトカイン吸着能など膜素材の特徴を生かした血液浄化器が使用されている。これらの工夫により，覚醒効果が上がりPE施行回数は減少することとなった。現在では，HFCHDFやOLHDFなどの高効率HDFとFFPの点滴による持続投与でALSの目的を果たすことが可能となり，PEは出血性合併症の管理のために血液凝固因子を補充する目的で数回施行されるだけとなってきている。

■参考文献

・持田　智：各種肝疾患の肝機能異常　劇症肝炎．臨床と研究，83(2)：214-218，2006．
・持田　智：肝性昏睡の病態と治療．ICUとCCU，31(5)：351-356，2007．
・仲村将高，ほか：急性血液浄化の治療戦略―救急集中治療医の立場から―．体液・代謝管理，28：13-24，2012．
・中村智之，ほか：人工肝臓．人工臓器，43(3)：179-184，2014．
・井上和明，ほか：重症肝障害に対する人工肝補助療法の適応と実践．肝胆膵，70(5)：669-676，2015．
・江口　圭：置換液の使用方法と至適濃度設定法．日本アフェレシス学会雑誌，26(1)：36-47，2007．

Step up Column

新しいALSの方法　Plasma filtration with dialysis（PDF）とは

PDFは，膜型血漿分離器（膜孔0.01 μm）を用いて選択的PEを行い，同時に中空糸外側に透析液を循環させてHDFを施行する血液浄化療法である（図4）[4]。1台の持続的血液浄化用装置と輸液ポンプを使用するだけで施行可能であり，操作の煩雑さや安全性の問題を改善できるなどさまざまな利点がある（表4）。
現在，ALSでは施行方法に工夫を凝らしたPEとHDFの併用が多く用いられているが，2台の血液浄化装置を使用するため操作の煩雑さから安全性が確保できているとは言い難い。そこにPDFが2015年に保険適用となったことでALSの選択肢が広がり，より安全な血液浄化療法の施行が期待できる。

図4 PDF回路図と施行条件

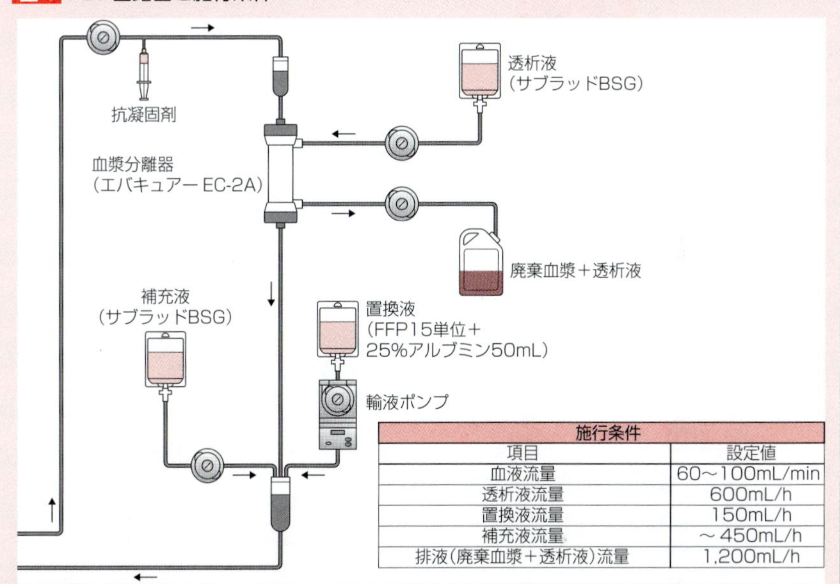

施行条件	
項目	設定値
血液流量	60～100mL/min
透析液流量	600mL/h
置換液流量	150mL/h
補充液流量	～450mL/h
排液（廃棄血漿＋透析液）流量	1,200mL/h

表4 PDFの利点

項目	使用機器・使用量	利点
血漿分離器	エバキュアー EC-2A	アルブミンふるい係数0.3程度のため，フィブリノーゲンなどの血液凝固因子や有用物質の損失を抑えられる
使用装置	持続的血液浄化用装置1台＋輸液ポンプ1台	通常の装置使用状況と変わりない操作性・安全性を確保できる
FFP使用量	15単位	PEの1/2～1/3程度の量で効果を得られる

（山田幸恵）

■引用文献
1) 持田　智：急性肝不全-概念，診断基準とわが国における実態-. 日本消化器病学会雑誌，112(5)：813-821，2015.
2) 日本急性血液浄化学会：急性肝不全・劇症肝炎. 日本急性血液浄化学会標準マニュアル．p.188-194，医学図書出版，2013.
3) 上野博一，ほか：Slow Plasma Exchange + High-Flow Dialysate CHDFの人工肝補助療法としての有効性と限界. ICUとCCU，27(12)：1063-1072，2003.
4) 江口　豊：集中治療室における急性血液浄化法の進歩—血漿分離膜の応用—. 人工臓器，42(3)：209-212，2013.

3 免疫機能障害（血漿吸着療法）

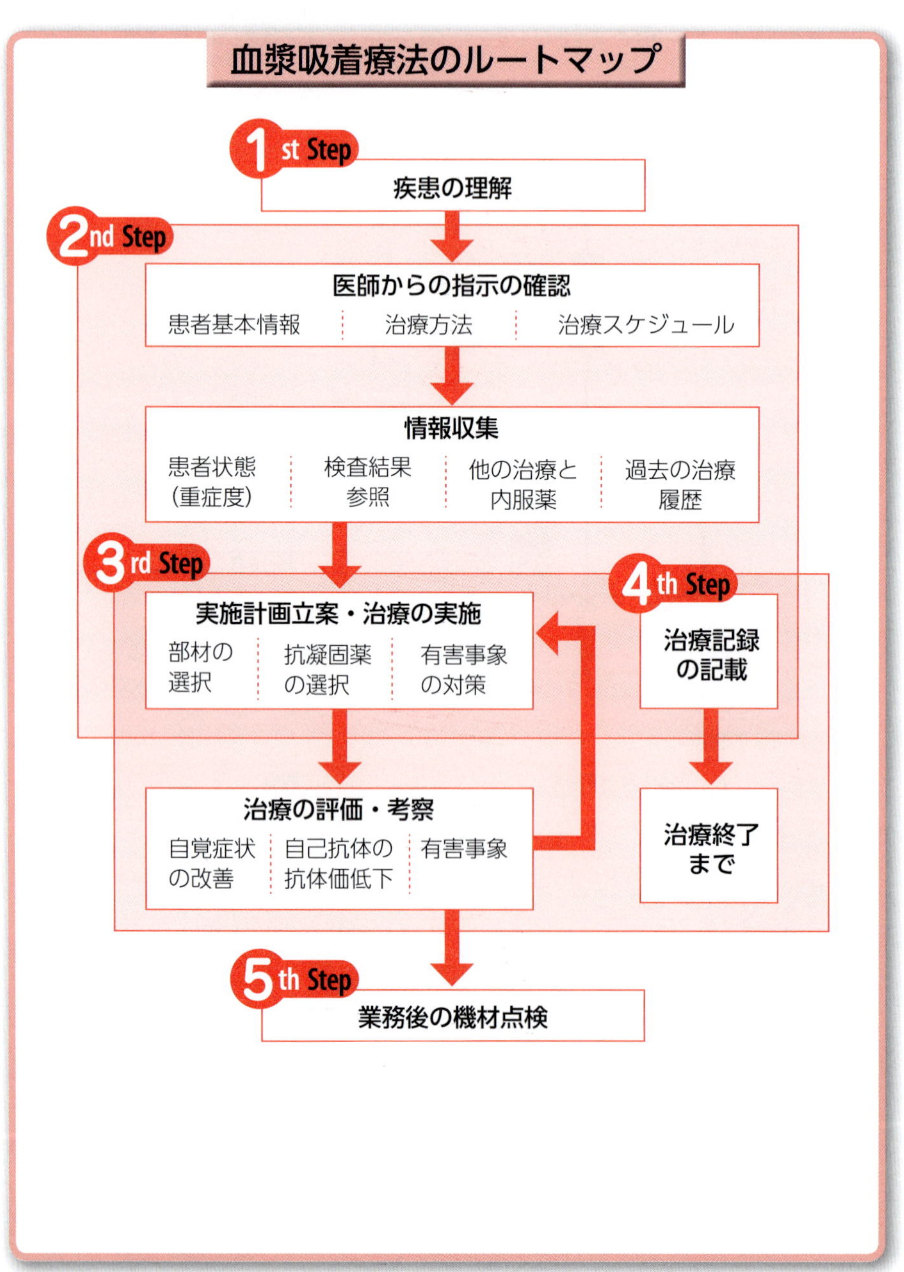

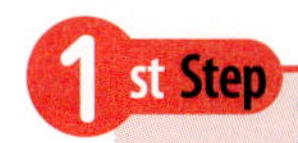

重症筋無力症（MG）とは

MG：myasthenia gravis

MGは神経筋接合部のシナプス後膜に存在する分子に対する病原性自己抗体により生じる神経筋伝達障害で，骨格筋の易疲労性を伴う筋力低下を主徴とする自己免疫疾患である。初期症状は眼瞼下垂や複視などの眼症状が多く，顔面筋力低下，嚥下と咀嚼障害，構音障害，四肢筋力低下，呼吸困難を呈する。骨格筋の筋力低下として易疲労性を認め，休息により回復するが，夕方に症状が悪化する日内変動と，日によって症状が変動する日差変動を認める。アセチルコリン受容体（AChR）抗体と筋特異的受容体型チロシンキナーゼ（MuSK）抗体は，病原性を認める自己抗体であり，抗AChR抗体は全体の約80～85%，抗MuSK抗体は数%で陽性である[1]。その他の自己抗体としてLDL受容体関連タンパク質4（Lrp4）が病因物質として注目されている[2]。2006年の疫学調査による有病率は人口10万人当たり11.8人，男女比は1：1.7であり女性が多い[3]。胸腺異常は約80%に合併し，そのうち約20%が胸腺腫，残りは胸腺過形成である。胸腺腫の検査には胸部X線やCT，MRI，必要に応じてPET-CTが施行される。病型は早期発症（胸腺腫非合併，50歳未満発症），後期発症（胸腺腫非合併，50歳以上発症），胸腺腫関連（胸腺腫合併，年齢不問）に分類され，これらに対する治療は**表1**のように行われる。

AChR：acetylcholine receptor
MuSK：muscle-specific receptor tyrosine kinase
Lrp4：low-density lipoprotein receptor-related protein 4

血液浄化療法は，単純血漿交換法（PE），二重膜濾過血漿交換法（DFPP），血漿吸着法（PA）が実施され，特にPAは免疫吸着療法（IAPP）とよばれる。これらは，急激に呼吸困難が増

PE：plasma exchange
DFPP：double filtration plasmapheresis
PA：plasma adsorption
IAPP：immunoadsorption plasmapheresis

表1 重症筋無力症診療ガイドライン2014

症状分布	眼筋に限局			全身型					
				軽症～中等症			重症～クリーゼ		
病型	早期発症	後期発症	胸腺腫関連	早期発症	後期発症	胸腺腫関連	早期発症	後期発症	胸腺腫関連
胸腺摘除	胸腺腫関連MGのみ適応			胸腺腫関連MGは適応 その他も一部適応あり			症状改善を優先		
経口免疫療法	経口ステロイド 免疫抑制薬						血液浄化療法 免疫グロブリン静注療法 を軸に ステロイドパルス療法 経口免疫療法		
非経口免疫療法	ステロイドパルス療法			血液浄化療法 免疫グロブリン静注療法 ステロイドパルス療法					
対症療法	抗コリンエステラーゼ薬 ナファゾリン点眼薬，眼瞼挙上術						原則使用しない 嚥下障害に対する過渡的治療		

（成人期発症MGの治療ガイドより一部改変し引用）

悪する状態(クリーゼ)がよい適応であり，保険適用は「発症後5年以内で重篤な症状悪化傾向のある場合，または胸腺摘除術や副腎皮質ホルモン剤に対して十分奏功しない場合に限り，当該療法の実施回数は一連につき月7回を限度として3カ月間に限って算定する」となっており，限られた治療を計画的に行うことが重要である。本稿では抗AChR抗体陽性のMGに対するIAPPについて概説する。

2nd Step 治療の実施(成人期MG)

医師の指示の確認

当院での指示記載例を図1に示す。医師からの指示の確認では具体性がきわめて重要であり，疑義のあるときは十分な検討を行う。最初に患者IDと氏名，生年月日(年齢)，性別，血液型，身長，体重，感染症の有無を確認し，血液浄化の種類に加え，治療のスケジュールとバスキュラーアクセスの情報を確認する。治療の使用物品は抗AChR抗体を吸着する選択的血漿成分吸着器であるイムソーバ®TR(旭化成メディカル)を選択し，抗凝固薬は基本的にメシル酸ナファモスタット(NM)を用いる。薬剤は正式な商品名の記載〔例：フサン®(鳥居薬品)〕と溶解液(5%ブドウ糖注射液)の組成，また治療中の用法・用量を確認する。ジェネリック医薬品が増えていることから，安全のため正確な商品名と一般名を確認することが重要である〔フサンのジェネリック医薬品として，ナオタミン®(旭化成ファーマ)，オプサン®(三和化学研究所)，コアヒビター®(エイワイファーマ)などがある〕。また，薬剤は投与部位，投与時間(タイミング)，投与量，投与速度を単位まで明らかにする。

NM：nafamostat mesilate

臨床指導者の目

イムソーバ®TR

多孔質のポリビニルアルコールゲルに疎水性アミノ酸であるトリプトファンを吸着リガンドとして固定し，抗アセチルコリンレセプター抗体を静電相互作用と疎水性相互作用によって吸着する。

情報収集

カルテから必要な情報を収集する。クリーゼなど急性増悪に対し施行されるため，血圧，脈拍，呼吸数，体温，尿量に加え，**意識状態の確認**は必須である。人工呼吸器を必要とする症例では人工呼吸器の設定と呼吸状態(呼吸回数，1回換気量，分時換気量，最高気道内圧，etCO$_2$など)を確認する。治療に先立って血液検査は全血球計数〔赤血球，白血球(分画)，血小板〕，凝固系(フィブリノーゲン，活性化部分トロンボプラスチン時間，プロトロンビン時間)，生化学検査(総タンパク，アルブミン，各種逸脱酵素，電解質)，自己抗体価(抗AChR抗体

学生が何を学ぶべきか

正確な部材の特徴と性質を理解し，使用する吸着器の原理と特徴(選択性や特異性)を理解し，使用薬剤との組み合わせや効果を添付文書などで確認しておく。

図1 IAPP指示書記載例

患者情報

ID	1023456789	生年月日(年齢)	1961年 6月 1日(55歳)
氏名	○○ ○○○	性別	男性 (女性)
血液型	A型(+, −)	身長, 体重	160cm 55 kg
原疾患	重症筋無力症	診療科	神経内科
感染症	なし	主治(担当)医	○○医師
禁忌薬	なし	連絡先	PHS ○○○-○○○○-○○○○

指示日		○○○○年 ○○月 ○○日
血液浄化の種類		PE ・ DFPP ・ (PA (IAPP)) ・ HA
治療スケジュール		月・水・金で計5回
バスキュラーアクセス	種類	(ダブルルーメンカテーテル)・ トリプルルーメンカテーテル ・ 内シャント ・ その他
	部位	(右) 左 ((内頸)・ 鎖骨下 ・ 大腿) その他
穿刺針	脱血	G
	送血	G

治療条件

PA (IAPP)	血漿分離器	プラズマフロー®OP-05W※
	血漿成分吸着器	イムソーバ®TR-350
	抗凝固剤投与量	フサン(10mg/mL) 30mg/時間
	血液流量	100 mL/分
	血漿分離速度	20 mL/分
	血漿処理量	2000 mL

その他指示	抗AChR抗体陽性, 内服薬確認(ACE阻害薬, ARB) 開始時, 30分後ACT確認	
治療中の投薬指示	抗ヒスタミン剤	ネオレスタール10mg, 副作用出現時
	副腎皮質ホルモン剤	ソルコーテフ100mg, 副作用出現時
	グリチルリチン酸	アミファーゲンP20mL, 副作用出現時

※OP○○W(旭化成クラレメディカル)は08, 05, 02のサイズがある

値)を確認する。他の治療経過の把握とともに，**アンジオテンシン変換酵素(ACE)阻害薬の内服歴は確認**すべき必須条件である。イムソーバ®TRは吸着剤が陰性に荷電しているため，血液との接触により血中キニン系の代謝が亢進し，ACE阻害薬を内服していると血管拡張作用のあるブラジキニンが増加して血圧低下を引き起こす。そのため服用中の場合は休薬が必要であり，使用薬剤の半減期を考慮して治療のスケジュールを検討する。また，アンジオテンシンII受容体拮抗薬(ARB)も避けることが望ましい。また，過去に治療歴がある場合はバイタルサインと治療条件，回路内圧の変化と治療中の有害事象を確認する。

ACE：angiotensin-converting enzyme

ARB：angiotensin receptor blocker

業務実施計画の立案

血液浄化療法において，イムソーバ®TRはIgGサブクラスであるIgG1とIgG3の吸着特性が高いため，IgG1を主体とする抗AChR抗体のIAPPに選択される。一方，抗MuSK抗体はIgG4が主体のため吸着率が低く，IAPPよりも分子量分画として広

範な物質除去が可能であるPEやDFPPが選択される[4]。治療選択を表2に示す。IAPPでは1治療で抗AChR抗体を約60%吸着する[5]。

治療は連日または隔日で2週間に5〜6回を行い，その後2〜3週に1回のペースで施行する[6]。治療効果は眼症状や筋脱力の自覚症状の改善と自己抗体価の低下で判定する。

PV：priming volume

イムソーバ®TRのプライミングボリューム(PV)は300mLと大きく，成人用回路を使用した場合500mLを超えるため，体外循環開始時の血液希釈に伴う血圧低下に注意する。IAPPでは治療中の循環血液量が低下するため[7]，小児と低体重の患者では膜面積の小さな血漿分離器と小児用血液回路を使用する。

学生が何を学ぶべきか

体外循環開始時の血液低下の予防には，PVを患者の循環血液量の10%以下(体重当たり約8mL以下)に抑えて，治療部材を計画することが必要である。

抗凝固薬はイムソーバ®TRによるブラジキニンの濃度上昇を抑制するためNMを使用する。

臨床指導者の目

ブラジキニン

痛みを引き起こすポリペプチドである。血管透過性を亢進させ，血管を拡張するためブラジキニンの増加は血圧低下に関与する。

表2 自己抗体別血液浄化治療

	自己抗体	IgGサブクラス	推奨アフェレシス
重症筋無力症	抗AChR抗体	IgG1，IgG3	IAPP(イムソーバTR)
	抗MuSK抗体	IgG4	PE，DFPP

治療への技術支援評価

ACT：activated clotting time

IAPPはPEに比べ血漿分離速度が遅いため血液回路の凝固のリスクが高くなる。そのため治療の開始前と治療中に活性化凝固時間(ACT)を測定し抗凝固薬の投与量を調整する。

血液回路の凝固以外では，**治療後に血小板とフィブリノーゲンが低下する**ため，治療後に血液検査を実施する。

3rd Step 治療行為に関して学習するポイント

IAPPの治療方法

1 血液流量・血漿分離速度

血液流量は50〜150mL/min，血漿分離速度は血液流量の30%以下，かつイムソーバ®TRでは血圧低下を避けるため**20mL/分以下に設定**する。血漿分離速度が速いと補体の活性化に伴うブラジキニンの産生が増加する。

2 膜間圧力差(TMP)

TMP：transmembrane pressure

血漿分離器のTMPは溶血を防止するため60mmHg以下に保つ。通常，血漿分離器の膜表面や膜内部に血漿タンパクが付着(ファウリング)することにより，分離性能の低下が生じTMPの上昇が起こる。

また，イムソーバ®TRの入口圧が300mmHgを超えた場合は，吸着器や微粒子除去フィルタの目詰まりが疑われ，吸着器もしくは微粒子除去フィルタを交換する。

3 抗凝固薬

抗凝固薬は分離血漿とイムソーバ®TRの接触によるブラジキニン濃度の上昇を抑制するため，NMを20〜50mg/hで投与し，血液回路内のACTを1.5〜2.0倍（150〜200秒）に調整する。NMは血中半減期が短いことに加え，IAPPでは血漿分離速度が遅いため，吸着器に凝固が生じる可能性があり，10分ごとの圧力変化を監視する。吸着器に凝固を認めた場合は次回の治療からヘパリン（初回投与1,000単位，持続投与500〜1,000単位/h）を追加し，吸着器の直前からNMを20mg/h投与する。

4 血漿処理量

血漿処理量は1.5〜2.0Lとする。血漿処理量が多いと自己抗体の脱着が生じ，1.5Lを超えると吸着器からC5aやブラジキニンが遊離して体内にもどり[8]血圧が低下するため，血圧測定を頻回に実施する。図2に当院の治療方法を示す。

図2 免疫吸着療法の回路構成と治療条件

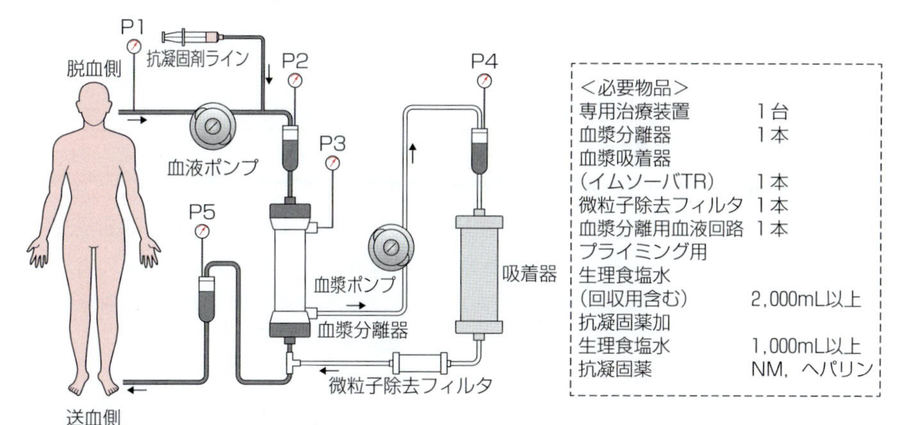

P1：脱血圧，P2：入口圧，P3：濾過圧，P4：血漿入口圧，P5：静脈圧

血液流量	血漿分離速度	圧力	抗凝固薬	回路内ACT	血漿処理量
50〜150mL/min	血液流量の30%以下 かつ20mL/min	TMP 60mmHg以下 P4 300mmHg以下	NM 20〜50mg/h	150〜200sec	1.5〜2L

TMP：transmembrane pressure，NM：nafamostat mesilate，
ACT：activated coagulation time

学生が何を学ぶべきか

血圧低下は治療時の発生時間によっても原因の推測が可能である。患者の緊張により引き起こされるものもあるため，緊張をほぐすことも重要となる。

治療での注意点

1 開始時から治療中

治療の開始時は血液希釈による血圧低下を注意しながら血液流量を指示値まで上昇させ，同時に脱血の状態と回路内圧に急激な変化がないことを確認する。体外循環回路が血液に置き換わり，血圧が安定していることを確認した後に，血漿分離を開始する。血漿が吸着器を通過し体内に戻るときに血圧が低下しやすい。血漿分離器のTMP上昇はファウリングと血液凝固による有効膜面積の低下，血漿吸着器の入口圧上昇は吸着器の凝固を疑うため，血液回路内圧を注意深く観察する。

2 返血・返漿時

返血と返漿時は短時間に循環血液量が500 mL増加するため循環動態を観察する。返血・返漿方法は使用する血液浄化装置により異なり，静脈チャンバまで返血を行い，次に血漿側を返漿する方法と，血漿側を空気で返漿した後に血液側の返血を行う方法がある。イムソーバ®TRは生理食塩水で返漿を行うと吸着された血漿中の病因物質の脱着を生じるため，空気で行う。この際は体内への空気誤入を避けるため，気泡検知器は常に動作させ，緊急的に血液回路をクランプできるよう鉗子を準備する。

有害事象

1 血圧低下

血液浄化療法に伴う有害事象の約20％が血圧低下である[9)]。IAPPでは治療開始時の体外循環による血液希釈と膠質浸透圧の低下，治療30分以降の吸着器によるブラジキニンの増加による血圧低下がある。他には血管穿刺に伴う血管迷走神経反射や部材のアレルギーでも起こる。

2 アレルギー

IAPPの血漿分離器と吸着器，抗凝固薬によるものがある。通常開始10分程度で掻痒感や蕁麻疹の皮膚粘膜症状が出現するが，発熱や喘鳴のほか，まれに呼吸困難やショックを経験する。

有害事象の対応

血圧低下の初期対応は，意識を確認しながら下肢を挙上し血漿分離の停止と血液流量を下げる。血圧が回復する場合は治療継続の有無を医師に確認する。血圧低下は嘔気や気分不快などの自覚症状に加え，あくび，頻脈・徐脈，痙攣，発汗，顔面蒼白を注意深く観察する。血圧低下時は改善するまで血圧測定を継続する。

重篤なアレルギーでは対応の遅れが致命的になるため，常に**救急カートの薬剤確認と初期対応のシミュレーションを行う**ことが重要である。ショックの場合はまずは多くのスタッフを集め，医師の指示により血液回路から輸液および昇圧薬の投与を行う。

過去の治療記録であらかじめ血圧低下が予測できる場合は，小児用血液回路や膜面積の小さい血漿分離器などPVを減らす工夫をする。また，血液回路を血液製剤でプライミングし，返血時は回路内血液を貯血バッグに充填し次回の治療に使用するか，昇圧薬の予防投与を検討する。治療に伴う咳嗽や顔面紅潮は血漿分離速度を下げ，アレルギーを認めた場合は治療前の抗ヒスタミン剤や副腎皮質ホルモン剤，グリチルリチン酸を投与する。NMのアナフィラキシーショックはヘパリンよりも多いとされ，NMのショックでは返血せず，血液回路を破棄し輸液を行う。

臨床指導者の目

有害事象はいつ発生しても初期対応と原因検索を徹底する。有害事象の早期発見には血液浄化装置の観察のみならず，言葉遣いに配慮した持続的な患者への具体的な問いかけと観察が重要である。

4th Step 治療記録の記載

血液浄化療法の記録用紙は診療記録として保管され，治療歴の確認と検索に用いるためきわめて重要である。記録用紙は患者氏名，治療日，治療回数，治療場所，バスキュラーアクセス情報，治療前の投与薬剤，担当の臨床工学技士を記載する。**バスキュラーアクセスは治療に必須であるため詳細な記載**を心がける。留置カテーテルでは刺入部位と出血の有無，カテーテルの種類，消毒薬の種類，脱送血の血流状況と接続方法(順接続または逆接続)，体位変換での血流変動を記載する。脱血が悪いため治療が困難な場合は，担当医師にカテーテルの向きや挿入長の調整を依頼する。それでも脱送血が不良の場合は，カテーテル交換を検討する。四肢の静脈穿刺では，穿刺針の太さと種類，穿刺部位と脱送血状態を記載する。静脈穿刺は治療血流が不安定な場合が多いため，駆血やホットパックの有無の情報が必要である。

学生が何を学ぶべきか

記録の保存

血液浄化記録は3年間の保存義務がある(治療が継続している場合は保存を継続)。診療に加え法的証拠として用いるため丁寧な記載を心がける。

治療条件と血液回路内の圧力値は，治療開始，30分もしくは1時間ごとに記録する。医師の具体的な指示に沿った血液流量と血漿分離速度に加え，血液回路内の圧力として脱血圧(採

> **学生が何を学ぶべきか**
> 過去の治療記録を振り返ることで，有害事象の予防が可能となる。治療記録の確認と追加処置の検討を行うことが重要である。

血圧），血漿分離器の入口圧（動脈圧）と濾過圧およびTMP，静脈圧（返血圧）と吸着器の血漿入口圧（二次膜圧）は最低限必要である。記録用紙のフリースペースは体温，意識や呼吸状態を記載すると関与するスタッフ全員が情報共有できるため，客観的な指標を用いて記載する。血圧低下やアレルギーを認めた場合はその発症時刻と治療の経過時間と血漿処理量，具体的な自覚・他覚症状と血圧を記録する。原因治療と処置について具体的に時刻と内容を記載し，その結果を同様に詳細を記載する。処置後は患者観察を継続し有害事象の変化と症状の有無を記録として残す。フリースペースは血液浄化療法に関与する設定以外に自由な記載が可能であるため，客観性をもち具体的に書き込むことを意識する。初回の治療は有害事象の予測が特に困難

図3 IAPP記録用紙例

【血液浄化記録】

平成 ○○年 ○○月 ○○日
治療回数 2 回目
臨床工学技士 ○○ ○○○

診療科：神経内科　氏名：○○ ○○○

経皮的酸素飽和度 体 温 36.5℃	97%	96%	94%	96%	98%

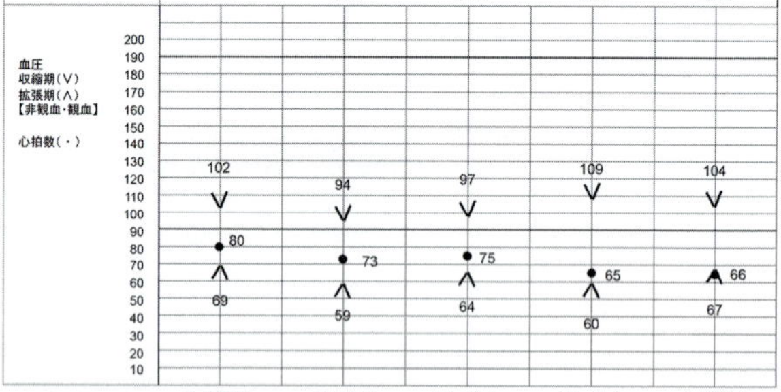

血圧 収縮期（V） 拡張期（Λ） 【非観血・観血】 心拍数（・）
200 190 180 170 160 150 140 130 120 110 100 90 80 70 60 50 40 30 20 10

	（入室時）	（10：28）	（11：28）	（12：10）	（退室時）
収縮期（V）	102	94	97	109	104
心拍数（・）	80	73	75	65	66
拡張期（Λ）	69	59	64	60	67

PE・DFPP・IAPP	（入室時）	（10：28）	（11：28）	（12：10）	（退室時）
血液流量 (mL/分)	100	100	100		
血漿分離速度(mL/分)	20	20	20		
血漿投与速度(mL/分)					
血漿投与温度(℃)	設定 40	40	40		
血漿処理量(mL)			1210	2000//	
採血圧		-43	-42		
入口圧		66	69		
静脈圧		40	41		
濾過圧		59	60		
TMP		-8	-7		
2次膜圧		77	86		
抗凝固薬速度(mL/時間)		3.0	3.0		
初回投与量 / 残量(mL)	/	-/5.0	-/2.0		
記録者	CE1/CE2	CE3/CE4	CE1/CE2	/	/

10:21 開始時ACT 112秒，指示変更なし
10:24 体外循環開始
10:28 IAPP開始
11:04 ACT(V)166秒 指示範囲内，変更なし
12:10 IAPP終了

ブラッドアクセス：右内頸静脈ダブルルーメンカテーテル 12Fr，15cm（刺入長14cm）
脱血：血栓なし，良好
送血：血栓なし，良好
体交による血流変動なし，順接続

であるため，十分に注意して開始する。2回目以降は，初回の治療経験を基に有害事象の予防が可能であることが多い。当院の血液浄化記録用紙を提示する（図3）。

5th Step 業務後の機材点検

治療後は血液回路内の残血や，血漿分離器と吸着器の凝固状態を確認し，バスキュラーアクセスから血液回路が離断したのちに血液回路を破棄する。感染対策として血液浄化装置の消毒は，0.1％の次亜塩素酸ナトリウムで付着した血液や血漿をぬぐい取るよう清拭しながら，外観点検を行う。次回以降の治療予定が決まっている場合は，IAPPの部材を準備する。使用する部材・薬剤に変更がある場合は，医師の具体的な指示の変更を赤ペンやマーカーなどで目立つように表示し，指示受けを担当したスタッフがサインする。これらを常に実施することでスタッフ間の情報共有を徹底し，血液浄化療法の安全な遂行とインシデント発生を予防する。

（岡本花織）

■引用文献

1) 木村政勝：自己免疫性神経筋接合部疾患の病態と治療．臨床神経，51：872-876，2011．
2) Higuchi O, et al：Autoantibodies to low-density lipoprotein receptor-related protein 4 in myasthenia gravis. Ann Neurol, 69(2)：418-422, 2011.
3) Murai H, et al：Characteristics of myasthenia gravis according to onset-age: Japanese nationwide survey. J Neurol Sci, 305(1-2)：97-102, 2011.
4) Grob D, et al：Treatment of myasthenia gravis by immunoadsorption of plasma. Neurology, 45(2)：338-344, 1995.
5) Yeh JH, et al：Comparison between double-filtration plasmapheresis and immunoadsorption plasmapheresis in the treatment of patients with myasthenia gravis. J Neurol, 247(7)：510-513, 2000.
6) Thornton CA, et al：Plasma exchange and intravenous immunoglobulin treatment of neuromuscular disease. Ann Neurol, 35(3)：260-268, 1994.
7) 秋葉　隆，ほか編：吸着療法，血液浄化療法．p.238-242，南江堂，2004．
8) 澁谷統寿，ほか：免疫性神経疾患に対する血液浄化療法の基礎，神経内科治療，7(5)：397-403，1990．
9) Stegmayr B, et al：World apheresis registry 2003-2007 data. Transfus Apher Sci　39：247-254, 2008.

4 潰瘍性大腸炎（血球成分除去療法）

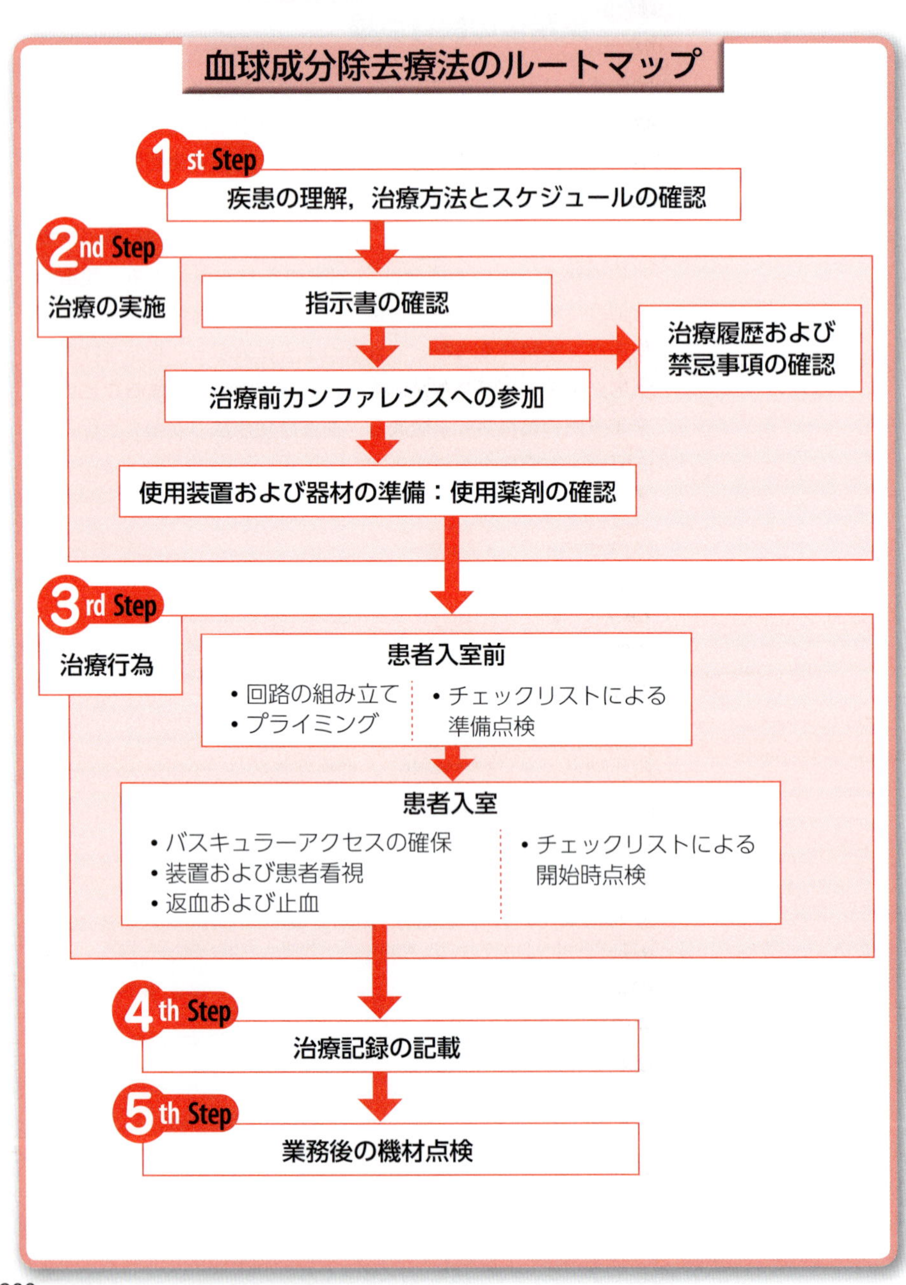

潰瘍性大腸炎とは

UC：ulcerative colitis

*1 **びらん**
粘膜の上層の細胞がはがれ落ち内層が露出する状態

*2 **潰瘍**
粘膜下層にまで及ぶ組織の欠損

*3 **粘血便**
血液と粘液が混ざったドロッとした便

潰瘍性大腸炎（UC）とは，大腸の粘膜（最も内側の層）にびらん*1や潰瘍*2ができる大腸の炎症性疾患である。病変部位は直腸から連続的に広がる性質があり，大腸全体に及ぶことがある。症状としては下痢や腹痛，粘血便*3，血便が認められ，症状が重いと発熱，体重減少，貧血などの全身症状が起こる。さらに腸管合併症（大腸の狭窄や穿孔など）や腸管外合併症（皮膚症状，眼症状，関節症状など）といったさまざまな合併症がみられることがある。

この病気は炎症の範囲や経過などにより分類される。大腸の炎症範囲による分類や臨床経過による分類，重症度による分類（表1）などがあり，それぞれに応じた適切な治療を受けることが大切である。病状は長期にわたって悪化したり（活動期），おさまったり（寛解期）を繰り返すことが多く，治療としては薬物や体外循環による内科的治療法で寛解に導くが，効果が得られない重篤な症状の場合には，手術による外科的治療法となる。

CAP：cytapheresis
GMA：granulocyte-monocyte adsorptive apheresis
GCAP：granulocytapheresis
LCAP：leukocytapheresis

UCの発症原因は腸内細菌の関与や遺伝，食生活の変化などが関係しているといわれているが未だ明らかになっていない。何らかの原因により免疫機能に異常が生じ，刺激を受けた白血球が活性化して，炎症にかかわるさまざまな物質を放出することで大腸を攻撃して炎症を起こす。そこで過剰に増えた血液中の白血球などを体外循環により除去し，炎症を抑える治療方法が血球成分除去療法（CAP）である。CAPには酢酸セルロース製ビーズによる顆粒球吸着療法（GMAまたはGCAP）と，ポリエステル製不織布フィルタによる白血球除去療法（LCAP），遠心法の3種類があり，GMAとLCAPが広く施行されている。UCのほかにGMAにはクローン病と膿疱性乾癬，LCAPには関節リウマチが保険適用となっている。

表1 重症度による分類

	重症	中等症	軽症
1）排便回数	6回以上	重症と軽症との中間	4回以下
2）顕血便	（＋＋＋）		（＋）～（－）
3）発熱	37.5℃以上		（－）
4）頻脈	90/min以上		（－）
5）貧血	Hb10g/dL以下		（－）
6）赤沈	30㎜/h以上		正常

＊軽症の3）、4）、5）の（－）とは37.5℃以上の発熱がない。90/min以上の頻脈がない。Hb10g/dL以下の貧血がない、ことを示す。
＊重症とは1）および2）の他に全身症状である3）または4）のいずれかを満たし、かつ6項目のうち4項目以上を満たすものとする。軽症は6項目すべて満たすものとする。
＊重症と軽症との中間にあたるものを中等症とする。
＊重症の中でも特に症状が激しく重篤なものを劇症とし、発症の経過により、急性劇症型と再燃劇症型に分ける。劇症の診断基準は以下の5項目をすべて満たすものとする。
①重症基準を満たしている。
②15回/日以上の血性下痢が続いている。
③38℃以上の持続する高熱がある。
④10,000/mm^{3}以上の白血球増多がある。
⑤強い腹痛がある。

（潰瘍性大腸炎・クローン病　診断基準・治療指針厚生労働科学研究費補助金難治性疾患等政策研究事業「難治性炎症性腸管障害に関する調査研究」（鈴木班）平成26年度分担研究報告書　別冊．P2，2015より引用）

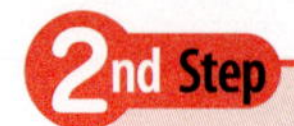

治療（臨床工学技士業務）の実施

医師の指示の確認

UCでは一連の治療につき10回，劇症患者については11回を限度としてCAPを実施することが可能である。そこでどのようなスケジュール（週当たりの施行回数や連日施行かなど）で治療が予定されているのか，またGMAとLCAPのどちらを行うのか，抗凝固剤は何を使用するのかなどをカルテや血液浄化指示書（図1）などから確認する。

図1 GCAP指示書の例（左）　LCAP指示書の例（右）

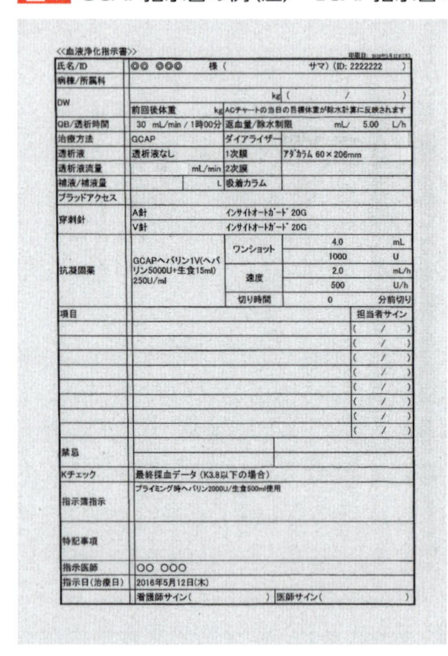

<<血液浄化指示書>>

氏名/ID	◎◎ ◎◎◎ 様（ サマ）（ID: 2222222 ）			
病棟/所属科				
DW	kg		（ / ）	
	前回後体重 kg	ACチャートの当日の目標体重が除水計算に反映されます		
QB/透析時間	30 mL/min / 1時00分	返血量/除水制限	mL/ 5.00 L/h	
治療方法	GCAP	ダイアライザー		
透析液	透析液なし	1次膜	ｱﾀﾞｶﾗﾑ 60×206mm	
透析液流量	mL/min	2次膜		
補液/補液量	L	吸着カラム		
ブラッドアクセス				
穿刺針	A針	ｲﾝｻｲﾄｵｰﾄｶﾞｰﾄﾞ 20G		
	V針	ｲﾝｻｲﾄｵｰﾄｶﾞｰﾄﾞ 20G		
抗凝固薬	GCAPヘパリン1V(ヘパリン5000U+生食15ml) 250U/ml	ワンショット	4.0	mL
			1000	U
		速度	2.0	mL/h
			500	U/h
		切り時間	0	分前切り
項目			担当者サイン	
			（ / ）	
			（ / ）	
			（ / ）	
			（ / ）	
			（ / ）	
			（ / ）	
			（ / ）	
			（ / ）	
禁忌				
Kチェック	最終採血データ（K3.8以下の場合）			
指示簿指示	プライミング時ヘパリン2000U/生食500ml使用			
特記事項				
指示医師	○○ ○○○			
指示日（治療日）	2016年5月12日(木)			
	看護師サイン（ ）	医師サイン（ ）		

<<血液浄化指示書>>

氏名/ID	●● ●●● 様（ サマ）（ID: 1111111 ）			
病棟/所属科				
DW	kg		（ / ）	
	前回後体重 kg	ACチャートの当日の目標体重が除水計算に反映されます		
QB/透析時間	50 mL/min / 1時00分	返血量/除水制限	mL/ 5.00 L/h	
治療方法	LCAP	ダイアライザー		
透析液	透析液なし	1次膜	セルソーバ（LCAP回路付）	
透析液流量	mL/min	2次膜		
補液/補液量	L	吸着カラム		
ブラッドアクセス				
穿刺針	A針	ﾒﾃﾞｨｶｯﾄｶﾆｭｰﾗ 17G		
	V針	ﾒﾃﾞｨｶｯﾄｶﾆｭｰﾗ 17G		
抗凝固薬	LCAPナファモスタット（50mg/生食500ml）投与速度血流の14%（速度指示等全て0入力）	ワンショット	0.0	mL
			0	mg
		速度	0.0	mL/h
			0	mg/h
		切り時間	0	分前切り
項目			担当者サイン	
			（ / ）	
			（ / ）	
			（ / ）	
			（ / ）	
			（ / ）	
			（ / ）	
			（ / ）	
			（ / ）	
禁忌				
Kチェック	最終採血データ（K3.8以下の場合）			
指示簿指示	プライミング時ナファモスタット20mg/生食500ml使用			
特記事項				
指示医師	○○ ○○○			
指示日（治療日）	2016年5月12日(木)			
	看護師サイン（ ）	医師サイン（ ）		

情報収集・共有

事前の情報収集はとても重要である。カルテから指示書に沿った治療を治療予定患者に問題なく施行することが可能かどうかを確認する。例えば，施行予定の患者がACE阻害薬[*4]を内服していないか，カルテで処方歴を確認する。**ACE阻害薬はLCAPとの併用でショックを起こす可能性**があり禁忌（GMAでは併用注意）となっている。

また，活動期と寛解期を繰り返す疾患のため，CAPの治療歴がある患者もいる。その場合，以前の治療はどのように行われたかを知っておくことが大切である。

ACE：angiotensin-converting enzyme

[*4] **ACE阻害薬**

アンジオテンシン変換酵素阻害薬：血圧を上げる物質を作らないようにして血圧を下げる薬

完治に至る根治療法がないことから，まれに，未成年の患者に対して保護者の希望により，子どもに「病名を知らせたくない」という場合もある。その際，**治療に関わるスタッフ全員が共通認識として，情報共有しておくことがとても重要**になる。

業務実施計画の立案

GMAおよびLCAPに用いる機器や器材などを図2に示す。それぞれ専用装置があるが，LCAPはPlasauto iQ21®やACH-Σ®などの血液浄化装置でも治療が可能である。そのため，状況にあった装置の選択が施設ごとに行われている（図3）。

図2 使用機器および器材

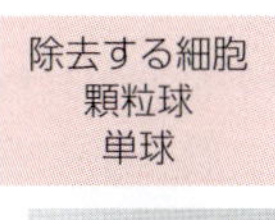

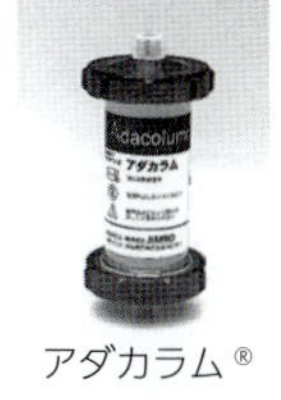

アダカラム®

（JIMRO）

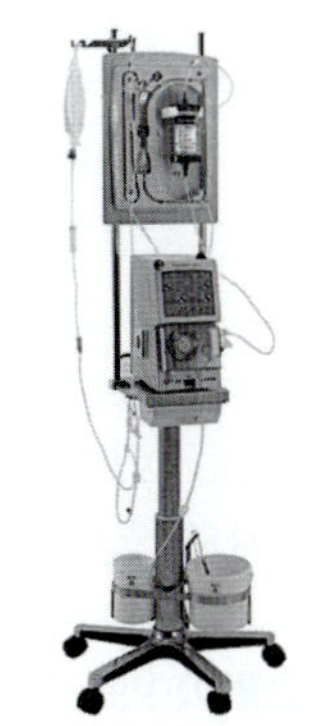

アダモニター MN6-N

GMA

除去する細胞
顆粒球・単球
リンパ球・血小板

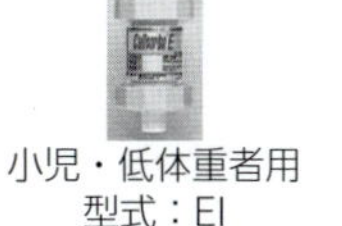

小児・低体重者用
型式：EI

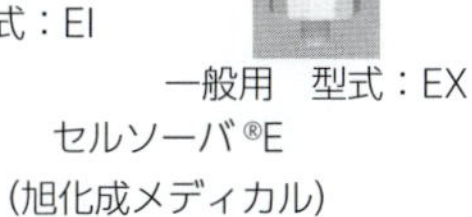

一般用　型式：EX
セルソーバ®E
（旭化成メディカル）

Plasauto LC

LCAP

図3 ACH-ΣでのLCAP

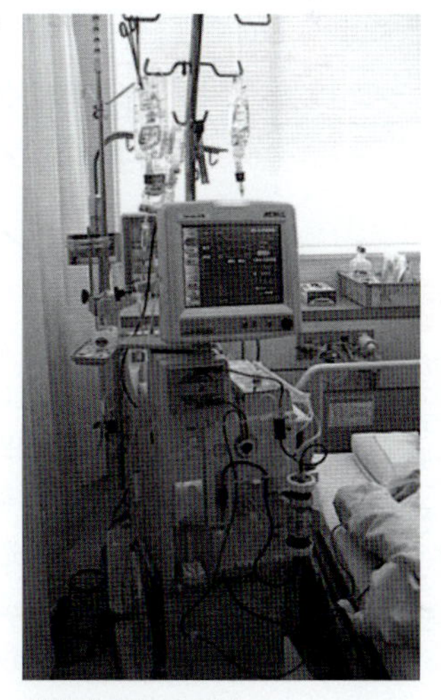

（旭化成メディカル㈱）

共通の使用薬剤としては，プライミングや返血に使用する生理食塩水，また血球細胞除去用浄化器(以下，カラム)や回路といった異物に，血液が触れることによって凝血することを防ぐ抗凝固剤の準備が必要となる。

治療への技術支援評価

治療開始前，治療開始時，治療中，返血前，返血後と適宜バイタルチェック(血圧，脈拍など)および，装置の状態(各圧力，設定値など)を確認する。

CAPはいくつかある寛解導入療法の1つであり，体外循環に耐えられる身体状態が前提の選択と考えられる。よって血圧の低下時に昇圧薬を投与するなどして治療を継続することは推奨されていない。

また，装置の状態については，医師の指示通りの治療が行われているかを確認するとともに，採血(脱血)圧，動脈圧や差圧，静脈圧といった各値の変化を見ていく。詳細については後述するが，各圧力を確認・記録することにより，トラブルへの素早い対応につながる。回路内凝血のため，返血ができないといった事態にならないように，細心の注意が必要である。

CAPにおける臨床工学技士の技術支援では，指示書に沿った治療が施行できるようにすることが大事だが，「返血不可」という状態を回避するために，**治療の中断(返血のタイミングなど)を医師が判断するのに必要な要素を提示する**ことも大切な役割であると考える。

3rd Step 治療行為(全般・技士業務)に関して学習するポイント

プライミング

学生が何を学ぶべきか

授業で得た知識が，実際の現場ではどのように生かされ，使われているかを確認し，教科書では学べない臨床の雰囲気や臨床工学技士と他職種・患者との関わりなどを実習では学んでほしい。

手指衛生を行い，未使用のディスポーザブル手袋を装着してカラムや回路を扱う。包装に不良がないか，滅菌期限内であるかを確認した後に開封し，外観や内部に異常がないかを確認する。カラムと回路は清潔に接続して装置に装着していく。その際，各接続部は確実にしっかりと接続することが重要である。

GMAでは構造上，アダカラム®内のエアー抜きに工夫が必要である。適度な圧や振動を与えてしっかりとエアーを抜いていく。生理食塩水は1,500 mLを使用して洗浄を行い，ナファモスタットメシル酸塩20 mgまたはヘパリン2,000単位を添加した生理食塩水500mLで置換する。

LCAPではオートプライミングの機能を使用するため，ガイダンスに従い回路の装着やプライミングが容易に行える。生理食塩水は1,000mL以上使用して洗浄を行い，生理食塩水500mLにナファモスタットメシル酸塩20mgを添加したものを500mL以上で置換する。

バスキュラーアクセスの確保

バスキュラーアクセス*5（VA）は透析患者とは違い，血液を取り出しやすくするための内シャントは作成せず，17〜20Gの留置針を通常両腕の表在静脈に穿刺する。そのため，血管を拡張させ穿刺しやすくすることが重要で，ホットパックなどで穿刺部位を温めたり，駆血した後に何度か手を握ったり開いたりと運動してもらうことが効果的である。

*5 **バスキュラーアクセス**
脈管から血液を取り出し血液浄化器を通過させて再び脈管へ血液を戻す仕組み。blood accessと同義[3)]

必要な血流量が安定して確保できない場合は，ダブルルーメンカテーテルを挿入して治療する場合もある。

脱血不良対策

UCの患者は下痢により脱水症状を呈し，血管が虚脱していることが多く，また透析患者のようにシャント化されていない静脈を穿刺することにより脱血不良がよく起こる。添付文書上，GMAは「流速30mL/minで60分間の循環を行うこと」，LCAPは「流速約30〜50mL/min，血液処理量*6約2〜3L（セルソーバ®EX）」と明記されている。目標とする血液処理量に達するには，しっかりと脱血できることが必要条件となる。そこで，脱血側の針先が血管壁に張り付いて脱血不良が起こらないように角度を調整したり，ベルトなどで駆血したり，患者にグリッパーを握ってもらったりと工夫をする。また，循環血液量を増加させる目的で治療前に温めた生理食塩水を300〜500mL程度補液してから開始する場合も状況により検討される。

*6 **血液処理量**
カラムを通過させる血液量。

図4 セルソーバ®Eの断面図

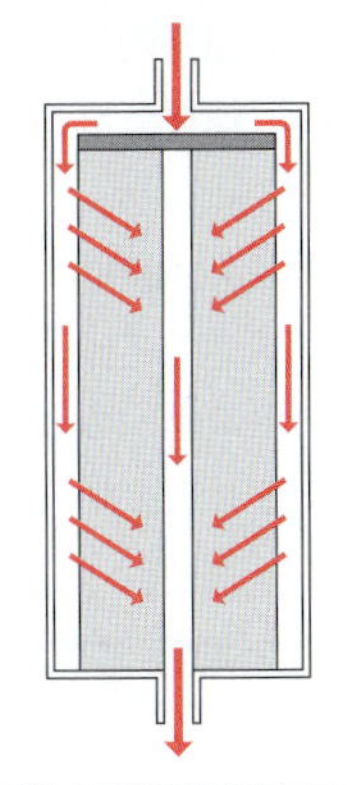

矢印は血液の流れを示す

差圧監視

GMAでは目詰まりを起こすことはまれだが，LCAPでは筒状に巻かれた不織布を血液が図4のように通過して白血球などを捕捉するという特性上，目詰まりを起こすことがある。その詰まり具合をセルソーバ®Eの血液入口側圧力と血液出口側圧力の差圧で確認することができる。差圧が上がってきた場合は流量を下げて対応し，目標処理量を目指す。しかし差圧が

20 kPa（150 mmHg）になると返血できなくなる可能性があるため，13 kPa（100 mmHg）を超えたら返血を考慮する。上述したとおり，添付文書上LCAPの血液処理量は2～3Lとされているが，30 mL/kgもしくは1.5Lの処理量で3Lの場合と有効性が同程度であるという報告[1, 2]もあるため，差圧が上がってきた場合，**1.5L以上の処理量が返血の判断材料**の1つとなる。

静脈圧監視

静脈チャンバより下流の問題により圧が上昇する。

治療前半では針先の問題が多く，開始時では血管内に針が正しく留置されていないこと（腫脹や痛みの確認）や，穿刺時に針先に凝血塊が入り込むことなどがある。また血管壁や静脈弁に返血側の針先が当たっている場合や，回路の折れ曲がりやねじれなども圧上昇の原因である。針先の位置や回路の固定を変更し，原因を取り除く。ときには再穿刺などの判断が必要である。

治療後半では前述の原因も疑うが，回路内凝血（特に静脈チャンバー部分の凝血）が最も疑わしくなってくる。**返血ができなくなる前に返血操作に移るなどの状況判断も必要**である。

指導者が何をどこまで教えるべきか

1日の仕事の内容や流れなど基本的なことはもちろんであるが，自施設のやり方がすべてではないということを踏まえて，可能な範囲で他施設との違いなども含めた説明ができるといいのではと考える。

副作用への注意と対応

治療中，抗凝固剤に用いるナファモスタットメシル酸塩による副作用と思われるショック，アナフィラキシー様症状が現れる場合がある。患者の微細な変化や訴えに注意し，これらの症状が現れた場合には直ちにナファモスタットメシル酸塩の使用を中止し，代替治療への変更が必要となる。

返血時の注意

なるべくきれいに血球を返そうと，**鉗子などで回路内に圧を加えたり，振動を与えることをしてはいけない**。捕捉された血球成分が剥がれ落ち，流出するおそれがある。

また，GMAでは治療中，偏った血液の流れにより血液とビーズの接触面が減少することを防ぐため，アダカラム®の下から上に血液が流れるようにするが，返血時は比重の重い赤血球を効率よく回収するためにアダカラム®を反転させ，上から下へと血液が流れるようにする。

4th Step 治療記録の記載

記録用紙には，下記の項目がある。

①治療日
②患者の基本情報：ID/氏名/生年月日/年齢/主科
③治療方法・カラム・抗凝固剤・穿刺針
④担当スタッフ：担当医師/担当看護師/穿刺者/開始時装置操作者/血液回収者/止血者
⑤バイタル/装置記録(設定値や各種圧の記録)
⑥治療中の愁訴・処置記録

治療内容が記録用紙1枚に集約され，治療に関する必要な情報を得ることを目的として作成され，次回の治療にも生かされる。実際の記録用紙を図5(患者名およびスタッフ名は消去)に示す。

図5 記録用紙

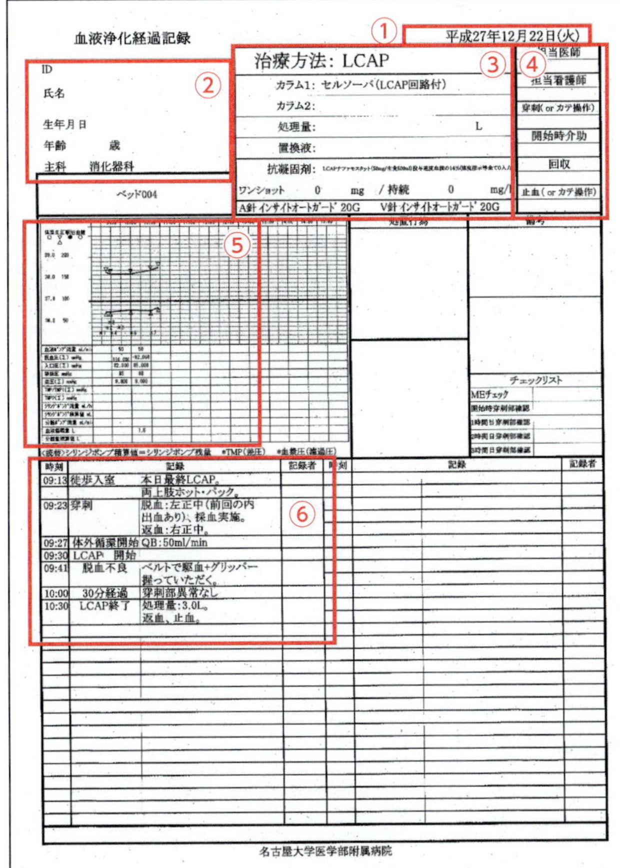

血液浄化経過記録

① 平成27年12月22日(火)

② ID
氏名
生年月日
年齢　　歳
主科　消化器科

ベッド004

③ 治療方法：LCAP
カラム1：セルソーバ(LCAP回路付)
カラム2：
処理量：　L
置換液：
抗凝固剤：
ワンショット　0　mg　/持続　0　mg/
A針 インサイトオートガード 20G　V針 インサイトオートガード 20G

④ 担当医師
担当看護師
穿刺(or カテ操作)
開始時介助
回収
止血(or カテ操作)

⑤

処置行為　備考

チェックリスト
MEチェック
開始時穿刺部確認
1時間目穿刺部確認
2時間目穿刺部確認
3時間目穿刺部確認

<(読替)シリンジポンプ積算値＝シリンジポンプ残量　*TMP(差圧)　*血漿圧(濾過圧)

⑥

時刻	記録		記録者
09:13	徒歩入室	本日最終LCAP。 両上肢ホット・パック。	
09:23	穿刺	脱血：左正中(前回の内出血あり)、採血実施。 返血：右正中。	
09:27	体外循環開始	QB：50ml/min	
09:30	LCAP 開始		
09:41	脱血不良	ベルトで駆血+グリッパー握っていただく。	
10:00	30分経過	穿刺部異常なし	
10:30	LCAP終了	処理量：3.0L。 返血、止血。	

時刻	記録	記録者

名古屋大学医学部附属病院

5th Step 業務後の機材点検

臨床指導者の目

毎年，数名の実習生を受け入れる。好印象なのは「挨拶ができる」「質問ができる」学生である。また「聞いたことをきちんと理解し記録する」「疑問点をもち調べる」といったレポートを提出されると嬉しい。

治療が終了した後の使用済み回路やカラムは，ディスポーザブル（単回使用）製品のため，廃棄する。その際，血液汚染に気を付けながら残血の状態を確認し，抗凝固剤の使用量が適切であるかを判断して次回の治療につなげる。

また，血液浄化装置の清掃はとても重要である。治療後の装置には，**抜針時や回路の廃棄時など思わぬところに血液が飛散し付着している場合がある**。感染防止の観点からも除菌クロスなどによる拭き掃除は必要であり，埃や汚れの堆積による装置の故障を防ぐこともできる。また装置全体を拭きながら見ることにより，破損などの早期発見にもつながる。

回路やカラムの在庫管理も次回の治療に向けて大切である。医療材料には滅菌期限が設けられ，期限内に使用することが原則である。なかでもアダカラム®は1年と期限が短いため特に注意が必要となる。

（志賀美子）

■参考文献

1) Fukunaga K, et al: Optimal apheresis treatment volume for the efficacy and safety of leukocytapheresis with cellsorba in patients with active ulcerative colitis. J Clin Apheresis, 26(6): 326-331, 2011.
2) 島田昌明，ほか：潰瘍性大腸炎に対する1.5L血液処理白血球除去療法（1.5L LCAP療法）. 医療, 61(9): 589-594, 2007.
3) 日本透析医学会バスキュラーアクセス・ワーキンググループ委員会：慢性血液透析用バスキュラーアクセスの作製および修復に関するガイドライン 用語の説明と略語一覧表. 透析会誌, 38(9): 1491-1551, 2005.

1 手術患者全般（麻酔，モニタリング）

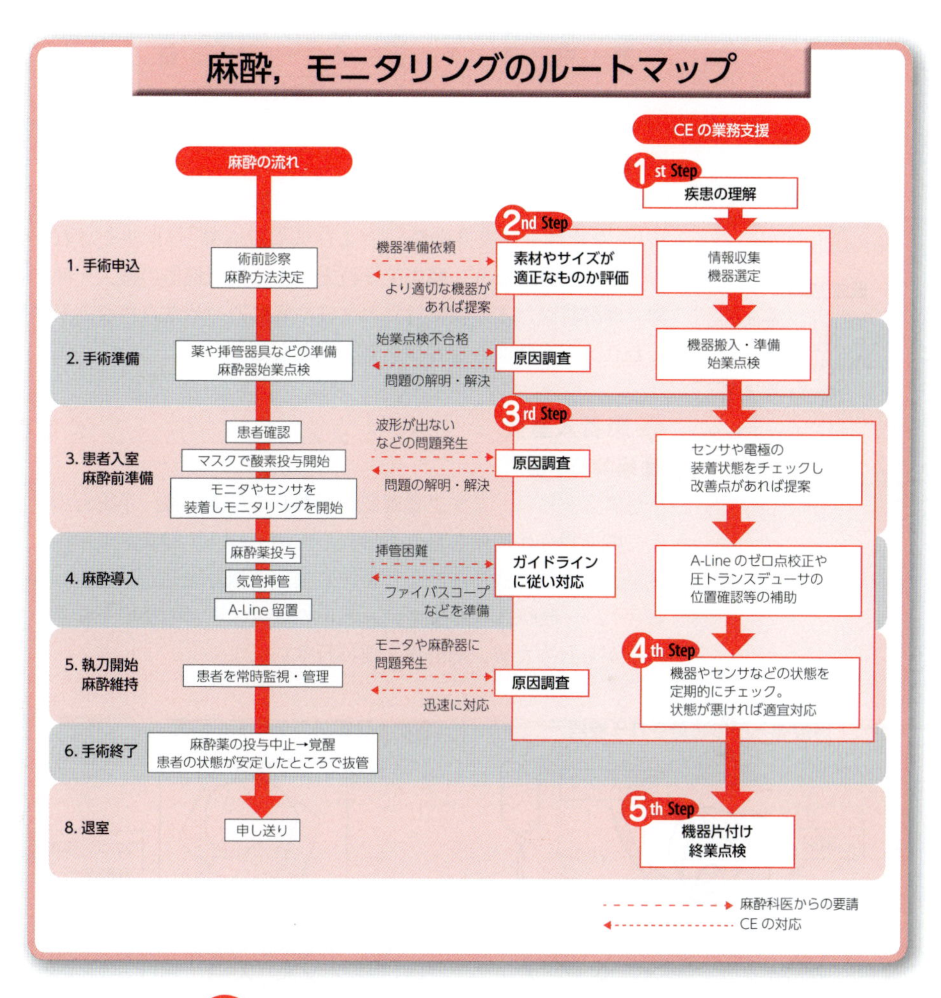

1st Step 変形性股関節症とは

＊1 THA
total hip arthroplasty：人工股関節全置換術。股関節全体をチタン合金とポリエチレンからなる人工関節に入れ替える手術。

変形性股関節症とは種々の原因で関節軟骨の変性や磨耗が生じ，股関節周辺の骨組織に変性をきたす疾患である。早期の治療法は筋力トレーニングや体重コントロールなどの保存療法が行われるが，進行すると手術療法となる。ここでは変形性股関節症に対しTHA[＊1]を行う場合の，麻酔の流れおよび臨床工学技士のかかわりを概説する（図1）。

図1 手術決定後の流れ

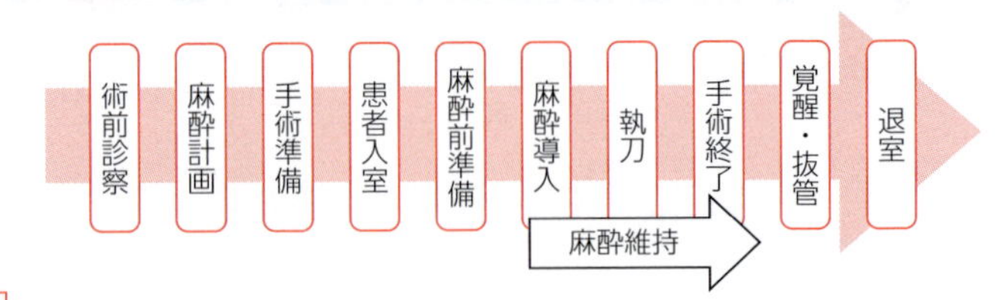

*2 **硬膜外麻酔**

硬膜外腔にカテーテルを留置し麻酔薬の注入を行うことで，術中や術後の鎮痛を行う。

*3 **低血圧麻酔**

人為的に血圧を低めに保ち，出血量を減少させ良好な術野を保つための麻酔法。血圧コントロールのためA-lineなどでリアルタイムに血圧を監視することは必須である。

患者入室まで

手術申し込み後，麻酔科医による術前診察が行われ，麻酔方法（全身麻酔＋硬膜外麻酔*2および低血圧麻酔*3）が決定される。手術当日となり，臨床工学技士による使用機器の搬入・準備，麻酔科医による挿管器具の準備や麻酔器の始業点検などが行われ，入室時間となれば患者入室となる。

患者入室後

1 麻酔前準備

患者入室後は，まず患者確認が行われる。その後，手術台の上で酸素投与が開始され，患者に心電図モニタ・パルスオキシメータ・非観血式血圧計などを装着後，末梢静脈路が確保される（図2）。硬膜外麻酔用カテーテルの留置は患者の反応を確かめながら行うため，麻酔導入前に行う（図3）。

図2 麻酔導入前に装着される機器

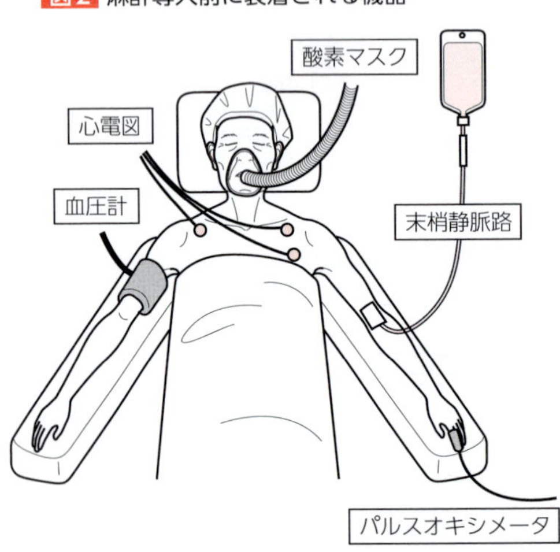

図3 硬膜外カテーテル留置

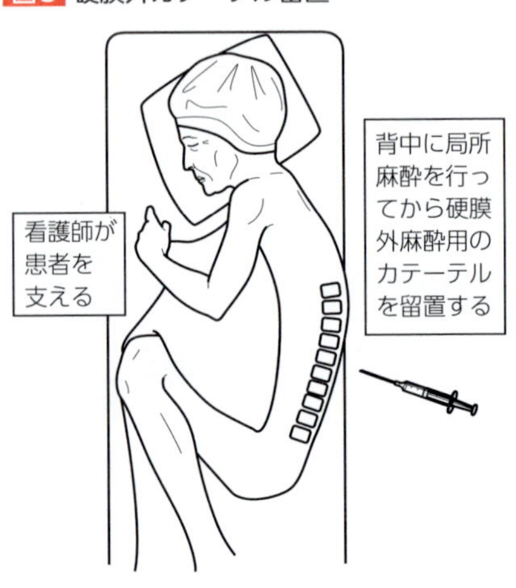

＊4 A-line

arterial line：動脈圧ライン。動脈にカテーテルを留置し，主に血圧のリアルタイムなモニタリングを目的とする。使用にはA-lineキット・生理食塩水(500mL)・ヘパリン・加圧バッグを準備し，プライミングを行う。

＊5 タイムアウト

手術にかかわるスタッフ全員が執刀前にいったん手を止め，関係スタッフ・患者・手術部位などを確認する行為。

＊6 急速導入法

静脈麻酔薬を使用し入眠させる麻酔導入方法。

2 麻酔導入

準備完了後，鎮痛薬・鎮静薬を投与し，患者の就眠・気道開通・マスク換気が可能かなどの確認を行う。その後，筋弛緩薬を投与し気管挿管を行う。A-line＊4留置には強い痛みを伴うため，循環動態が悪いなどの理由がない限りは気管挿管後に行う。臨床工学技士は圧トランスデューサの位置確認やゼロ点校正を行うなど麻酔科医の補助を行う。麻酔導入が完了すると全員がいったん手を止め，タイムアウト＊5を行い執刀開始となる。

3 麻酔維持

麻酔導入は鎮静薬静脈内投与(急速導入法＊6)だが，その後は調節が容易な吸入麻酔薬で維持を行う。手術中は常に患者の生体反応を監視し，麻酔深度の調整を行うが，低血圧麻酔を行うため特に血圧の管理は重要である。臨床工学技士は術中に麻酔器・生体情報モニタ・センサ類などのチェックを定期的に行う。

4 手術終了～退室

手術が終了すると覚醒させ，患者の状態が安定すると抜管し退室となるが，手術台からベッドへの移動時などに**患肢を内転させてしまうと人工関節の脱臼のおそれ**があり，再手術となるため注意が必要である。

2nd Step 治療(臨床工学技士業務)の実施

医師の指示の確認

DVT：deep vein thrombosis(深部静脈血栓症)

患者名○○　○○○　女　A(＋)　54歳

既往歴：右変形性股関節症　第4腰椎すべり症　頸椎症

術式：THA　アレルギー：アレルギー性鼻炎　DVT：なし

機器情報：A-line

コメント：「麻酔方法は全身麻酔＋硬膜外麻酔および低血圧麻酔を予定していますので，A-lineの準備をお願いします。また麻酔器は患者の左上でお願いします。患者入室後は健側のみ深部静脈血栓予防装置を装着してください。術後は患側にも装着してください。頸椎症の既往があるため，もしかしたらファイバ挿管を行うかもしれません。」

情報収集・共有

1 機器情報

麻酔科医からの指示書(術前診察情報)には，使用される機器情報が表記されているため，機器選定は基本的にこれを基に行われる。ただし，麻酔器および生体情報モニタは麻酔を行ううえで必要不可欠な機器であるため，特に表記されていない。

2 麻酔方法・術式・性別・年齢・既往歴・アレルギー

これらの情報より使用される機器やセンサ類が適切なものか評価を行い，サイズや設定を決定する。また，その他最適な機器があれば提案を行う。

3 手術予定（手術開始時間・手術予定時間）

この情報を基に機器使用スケジュールを立て，全体の状況を把握し，スムーズな機器運用を行う。

4 共有すべき情報

感染症，アレルギー，リスクのある既往歴などの情報は必ずタイムアウト時に共有し，感染事故・医療事故防止に努める。

業務実施計画の立案

1 機器の選定

この症例では，既往歴に頸椎症があるが，通常の挿管が可能と判断されたためファイバスコープなどは使用せず，麻酔器・生体情報モニタ・シリンジポンプなど基本的な機器が選定された。それに加え麻酔深度モニタリングのためにBISモニタ，リアルタイムな血圧モニタリングを行うためにA-lineが使用された。

BIS：bispectral index

2 生体情報モニタ

（社）日本麻酔科学会が発表した「安全な麻酔のためのモニター指針」[1]に準じ，心電図・SpO_2・$etCO_2$*7・カプノグラム*8・血圧（非観血式測定法）・鼓膜温に加え吸入麻酔薬濃度のモニタリングを行う（表1）。

*7 $etCO_2$（呼気炭酸ガス濃度）
呼気中に含まれる二酸化炭素濃度。

*8 カプノグラム（呼気炭酸ガス濃度曲線）
呼気中に含まれる二酸化炭素濃度変化を波形で表したもの。

表1 生体情報モニタ

モニタリング項目	目的
心電図	不整脈・心筋虚血・心拍数などの監視
SpO_2	低酸素状態の予防や早期発見 末梢循環の確認
$etCO_2$，カプノグラム	換気の監視
吸入麻酔薬濃度	吸入麻酔薬濃度の監視
血圧（非観血式測定法）	A-line留置までの血行動態の監視
体温（鼓膜温）	体温管理，悪性高熱の監視

3 BISモニタ

BISは患者の額にセンサを貼り付け脳波を解析することで麻

酔の深さを数値化したもので，鎮静度の目安となる。また簡易脳波モニタとしても使用可能である。鎮静の程度は 0～100の数値で表示され，値が高いほど覚醒を意味し，値が低くなるにつれ催眠（鎮静状態）が深くなっていることを示す（表2）。

表2 BIS値

BIS	意識状態
100	覚醒状態
80～90	鎮静度：浅～中 覚醒の可能性あり
70～80	鎮静度：中～高 強い刺激で覚醒の可能性あり
60～70	浅い催眠状態。覚醒の可能性はあるが記憶に残る可能性は低い
40～60	適切な催眠状態
40未満	深い催眠状態
0	脳波がフラットな状態

4 A-line

血圧は心血行動態の観察には欠かせない指標の1つである。血圧コントロールの指標であるため[2]，低血圧麻酔を行うにあたりA-lineは必須である。また，動脈血ガス分析などの採血ルートとしても使用される。

5 麻酔器

吸入麻酔薬の気化器・人工呼吸器が一体化した麻酔器（図4）は吸入麻酔薬を吸入させ，人工呼吸管理を行うために用いられる。一般的な人工呼吸器とは違い半閉鎖回路となっており，呼気中からCO_2を除去し，麻酔ガスなどを再利用する構造となっている。また，最近では自動麻酔記録装置が搭載されることもあり，生体情報モニタや麻酔器からの情報が取り込まれ，半自動的に記録が行われる。

図4 麻酔器全容

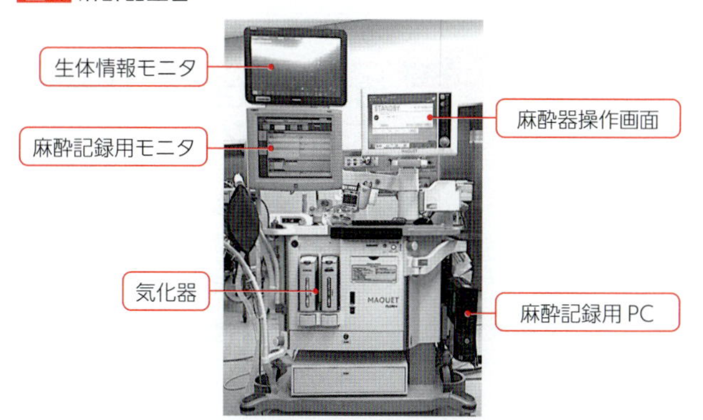

4 その他の疾患

6 シリンジポンプ

血圧をコントロールする薬など，重要な薬剤を微量に持続投与するために用いられる。

治療への技術支援評価

準備した機器・センサなどの状態は使用中も最適に保たれているかチェックを行う必要がある（表3）。特に低血圧麻酔は血圧を低く保つため，血圧・心電図・BISを常時モニタリングし，脳や心臓が虚血になっていないか確認する。そのため心電図・BIS・A-lineの状態を最適に保つことは重要である。臨床工学技士の技術支援により機器が適切に管理され，最適な状態に保たれることは安全・最適な麻酔につながり，結果として患者の負担軽減となる。

表3 術中のチェック項目

主なチェック項目		目的	評価方法
A-line	・カテーテルの状態	閉塞予防	血栓や折れ曲がりを目視。血栓などが付着している場合はシリンジで引き，引けないようなら部分的に交換
	・圧トランスデューサの位置	測定圧に誤差が生じるため	圧トランスデューサが心臓の高さにあるか
	・ゼロ点校正	室温や位置の変化によりゼロ点がずれるため	定期的にゼロ点校正を行う
	・加圧バッグの状態	圧や生食の残量の不足により波形が鈍るほか，生食が流れなくなり閉塞の原因となるため	圧および生理食塩水の残量確認。必要に応じ加圧，または生食を交換する
センサー・電極の状態		ノイズや測定不良の予防。特に心電図・BISは低血圧麻酔時に心臓と脳が虚血になっていないか監視しているため重要	波形のノイズや装着状態の確認。状態により対処し，必要があれば交換
二酸化炭素吸収剤の色		劣化すると吸収能が低下するため	吸収剤の色と $imCO_2$ の濃度を確認し，どちらかが一定に達した場合に交換

3rd Step 治療行為（全般・技士業務）に関して学習するポイント

麻酔科医への技術支援を行うにあたり麻酔を知ることが重要であることは言うまでもない。麻酔を知り，手術全体を把握することは，現場の臨床工学技士が何を考え，どのように技術支援を行っているのかを学ぶうえで重要な要素となる。

学生が何を学ぶべきか

麻酔科医は呼吸・循環・脳代謝の抑制作用(過剰となれば死をも招く)をもつ麻酔薬を適切に使用することで，手術のさまざまなストレスから患者を守っている。このときに必要とされるのが経験・知識・医療機器・輸液ラインなどといった数々の命綱であり，そしてその命綱が切れないように見張っている1人が臨床工学技士である。とは言っても，麻酔にかかわる臨床工学技士の業務というものは人工心肺や人工透析などとは違い，機器管理や安全管理などの基本的なこと以外は施設によってさまざまであると思われる。これから実習を行うにあたり，その施設ではどのような麻酔関連業務が行われ，臨床工学技士が何を行い，どのような考えで動き，今までどのようなことを経験したか。また，他職種とどのようにコミュニケーションをとり，どのようにチームの一員となっているかなど教科書ではなかなか得られないものを率直に学び経験してほしい。実習で得る知識や経験はテストや国家試験に必ずしも必要なものとは言えないかもしれないが，将来臨床工学技士として業務を行う際の糧となるはずである。正直なところ筆者も学生時代は，テストにも出ないような話や経験よりも国家試験に役立つことを教えてほしいと思っていたこともあった。だが実際に臨床工学技士として業務を行う際に助けられたのは，教科書的な知識より実習で学んだことや経験であったように思える。

全身麻酔とは

全身麻酔は，手術による痛みや恐怖から患者の身体と心を守るために行われる。もしも覚醒した状態で痛みを感じながら手術を受ける場合には，身体的なストレスに加えて，恐怖・不安など精神的なストレスも認識され，血圧や脈拍の過度な上昇など有害な反応を引き起こす。安全に手術を行うためには，手術部位が動かないということがきわめて重要であるが，苦痛や恐怖を感じながら人はじっと安静を維持することなどできない。

全身麻酔下にある患者は，**鎮静(健忘)，鎮痛(無痛)，筋弛緩(不動)の三要素によって手術ストレスから身体を守られている**。この三要素を提供するため，麻酔薬(鎮静薬)，鎮痛薬，筋弛緩薬，神経遮断薬などが使用されるが，これらの薬剤を一言で表すならば「抑制薬」である。麻酔薬は脳の活性を抑制することで患者の意識を消失させる。また麻酔薬や鎮痛薬は循環と呼吸を強く抑制するため，血圧は低下し自発呼吸は抑制され，ときには停止する。筋弛緩薬は強制的に神経と筋肉の接続を遮断してしまう。これら全身麻酔によって引き起こされる抑制的効果は，生命維持の面ではきわめて不都合で危険を伴う反応である。しかしながら，これらの機能を一時的にoffとすることと引き換えに，患者は苦痛からの解放と安全性を得ることができる。全身麻酔を行う麻酔科医の仕事の1つは，これら抑制的効果が生命維持に危険を及ぼすことのないよう監視，調整しながら，患者に対して麻酔の三要素を提供し続けることである。

臨床工学技士の対応

臨床工学技士の業務支援として機器の選定や準備，定期的な状態チェックと問題発生時の対応などと既述したが，問題というものは決まったタイミングで発生するものではなく随時対応する必要がある。麻酔器の始業点検は日本麻酔科学会が発表した「麻酔器の始業点検ガイドライン」[3]に準じて麻酔科医によって行われるが，問題があった場合などは臨床工学技士が対処する必要がある。患者入室後のモニタ装着時などに，心電図にノイズが入る・血圧が測れない・SpO_2が測れないなど，問題が発生すれば迅速に対処しなければならない。麻酔導入・挿管となれば，日本麻酔科学会から発表されている「気道管理ガイドライン2014」[4]に従い気道管理が行われ，挿管困難となればファイバスコープなどを即時に使用できるように準備しておく必要がある。このように何かが行われる場合はさまざまな問題が発生する可能性があるため，それぞれに備えておく必要がある。問題はできる限り未然に防ぐことが理想であるが，少なからずなんらかの形で問題は発生してくる。ヒューマンエラー・突然の機器不良・災害など原因は種々存在し，完全に問題を予防することは不可能に近いが，可能な限り問題発生を予防し，発生してしまった場合にも迅速な対応によって問題を拡大させないことが重要である。そのため，定期点検などの機器管理はもちろんのこと，医師や看護師への教育などが必要とされる。また，**術中に患者の状態変化や，術野では何が行われどのような機器が使用されているかなど全体の状況を把握しておく**ことは，これから発生するかもしれない問題の予測や，発生した問題の原因を特定するための手掛かりとなり，迅速な対応へとつながる。そのため麻酔中に臨床工学技士が機器の状態を定期的にチェックし，問題の予防や早期発見を行い，問題があれば迅速に対応を行っている。

■ 問題発生時の対応例

例えば低血圧麻酔時には避けたい血圧モニタリングに関する問題が発生した場合は**波形の異常**で気付くことが多い。まず波形がどのような形をしているかで原因を絞り込み（表4，図5，6），A-lineの状態に原因があった場合は表3のように対応し，A-lineの状態によっては交換を行う。留置針の入れ替えなど，患者に侵襲がある処置は最終的な手段として行い，可能であれば避けたい。また，これ以外に原因がある場合は患者の身体から影響を受けている可能性が高い。

表4 A - line波形の状態および原因

波形の状態	原因
波形が鈍っている	大きな気泡の混入
	留置針が折れ曲がり血管壁に当たっている，血栓で詰まっているなど閉塞しかけている
	加圧バッグの加圧不足や生理食塩水の残量不足
	ショック状態
共振している	細かい気泡の混入
交互脈[*9]	左心不全
奇脈[*10]	心タンポナーデ，緊張性気胸
吸気時に脈圧が増大し，呼気時に減少	陽圧換気の影響

[*9] **交互脈**
脈圧が交互に大小変化する状態。

[*10] **奇脈**
吸気時の収縮期血圧の低下が10 mmHg以上となった状態。

図5 波形単体の異常

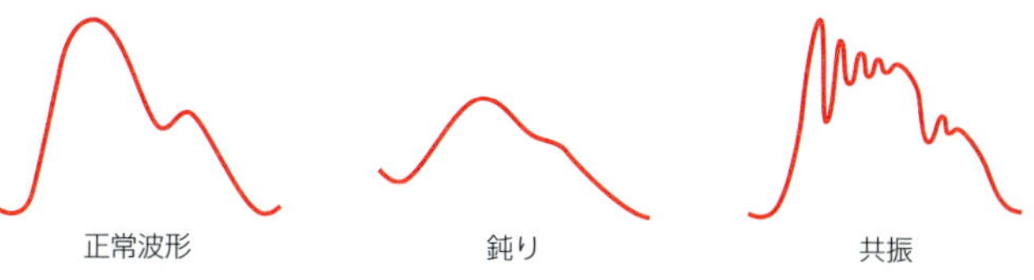

図6 異常な脈波

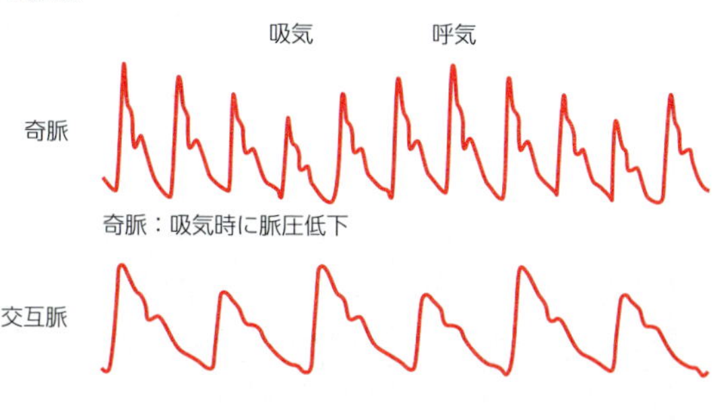

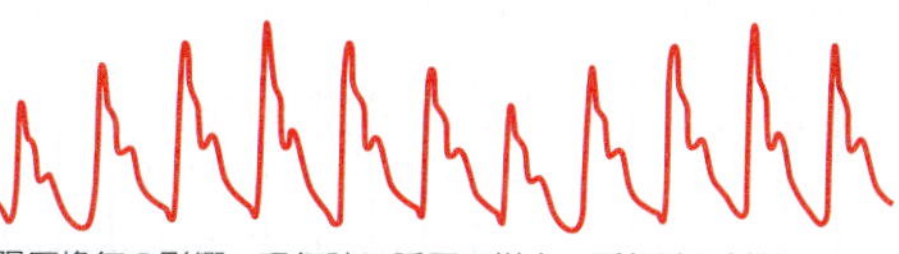

4th Step 治療記録の記載（表5）

> ＊11 $imCO_2$（吸気炭酸ガス濃度）
> 吸気中に含まれる二酸化炭素濃度。

記録方法

日付・性別・年齢・術式などの基本事項，酸素濃度・im＊11/$etCO_2$・心電図・血圧・SpO_2・BISなどのモニタリング項目（図7），フレッシュガス流量・CO_2吸収材の変色割合（図8）などの麻酔器の設定（図9）や状態，追加項目には追加された機器や，それに関してチェックが必要と思われる項目，例えばこの症例ではA-lineを使用しているため圧トランスデューサの位置が体位変換によりずれていないかなどを追加し記録する。イベントが起こった場合などは随時記録し，必要に応じてメモ欄に補足を記入していく。使用機器欄はその手術で使用されている麻酔器やモニタ類をはじめ，電気メスなど術野で使用されている機器も含めわかる限り記入する。また，患者入室前から機器準備などをイベントとして記録を行うなど，必要と思われる情報はできる限り記録する。

表5 治療記録の記載雛形

記録者 ○○○ △△△ 記録日 2112/9/3

	時刻	8:00	8:10	8:35	8:43	8:56	9:00	9:15	9:28	9:30	9:45	10:00	10:15	10:30	10:45	11:00
麻酔器	換気モード					PC	⇒	⇒	⇒	⇒	⇒	⇒	⇒	⇒	⇒	⇒
	呼吸数					13	⇒	14	12	11	⇒	⇒	⇒	⇒	⇒	⇒
	1回換気量					400	453	408	358	420	409	411	392	405	408	398
	PEEP					5	⇒	⇒	⇒	⇒	⇒	⇒	⇒	⇒	⇒	⇒
	フレッシュガス流量				5L/min	⇒	⇒	3L/min	⇒	⇒	⇒	⇒	⇒	⇒	⇒	⇒
	FiO_2				100	⇒	⇒	45	⇒	⇒	⇒	⇒	⇒	⇒	⇒	⇒
	CO_2吸収剤の色	%	%	10%	⇒ %	⇒ %	⇒ %	⇒ %	⇒ %	⇒ %	⇒ %	⇒ %	約20%	⇒ %	⇒ %	⇒ %
モニター	心拍数				68	74	59	76	57	59	59	61	59	59	60	58
	血圧	/	/	/	105/71	92/60	120/91	89/56	79/48	86/53	80/49	94/56	94/55	83/49	84/58	82/55
	SpO_2				97	100	98	97	100	100	99	100	98	99	100	100
	体温(鼓膜)				36.4	36.5	36.3	36.5	36.1	36.1	36	36.2	36.2	36.3	36.3	36.4
	BIS						45	48	46	53	48	51	45	44	48	55
	im/etCO_2	/	/	/	/	0/43	0/39	0/34	0/36	0/34	0/36	0/35	0/34	1/34	0/35	0/34
追加項目	A-lineの位置・状態				ok	ok	ok	ok	ok	ok	ok	ok	ok	ok	ok	ok
	BISセンサー状態				ok	ok	ok	ok	ok	ok	ok	ok	ok	ok	ok	ok
										② ②						

患者情報	イベント														
疾患名 変形性股関節症 術式 THA 年齢 54 性別 F	機器準備	麻酔科医から始業点検がパスしないと連絡あり	患者入室	モニタリングと酸素投与開始	麻酔導入・挿管	体位変換		執刀開始							

メモ
08:00 A-lineのプライミング 気泡を完全に抜くことがポイント
08:10 CO_2サンプルラインを接続し忘れていたためガスアナライザーでエラーが起こった
08:45 心電図電極が関節部分に貼られていたため，場所を変えて貼り替え。関節部分に貼ると体位を変えたときなどに浮き上がったり，剥がれたりしやすくなる

使用機器
麻酔器 生体モニター BIS A-line シリンジポンプ
深部血栓予防装置
Eメス 自己血回収装置 ナビゲーション

図7 生体情報モニタ画面

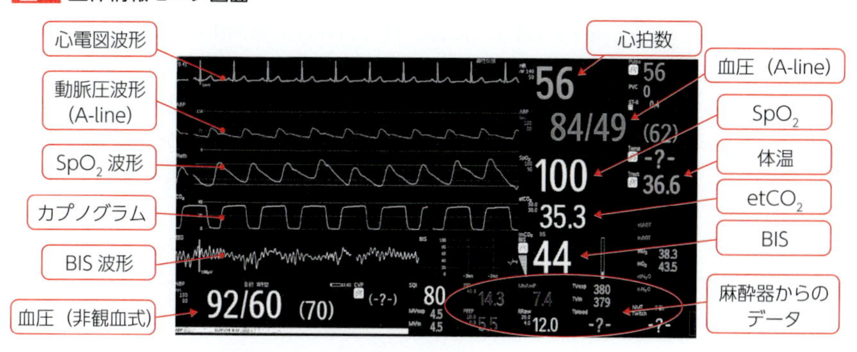

図8 CO_2吸収剤の色変化

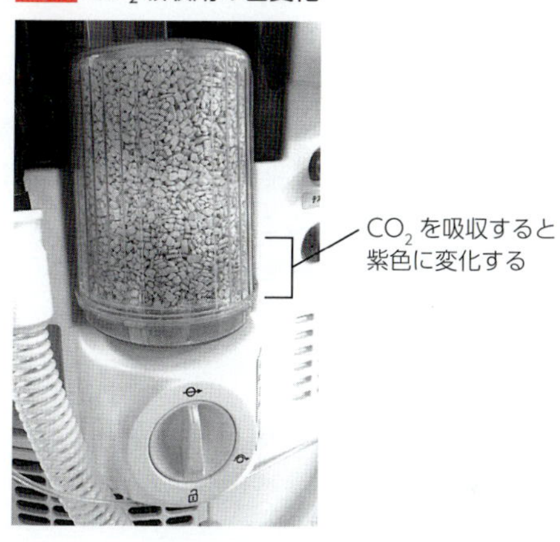

図9 麻酔器設定画面

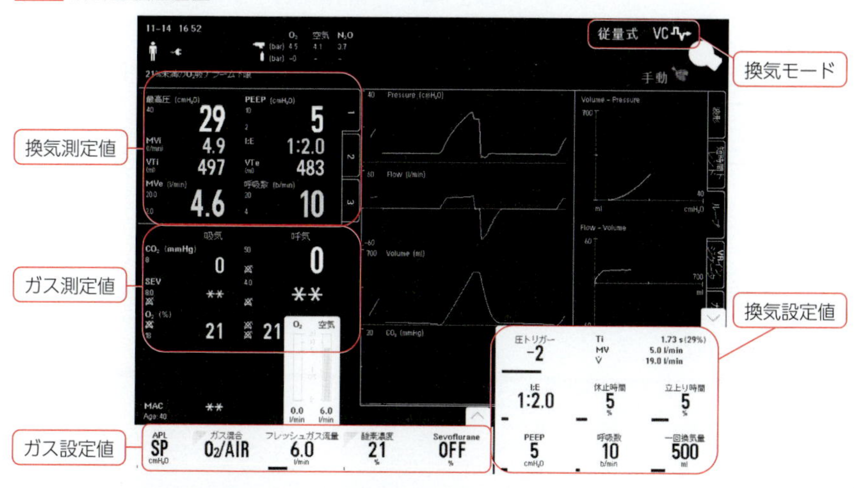

記録から学ぶポイント

前述の通り，記録された内容は問題発生時の対応のヒントとなり欠かせない情報である。この記録から手術のために何が準備され，何が行われていて患者の状態がどのように変化したかなど全体の状況を把握し，麻酔科医や臨床工学技士がどのような情報から何を行い，何のためにどのような行為を行ったかなどを考えてみる。

5th Step 業務後の機材点検

指導者が何をどこまで教えるべきか

学生を指導する方々には機器管理・安全管理の重要性，その施設での業務内容，自分の経験，麻酔とはどのようなものなのかといったことを解説していただくと思うのだが，その際はわれわれが現場で何気なく使っている略語や専門用語をあまり使わず，できる限りわかりやすい言葉で説明してもらえると学生も話を理解しやすいのではないかと思う。また，可能なことはできる限り経験させると印象にも残り，さらに学生の理解が深まるのではないかと思う。

患者退室後に手術室の清掃が行われ，同時に麻酔器周辺の片付けも行われる。その際ケーブルや外装の清拭と外観チェックを行い，必要なものが紛失していないか・消耗品の在庫は十分か・ケーブルなどに破損はないかなどをチェックし，次回使用時に支障が出ないようにしておくことが重要となる。また清拭の際にケーブルを強く引っ張ったり使用禁止されている薬剤を使用して清拭することは，断線や劣化・破損の原因となるため，取扱説明書や添付文書をよく読み，取り扱いに注意を払う必要がある。

（正木俊彦）

■参考文献
1）日本麻酔科学会：安全な麻酔のためのモニター指針 2014.7改訂．http://www.anesth.or.jp/guide/pdf/monitor3.pdf
2）櫻井　修：②動脈圧モニター，超図解新人ナースのためのすいすい循環モニタリング（関口　敦 監）．p.76-84，メディカ出版，2014．
3）日本麻酔科学会：麻酔器の始業点検ガイドライン 2016.3改訂．http://www.anesth.or.jp/guide/pdf/guideline_checkout201603_6.pdf
4）日本麻酔科学会：気道管理ガイドライン2014（日本語訳）．http://www.anesth.or.jp/guide/pdf/20150427-2guidelin.pdf

2 脳・神経疾患（手術用ナビゲーション）

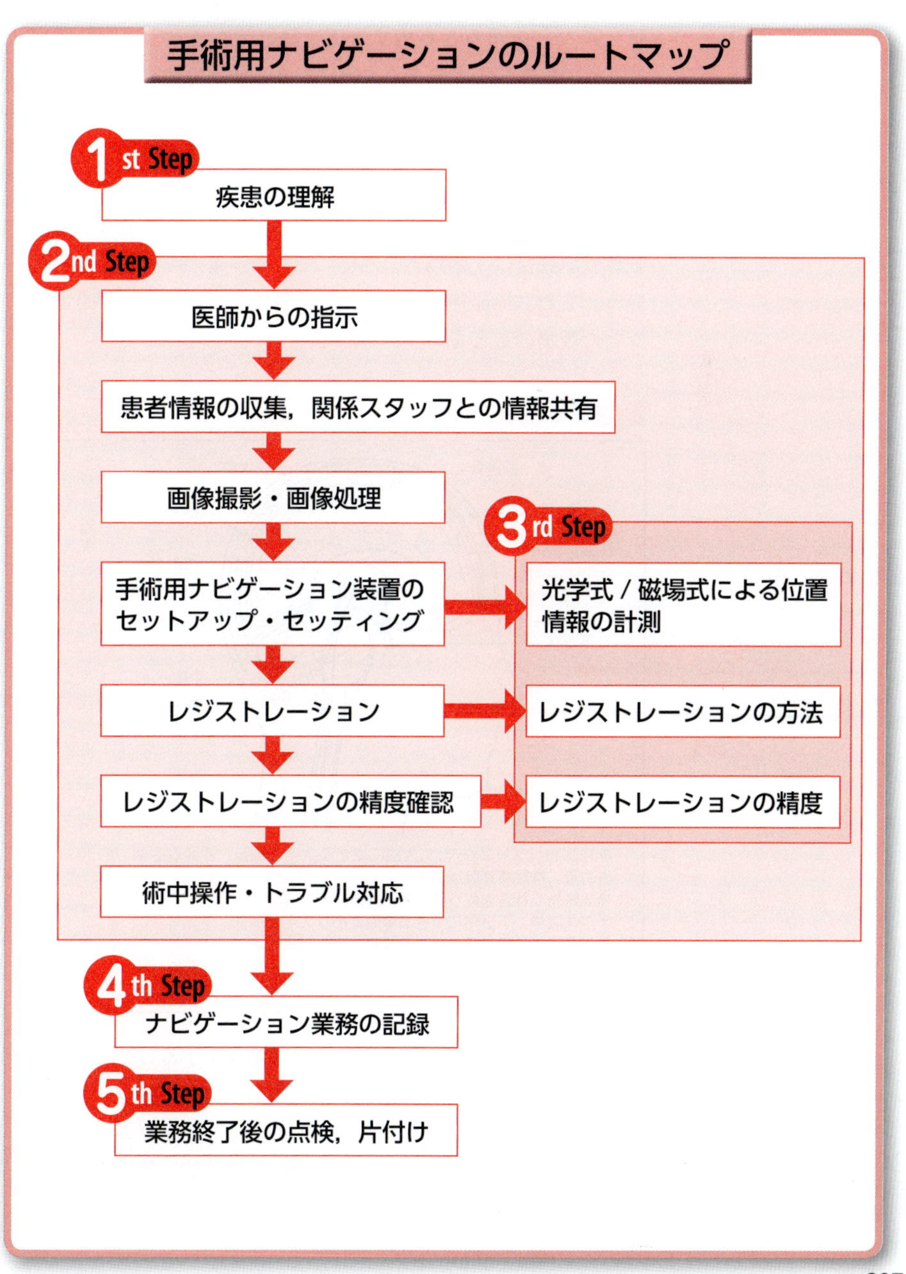

1st Step 脳腫瘍(頭蓋内脳腫瘍)とは

手術用ナビゲーション装置を必要とする脳・神経疾患の代表に脳腫瘍(頭蓋内脳腫瘍)がある。

脳は，生命の維持のために重要であり，記憶・感情のコントロールなどを司るきわめて重要な臓器である(図1)。脳腫瘍は，その脳や脳をとりまく組織にできる腫瘍の総称である。

脳腫瘍の原因は，遺伝子の変異ともいわれているが，まだ不明なことは多い。一般的に，腫瘍の進行を助長する因子に高タンパク・高脂質食品の過剰摂取，ストレス，喫煙などがある。

脳腫瘍の種類は，転移性・原発性脳腫瘍に大きく分かれる。転移性脳腫瘍は，脳以外の部位にできた腫瘍が転移したものをいう。また，原発性脳腫瘍は，脳を構成している細胞がもとになった腫瘍のことをいう。

図1 脳の解剖(正中断面)

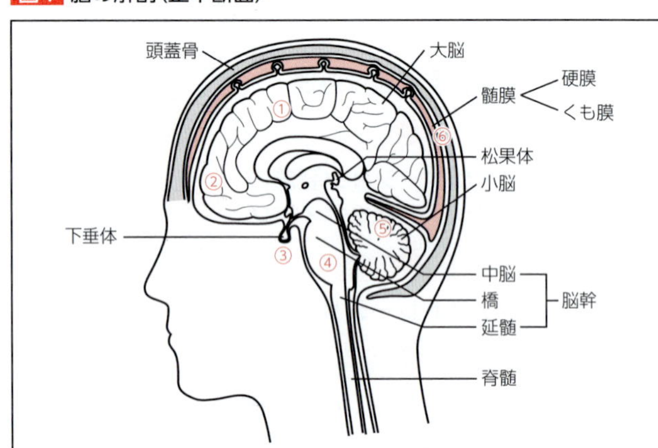

①神経膠腫（グリオーマ）：大脳にできる大半の腫瘍。原発性腫瘍の約30％を占める。神経膠芽腫は悪性。
②神経鞘腫：神経を取り巻く鞘に腫瘍ができる。
③下垂体腫瘍：下垂体にできる腺腫であり大半が良性。
④聴神経腫瘍：聴神経にできる腫瘍。大半が良性。
⑤髄芽腫：小脳に発生する腫瘍。小児に多く発生し大半が悪性。
⑥髄膜腫：髄膜に発生する腫瘍。大脳を圧迫する。良性。

手術用ナビゲーション装置は，画像処理をすることで脳腫瘍を三次元下にターゲットとし，脳表面より位置を特定し手術前に戦略を検討することができる。手術中は，現在位置とターゲットの位置関係(ナビゲーション画像)を補助的に使用することで脳腫瘍を摘出する。

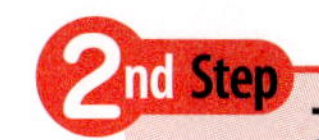

ナビゲーション業務の実施

医師からの指示

基本原則は，文書による医師の指示を仰ぐ。緊急時などやむをえない場合を除き，原則的に口頭指示は行わず文書により具現化することが望ましい。臨床工学技士が，手術にかかわる場合は，医師よりその旨の指示を最初に確認する。口頭指示などやむをえない場合は，医師より患者名をフルネームで受け取り，ナビゲーション業務に関する内容をメモに書き取り復唱する。その後，指示簿(電子カルテなど)に口頭指示内容を書く。

手術用ナビゲーション装置

手術用ナビゲーション装置とは，CT(コンピュータ断層撮影)やMRI(核磁気共鳴画像)などから得た画像を専用の装置にて処理し，三次元画像を作成することにより手術の一連の過程において，病変との位置関係をリアルタイムに知ることで，手術の支援・補助する目的で用いるシステムのことである(図2)。

手術前には，実際の体表面より病変部の位置を確認することで，どの部位より手術を進めれば患者に負担が少なく，かつ安全に手術が可能かなど最適な手術計画を検討することができる。手術中には現在位置と病変部との位置関係を常に確認し，さらには危険な領域を侵さないように手術を安全・迅速に遂行する補助手段として使用される。

当初は脳神経外科領域に主に使用されていたが現在では耳鼻科・整形外科など幅広い診療科での補助手段として用いられるようになってきている。

図2 手術用ナビゲーション装置

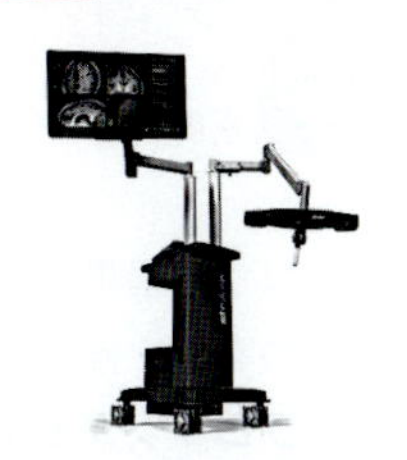

a Stryker社 Stryker Navigation Nav3i™

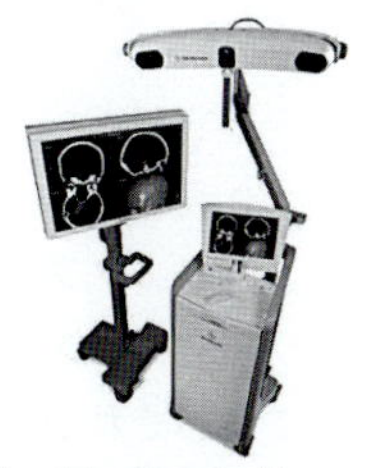

b Medtronic社 StealthStation® S7

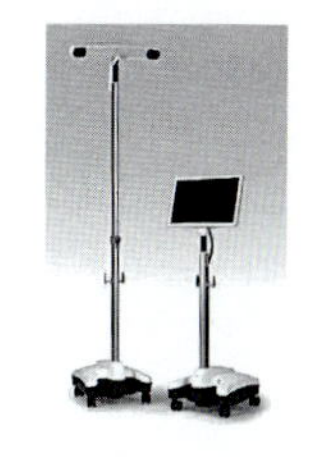

c BRAINLAB社 Kick

脳神経外科領域で手術用ナビゲーション装置を使用することができる疾患(保険適用：画像等手術支援加算2,000点)は，以下である。

広範囲頭蓋底腫瘍切除・再建術，機能的定位脳手術，視神経管開放術，頭蓋骨腫瘍摘出術，頭蓋内腫瘤摘出術，頭蓋内腫瘍摘出術，聴神経腫瘍摘出術，経耳・経鼻的下垂体腫瘍摘出術(内視鏡下も含む)，脳動静脈奇形摘出術，水頭症手術などがある(平成28年度診療報酬点数)。

患者情報の収集，関係スタッフとの情報共有

予定術式，手術部位，手術体位，画像撮影の日時，使用画像(MRIやCT，PET/SPECTなど)および画像処理方法(DTT*1，画像合成)の有無など業務に必要な情報を収集する。

*1 **DTT(拡散テンソルトラクトグラフィ)**
脳内の神経線維の走行を画像化したもの。使用画像と合成し，腫瘍と神経走行の重なりを確認できる。

DTT：diffusion tensor tractography

ナビゲーション業務を行うにあたり，医師・臨床工学技士はもちろんのこと手術室スタッフ，診療放射線技師など関与するスタッフが多い(図3)。

操作方法により，使用物品が違うため不足のないよう必要に応じ，手術室スタッフに手術用ナビゲーション装置を使用すること，使用器材・器械の情報を伝達・確認する。

医師より指示のあった手術用ナビゲーション装置に必要な画像・画像撮影方法を診療放射線技師と再確認し，撮影後の電子化画像を受けとり，臨床工学技士が画像処理を行う。

図3 ナビゲーション業務におけるチーム医療

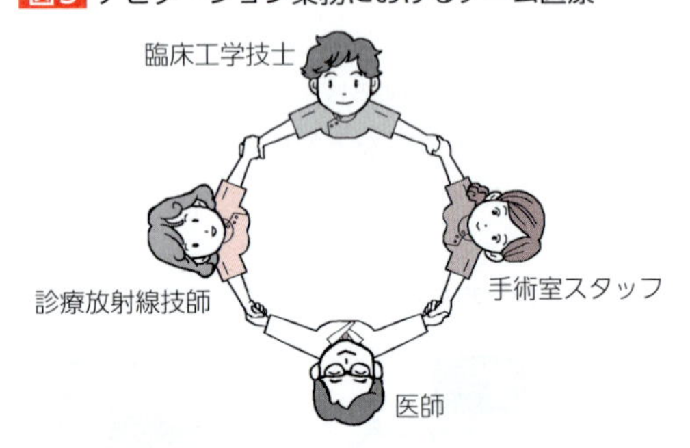

クロイツフェルト・ヤコブ病罹患の有無・ペースメーカおよび植込み型除細動器使用の有無を確認する。二次感染を引き起こすおそれがあるため，**クロイツフェルト・ヤコブ病**に罹患している患者には使用しない。

磁場式ナビゲーション装置を使用する場合，患者に装着された植込み型心臓ペースメーカおよび植込み型除細動器の安全性が確認できていない場合があるため注意する。また，使用中に

植込み型心臓ペースメーカおよび植込み型除細動器のプログラミングやデータ通信を行わない（図4）。

図4 磁場発生装置（エミッタ）とペースメーカは併用禁忌

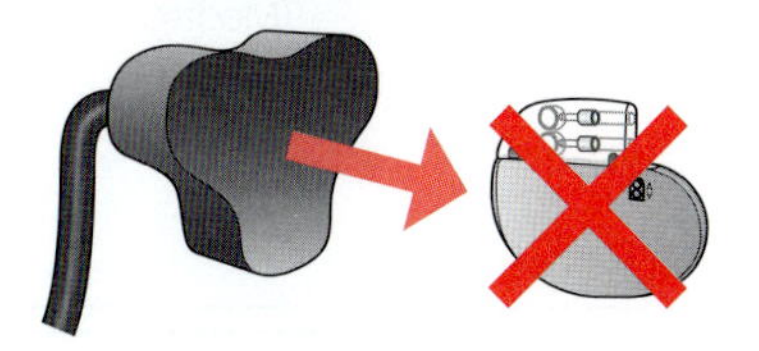

手術用ナビゲーション装置に使用する必要器材

手術用ナビゲーション装置（本体，モニタ，光学式カメラユニット，磁場式ユニット，その他各種周辺機材から構成されている）のセッティング（図5），配線時には，部屋の大きさに合わせ周りのスタッフの邪魔にならず，また，装置の最大限の機能と円滑な手術進行を提供できるように配慮する。

図5 基本的なセッティング例（仰臥位右開頭）

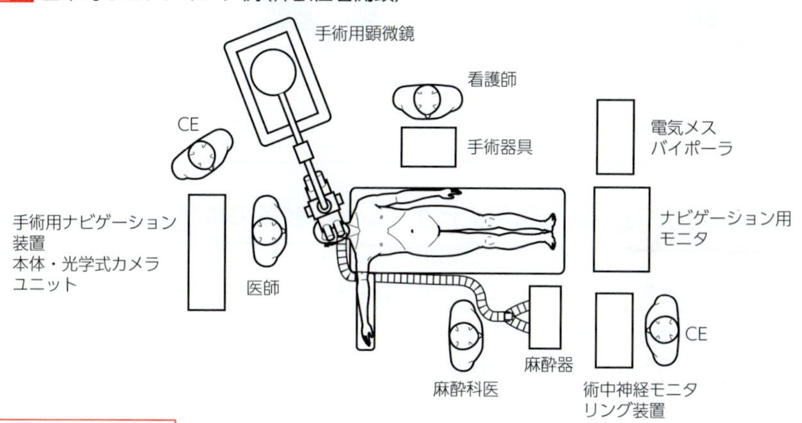

＊2 リファレンスフレーム
光学式ナビゲーションにてカメラユニット装置から発射された赤外線を反射するフレームで，光学式ナビゲーションの座標軸となる。

＊3 ペイシェントトラッカー
磁場式ナビゲーションにてエミッタから発生した磁場フィールド上で座標軸として位置情報を示す。

ナビゲーションで使用するリファレンスフレーム＊2（光学式）やペイシェントトラッカー＊3（磁場式），専用インストゥルメントなどの必要物品が揃っているかを確認する（図6b）。光学式・磁場式といったナビゲーションの方式によって使用物品が異なるので注意する。インストゥルメントは，術式・術野において適切な物を使用し，変更時に認識させる必要がある（図6a）。

図6 ナビゲーションで使用する必要物品

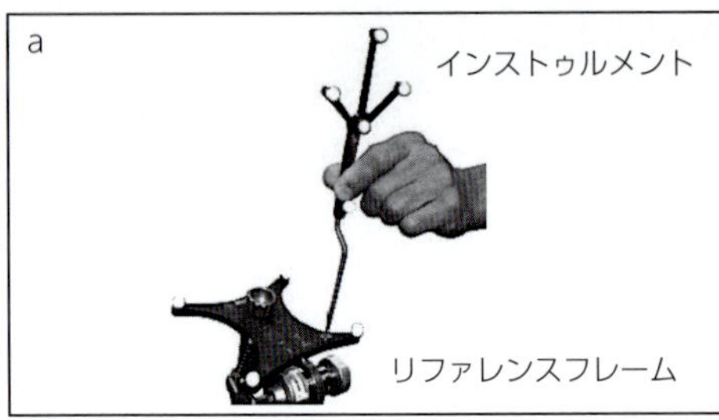

光学式ナビゲーションのインストゥルメント(プローベ)の認識・登録・キャリブレーション(Medtronic 社)

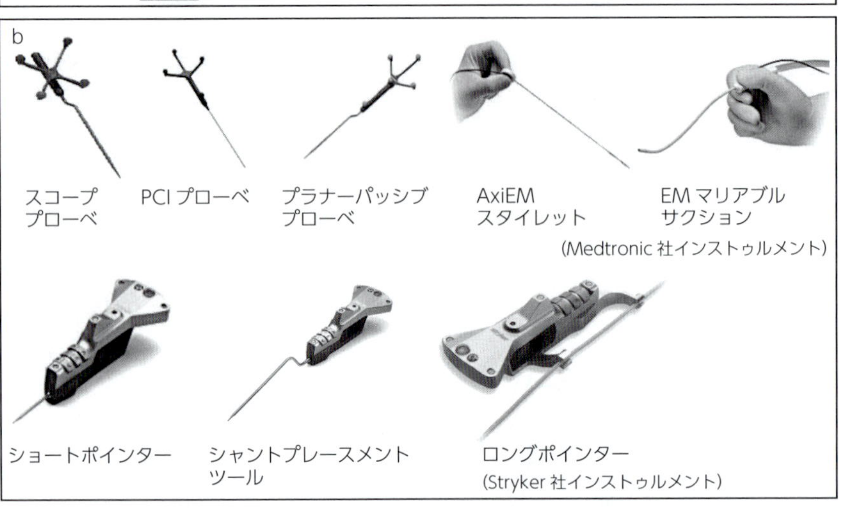

手術用ナビゲーション装置の精度評価

撮影範囲は頭頂部から鼻先まで撮影されていることが望ましい。これはレジストレーション[*4]を行う際に基準点を鼻先で取るためである。

患者の体動などにより画像が荒い場合や必要箇所が切れている場合は，医師に再撮影の有無を確認する。

画像処理時，MRIやCT画像など見やすいコントラストに調整することが重要である。3D画像作成は，レジストレーションを行う際，精度に関係するので，荒い画像ではなく，滑らかで美しく作成するよう注意する(図7)。

必要に応じてサージカルプランを作成する(基本的にプラン作成は，医師が行う)。

精度確認は実際にインストゥルメントを患者皮膚表面に当てた先と画像の位置関係が一致するか確認する。

臨床指導者の目

撮影時，顎を引いて鼻先がもっとも高い位置になるようにする。スライス厚・スライス数・スライス間隔などにも注意が必要である。

[*4] レジストレーション

患者と患者の使用する画像との位置情報を登録する作業を示す。手術用ナビゲーション装置に作成された患者の画像(MRIやCT画像)と実際にナビゲーション手術器具を用いて患者の頭部と照合させる。

図7 画像撮影と画像処理

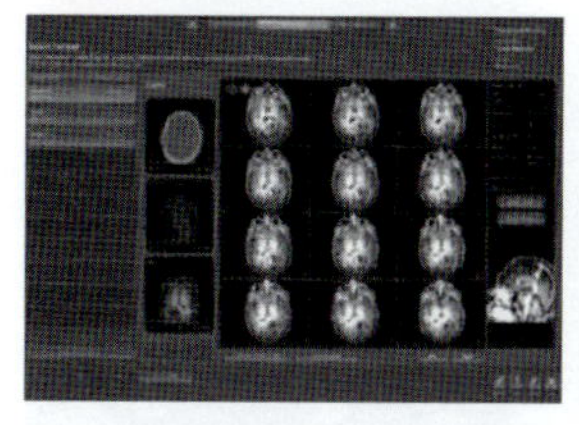

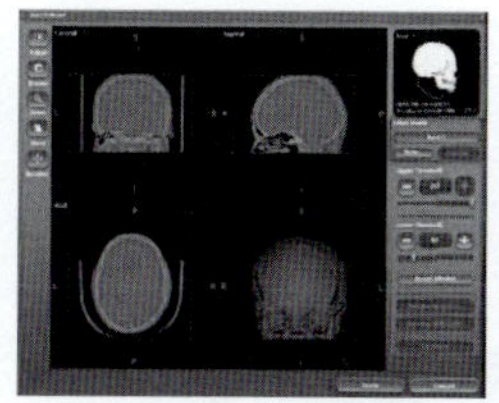

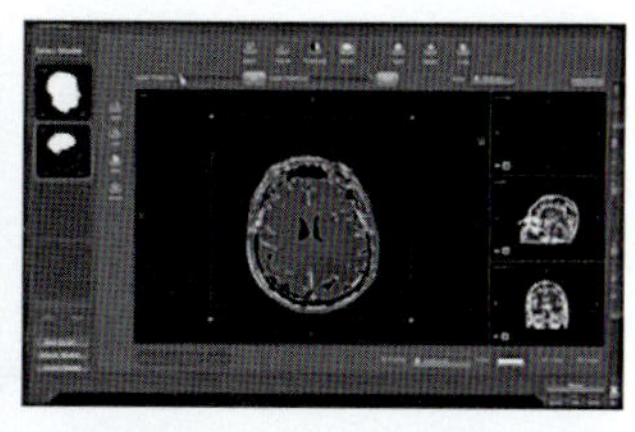

a　画像処理画面

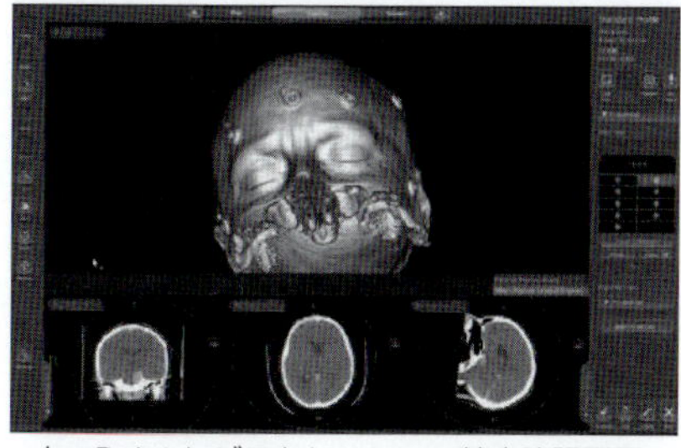

b　Point レジストレーション精度確認画面

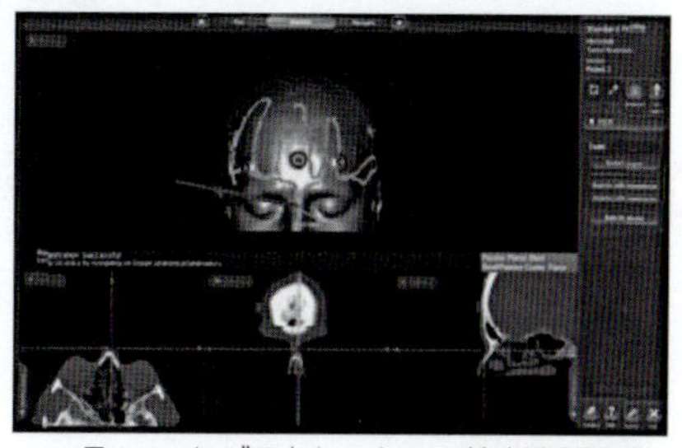

c　Tracer レジストレーション精度確認画面

(Medtronic 社 StealthStation® S7)

臨床指導者の目

視覚的にわかりやすい場所や骨などの硬い部分(鼻先や目尻，外耳道など)で行うと精度の高低を判断しやすい。

3rd Step ナビゲーション業務に関して学習するポイント

光学式による位置情報の計測

光学式とは，光学式カメラユニットの赤外線発光機とセンサを用い，手術器具に取り付けられた赤外線発光ダイオードや赤外線反射器具より反射された反射光を受け取り，三角測量の原理で位置情報(XYZ 軸)の計測を行う。赤外線発光機を赤外線発光ダイオードや赤外線反射器具に正確に向けるためにレーザー光を使用し方向を定める(図8)。

光学式カメラユニットと術野の間に障害があると位置情報の取得ができないため，機器の配置を障害の起こらないように配置する必要がある。また，赤外線発光ダイオードや赤外線反射器具の汚れや劣化によって位置情報が取得できなくなる。

図8 光学式の位置情報計測

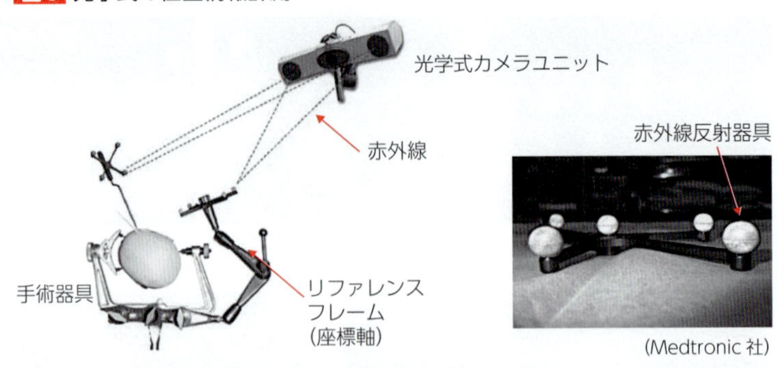

(Medtronic 社)

> **学生が何を学ぶべきか**
> - 手術用ナビゲーション装置を使用するにあたり，臨床工学技士だけでなく他職種の協力のもと業務が成立していることを理解する。
> - 手術用ナビゲーション装置は，本体，モニタ，光学式カメラユニット，磁場式ユニット，その他各種周辺機材から構成され，その原理・必要性を理解する。
> - 手術用ナビゲーション装置を使用する手術にて，臨床工学技士の臨床業務を見学することでその役割を理解する。

磁場式による位置情報の計測

磁場式とは，磁場発生装置より磁場フィールドを発生させ，フィールド内にある磁場センサの位置情報を計測する。磁場フィールドはコントローラにて制御されている。磁場式でナビゲーションを行うには磁場コントローラ，磁場発生装置，磁場センサが必要となる(表1，図9)。

レジストレーション開始前までに，手術用ナビゲーション装置にて使用するインストゥルメント・リファレンスフレームなどを認識するか確認をする。

レジストレーションが不良の場合，その範囲が狭くないか，患者体表面からインストゥルメントが離れていないか，顔面変形などを起こす要因(顔面の外傷・炎症)はないかなど確認する。

表1 光学式と磁場式の比較

光学式		磁場式	
利点	欠点	利点	欠点
周辺機器の影響を受けにくい	器具が大きい	頭部固定が不要	周辺機器との接続不可
専用器具が豊富	頭部固定が必要	自由な器具操作	器具の種類の限定がある

図9 磁場式の位置情報計測

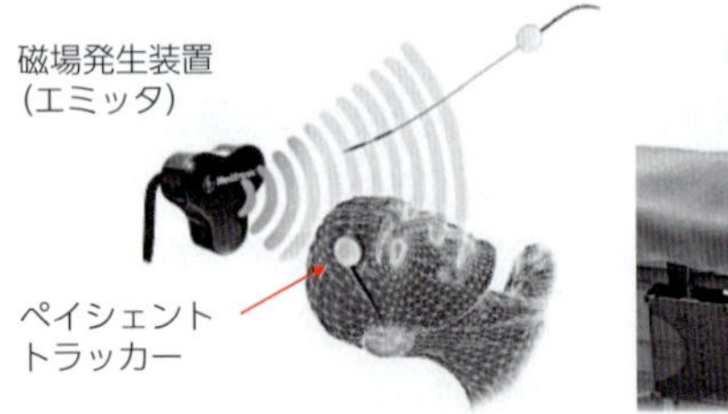

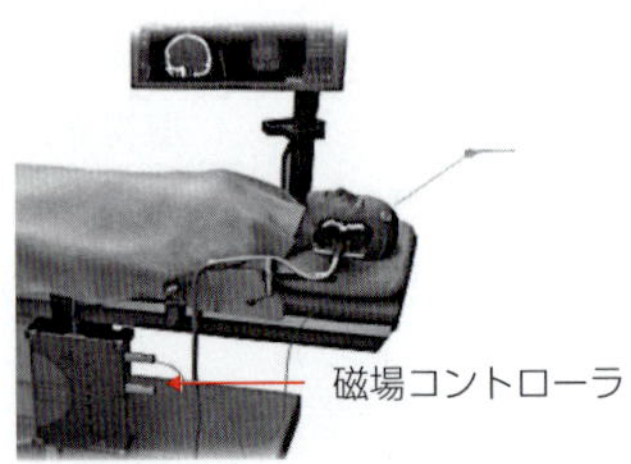

(Medtronic社 StealthStation® S7)

指導者が何をどこまで教えるべきか

・手術用ナビゲーション装置は幅広い分野で使用されていること。耳鼻科（内視鏡下鼻・副鼻腔手術など）・整形外科（脊椎固定術・人工関節置換術など）・外科（肝切除術など）領域など使い方は多種多様であること。
・各ナビゲーション方式の利点・欠点を教え，今後の手術で使用される手術用ナビゲーション装置の応用について考えさせる。
・ナビゲーション業務に必要な医療画像の基本的な見方を習得させる。

レジストレーションの方法

レジストレーションの方法にはTracerレジストレーション，Maskレジストレーション，Pointレジストレーションとさまざまな方法がある（図10）。

①Tracerレジストレーションは，インストゥルメント先を患者の頭部になぞるように動かし，立体的に頭部の形を認識させる（図10a）。

②Maskレジストレーションは，マスクを患者の頭部の決められた場所に貼り，マスクに付いたLEDセンサにて位置情報を認識させる（図10b）。

③Pointレジストレーションは，放射線画像撮影時に付けたマーカーをポイントとし，画像と患者を見ながら同じポイントをインストゥルメントにて認識させる（図10c）。

図10 レジストレーションの方法

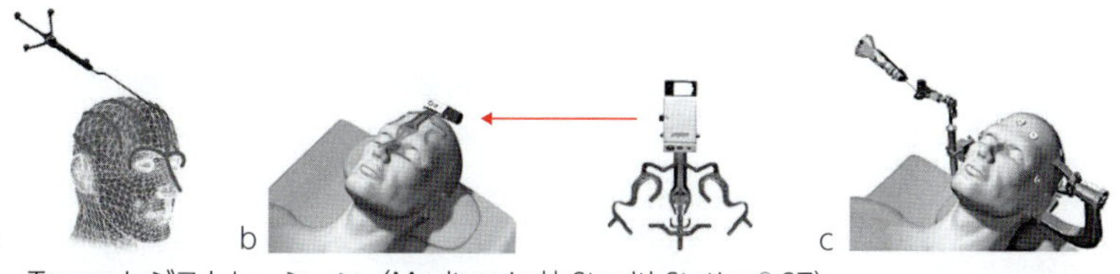

a　Tracerレジストレーション（Medtronic社 StealthStation® S7）
b　Maskレジストレーション（Stryker社 Stryker Navigation Nav3i™）
c　Pointレジストレーション（Stryker社 Stryker Navigation Nav3i™）

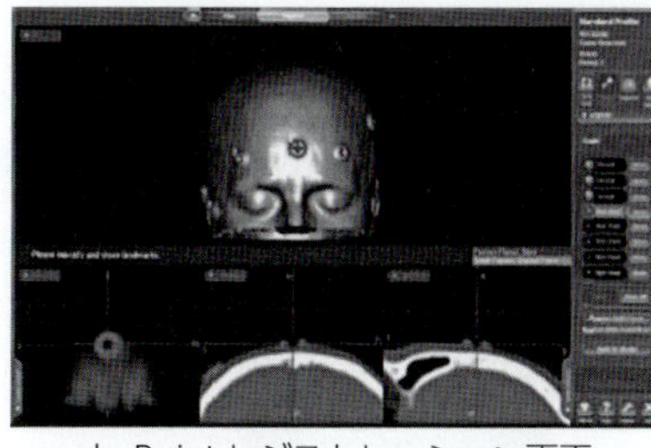

d　Pointレジストレーション画面

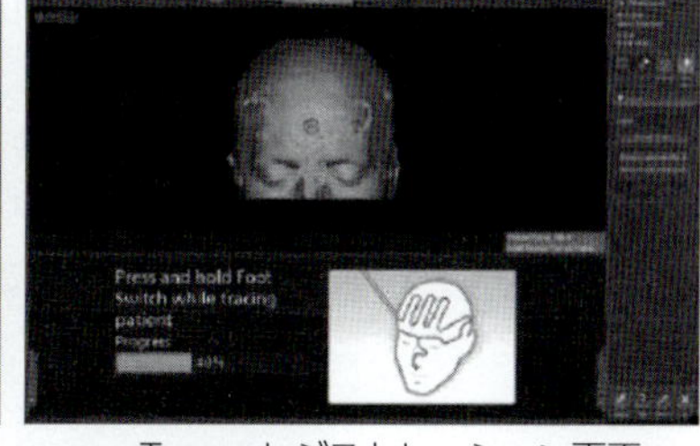

e　Tracerレジストレーション画面

臨床指導者の目

画像撮影日から急速に増大する腫瘍や血腫による圧迫・腫瘍の変形，手術中に髄液の流出や腫瘍摘出によって脳の偏位（ブレインシフト）が生じると，画像と実際の分布にズレが生じることがある。

インストゥルメントによっては手術用顕微鏡などの機器と連動させる機能があるため，そのセットアップを行う。手術部位やインストゥルメントの使用方法によってはコントラストの表示方法，レイアウトなどの変更を適時行う（図11）。

ナビゲーションの正確性とシステムの反応性を定期的に確認することで円滑な手術操作につながる。そのため，精度が保証されなくなった場合は，本装置の使用を直ちに中止する。本装置はナビゲーション手術に習熟した医師が用い，あくまでも手術支援装置であって医師の知識，経験，判断に代わるものではないことを忘れてはならない。

図11 ナビゲーション中の画像

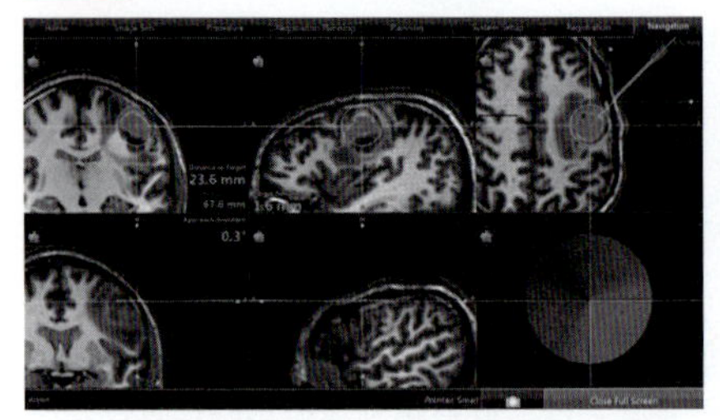

a Stryker社 Stryker Navigation Nav3i™

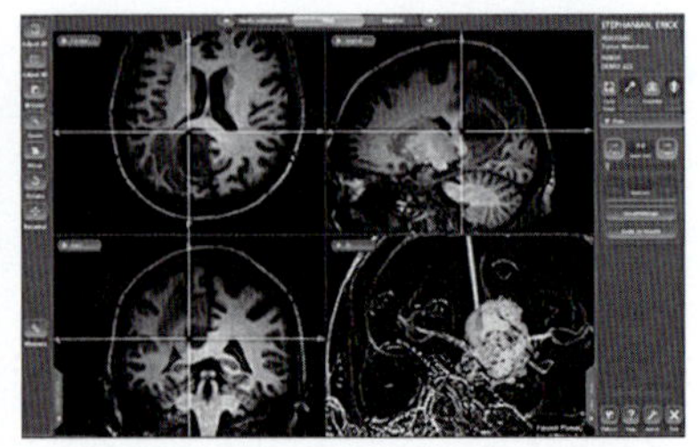

b Medtronic社 StealthStation® S7

レジストレーションの精度

臨床指導者の目

レジストレーションを行うときのポイントは，ターゲットとする表面付近・手術部位付近を中心にできるだけ幅広く行う。ただし，皮膚がたるんでいる部位・3Dモデルとの差がある部位は避け，骨などの硬い部分を選択し行うと精度を高めることができる。

レジストレーションの精度を維持するためには，患者の身体部に対するリファレンスフレームの相対位置に変化があってはならない。万が一リファレンスフレームの取り付けが再度必要な場合は，再度レジストレーションを行い，精度の確認を行う。

磁場式では，周辺の金属製品(手術器械・手術器械台・メーヨー台など)(図12)による磁場の干渉のためシステムの精度が低下し計測不良となるため，エミッタから少なくとも15cm以上離して使用する。頭部固定器具の必要性はないが，馬蹄型ヘッドテーブルに干渉する可能性があるため，適度な距離を置く必要がある。しかし，ヘッドピン・ヘッドピンフレームは，磁場に干渉するため使用できない。

また，磁場式ナビゲーションを使用時，植込み型ペースメーカや植込み型除細動器のプログラミングやデータ通信は通信障害の発生の可能性があることに注意する。

図12 磁場干渉を起こす金属製品

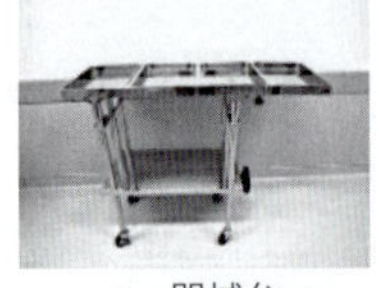

a 器械台

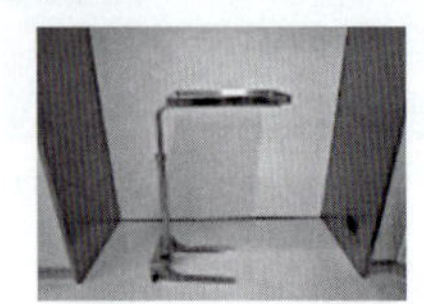

b メーヨー台

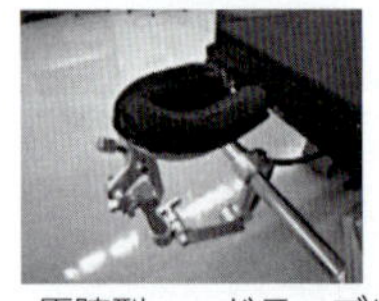

c 馬蹄型ヘッドテーブル

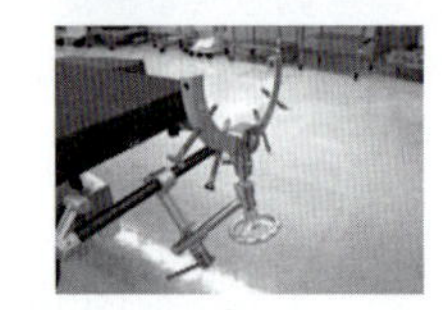

d ヘッドピン・フレーム

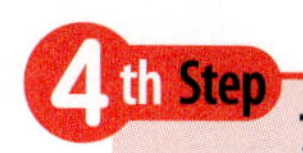

4th Step ナビゲーション業務の記録

業務を遂行するにあたり器材・器械など何を使用したか記録する。術中装置操作における記録は，下図の記録用紙を参考にしてもよい（図13）。

図13 患者情報・指示・術中記録用紙の１例

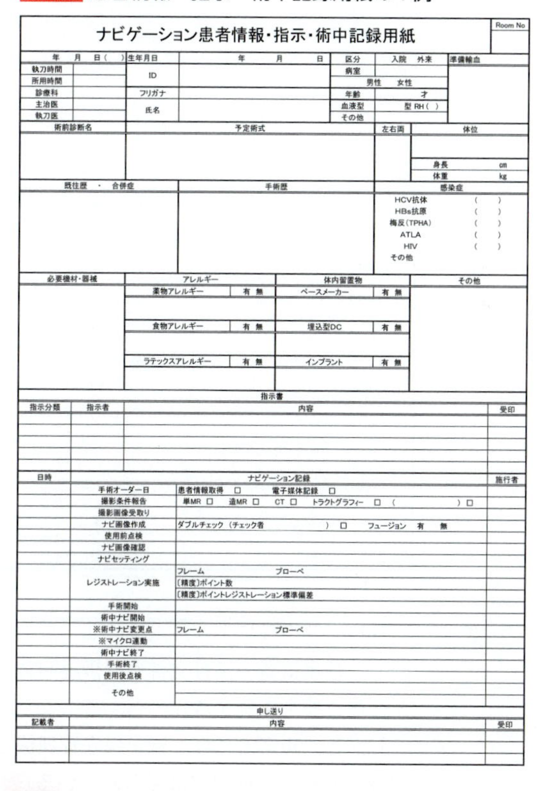

ナビゲーション患者情報・指示・術中記録用紙　Room No

年　月　日（　）		生年月日	年　月　日	区分	入院　外来	準備輸血
執刀時間		ID		病室		
所用時間				男性　女性		
診療科		フリガナ		年齢	才	
主治医		氏名		血液型	型 RH（ ）	
執刀医				その他		

術前診断名	予定術式	左右両	体位
			身長　cm
			体重　kg

既往歴　・　合併症	手術歴	感染症
		HCV抗体（　）
		HBs抗原（　）
		梅反（TPHA）（　）
		ATLA（　）
		HIV（　）
		その他

必要機材・器械	アレルギー		体内留置物		その他
	薬物アレルギー	有　無	ペースメーカー	有　無	
	食物アレルギー	有　無	埋込型DC	有　無	
	ラテックスアレルギー	有　無	インプラント	有　無	

指示書

指示分類	指示者	内容	受印

日時	ナビゲーション記録		施行者
	手術オーダー日	患者情報取得　□　電子媒体記録　□	
	撮影条件報告	単MR □　造MR □　CT □　トラクトグラフィー　□（　　）□	
	撮影画像受取り		
	ナビ画像作成	ダブルチェック（チェック者　　）□　フュージョン　有　無	
	使用前点検		
	ナビ画像確認		
	ナビセッティング		
	レジストレーション実施	フレーム　プローベ	
		〔精度〕ポイント数	
		〔精度〕ポイントレジストレーション標準偏差	
	手術開始		
	術中ナビ開始		
	※術中ナビ変更点	フレーム　プローベ	
	※マイクロ連動		
	術中ナビ終了		
	手術終了		
	使用後点検		
	その他		

申し送り

記載者	内容	受印

5th Step ナビゲーション業務終了後の点検

定められた手順により操作スイッチ，ダイアルなどを使用前の状態に戻した後，電源を切り，機器の清拭，片付けを行う。装置内部のコンピュータの反応速度が遅くなるため，不必要な情報は，消去するとよい。また，機器の次回の使用に支障のないよう必要な物品を確認し，不足している場合は適宜補充を行う（図14）。

図14 使用前後の物品確認票

ナビゲーション点検表

月　日

【術前確認】
- □ 物品確認表の術前確認が済んでいるか
- □ 装置本体・付属品・各種接続コードに破損や変形など不具合がないか
- □ 接続コードが適切なポートに接続されているか
- □ ナビゲーションを立ち上げ問題なく起動するか(自己診断を含む)
- □ レジストレーション画面にて使用するインストゥルメントが正しく認識・反応するか

【術中確認】
- □ ナビゲーションの正確性とシステムの反応性は異常無いか
- □ インストゥルメントが術式・術野において適切な物か
- □ 変更時、基本キャリブレーションが取れているか

光学式ナビゲーション
- □ 光学式カメラユニットをリファレンスフレームの位置は正しいか(約1.8 mの範囲)

磁場式ナビゲーション
- □ エミッターから少なくとも15㎝離して使用しているか

【術後確認】
- □ 患者画像の消去はされているか
- □ 定められた手順で電源が切られているか
- □ 付属品・コードが取り外されているか
- □ 機器を含め周辺機器の清拭が済んでいるか
- □ 物品確認表の術後確認が済んでいるか

ナビゲーション物品確認表

月　日

(光学式)

【術前確認】	【術後確認】
□ レジストレーションインストゥルメント	□ レジストレーションインストゥルメント
□ リファレンスフレーム	□ リファレンスフレーム
□ フレーム固定アーム	□ フレーム固定アーム
□ フットスイッチ	□ フットスイッチ

(磁場式)

【術前確認】	【術後確認】
□ ヘッドフレーム	□ ヘッドフレーム
□ シリコンバンド	□ シリコンバンド
□ シリコンクッション	□ シリコンクッション
□ インストゥルメントトラッカー	□ インストゥルメントトラッカー
□ レジストレーションインストゥルメント	□ レジストレーションインストゥルメント
□ ペイシェントトラッカー	□ ペイシェントトラッカー
□ エミッター	□ エミッター
□ エミッター固定アーム	□ エミッター固定アーム
□ フットスイッチ	□ フットスイッチ
□ 白ドライバー	□ 白ドライバー

各社，各機種により，点検時期，点検方法などに差異があるので，使用機器の添付文書や取扱説明書に準じ可能な限り機能と性能点検を実施する。

しかし，現実的には，特定保守管理機器に指定されており，施設でできる点検内容は限られている(表2)。保守点検には高い専門的な知識と技術が必要とされることから製造販売業者へ依頼する必要性がある。

表2 院内でできる点検内容の一部（Medtronic社 StealthStation® S7）

区分	項目				
外観点検	本体及び手術器具の破損，変形，損傷がない			OK	NG
	電源コード及びケーブル類の亀裂や傷，コネクターの破損がない			OK	NG
	ケーブル類の接続が正確に行え，各接続部の緩みがない			OK	NG
	手術器具や併用する医療機器に確実に取り付けが行える			OK	NG
動作点検	カメラフレームがスムースかつ異音なく動き，任意の位置で静止する			OK	NG
	電源投入後ワークフローを実行し，エラーなどないか確認する			OK	NG
	各モジュール（フレーム，プローベ）の動作状況を確認する			OK	NG
	電子媒体からイメージ画像を本体に取り込めるか確認する			OK	NG
	画像処理が行えるか確認する			OK	NG
	映像の外部入・出力の確認をする			OK	NG
	バッテリー動作確認をする			OK	NG
	ファンの動作確認をする			OK	NG
	部品交換あるか（ある場合特記事項に記載）			OK	NG
性能試験	使用する手術器具の変形度合を確認する（OP/EM式・手術用顕微鏡）			OK	NG
	位置情報に関する精度管理を実施する（OP/EM式・手術用顕微鏡）			OK	NG
電気的安全試験	外装漏れ電流	正常状態	（0.1 mA以下）		mA
		単一故障状態	（0.5 mA以下）		mA
	接地漏れ電流	正常状態	（0.5 mA以下）		mA
		単一故障状態	（1 mA以下）		mA
	接地線抵抗		（0.2 Ω以下）		Ω

Step up Column

手術用ナビゲーション装置は，CT × MRIやMRA × MRIなど画像×画像をフュージョンさせる機能をもっている。最近では超音波診断画像とMRIなどの画像をフュージョンさせる一種のナビゲーション機能をもった超音波診断装置もある（図15）。

図15 ナビゲーション機能をもつ超音波診断装置

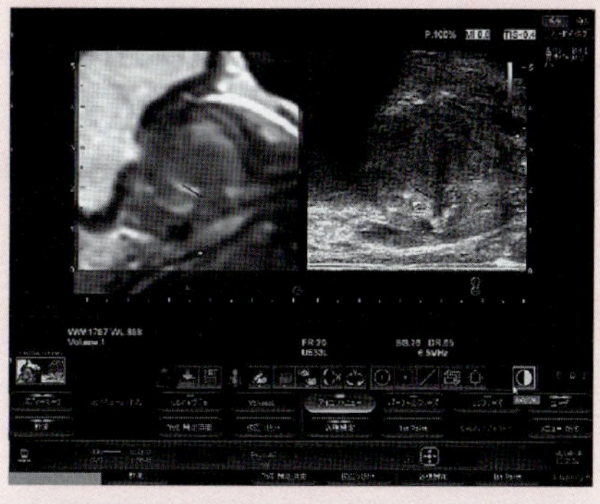

図は前立腺生検術における超音波診断装置を使用したナビゲーションの様子。

（藤田智一，杉浦悠太）

■参考文献

1）日本臨床工学技士会手術室業務検討委員会：手術領域医療機器の操作・管理術．p.202-211，メジカルビュー社，2015．
2）日本臨床工学技士会：臨床工学技士基本業務指針2010業務別業務指針，p.96-101，2010．
3）Medtronic社：StealthStation S7 保守点検マニュアル．

3 消化器・泌尿器疾患　内視鏡（電気メス・レーザー等を含む）

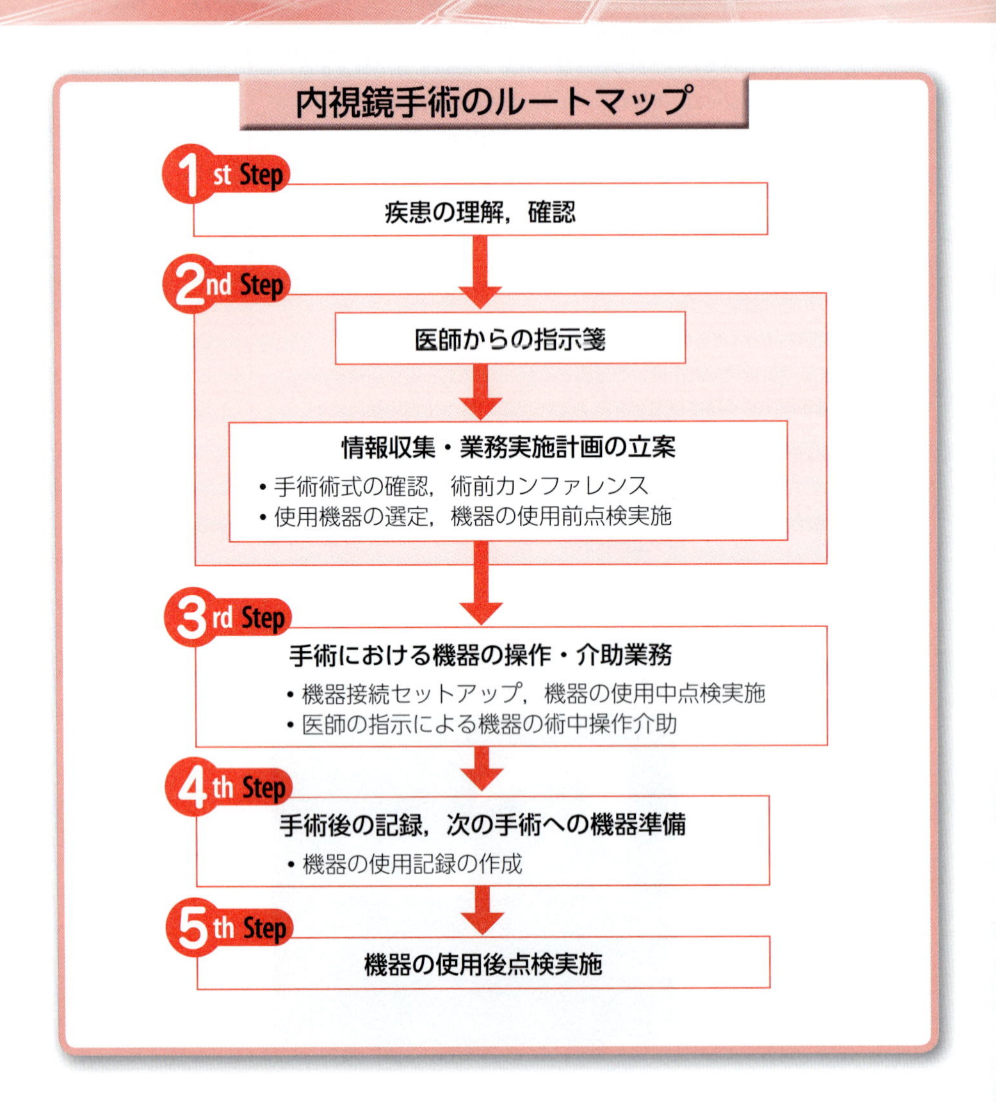

1st Step 消化器疾患・泌尿器疾患とは

消化器は大きく分けると，食物が通過する消化管(食道・胃・十二指腸・小腸・大腸・肛門)と，栄養分の消化・吸収に必要な胆汁や膵液を分泌する実質臓器(肝臓・胆嚢・膵臓)からなる(図1)。各消化器の主な疾患と症状について表1に示す。悪性腫瘍に対する治療としては，主に内視鏡治療・抗がん剤・放射線治療・外科的手術がある。手術による合併症として，全身麻酔による呼吸抑制・気道内分泌物増加，術後感染(血管カテーテル感染・呼吸器感染・創感染・ドレーン感染・腸炎・尿道留置カテーテル尿路感染)，さらには縫合不全，反回神経麻痺，排便機能低下などが挙げられる。

図1 消化管，実質臓器

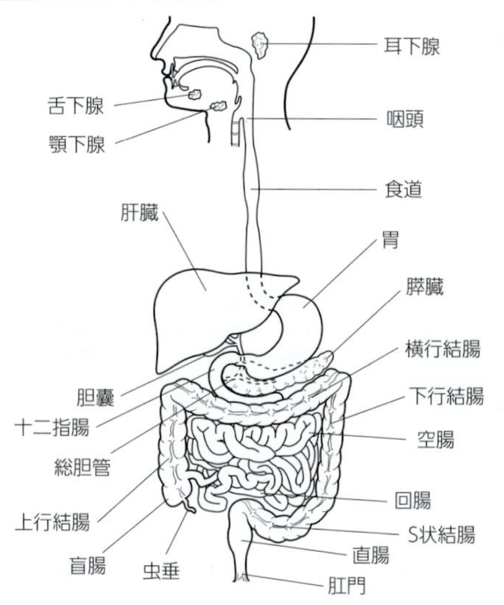

表1 各消化器の主な疾患と症状

	主な疾患	主な症状
食道	・食道アカラシア　・食道がん　・逆流性食道炎	・嚥下障害　・胸やけ　・吐逆
胃・十二指腸	・胃・十二指腸潰瘍　・胃がん	・嘔吐　・腹痛　・吐血，下血
小腸・大腸	・小腸がん　・大腸がん ・クローン病　・ヘルニア	・黒色便　・血便　・腹痛 ・下痢　・便秘　・腹部腫瘤
肝臓	・肝炎　・肝がん　・肝硬変	・疸　・肝腫大　・腹水
胆嚢	・胆汁成分異常　・胆汁排泄異常　・胆嚢がん ・胆管がん　・先天異常(胆道拡張症・胆道閉鎖症)	・胆石　・背部痛　・黄疸 ・腹部鈍痛
膵臓	・膵炎　・膵がん　・麻痺性イレウス	・嘔吐　・腹痛　・背部痛 ・黄疸

図2 泌尿器

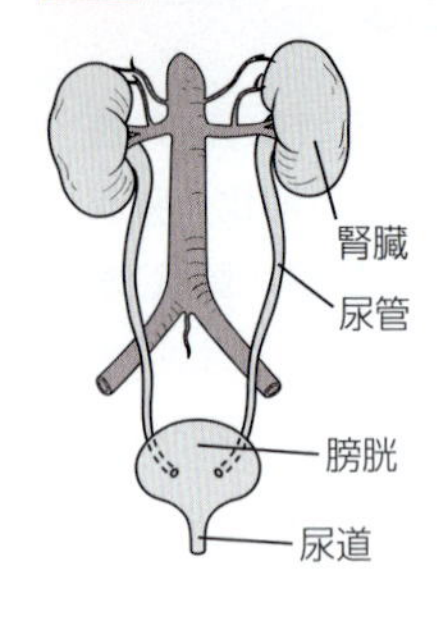

泌尿器は尿を生成し血液中の不要物質を除去する腎臓と，尿を排泄する尿路(尿管，膀胱，尿道)からなる(図2)。また，膀胱の真下にある前立腺は生殖器ではあるが，真中に尿道が存在しているため，排尿に影響し，前立腺が肥大すると排尿障害が起こるなど泌尿器に関係している。各泌尿器の主な症状と疾患について表2に示す。

消化器と同様に，悪性腫瘍に対する治療は，主に内視鏡治療・抗がん剤・放射線治療・外科的手術で，内視鏡手術の件数は年々増加傾向にある(図3)。

表2 各泌尿器の主な疾患と症状

	主な疾患	主な症状
腎臓	・腎腫瘍　・腎盂腎炎　・腎結石	・無症候性血尿　・疼痛　・腎機能障害
尿管	・尿管腫瘍　・尿管結石	・血尿　・尿管閉塞症状
膀胱	・膀胱腫瘍　・膀胱結石	・無症候性血尿　・頻尿
尿道	・尿道結石・　尿道損傷	・排尿困難　・尿閉
前立腺	・前立腺肥大症　・前立腺癌	・不完全排尿管　・頻尿

図3 領域別内視鏡手術件数

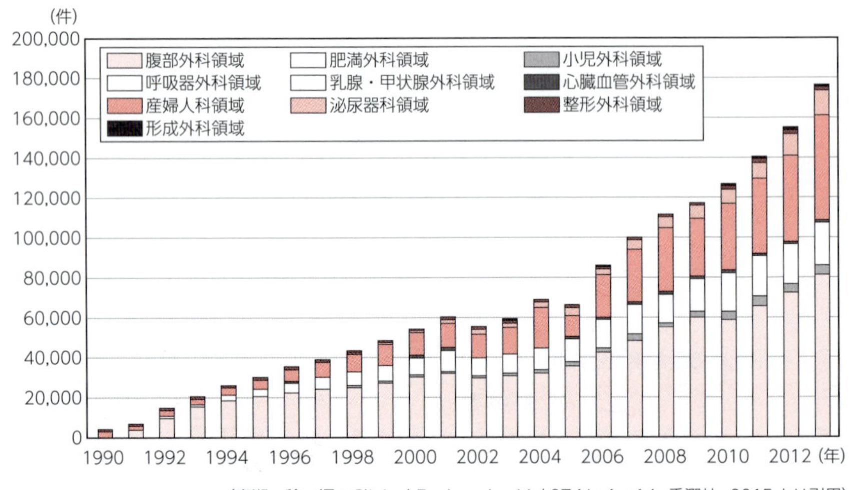

(廣瀬　稔，編：Clinical Engineering Vol.27 No.1.p14，秀潤社，2015より引用)

2nd Step 治療（臨床工学技士業務の）実施

医師の指示の確認

医師からの指示は，外科手術における指示箋である手術申込票を用いて確認を行う。患者ごとに作成される手術申込票には，患者基本情報・感染症の有無・疾患名・術式名・手術部位・手術開始時間・手術予定時間・使用滅菌器材・使用ME機器・バイタルサインのモニタリング項目などが記載されている。特に内視鏡手術においては，多くのME機器を使用するため，手術申込票をもとに確実に機器を準備する。また，最近は難易度の高い内視鏡手術が保険収載されるようになってきたため，指示箋だけでは情報としては不十分であるので，後述する情報収集や術前カンファレンスを行う。

学生が何を学ぶべきか

内視鏡手術は，術野をみるための装置，手術を行うための道具，術野を確保するための気腹装置など，特殊な用途の機器がある。それぞれの機能は何か観察しよう。

情報収集

主治医・看護師・麻酔科医から，指示箋で記載しきれない詳細な情報を収集し，治療チームで共有する。主な項目としては，手術の詳細な内容，切開部位と手術進行手順，術中生検の有無，画像診断の有無，患者既往歴と薬剤アレルギー，使用機材の確認，電気メスなどの詳細な出力設定確認などが挙げられる。内視鏡手術関連機器に関しては医師が希望する用途を詳細に確認し，使用機種を決定する必要がある。特殊な症例やロボット支援手術症例などでは術前カンファレンスを行い，前回の手術での反省点や問題点を抽出し改善する。

業務実施計画の立案

指示箋・情報収集をもとに，内視鏡手術システム・電気メス・超音波凝固切開装置・血管シーリング装置などの機種選定，それぞれの機器に接続して使用する滅菌物の形状・長さ，中継コードなどの滅菌状態・在庫状況の確認のほか，疾患・術式に機器の用途が合っているか，使用上の問題点はないか確認する。必要に応じて医師に再度疑義照会，または追加確認を行う。

主に使用する手術機器の種類・機器の概説・使用目的を表3に示す。

学生が何を学ぶべきか

消化器・泌尿器疾患など内視鏡を用いた外科手術では，多くの医療機器を使用する。ファイバーや自動吻合器など，特殊な医療機器が多いのも特徴である。どのような手術にどのような機器を使用するのか確認しよう。

表3 手術機器の種類・機器の概説・使用目的

機器の種類	機器の概説	使用目的
電気メス	高周波電流が生体の組織中を流れることによって発生する熱作用を応用制御する	生体組織に対する切開作用，凝固作用などを示す
内視鏡手術システム	テレビモニタ，CCD，CCU＊1，内視鏡スコープ，気腹装置＊2，光源装置＊3，ライトガイドケーブル＊4，画像記録装置などから構成	低侵襲の内視鏡手術に使用
超音波凝固切開装置	電気エネルギーを超音波振動に変動し，摩擦熱と機械的せん断の相互作用により組織を凝固切開	リンパ管や細い血管の凝固・切離を同時に行える
超音波吸引装置	超音波振動を組織に加えて破砕し，破砕した組織を吸引により除去する	腫瘍摘出術やリンパ節郭清，白内障手術などで使用
血管シーリング装置	血管を含む目的組織に100℃以下のジュール熱を発生させ同時に適度な圧を加える	血管壁を迅速かつ完全に融合一体化させる。血管を出血させることなく切離ができる
レーザー手術装置	レーザー光の特性を利用して生体組織に照射する	組織の蒸散，および凝固・止血を行うために使用

＊1 **CCDカメラ，CCU**

CCDは硬性鏡，軟性鏡で得られた被写体情報を電気信号に変換するセンサ（電荷結合素子）である。CCUはCCDカメラからの電気信号をアナログ，デジタルの映像信号に処理しテレビモニタに伝える。

＊2 **気腹装置**

腹腔内にスペースをつくるためにガスを送気し，目的とする術野を確保，維持する装置。送気ガスは一般的に医療用二酸化炭素ガスが用いられる。医療ガス供給方式には院内配管方式とボンベ方式がある。

＊3 **光源装置**

腹腔内を照らす機器で，ランプにはハロゲンランプ，キセノンランプ，LEDが用いられるが，一般的には明るく自然光（太陽光）に近い特性（波長分布）をもつキセノンランプが用いられる。

＊4 **ライトガイドケーブル**

光源装置からの光量を低下させることなく内視鏡スコープに導光させるための中継ケーブル。内部はコーティングを施した細径のガラス繊維をケーブル状に束ねた構造である。

治療への技術支援評価

内視鏡手術システムと内視鏡手術関連機器は安全に使用するために，**使用前点検・使用中点検・使用後点検**を行う必要がある。手術領域では**感染管理**が重要であるため，ME機器の点検も感染対策を念頭において実施される必要がある。患者入室前の使用前点検では，滅菌されている構成物品は機器に接続して作動確認できないため，未接続の状態での使用前点検を不潔側・清潔側それぞれで行う。機器側の使用前点検は，機器の電源・付属の配線類の外観・接続確認，付属品（フットスイッチや中継コード）の外観や接続確認，機器の簡易作動確認が挙げられる。使用中点検では，機器と滅菌物品がすべて接続された状態で安全かつ正常な作動状況にあることを確認する。使用後点検では，次回の手術に安全に使用できるように機器の破損や劣化，作動状態の点検を行う。

3rd Step 治療行為(全般・技士業務)に関して学習するポイント

学生が何を学ぶべきか

内視鏡手術は，切開創が小さく，患者に侵襲をできるだけ少なくした手術方法である。特にわが国は器用な医師が多いため，内視鏡を用いた手術がとても盛んである。内視鏡や手術機器を体内に導く様子を観察しよう。

手術中の臨床工学技士の業務は，使用中の機器が安全にかつ適切に使用されているか，適用外使用はないか確認することである。内視鏡手術において使用される機器は**内視鏡手術システム，電気メス，超音波凝固切開装置，血管シーリング装置**，さらに生命維持管理装置である**麻酔器**と各種**生体情報モニタリング装置**があり，機器の安定した作動を得るための**電源**，**医療ガス**などの設備も含まれている。また，医療安全や教育などの観点から手術映像の記録において，技術の進歩による高画質記録が一般的になってきたため，内視鏡手術システムと**記録システム**の確認が必須である。

治療中(手術中)の**ラウンド点検**を実施する。ラウンド点検は，ラウンド点検チェック表(表4)を用いて行っている。すべての手術に対して，滅菌の機器などが機器本体へすべて接続された後でかつ使用開始直後ぐらいであると予想される，手術開始後約30分前後のタイミングで点検できるように，手術進捗モニタを使用して各手術室の進捗状況を把握したうえで効率的でかつ効果的な点検を行っている。機器が適切に使用されているか確認し，実際の機器の作動状況を把握して，業務実施計画で立案した目的に合った機器の使用状況であるかを評価する。ラウンド点検で機器の使用状況が医師の目的と異なる場合には状況を確認し医師へ改善，助言を行えることがラウンド点検のメリットである。例えば電気メスの場合，術前カンファレンスで十分に設定などの検討を行っていても，手術を開始して実際の手技が進むなかで出力状態が変化していくことはよくあるため，その都度，設定変更や医師の要望を聞き，適したモードの提案などを行っている。ラウンド点検では内視鏡手術に関する機器だけではなく，前述した他の機器と設備面についても確認している。このため，患者入室前の使用前点検だけでは発見できないような，機器使用開始時の作動不良につながる状況を発見することができる。これらの点検の他にも，手術中に発生した機器のトラブルはすべて臨床工学技士が対処し，その内容を発生状況・原因・対策に分けて記録し，まずスタッフ間で共有し，その後看護師や医師へも**情報をフィードバック**し次の手術実施へ活かしている。

学生が何を学ぶべきか

内視鏡手術では，多くのディスプレイを用いた映像システムが導入されている。どのような職種のスタッフが，どのような画面を見ながら手術が進行するのか観察しよう。

表4 ラウンド点検チェック表

確認項目		内容
セントラルモニタ	時刻	手術ME・機器庫の時計とセントラルモニタの時刻の誤差が3分以内である
	モニタリング情報	手術が行われる部屋の情報がセントラルモニタに表示されている
電源関係	瞬時特別非常電源	電気メス・内視鏡装置・体温管理装置はそれぞれ別のコンセントに接続されている
		各コンセントの合計使用電気容量が20A以下
		部屋内の同系統合計使用電気容量が75A以下
	一般非常電源	医療機器は赤・茶には接続されていない
	絶縁監視装置	漏れ電流No.1/2が2mA以下である(メータの最大値記入:mA)
		漏れ電流No.3/4が2mA以下である(メータの最大値記入:mA)
	麻酔器裏コンセント	麻酔器付属のコンセントの電源がそれぞれ入っている
麻酔器	配管	酸素，空気，笑気，余剰ガスが正しく接続されている
	余剰ガス	壁の元栓が開き，フロートがflowが25L/minである。
	酸素濃度計	ガスモニタチューブが接続され作動している
		各ガス濃度実測表示が設定値に対して適切である
	CO_2吸収剤	予定手術時間以上使用できる
		モニタのEtCO_2波形が基線に戻っている
	呼吸器	手動換気に設定されている場合，呼吸バッグを使用し換気を行っている，または患者の自発呼吸がある
		自動換気に設定されている場合，呼吸器が適切に作動している
モニタ	モニタリング	麻酔科指示表に記載されている項目がモニタリングされている
		接続されている情報が適切である
電気メス	出力	出力音・出力表示が出力のON/OFFで正しく作動している
	接続	各フットスイッチの接続位置(または接続設定)は正しいか
		ラパロ用Aコードの接続位置は正しいか
		バイポーラ側に2又の変換コネクタは接続されている
	設定	出力設定が適切である(小児対極板の場合出力より設定が低い)
内視鏡外科装置	配管	炭酸ガスが正しく接続されている
	接続	カメラケーブル・ライトガイドケーブルが正しく接続されている
		気腹チューブ・排煙チューブが正しく接続されている
		排煙フットスイッチが正しく接続されている
	設定	気腹圧設定が適切である
		光源設定が適切であるか(手動モード時は確認)
手術台	電源	電源コードが接続されている
		充電されている
無影灯	ランプ	主電源ランプ，調光インジケータが点灯している
	電球	電球が切れていない
体温管理装置	ベアーハガー	エアーホースが患者の体に直接触れていない
		エアーホースを差し込みすぎていない
		設定確認(43℃・室温の場合はNsに確認)
	メディサーム	クレンメ開，ホースの折れがない，循環水が漏れていない
		42℃以上，25℃以下に設定されていない(設定されている場合Nsに確認)
血液加温器	電源	電源が入っており，機器が作動している
	回路	回路が適切に接続されている
	水の循環	循環水が循環し，回路が暖められている
		循環水が漏れていない
TCIポンプ	シリンジ	ディプリバン専用キットを使用している
	電源	満充電されている
アルチバ専用シリンジポンプ	薬剤名	アルチバを使用している
	電源	満充電されている
汎用シリンジポンプ	電源	電源コードが接続されている
		充電されている
SCD	使用	使用の有無
	動作	リーク，過負荷がない
確認時間		

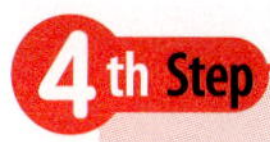

治療記録の記載

学生が何を学ぶべきか

ロボットを用いた手術を見学する場合は，内視鏡手術との大きな違いは何か観察しよう。特に，ロボットが動く仕組みも観察するとよい。

ロボット支援手術の手術記録の場合，ロボット支援装置のセットアップ時間・ドレーピングなどの準備時間を記載する。また，実際に手術に関わる手順に沿って，ロールインからドッキング，コンソール操作開始，そしてコンソール操作終了までの時間を記載する。さらに，使用したインストゥルメント(鉗子類)のロット番号と使用回数の記載，ランプ稼働時間を確認する。機器側の点検履歴として，使用前・使用中点検チェック表の記載，使用後点検の記載を行いすべての症例について管理している。

5th Step 業務後の機器点検

手術で使用した機器は，清拭・点検に加えて，必要なものは洗浄・滅菌を行い，次回の手術で安全に使用できる状態にして保管する。内視鏡手術システムの使用後点検は，各装置の外観の破損・配線の被覆破れなどの確認，医療ガスの残量確認，光源のランプ使用時間の確認などである。また，プリンタや画像記録システムの用紙残量や記録残量の確認なども行う。内視鏡手術関連機器の使用後点検は，各装置の外観の破損・配線の被覆破れなどの確認，電気メス中継コードの導通確認を行う。また必要時には超音波凝固切開装置のハンドピースの性能点検も行う。

(立野　聡，東條圭一)

■参考文献

1) 小野哲章，ほか編：臨床工学技士標準テキスト，金原出版，2002.
2) 藤沼　稔：Nursing Mook 2 消化器疾患ナーシング，学習研究社，2000.
3) 廣瀬　稔，編：Clinical Engineering, 27(1)，秀潤社，2015.
4) 毛利靖彦　楠正人編：消化器外科看護まるごと図解ブック，メディカ出版，2014.
5) 日本臨床工学技士会 手術室業務指針検討委員会：臨床工学技士手術室業務指針，2012.

1 保守と点検

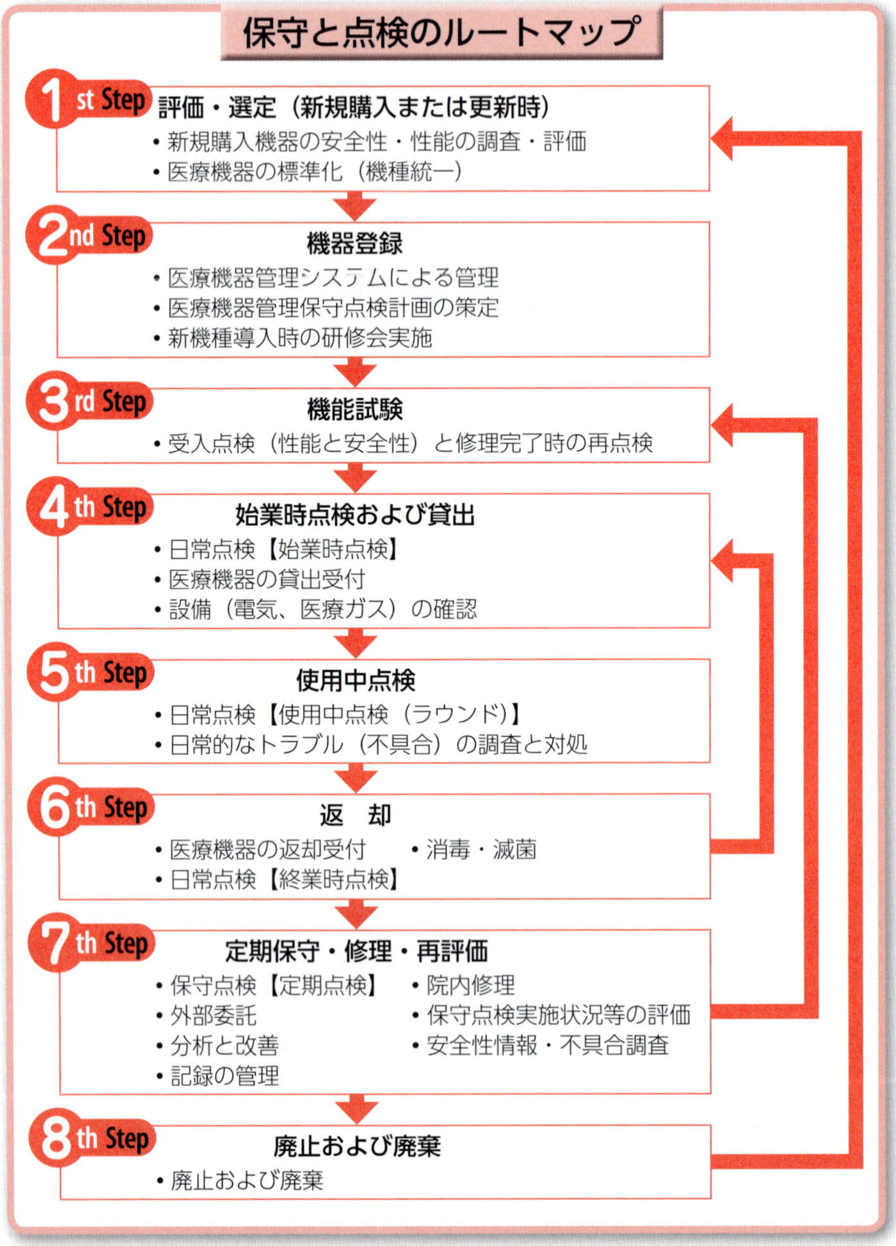

保守と点検のルートマップ

1st Step 評価・選定（新規購入または更新時）
- 新規購入機器の安全性・性能の調査・評価
- 医療機器の標準化（機種統一）

2nd Step 機器登録
- 医療機器管理システムによる管理
- 医療機器管理保守点検計画の策定
- 新機種導入時の研修会実施

3rd Step 機能試験
- 受入点検（性能と安全性）と修理完了時の再点検

4th Step 始業時点検および貸出
- 日常点検【始業時点検】
- 医療機器の貸出受付
- 設備（電気、医療ガス）の確認

5th Step 使用中点検
- 日常点検【使用中点検（ラウンド）】
- 日常的なトラブル（不具合）の調査と対処

6th Step 返　却
- 医療機器の返却受付
- 消毒・滅菌
- 日常点検【終業時点検】

7th Step 定期保守・修理・再評価
- 保守点検【定期点検】
- 院内修理
- 外部委託
- 保守点検実施状況等の評価
- 分析と改善
- 安全性情報・不具合調査
- 記録の管理

8th Step 廃止および廃棄
- 廃止および廃棄

1st Step 評価・選定

新規購入機器の安全性・性能の調査・評価

医療機器の新規購入(更新含む)は**部署からの要望，診療実態，稼働率など機器のニーズ**を評価したうえで，機器の種類(標準化，操作方法，新しい医療技術)と必要台数，購入価格，購入方法の適正な評価を行い選定する。

①医療機器の稼働状況を把握し，過剰設備の防止に努める。

②必要があればデモンストレーション機での評価を行う。

③保守点検に必要な点検機器や使用環境・設備との整合性を確認する。

学生が何を学ぶべきか

デモンストレーション機の管理

デモンストレーション機を使用する際は予め，医療機器安全管理責任者の許可を受ける。また機器の借用開始年月日と返却年月日の予定を決め，安全性と信頼性が保証されていることを確認する。さらにトラブルを避けるため，故障，破損，消耗品などで発生する代金を明確にしておく。

医療機器の標準化(機種統一)

機器が多数ある場合は，機種統一を行うことが重要である。機器統一を図ることで医療スタッフは操作を短期間に習得でき，使用中のトラブルにも迅速に対応できる。

点検計画が容易になるほか，保有部品数の減少につながる。

2nd Step 機器登録

医療機器管理システムによる管理

医療機器の保守管理では**医療機器管理台帳を作成し，登録から廃棄まで適正に管理する**ことが求められている。最近では医療機器管理の効率的運用・状況把握と二次利用を目的に，医療機器管理システムを活用した管理を行う施設が増えている。

管理台帳には個々の医療機器に対し型式，型番，購入年月日，製造番号，有効期限，耐用期間，廃棄年月日などを記載する(図1)。

学生が何を学ぶべきか

医療機器は一般医療機器，管理医療機器，高度医療管理機器の3種類に分類されている(薬事法第2条)。さらに医療機器規則国際整合化会議(GHTF)の分類に基づいてクラスⅠ，クラスⅡ，クラスⅢ，クラスⅣに分類されているので大項目として分けると良い。

GHTF：Global Harmonization Task Force

図1 医療機器管理台帳

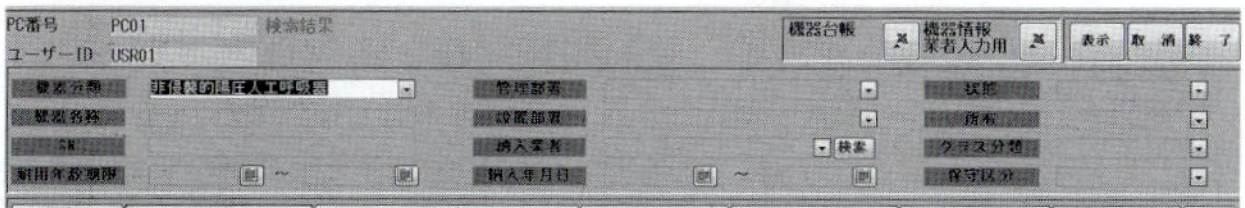

PC番号 PC01 検索結果
ユーザーID USR01
機器台帳 機器情報 業者入力用 表示 取消 終了
機器分類 非侵襲的陽圧人工呼吸器 管理部署 状態
機器名称 設置部署 所有
SN 購入業者 検索 クラス分類
耐用年数期限 ～ 購入年月日 ～ 保守区分

機器ID	機器分類	機器名称	規格	メーカー	SN	管理部署	設
104VNBA004	非侵襲的陽圧人工呼吸器	NPPV BiPAP vison(PAV付き)	BiPAP vison(PAV付き	フィリップス・レスピロニク	114579	臨床工学科	
107VNBB005	非侵襲的陽圧人工呼吸器	NPPV BiPAP synchrony S/T AVAP	BiPAP synchrony S/	フィリップス・レスピロニク	4657827	臨床工学科	
108VNBA007	非侵襲的陽圧人工呼吸器	NPPV BiPAP vison(PAV付き)	BiPAP vison(PAV付き	フィリップス・レスピロニク	133477	臨床工学科	臨床
108VNBB006	非侵襲的陽圧人工呼吸器	NPPV BiPAP synchrony S/T AVAP	BiPAP synchrony S/	フィリップス・レスピロニク	4697123	臨床工学科	
109VNBA008	非侵襲的陽圧人工呼吸器	NPPV BiPAP vison(PAV付き)	BiPAP vison(PAV付き	フィリップス・レスピロニク	137181	臨床工学科	
109VNBA009	非侵襲的陽圧人工呼吸器	NPPV BiPAP vison(PAV付き)	BiPAP vison(PAV付き	フィリップス・レスピロニク	137184	臨床工学科	臨床
114VNBD010	非侵襲的陽圧人工呼吸器	NPPV V60ベンチレータ	V60ベンチレータ	フィリップス・レスピロニク	100105419	臨床工学科	救急
160VNBA901	非侵襲的陽圧人工呼吸器	NPPV BiPAP vison(PAV付き)	BiPAP vison(PAV付き	フィリップス・レスピロニク	142208	臨床工学科	臨床
160VNBA902	非侵襲的陽圧人工呼吸器	NPPV BiPAP vison(PAV付き)	BiPAP vison(PAV付き	フィリップス・レスピロニク	137178	臨床工学科	臨床
160VNBE903	非侵襲的陽圧人工呼吸器	NPPV Bipap SynchronyⅡ	Bipap SynchronyⅡ	フィリップス・レスピロニク	5217678	臨床工学科	臨床
160VNBF901	非侵襲的陽圧人工呼吸器	NPPV BiPAP A40システム	BiPAP A40システム	フィリップス・レスピロニク	V102455377592	臨床工学科	臨床
160VNBF902	非侵襲的陽圧人工呼吸器	NPPV BiPAP A40システム	BiPAP A40システム	フィリップス・レスピロニク	V11081923E80	臨床工学科	臨床
193VNBC003	非侵襲的陽圧人工呼吸器	NPPV BiPAP S/T システム	BiPAP S/T システム	フィリップス・レスピロニク	037786	臨床工学科	
196VNBC001	非侵襲的陽圧人工呼吸器	NPPV BiPAP S/T システム	BiPAP S/T システム	フィリップス・レスピロニク	085287	臨床工学科	そ
196VNBC002	非侵襲的陽圧人工呼吸器	NPPV BiPAP S/T システム	BiPAP S/T システム	フィリップス・レスピロニク	087724	臨床工学科	

管理台帳を基に保守点検や修理の記録を組み合わせて総合的に管理する。

「医療機器に係る安全管理のための体制確保に係る運用上の留意点について」
(医政指発第033001号・医政研発題0330018号)

医療機器管理保守点検計画の策定

保守点検を確実に行うため，保守点検計画書をあらかじめ作成しておく(図2)。添付文書に記載されている保守点検事項を参照し計画を策定する。また必要に応じて，製造販売業者に対し情報提供を求める。複雑な操作が必要な医療機器は取扱説明書をもとに別途「医療機器操作手順書」を作成し，いつでも閲覧可能な状態にしておく。

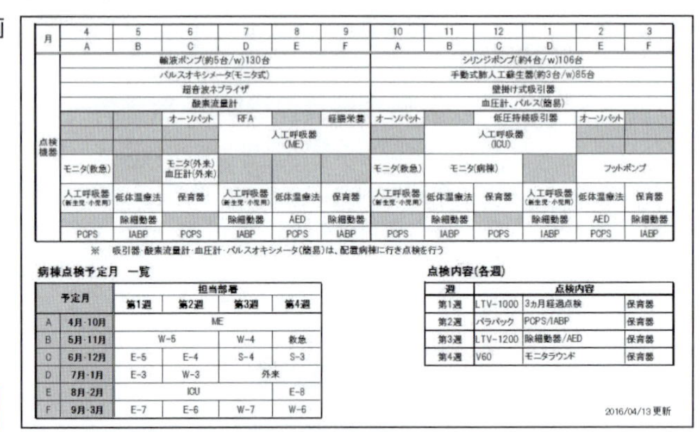

月	4	5	6	7	8	9	10	11	12	1	2	3
	A	B	C	D	E	F	A	B	C	D	E	F
点検機器	輸液ポンプ(約5台/w)130台						シリンジポンプ(約4台/w)106台					
	パルスオキシメータ(モニタ式)						手動式肺人工蘇生器(約3台/w)85台					
	超音波ネブライザ						壁掛け式吸引器					
	酸素流量計						血圧計、パルス(簡易)					
			オーソパット	RFA		経腸栄養	オーソパット		低圧持続吸引器		オーソパット	
				人工呼吸器(ME)				人工呼吸器(ICU)				
	モニタ(救急)		モニタ(外来) 血圧計(外来)				モニタ(救急)	モニタ(病棟)			フットポンプ	
	人工呼吸器(新生児・小児用)	低体温療法	保育器	人工呼吸器(新生児・小児用)	低体温療法	保育器	人工呼吸器(新生児・小児用)	低体温療法	保育器	人工呼吸器(新生児・小児用)	低体温療法	保育器
		除細動器		除細動器	AED	除細動器		除細動器		除細動器	AED	除細動器
	PCPS	IABP	PCPS	IABP	PCPS	IABP	PCPS	IABP	PCPS	IABP	PCPS	IABP

※　吸引器・酸素流量計・血圧計・パルスオキシメータ(簡易)は、配置病棟に行き点検を行う

病棟点検予定月　一覧

	予定月	担当部署			
		第1週	第2週	第3週	第4週
A	4月・10月	ME			
B	5月・11月	W-5		W-4	救急
C	6月・12月	E-5	E-4	S-4	S-3
D	7月・1月	E-3	W-3	外来	
E	8月・2月	ICU			E-8
F	9月・3月	E-7	E-6	W-7	W-6

点検内容(各週)

週	点検内容		
第1週	LTV-1000	3カ月経過点検	保育器
第2週	パラパック	PCPS/IABP	保育器
第3週	LTV-1200	除細動器/AED	保育器
第4週	V60	モニタラウンド	保育器

2016/04/13 更新

図2 保守点検計画(年間)

学生が何を学ぶべきか

定期点検における点検頻度は，機器動作タイマーによる機器の動作時間から定義される機器と，3カ月ごと・1年ごとのように年月で定義される機器およびこれらを複合したものがある。点検計画書は，次回以降の点検がいつ行われるのかを明確に示す必要があり，点検を計画的に実施するための指標となる。

新機種導入時の研修会実施

医療機器の新機種導入時は事前に研修会を開催し，使用方法，点検方法，トラブル対応などについて受講しておく。**使用するスタッフに対しても操作方法や安全管理研修を実施しなければならない。**研修開催にあたりメーカーと連携し，日時，場所，内容を調整する。

各学会認定やメーカー主催の技術講習会が実施されているので，技能研鑽と資質向上のためにも積極的に受講する。

3rd Step 機能試験

受入点検(性能・安全性)と修理完了時の再点検

新規導入・更新時および修理完了時に，受入(性能と安全性)点検を行わなければならない。性能点検では測定機器などを用い機器の本来もつ性能が維持されているかを確認する。

受入点検時に機器の異常・トラブルが見つかることもあり，重要な工程の1つとなっている。

保守点検・修理に使用する点検機器および工具

医療機器の性能・信頼性を保ち，的確に保守点検を行うには，**目視点検・動作点検では限界がある。** 性能の信頼性・安全性を維持するため，点検機器および測定器や工具（表1）を使用し，正しく点検する必要がある。

点検機器には般用測定器とメーカー供給の専用解析装置がある。専用解析装置を整備しておいたほうが，点検精度や効率の向上には有用である。

表1 点検機器および工具

点検機器および工具		対象となる医療機器
医療機器チェッカー	輸液ポンプテスタ	輸液ポンプ，シリンジポンプ，経腸栄養ポンプ，PCAポンプ
	フローアナライザ	人工呼吸器，麻酔器，NPPV，酸素流量計
	保育器テスタ	閉鎖式保育器
	電気メス解析装置	電気メス，バイポーラ
	マルチパラメータシミュレータ	生体情報モニタ，心電計
	パルスオキシメータチェッカ	パルスオキシメータ
	自動血圧計解析装置	自動血圧計解析装置
	除細動器解析装置	除細動器，AED
	ペースメーカ解析装置	体外式ペースメーカ
電気的安全測定器	電気的安全解析装置	電気的安全点検を必要とする医療機器
	電源品質解析装置	
	バッテリーテスタ	
	マルチテスタ	
	オシロスコープ	
工　具	ラジオペンチ，ペンチ，プライヤー，プラス・マイナスドライバ（各No），ボックスドライバ，スパナ，ソケットレンチ，半田ごて，ドリル，ヤスリ，サンドペーパー，ニッパ，ノギス，圧着工具	修理および調整を必要とする医療機器

4th Step 始業時点検および貸出

始業時点検（日常点検）

使用前に機器の基本性能や安全確保のために行う点検で，外観点検と作動（機器の基本性能・各種安全装置・警報装置の確認など）点検を行う。

医療材料などと組み合わせて使用する場合は，組み合わせた後，使用前の最終点検として，チェックリスト（表2）などを用いて点検を行う。

1 外観点検

機器本体やコード類などを目視確認する。また，他の医療材料と組み合わせて使用する場合は，取り付け状況を確認する。

2 作動点検

使用前に機器の基本性能や安全確保のために行う点検で，各種安全装置・警報装置の確認，動作点検を行う。

表2 始業時点検（例：輸液ポンプ）

点検項目	点検方法	評価
外観点検	機器本体，滴下センサ，操作パネルに汚れ，破損・変形はないか	合・否
	電源コード・接地の破損，キズ・腐食はないか	合・否
	ドアロックレバーの異常がないか	合・否
	架台の汚れ，破損，取り付けねじの動きがスムーズか	合・否
	本体は輸液スタンド等へしっかり固定されているか	合・否
作動点検	「電源ON」にしたとき，正常にセルフチェックが終了するか	合・否
	バッテリーは充電されているか（インジケータ表示に注意）	合・否
	AC電源を入れると「電源」ランプ，「充電中」ランプが点灯するか	合・否
	[開始]・[停止・消音]スイッチが操作できるか	合・否
	チューブクランプが正常に動作するか	合・否
	液晶表示の欠損，LEDランプの点灯は正常か	合・否
付属品（輸液セット）	プライミング済みの指定された輸液セットを使用しているか	合・否
	輸液セットのチューブに折れやたるみ等がないように装着したか	合・否
	点滴筒内に1/3程度薬液が溜っているか	合・否
	輸液セットのクレンメは本体より下方の位置にあるか	合・否
	輸液開始時，クレンメが開いているか	合・否

医療機器の貸出受付

貸出は医療機器管理システムを活用することで効率的な運用が可能になる。タッチパネルの表示に従い，各機器に貼付したバーコードをリーダーで読み取り，機器の持ち出しを行う（図3）。

①機器の所在把握は管理面で非常に重要である。

②修理対象や未点検の機器を誤って使用されないように識別管理することが重要であり，誰が見ても一目でわかるようにする。

③システムを活用することで稼働率調査など統計処理も容易にできる。

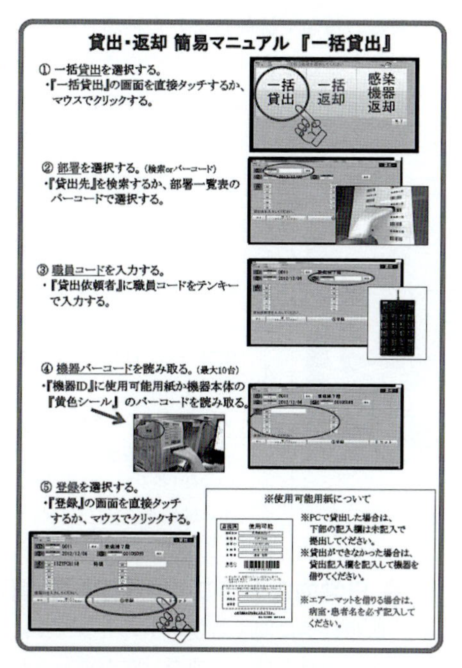

図3 貸出の流れ

タッチパネル式の医療機器管理システムに関するマニュアル

医療設備(電気・医療ガス・空調)の確認

病院の医療関連設備(医療電気・医療ガス・空調など)や使用環境が適正な条件であるか事前に確認しておく。

医療電気設備では一般電源・非常(特別・瞬時特別)電源・交流無停電電源装置(UPS)があり，コンセントの色別と供給条件を事前に把握しておく。

UPS：uninterruptible power systems

医療機器を通常使用した状態において，どの程度の電圧と電流が消費されているかを確認する。ブレーカの電流容量を超えないように，予めコンセントの接続場所を決めておくとよい。

医療ガスの供給方式も中央配管方式や高圧ガス容器による個別方式などがある。中央配管方式では，液化酸素タンクCEより，どこを通り供給されているかを確認しておく。

CE：cold evaporator

設備関連は大災害や供給事故が起きた場合を想定し，どのように対処するべきか，事前にシュミレーションしておく。

5th Step 使用中点検

使用中点検

使用中の医療機器の作動状況を確認する点検で，一般的に医師からの指示や警報設定，機器の動作などを確認する(図4)。

機器の種類や機能により点検項目は大きく異なるため添付文書などを確認し点検項目を設定する（表3）。

使用中点検で病室に入る場合は，患者および患者家族とのコミュニケーションも大事である。

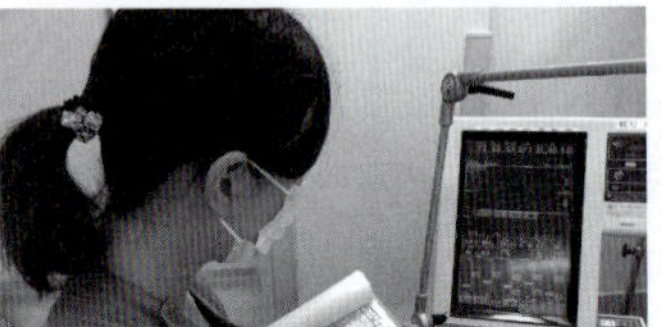
図4 使用中点検（人工呼吸器）

表3 使用中点検表（例：輸液ポンプ）

No	点検方法	評価
1	異音，異臭，警報表示になっていないか	合・否
2	指示された流量，予定量に設定されているか	合・否
3	ボトル内の残薬液量は適正か	合・否
4	電源コードは接続されているか（AC電源に表示されている）	合・否
5	薬液ラインに大きな気泡がないか	合・否
6	点滴筒内の液面が約1/3程度に維持されているか（滴下センサ接続時）	合・否
7	本体は輸液スタンドなどへしっかり固定されているか	合・否

日常的なトラブル（不具合）の調査と対処

医療機器に関する使用中のトラブルについて各部署から依頼が入った場合は，迅速な対応が求められる。日頃からスタッフ間でリスクの洗い出しを行い，トラブルの芽を事前に摘むことが重要である（図5）。

他部署と連携して，気軽に相談できる信頼関係を築くことも大切である。

図5 トラブルに関する情報共有

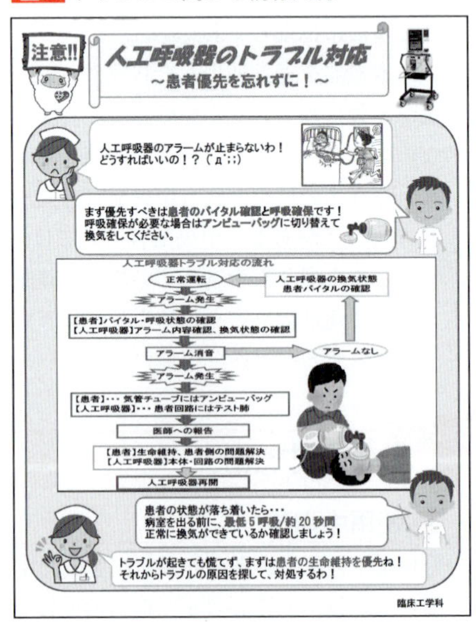

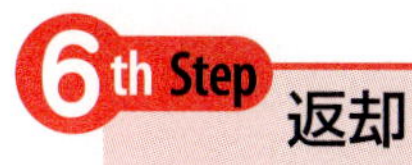

返却

医療機器の返却受付

医療機器の返却は貸出受付同様，バーコードを読み取り処理する。

使用した消耗品(ディスポーザブル回路など)は使用部署で廃棄する。

感染症患者に使用した機器は，使用部署が一次処理(清拭など)を行う。

①稼働率を高めるためには，稼働状況の把握，使用後の速やかな返却と点検整備の徹底が重要である。

②指定された消毒薬を用いて機器の清拭を行う。

消毒・滅菌

消毒・滅菌
⇒　p.332も参照

感染症患者に使用した機器は外装部などの消毒を行い，血液や体液が付着した場合には清拭・消毒を行う。

また部品などで滅菌が必要な場合もあるので，取扱説明書を確認しておく。

消毒・滅菌後は破損がないことを目視で確認する。

リユーザブル品に数種の滅菌手法を繰り返すことで損傷を与える可能性があるため十分に注意が必要である。

貸出用機器は医療機器管理室に返却されるため，**感染伝播の媒介となり，感染拡大の危険要因となりうる。**そのため，適切な処理を行うことが重要である。

終業時点検の実施

機器使用後に安全性の劣化や性能などの問題を発見するもので，外観点検と作動点検，機種によっては，診療を受けていた患者の状態も確認し，安全に実施できたかを確認する(表4)。

医療機器管理室などで集中管理される機器は，臨床工学技士などにより詳細な点検が行われ，始業点検の一部を行った使用可能な状態で保管されるため，始業点検を簡略化することができる。

①医療機器以外の器材・備品の有無や，外観も確認しておく。

②使用中の動作に異常が見つかった場合，インシデントやヒヤリハットの報告を速やかに行う。

表4 終業時点検表（例：輸液ポンプ）

No	点検方法	評価
1	使用中の動作に異常はなかったか	合・否
2	本体，電源コード，ドロップセンサなど清拭したか	合・否
3	感染症患者に使用後，指定された消毒液で清拭したか	合・否
4	気泡検出部，閉塞検出部などに薬液による汚れがない	合・否
5	装置本体，ポールクランプに破損などがない	合・否
6	電源コードにキズ，腐食がない	合・否
7	ドアロックレバー，滴下センサに破損がない	合・否

7th Step 保守点検・修理・再評価

定期点検

学生が何を学ぶべきか

保守点検とは

清掃，校正（キャリブレーション），消耗部品の交換など，使用時の不具合を予防することを目的とした定期的に行う作業である。
日常点検（始業時，使用中，終業時）と定期点検がある。

定期点検は日常点検と異なり詳細な点検や消耗部品の交換などにより**機器の性能の維持を確保する**ために行われる（図6）。このため定期点検には，専門的知識や技術が必要とされるとともに必要な工具や検査機器（測定機器）などを用いて実施される。

機器の性質や性能などにより細部の点検項目は異なるものの大きく分類すると，電気的安全性点検，外観点検，機能点検，性能点検から構成され，その他，定期交換部品の交換などが含まれる（表4）。機器の精度，機能を維持するためには定期的な交換が必要になる（表5）。交換部品はメーカー，機種によって異なる。

図6 定期点検フローチャート例

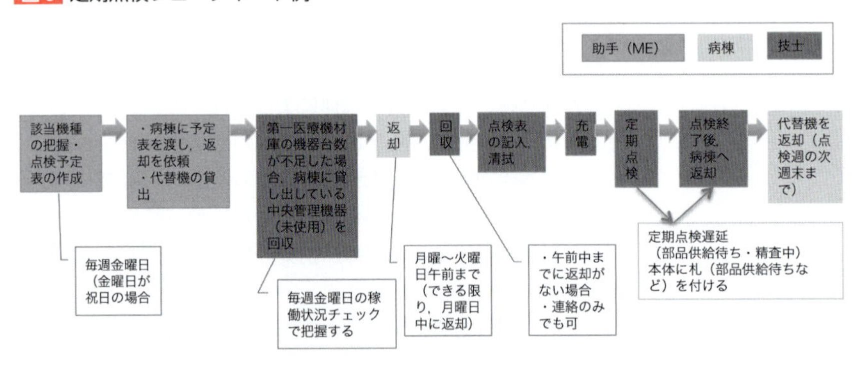

表4 定期点検（例：輸液ポンプ）

工程	点検項目		評価
準備	消毒液（消毒が必要な場合），専用輸液セット，薬液ボトル，メスシリンダ，ストップウォッチ，圧力計，電気的安全測定器を準備する。 ※メスシリンダ，圧力計は，ポンプテスタで代用可		合・否
電気的安全性点検	外装漏洩電流検査	正常状態（100 μA以下）	μA
		単一故障状態（500 μA以下）	μA
	接地漏洩電流検査	正常状態（500 μA以下）	μA
		単一故障状態（1,000 μA以下）	μA
	接地線抵抗（0.1 Ω以下）		Ω
外観点検	筐体，ラベル等にキズ・汚れ・変形がない		合・否
	滴下センサにキズ・汚れ・変形がない		合・否
	電源コードおよびプラグにキズ・汚れ・変形がない		合・否
機能点検	セルフチェックでランプ・ブザー・駆動系に異常がない		合・否
	流量・予定量の設定が問題なくできる		合・否
	積算量が予定に達したとき完了表示が出る		合・否
	積算量がクリアできる		合・否
	ブザー音量の切り替えができる		合・否
	電源の入／切ができる		合・否
	ヒストリー表示ができる		合・否
	チューブクランプが正常に機能する		合・否
	早送りができる		合・否
性能点検	専用輸液セットを用い25 mL/hrの設定で±2.5 mL（10%）以内		mL
	閉塞警報が規定（L，M，H）範囲内に発生 Mの場合；120 kPa ※設定圧はメーカー・施設で異なる		kPa
	専用輸液セットで気泡を送り気泡警報が発生 ※メーカーによって気泡検出レベルを設定できる		合・否
	滴下センサ接続時以下の警報が発生 流量異常，滴下センサなし，空液		合・否
	バッテリーで90分以上動作できる（流量：25 mL/hr）		合・否
交換部品・備考			

注意1：点検をする前にAC電源コードに接続し24時間以上充電する。
注意2：点検終了後は，次の使用のため，必ず再充電する。

表5 定期交換部品（例：輸液ポンプ）

部品名	耐用寿命	交換の目安
バッテリー	2年	満充電しても，短時間で電池電圧低下警報が鳴る
モータユニット	6年	流量の異常，動作中に異音がする
フィンガーユニット	6年	停止中の滴下発生，流量の異常
制御回路	6年	セルフチェックで頻繁にエラーがでる

注意1：バッテリ以外の定期交換部品が耐用寿命を超えた場合は，部品交換を含む総合的な点検修理をメーカーに依頼する。
注意2：気泡センサ，閉塞検知センサ，滴下センサなども経年使用による劣化や，しきい値のずれにより調節交換が必要になる。

1 電気的安全性点検

測定器(JISで規定されたもの)などを用い，接地漏れ電流，外装漏れ電流，患者漏れ電流，接地線抵抗などの測定を行うもので，各機器に共通する基本的安全性点検である(図7)。

図7 電気的安全性試験

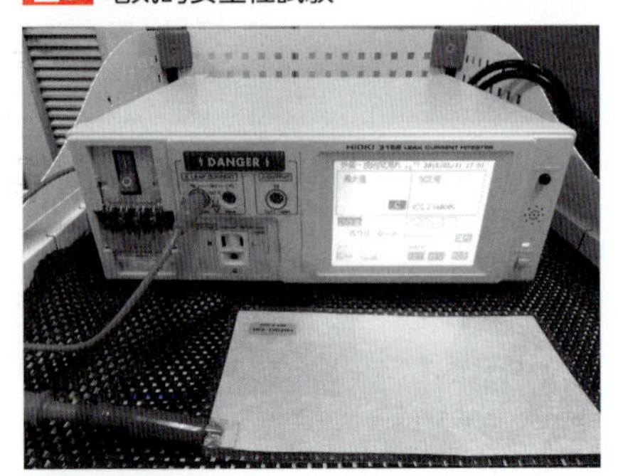

2 外観点検

筐体のキズ，汚れ，変形やケーブル類のキズ，汚れ，変形などの検査を行うもので，機器の外観を観察して行う点検である。

3 機能(動作)点検

機器の操作などにより表示や警報，動作が正常に作動し機器のもつ本来の機能が正常に作動するかを確認する点検である。詳細な内容は機器により異なるため，取扱説明書や製造販売業者の確認を行い点検項目を修正する。

学生が何を学ぶべきか

機能(動作)点検を繰り返し行うことで機器の特性を把握できるようになる。急なトラブルにも迅速に対応できる。

学生が何を学ぶべきか

点検終了後はあらかじめ施設間で決めた初期設定に戻す。設定値はもとより警報値も忘れずに設定することが重要である。
最近はデフォルト値で立ち上がる機器も増えている。

4 性能点検

測定機器を用い，機器のもつ本来の性能が維持されていることを確認する点検である。詳細な内容は機器によって異なるため，取扱説明書や製造販売業者の確認を行い点検項目を修正する。

5 部品交換

バッテリー，可動部消耗部品など定期的に交換する必要のある消耗部品の交換を行う。

院内修理

修理が必要と認められた場合，院内修理または外部委託かを判定する。

臨床工学技士が院内修理をする場合は，**製造販売業者と連携して対応することが重要である**。また機器の性能および安全性に重大な影響を及ぼす可能性のある修理については，作業に必要な知識および技能を有する者でかつ製造業者の許可を受けた

学生が何を学ぶべきか

修理とは

故障，破損，劣化などの箇所を本来の状態に復帰させることをいう。故障などの有無にかかわらず解体のうえ点検し，必要に応じて劣化部品の交換を行うオーバーホールの作業も含む。

者が行う（図8）。

修理後，必ず受入点検を実施し安全性と信頼性を確認する。

図8 点検修理依頼表

受付番号－　　　　　　　　書式－002

医療機器点検・修理依頼書

平成　年　月　日

臨床工学科　殿

下記のとおり、医療機器の点検・修理を申請します。

依頼者	所属			
	依頼者			
	連絡先	（内線）		
依頼機器名				
機器(ME) No			ｼﾘｱﾙ No	
依頼内容（具体的に）				
不具合発生時アラームの種類（正確に）				
使用状況・設定				
緊急度	□ 至急	□ 短期	□ 通常	
代替機器の必要性	□ 必要	□ 不要	※ 代替機器が用意できない場合があります	

――― 以下の内容は、臨床工学科が記入します ―――

受付日	平成　年　月　日		受付担当技士	
代替準備	□可能　□不要　□不能		（備考）	
業務期間	平成　年　月　日 ～ 平成　年　月　日		計	□［　］週 □［　］日 □［　］時間
対処形態	□ 確認	□ 調整	□ 院内修理	□ 院外修理必要
状況				
対処方法				
担当技士		処理	□ 済	□ 未処理

※ 問い合わせは（PHS）7295 または、（内線）2904

※ 受付時間は、平日日勤帯 8:30～16:30 まで

富山市立富山市民病院　臨床工学科

外部委託

院内修理が不可能と判断した場合，担当者は所属長に報告し，修理業者より修理見積金額を確認，修理依頼するか廃棄もしくは更新するかを決定する。修理依頼の場合は，緊急を要するのかの有無を伝えて依頼する。

1 依頼者への報告

修理を外部委託する場合，要する日数を依頼者（使用者）に伝え，臨床業務に支障が出る場合は，可能な範囲で代替機を製造販売業者に依頼する。

2 修理完了の手続き

修理完了後，担当者は修理報告書（点検証など）を受領する際，故障原因や修理内容の説明を受ける。機器が受入点検で正常状態に復帰したことを確認し，システムに記録した後，機器再使用の許可と関係部門に対する修理完了の連絡をする。

保守点検実施状況などの評価

医療機器の特性を踏まえ，保守点検の実施状況，使用状況，修理状況などの評価を行い，必要に応じて保守点検計画を見直す。

分析と改善

返却された機器の状態や保守点検記録，修埋記録をもとに，使用状況を把握する。不適切な使用があった場合は，**安全な操作に関する情報の提供または機器安全操作のための研修を実施**し，医療機器に関する安全性の確保に努める。

故障発生時には管理台帳の保守点検記録や修理記録を確認し，バスタブ曲線などを参考に機器の偶発故障期であるか，摩耗故障期であるかを分析する。

安全性情報・不具合調査

機器の不具合が認められた場合，速やかに医療機器安全管理責任者を通じて，院内の安全管理委員会へ報告する。また「医療機器安全性情報報告書」に記載し，厚生労働省へ報告する。

「医薬品・医療機器等安全性情報報告制度」および「医薬品・医療機器等安全性情報」を活用して管理する。

記録の管理

保守点検や修理を実施した場合は，**その内容を記録し，保管しなければならない**。修理記録には製品名，製造番号，管理番号，故障年月日，製造者連絡年月日，修理完了年月日，担当者名を記載し，故障内容および修理の作業内容を具体的に記載する。さらに修理・試験結果も記載し修理や試験が適切に行われたことを証明できるようにする。

学生が何を学ぶべきか

定期点検計画書，点検報告書，修理報告書などの記録と，修理業者の修理および試験の記録の保存期間として3年もしくは有効期間に1年を加えた年数と義務付けられており（薬事法施行規則第190条），これに準拠することが望ましい。

8th Step 機器の廃止および廃棄

機器の廃止および廃棄

学生が何を学ぶべきか

機器の廃止および廃棄は，「医療法」または「廃棄物の処理及び清掃に関する法律」，および環境省の廃棄物処理法に基づく「感染性廃棄物処理マニュアル」などの法律規制を受けるものについてはその規制を遵守し，各施設の「廃棄物管理規定」に従って行う。

不必要になった医療機器は管理台帳に廃棄年月日を記録して，**速やかにかつ適正な廃棄をする。**必要な場合は，更新手続きを行う。

廃止および廃棄の対象となる機器

①部品供給ができず修理不可能な機器，または致命的な故障があり修理に多額な経費を必要とする機器。

②耐用年数が過ぎ整備調整を行っても機能，特性および信頼性が現時点の要求水準に満たない機器。

③現時点および将来的に使用の見込みがない機器。

（熊代佳景）

■参考文献

1）日本臨床工学技士会：医療機器の保守点検に関する計画の策定及び保守点検の適切な実施に関する指針, Ver 1.02.
2）日本臨床工学技士会：医療機器安全管理指針, 医療機器管理指針策定委員会, 第1版, 2013年7月.
3）日本臨床工学技士会：医療機器安全管理指針Ⅱ－適正使用のための研修－, 医療機器安全管理指針策定委員会, 2014年10月.
4）日本臨床工学技士会：基本業務指針2010, 医療機器管理業務指針.
5）臨床実習問題対策検討合同委員会, 日本臨床工学技士会・日本臨床工学技士教育施設協議会：臨床実習指導ガイドライン改訂版（平成25年度）.
6）日本医療機器学会：MDIC標準テキスト 第3版. 2010.
7）那須野修一, 編：医療機器の安全管理－医療機器に係る安全管理のための体制確保に係る運用上の留意点について」から考える－. Clinical Engineering, 19(10), 2008.
8）日本臨床工学技士会, 編：ME室ハンドブック－医療機器中央管理のすべて－. じほう, 2006.

2 医療機器安全管理

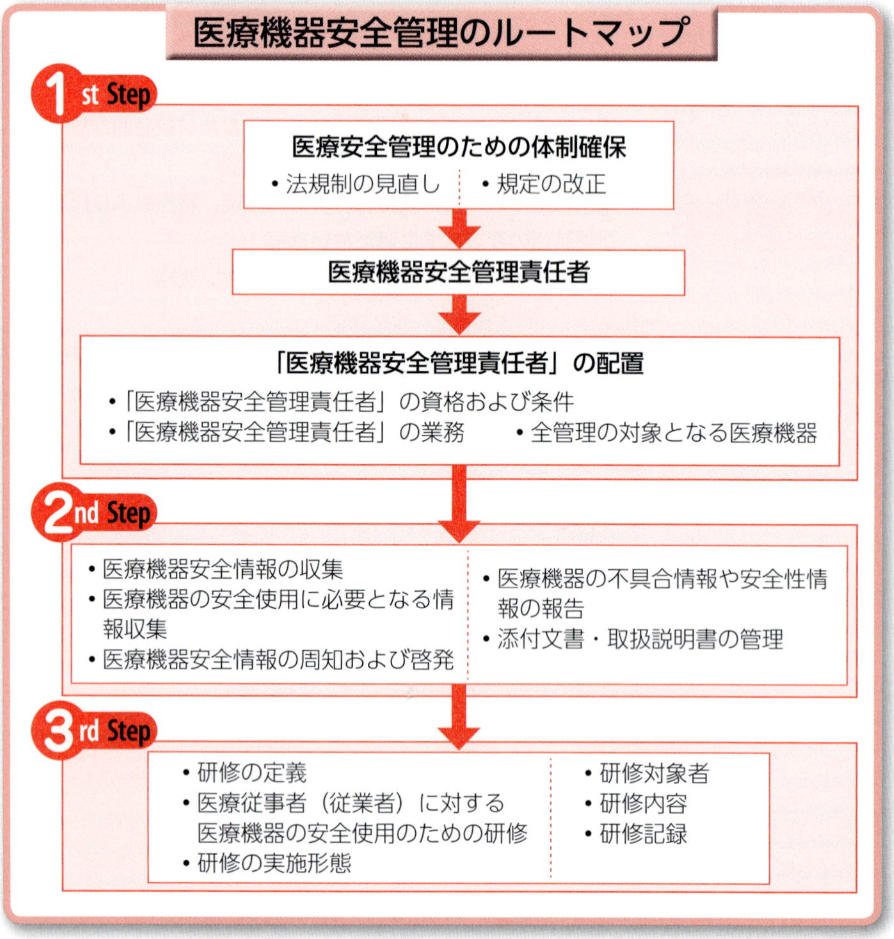

医療機器安全管理のルートマップ

1st Step

医療安全管理のための体制確保
- 法規制の見直し
- 規定の改正

↓

医療機器安全管理責任者

↓

「医療機器安全管理責任者」の配置
- 「医療機器安全管理責任者」の資格および条件
- 「医療機器安全管理責任者」の業務
- 全管理の対象となる医療機器

↓

2nd Step
- 医療機器安全情報の収集
- 医療機器の安全使用に必要となる情報収集
- 医療機器安全情報の周知および啓発
- 医療機器の不具合情報や安全性情報の報告
- 添付文書・取扱説明書の管理

↓

3rd Step
- 研修の定義
- 医療従事者（従業者）に対する医療機器の安全使用のための研修
- 研修の実施形態
- 研修対象者
- 研修内容
- 研修記録

1st Step 医療機器安全管理責任者

厚生労働省は「良質な医療を提供する体制の確立を図るための医療法等の一部を改正する法律」(法律第84号)により医療法(昭和23年法律第205号)の一部が改正された第五次改正医療法を2006年(平成18)6月21日に交布し，2007年(平成19)3月30日付の厚生労働省医政局長通知(医政発第0330010号)によって

「医療安全関連通知」が出され，2007年(平成19)4月1日に施行された。この改正医療法により，病院，診療所または助産所の管理者が講じるべき医療機器にかかる安全管理のための体制確保の措置が新たに4項目義務付けられた。(表1)

表1 改正内容(医療機器の保守点検・安全使用に関する事項のみ抜粋)

1) 医療機器の安全使用を確保するための責任者(医療機器安全管理責任者)の設置
2) 従事者に対する医療機器の安全使用のための研修の実施
3) 医療機器の保守点検に関する計画の策定および保守点検の適切な実施
4) 医療機器の安全使用のために必要となる情報の収集，その他医療機器の安全確保を目的とした改善のための方策の実施

2007年(平成19)4月に厚生労働省から改正医療法「医療安全関連通知」が出され，医療機器を安全に使用するための指針が医療機関に義務付けられた。その責任者として「医療機器安全管理責任者」を配置(規則第1条の11第2項第3号イに規定)することが求められている。

医療機器安全管理責任者について

1 資格

・医療機器の適切な使用方法，保守点検の方法など医療機器に関する十分な経験および知識を有する常勤職員
・医師，歯科医師，薬剤師，助産師(助産所の場合に限る)，看護師，歯科衛生士(主として歯科医業を行う診療所に限る)，診療放射線技師，臨床検査技師または臨床工学技士のいずれかの資格を有する者
・医療機器の適切な保守を含めた包括的な管理にかかわる実務を行うことができる者
※「医療機器安全管理責任者」は上記3つの資格条件すべてを満たさなければならない。

臨床工学技士は医療機器に関する十分な知識を有する専門職であり，「医療機器安全管理責任者」として業務を遂行することが望ましい。

2 他の役職との兼務

・病院においては病院管理者との兼務はできない
・医薬品安全管理責任者などの役職との兼務はできる

3 業務

病院などの管理者の指示の下に，次に掲げる業務を行う。

(1) 従業者に対する医療機器の安全使用のための研修の実施
(2) 医療機器の保守点検に関する計画の策定および保守点検の適切な実施
(3) 医療機器の安全使用のために必要となる情報の収集，安全使用を目的とした改善のための方策の実施

4 安全管理のための体制を確保しなければならない医療機器

病院などが管理する「医薬品，医療機器等の品質，有効性及び安全性の確保等に関する法律*1」（昭和35年法律第145号第2条第4項）に規定するすべての医療機器において安全管理体制を確保しなければならない。

***1 医薬品，医療機器等の品質，有効性及び安全性の確保等に関する法律**
2014年（平成26）11月25日〔交布日：2013年（平成25）11月27日〕に施行された「薬事法等の一部を改正する法律」により，法律の名称（題名）が「薬事法」（昭和35年法律第145号）から「医薬品，医療機器等の品質，有効性及び安全性の確保等に関する法律」に改称された。また，厚生労働省は略称として，「医薬品医療機器等法」を用いている。主に医療機器の製造（輸入販売）業者，修理業者などの業者側を規制している。医療機器の保守点検と修理は区別されており，保守点検に関しては医療機関で実施するための情報の提供を製造業者に義務付けている。また，より高度な技術を要する修理行為は，許可を得た修理業者のみが行うことができる。

補足：上記に該当する医療機器が病院以外の在宅などで使用される場合や他の病院などに貸し出された場合も含まれる。

医療機器の安全管理体制を確保するうえでは保守点検の実施が不可欠であり，臨床工学技士は医療機関内において医療機器の保守点検を行うことができる専門職である。“より適切”に“より確実”にするためには，「医療法*2」および「医薬品，医療機器等の品質，有効性及び安全性の確保等に関する法律」に明記されているように医療機関側と医療機器業界側が互いの役割を十分に理解し，的確に遂行し合うなか上手に連携および協力することが重要である。（図1）

***2 医療法**
医療機器の保守点検は医療機関が自ら行うべき業務とされているが，自ら実施できない場合は適切な業者に外部委託を行うことができる。また，立入検査要綱に医療機器の保守点検が検査項目として挙げられている。

2nd Step 医療機器安全情報

前項で説明した「医療機器安全管理責任者」は医療機器の不具合情報や健康被害，その他医療機器に関する安全性情報や安全使用に必要な情報を製造販売業者や関係機関などから一元的に収集するとともに，得られた情報を当該医療機器の従業者に対して適切に提供しなければならない。

***3 臨床工学技士法**
臨床工学技士の業務は，生命維持管理装置の操作および保守点検を行うこととなっている。また，医療機関内においては医療機器の修理を行うことができるとされている。

医療安全情報の収集

医療機器などに関する安全情報として，厚生労働省，PMDA（独立行政法人 医薬品医療機器総合機構），日本医療機

図1 医療機器の保守点検および修理に関する法規制の概要

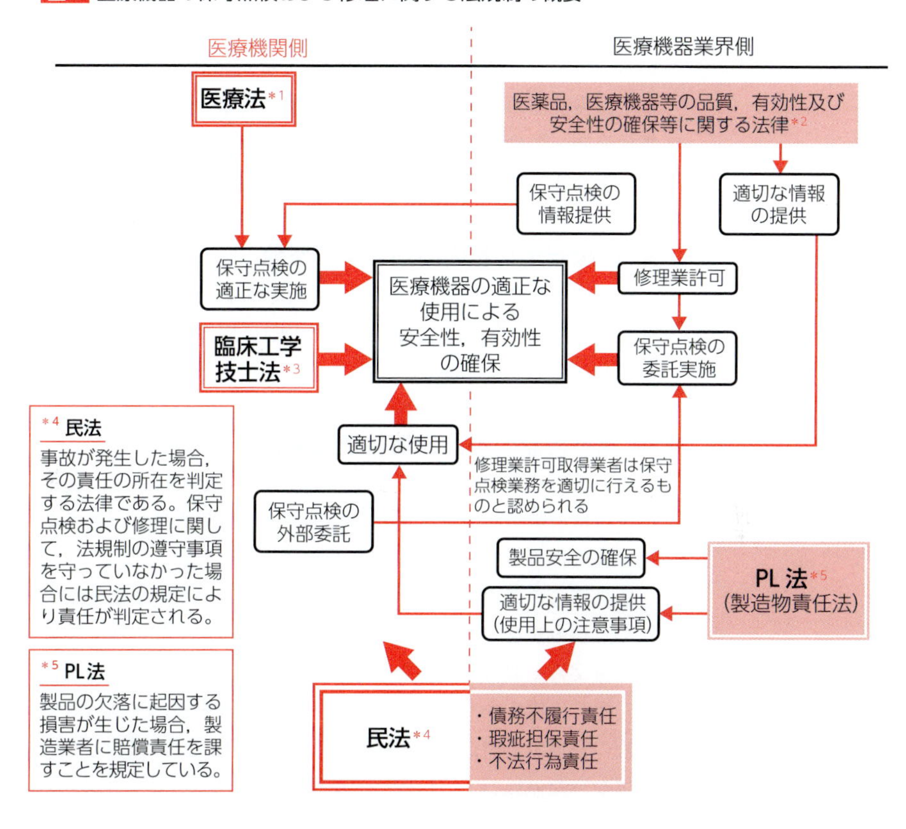

Step up Column

「医療機器安全管理料Ⅰ」

「医療機器安全管理料Ⅰ」とは病院が医療機器の安全管理により得ることができる唯一の診療報酬である。臨床工学技士が配属していないと請求できない診療報酬であるため，臨床工学技士にとってはとても重要である。

臨床工学技士が配置されている保険医療機関において，生命維持管理装置を用いて治療を行う場合は100点/月を算定できる。

【算定基準】

1. 医療機器安全管理に係る常勤の臨床工学技士が1名以上配置されている
2. 医療に係る安全管理を行う部門（医療安全管理部門）が設置されている
3. 「医療機器安全管理責任者」が配置されている
4. 従業者に対する医療機器の安全研修が計画的に実施されている
5. 医療機器の保守管理（保守点検に関する計画の策定および実施，医療機器の安全使用のための情報収集など）が適切に行われている

能評価機構および臨床工学技士に関係する学会・研究会などから配信される情報を収集する。

医薬品や医療機器による副作用・感染症・不具合などは，製造販売業者からの企業報告制度があり，医療機関からは医薬品・医療機器等安全性情報報告制度により報告が義務付けられ

PMDAS：Pharmaceutical and Medical Devices Agency

ている。報告された情報は厚生労働省において収集され，PMDAが「医薬品・医療機器等安全情報」として情報提供している（PMDAホームページ　https://www.pmda.go.jp/）。その他，医療機器の安全性に関する自主点検通知・添付文書の改訂指示通知・医療機関や学会などからの医療事故およびヒヤリ・ハット情報の集計分析結果なども提供されている。

医療安全情報の周知および啓発

医療機器安全管理責任者は得られた情報を自施設内の関係従業者もしくは全体へ適切（迅速かつ確実）に周知および啓発をしなければならない。

医療機器の不具合情報や安全情報の報告

改正薬事法が2005年（平成17）4月1日に完全施行され，従来の医療機器製造販売業者側からの不具合情報報告義務だけでなく，医療従事者側からの報告も義務付けられた。

医療機器の使用に当たっては，製造販売者が指定する使用方法や点検方法を守ることは必要最低限であるが，製造販売業者が添付文書や取扱説明書などで規定する方法では不具合や副作用を生じ，適正かつ安全な医療の遂行に支障をきたす場合は，病院の管理者・製造販売業者および厚生労働大臣に報告しなければならない（図2，3）。

図2 医療安全情報報告の流れ

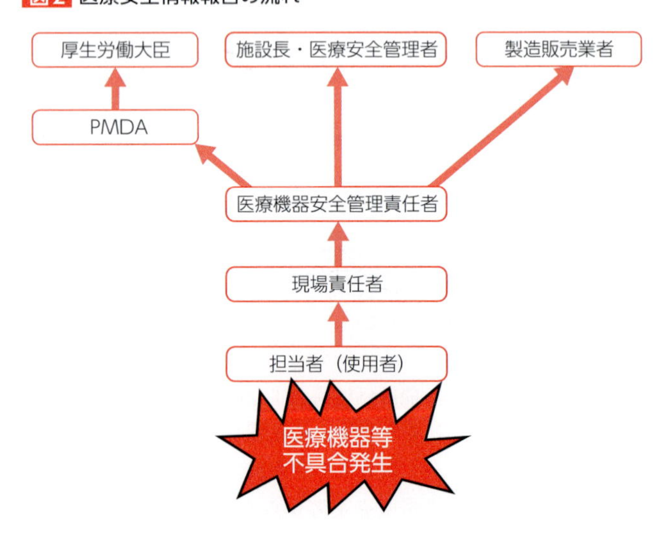

図3 医療機器安全性情報報告書

別紙 2

医療機器安全性情報報告書

☆医薬品医療機器法に基づいた報告制度です。**記入前に裏面の「報告に際してのご注意」をお読みください。**

患者ｲﾆｼｬﾙ	不具合・健康被害発現年齢 歳	身長 cm	その他特記すべき事項 □ 飲酒 （　　　　）
性別 □男 ・□女	妊娠： □無 ・□有（妊娠　　週）・□不明	体重 kg	□ 喫煙 （　　　　） □ ｱﾚﾙｷﾞｰ （　　　　） □ その他 （　　　　）

○不具合・健康被害の原因と考えられる医療機器（特定できない場合は複数記載していただいて結構です。）

製品名			
製造販売業者名			
承認番号		ﾛｯﾄ番号・製造番号・JANｺｰﾄﾞ（任意）	

○不具合・健康被害の状況
医療機器の不具合：□無 ・ □有（内容：　　　　）
患者等の健康被害：□無 ： □有（内容：　　　　）

○医療機器の不具合・健康被害の発生経緯（不具合・健康被害が発生した日時とその後の発生）

使用開始日時 不具合発生日時	年　月　日　時 年　月　日　時	その後の発生 （再現性）	年　月　日　時 年　月　日　時

○医療機器の用途（使用目的、併用した医療機器／医薬品）

○医療機器の取扱者 □医師□歯科医師□臨床工学技士□診療放射線技師□看護師□患者 □その他（　　）

○不具合・健康被害後の患者等の症状、処置等に関する経過及びコメント
年　月　日

○医療機器の構造的、材質的又は機能的欠陥に関するコメント

○報告者意見欄（再発防止の対処方法、類似した不具合・健康被害が発生する危険性、類似した不具合により想定される健康被害の程度等）

報告日：　年　月　日（既に医薬品医療機器総合機構へ報告した症例の続報の場合はチェックしてください 。→□）
報告者 氏名：　　（職種：　　）
施設名（所属部署まで）：　（安全性情報受領確認書を送付しますので住所をご記入ください。）
住所：〒
電話：　　FAX：

○ 製造販売業者への情報提供の有無　□報告済 ・□未
○ 現品（医療機器）の製造販売業者への返却　□返却済 ・□未
※発生原因の追求、安全対策の検討のため、製造販売業者への情報提供・現品返却にご協力をお願いいたします。

生物由来製品等感染等被害救済制度について：□患者が請求予定 □患者に紹介済み □患者の請求予定はない
□制度対象外（生物由来製品でない。非入院相当ほか） □不明、その他
※生物由来製品を介した感染等による重篤な健康被害については、生物由来製品等感染等被害救済制度があります（詳細は裏面）。

FAX 又は電子メールでのご報告は、下記までお願いします。
（FAX：0120-395-390 **電子メール：anzensei-hokoku@pmda.go.jp 医薬品医療機器総合機構安全第一部情報管理課宛**

Step up Column

「医薬品・医療機器等安全性情報報告制度」

医療の現場において医薬品または医療機器の使用によって発生する健康被害などの情報（副作用情報，感染症情報および不具合情報）を「医薬品，医療機器等の品質，有効性及び安全性の確保等に関する法律」に基づき医療従事者がPMDAを窓口に厚生労働大臣に報告する制度である。報告された情報を専門的観点から分析，評価して必要な安全対策をとるとともに広く医薬関係者に情報提供して市販後の安全対策確保を図ることを目的としている。

「医療機器安全性情報報告書」については，PMDAのホームページの「医薬品医療機器法に基づく副作用・感染症・不具合報告（医療関係者向け）

https://www.pmda.go.jp/safety/reports/hcp/pmd-act/0003.html」を参照のこと。（図3）

添付文書，取扱説明書の管理

医療機器の使用および保守点検などを行う際には，添付文書や取扱説明書に従うことが必要である。これらの文書に沿った使用および管理を行うことで安全かつ信頼性の高い医療機器の提供が可能となる。

1 医療機器の添付文書の見方

医療機器の添付文書は「医薬品，医療機器等の品質，有効性及び安全性の確保等に関する法律」（第63条の2第1項）の規定に基づき，当該医療機器の適応を受ける患者および使用者の安全を確保し適正な使用を図るために，医療従事者に対してリスクや注意事項などの必要な情報を提供することを目的としたものである。

さらに，製造販売業者は添付文書だけでは十分に情報が提供できない場合には，添付文書のほかに取扱説明書（保守点検マニュアルを含む）に記載することが規定されている。添付文書は法的位置付けにおいては取扱説明書より高位であり医療機器には必須のものである。

2 添付文書の様式と記載項目

厚生労働省により詳細な記載項目・順序が定められており，原則としてA4判8ページ以内で作成されている（平成26年10月2日付薬食発1002号第8号より）。

①作成または改訂年月　②承認番号等　③類別および一般的名称等　④販売名　⑤警告　⑥禁忌・禁止　⑦形状・構造および原理等　⑧使用目的または効果　⑨使用方法等　⑩使用上の注意　⑪臨床成績　⑫保管方法および有効期間等　⑬取扱い上の注意　⑭保守・点検に係る事項　⑮承認条件　⑯主要文献および文献請求先　⑰製造販売業者および製造業者の氏名または名称等

3 添付文書および取扱説明書の保管

医療機器の使用や保守点検を行う際には添付文書や取扱説明

書などで指定されている方法を遵守しなければならない。また添付文書および取扱説明書を適切に保管・管理し，使用者がいつでも参照できる環境づくりが必要である。そして，医療機器製造販売業者から提供される添付文書および取扱説明書は，紙媒体および電子媒体があるため双方で管理することが望ましい。

3rd Step 医療機器安全教育

近年，医療機器における開発技術は目覚ましく発展を遂げている。そして診断・治療など医療の重要な役割を担っていることは間違いないだろう。その反面ますます高度化・複雑化する先進医療に伴い，多種多様な医療機器が医療機関内に配置されているため，いくら優れた医療機器でも使用および保守を適切に行わなければ，効果的な医療を行えないばかりか，生命の維持にまで大きく影響を及ぼすことになりかねない。実際に医療従事者への教育不足による医療機器の不適切な使用や不十分な保守による事故が発生しているのも事実である。

医療機器を適正に使用するためには，医療従事者の知識・技術の向上・維持が必要不可欠であり，その実施方法や手順を定め計画的に教育・研修しなければならない。また，全体研修・現場訓練・新人教育など効果的な教育訓練が実施できる体制を整備しておく必要がある。

研修の定義

医療機器の安全使用のための研修は，個々の医療機器を適切に使用するための知識および技能の習得または向上を目的として行われるものとし，具体的には次に挙げるものがある。

1 新しい医療機器導入時の研修

病院などにおいて使用した経験のない新しい医療機器を導入する際には，当該医療機器を使用する者に対して研修を行い，その内容について記録すること。なお，体温計・血圧計など，当該病院などにおいて既に使用しており，操作方法などが周知されている医療機器に関しては，この限りではない。

2 特定機能病院における定期研修

特定機能病院においては，特に安全使用に際して技術の習熟が必要と考えられる医療機器に関しての研修を年2回程度定期的に行い，その実施内容について記録する。

なお，特に安全使用に際して技術の習熟が必要と考えられる医療機器には次に挙げる医療機器が含まれる。

①人工心肺装置および補助循環装置
②人工呼吸器
③血液浄化装置
④除細動器（AED：自動体外式除細動器を除く）
⑤閉鎖式保育器
⑥診療用高エネルギー放射線発生装置（直線加速器等）
⑦診療用粒子線照射装置
⑧診療用放射線照射装置（ガンマナイフ等）

（平成19年3月30日付医政指発第0330001号，医政研発第0330018号および平成20年3月28日付医政発第0328004号）

AED：automated external defibrillator

Step up Column

特定機能病院

特定機能病院とは，1993年4月施行の医療法の第2次改正によって制度化された医療機関の機能別区分として，高度先端医療行為を必要とする患者に対応する病院を示す。集中治療室，無菌病室，医薬品情報管理室などを備え，病床数400床以上，来院患者の紹介率が30%以上などを承認要件とした病院であるが，ここでいう定期研修については特定機能病院に限らず，上記①～⑧の医療機器を保有する医療機関では実施されることが望ましい。

研修の実施形態

研修の実施形態は問わないものとし，病院等において知識を有する者が主催する研修はもとより，当該病院等以外の場所での研修の受講，外部講師による病院等における研修，製造販売業者による取扱説明等も医療機器の安全使用のための研修に含まれる。なお，他の医療安全に係る研修と併せて実施しても差し支えないこととする。

研修対象者

当該医療機器に携わる医療従事者等の従業者（操作者・使用管理者等）であり，実効性が求められるよう全体・現場・新人など研修対象者はそのつど選択する。

研修内容

当該医療機器の①有効性・安全性，②操作方法，③保守点検，④不具合などのトラブル発生時の対応（施設内での報告，行政機関への報告含む），⑤使用に関して法令上遵守すべき事項，など。

※必要に応じて原理・構造説明やトラブル事例などを研修内容に入れることも効果的である。

※自施設で発生したトラブル事例等に関する研修の開催にお

いては，各施設に適した教育および対策が必要であるため，医療安全管理委員会やリスクマネージャー等と合同で開催することが望ましい。

研修記録（図4，5）

研修開催において記録すべき事項

①医療機器の名称

②開催もしくは受講日時・会場

③出席者（フルネーム）・出席人数

④研修項目・内容

⑤研修会場（当該病院等以外の場所での研修の場合）

⑥その他，研修実績に必要とされる資料等

（平成19年3月30日付医政指発第0330001号，医政研発第0330018号）参考

学生が何を学ぶべきか

ワンポイントアドバイス

病院実習先の実習指導者に次の3点を聞くべし！

①医療機器安全管理責任者は誰か。

②医療機器安全情報の入手方法・保管方法について。

③医療機器安全教育の実施方法について。

図4 全体講義（新人研修の様子）

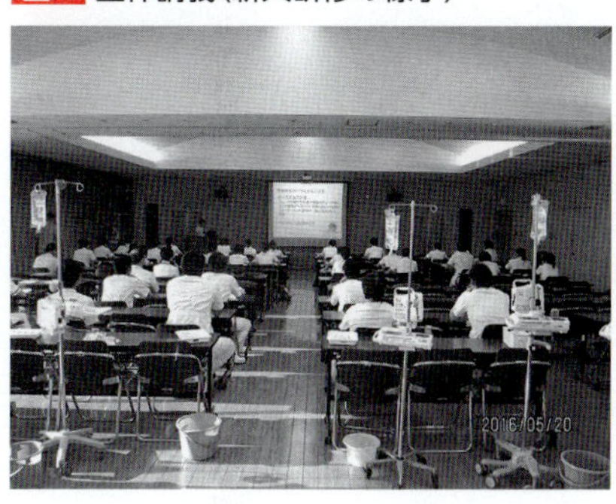

図5 グループ実習・個別指導

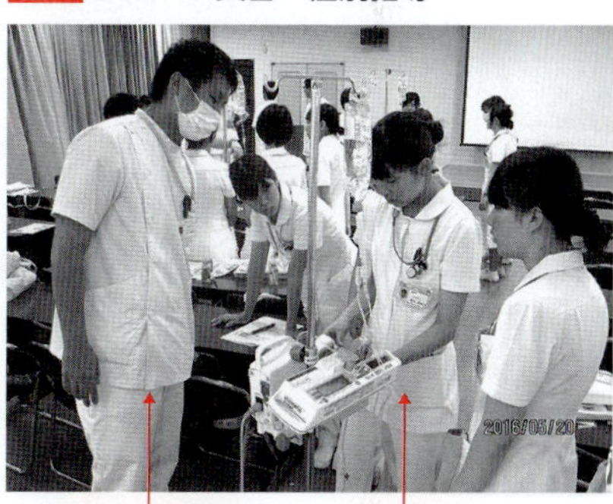

（福岡和秀）

■参考文献

1) 川崎忠行，編：臨床工学　プラクティカル・フルコース．p.514-529，p.551-559，メジカルビュー社，2015．
2) 日本臨床工学技士 施設協議会，監：臨床工学講座 医用機器安全管理学 第2版．医歯薬出版，2015．
3) 日本臨床工学技士会：臨床実習指導ガイドライン（改訂版），2013．
4) 日本臨床工学技士会 医療機器管理指針策定委員会：医療機器安全管理指針Ⅰ．2013．
5) 日本臨床工学技士会 医療機器管理指針策定委員会：医療機器安全管理指針Ⅱ－適正使用のための研修－．2014．
6)「良質な医療を提供する体制の確立を図るための医療法等の一部を改正する法律の一部の施行について」．厚生労働省医政局長通知 医政発第0330010号，2007年3月30日付．
7)「医療機器に係る安全管理のための体制確保に係る運用上の留意点について」．厚生労働省医政局指導課通知 医政指発第0330001号，厚生労働省医政局研究開発医政研発第0330018号，2007年3月30日付．
8) 日本臨床工学技士会　臨床工学合同委員会：臨床工学技士基本業務指針．2010．
9) 日本臨床工学技士会 関連法規検討委員会：臨床工学関連法規集．医薬ジャーナル社，2012．
10) 日本臨床工学技士会 統計調査委員会：臨床工学技士に関する実態調査 施設アンケート結果報告，2014．

3 感染対策 消毒・滅菌

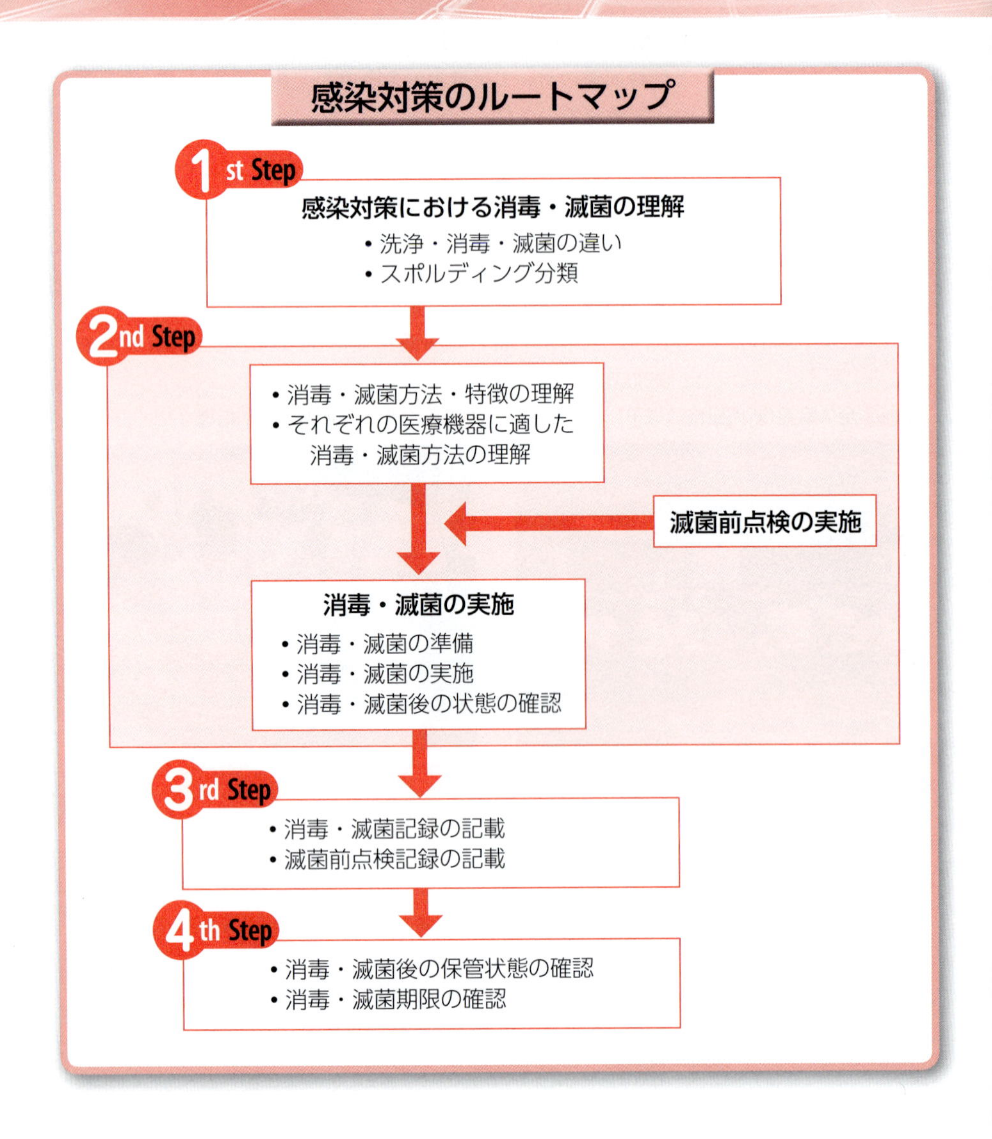
感染対策のルートマップ
1st Step
感染対策における消毒・滅菌の理解
・洗浄・消毒・滅菌の違い
・スポルディング分類
2nd Step
・消毒・滅菌方法・特徴の理解
・それぞれの医療機器に適した消毒・滅菌方法の理解
滅菌前点検の実施
消毒・滅菌の実施
・消毒・滅菌の準備
・消毒・滅菌の実施
・消毒・滅菌後の状態の確認
3rd Step
・消毒・滅菌記録の記載
・滅菌前点検記録の記載
4th Step
・消毒・滅菌後の保管状態の確認
・消毒・滅菌期限の確認

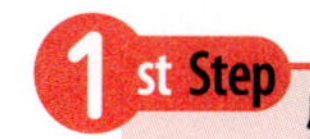

感染対策における消毒・滅菌とは

臨床工学技士の主な役割は,「医療機器の安全確保」である。従って,基礎的な知識として感染対策にまつわる「洗浄・消毒・滅菌の知識」は必ず知っておかなければならない。臨床工学技士は医療機器を通じて,さまざまな場面で感染対策に関わることになる。

業務指針が改定されたことにより,透析センター,人工心肺などの人工臓器の操作から医療機器の管理,また清潔補助業務に至るまで直接的に感染の問題に直面している。また,医療機器の進歩は急速で,教育施設で教わっていない医療機器と操作や管理を実際の臨床現場で行わなければならないことがある。そうした場面においてもその機器・器具の洗浄・消毒・滅菌に関して情報を入手し,適切な方法で感染対策を行う必要がある。

病院や施設内で問題となる感染症の発生は,

①入院中の治療や処置に関連した感染
②抵抗力の低下に伴う日和見感染
③医療従事者の針刺事故などによる職業感染
④市中感染症の院内への持ち込みによる感染

などが原因として挙げられる。

病院においては,これらの原因による感染症の発生を予防し,また,感染症が発生した場合にその拡大を防ぐことが重要となる。

本項目では,そのなかでただ単に消毒・滅菌に関する学習をするだけでなく,なぜ医療機器管理に消毒・滅菌の知識が必要になるのかを考え,基礎知識をもとに臨床実習や臨床現場での取り扱いにつなげてほしい。

院内感染対策に関連する法令等

1 感染症法

「感染症の予防及び感染症の患者に対する医療に関する法律」(以下,「感染症法」)に則り,以下の患者,疑似症患者,無症状病原体保有者などを診断したときには管轄の保健所に届出を行う。すべての医療機関において,感染症の患者などを診断(死亡検案事例も含む)したときの届出。

・一類感染症患者(疑似症患者,無症状病原体保有者を含む):直ちに届ける
・二類感染症患者,無症状病原体保有者:直ちに届ける

- 三類感染症患者，無症状病原体保有者：直ちに届ける
- 四類感染症患者，無症状病原体保有者：直ちに届ける
- 五類感染症患者(全数把握)(後天性免疫不全症候群，梅毒は無症状病原体保有者を含む)：7日以内に届ける
- 新感染症にかかっていると疑われる者：直ちに届ける
- 指定感染症患者：指定時に定める期限までに届ける
- 指定届出機関においては，五類感染症のうち定点把握も届け出る
- 「感染症法」に規定される届出は最寄りの保健所長を経由して都道府県知事に届け出る。
- 「感染症法」において，届出をしなかった医師には罰則規定が設けられている(50万円以下の罰金)

2 労働安全衛生法関連

ここでは，事業者を医療機関の管理者と同義として考える。

- 事業者は，病原体等による健康障害を防止するため必要な措置を講じなければならない。
- 事業者は，労働者を就業させる建設物その他の作業場について，清潔等に必要な措置及び労働者の健康，風紀および生命の保持のため必要な措置を講じなければならない。
- 事業者は，労働者を雇い入れ，または労働者の作業内容を変更したときは，業務に関して発生するおそれのある疾病の原因および予防に関する内容等の安全または衛生のため必要な事項について，教育を行わなければならない。
- 事業者は，病毒伝播のおそれのある伝染性の疾病にかかった者については，その就業を禁止しなければならない。
- 事業者は，病原体により汚染された排気，排液または廃棄物については，消毒，殺菌等適切な処理をした後に，排出し，または廃棄しなければならない。
- 事業者は，病原体による汚染のおそれの著しい業務に従事する労働者に使用させるために，保護手袋，保護衣，保護眼鏡，呼吸用保護具，履物等適切な保護具を備えなければならない。
- 事業者は，保護具または器具の使用によって，労働者に疾病感染のおそれがあるときは，各人専用のものを備え，または疾病感染を予防する措置を講じなければならない。
- 事業者は，病原体によって汚染のおそれの著しい作業場においては，作業場外に休憩の設備を設けなければならない。
- 事業者は，身体または被服を汚染するおそれのある業務に労

働者を従事させるときは，洗眼，洗身もしくはうがいの設備，更衣設備または洗濯のための設備を設けなければならない。

院内感染対策の組織，権限，業務

1 院内感染対策に関する責任と権限および組織

- 病院，診療所，助産所の管理者(以下，施設管理者)は，院内感染対策など医療安全の確保に関して責任をもつ。
- 病院および有床診療所等の施設管理者は，院内感染対策に関する委員会(ICC)を設置する。

ICC：infection control committee

- 病院および有床診療所等の施設管理者は，院内感染対策に関する委員会の構成員として，施設管理者，看護部，薬剤部門，検査部門，事務部門の責任者および感染症対策専門の医師等の職員を配置する。
- 病院および有床診療所等の施設管理者は，院内感染対策委員会を月に1回程度開催する。
- 病院，有床診療所，助産所の施設管理者は，感染対策の実務的責任者(感染管理者)を任命するほうがよい。
- 病院，有床診療所，助産所の施設管理者は，感染対策チーム(ICT)を組織し，院内感染対策に関する日常活動を行うほうがよい。

ICT：infection control team

2 感染管理者およびICTなどの機能と業務

- 施設管理者は感染管理者に院内感染対策の実施に関する権限を委譲する。
- 施設管理者は院内感染対策の実施に関する財政的措置を行う。
- 施設管理者は院内感染対策を行う職員に体系的な教育と訓練を受ける機会を与える。
- 感染管理者は医師，看護師，薬剤師，臨床検査技師などとするほうがよい。
- ICTは医師，看護師，薬剤師，臨床検査技師，事務職員などの職員で構成するほうがよい。
- 感染管理者およびICTの構成員は，職能団体や学会等の認定する院内感染対策に関する資格を取得するほうがよい。
- 感染管理者あるいはICTは，院内感染対策として職員の健康管理，教育，感染対策相談(コンサルテーション)，発生動向監視(サーベイランス)，対策実施の適正化(レギュレーション)，および介入(インターベンション)を行う。

3 教育，研修

- 感染管理者あるいはICTは，職員を対象として，施設全体あるいは部署や職種を限定して，法令の定めるところにより院内感染対策に関する教育と実習を行う。
- 感染管理者あるいはICTは，院内感染の増加が疑われた場合，あるいは確認された場合は，職員を対象として，施設全体あるいは部署や職種を限定して，院内感染対策に関する教育と実習を行う。
- 感染管理者あるいはICTは，院内感染の状況およびその対策に関する情報を，ニュースレターなどを用いて定期的に関連部署に提供する。

臨床指導者の目

近年，医療機器を通じて，内視鏡センターや手術室，滅菌部門へ関与する臨床工学技士も増えてきている。これらの部門は，院内感染対策においても重要でありICTへの臨床工学技士の関与が求められてきている（図1，2）。

図1 院内感染対策①

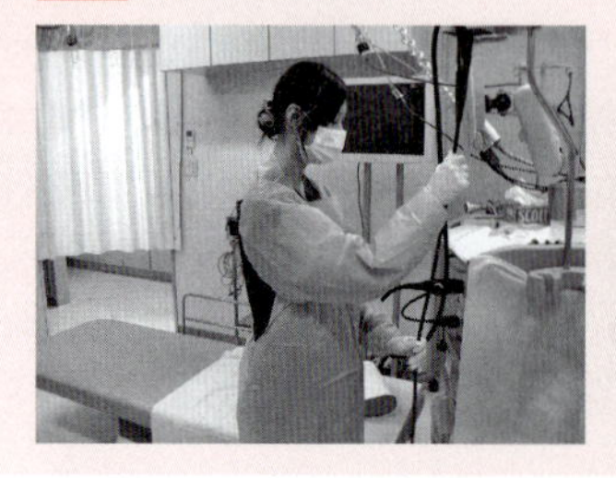

図2 院内感染対策②

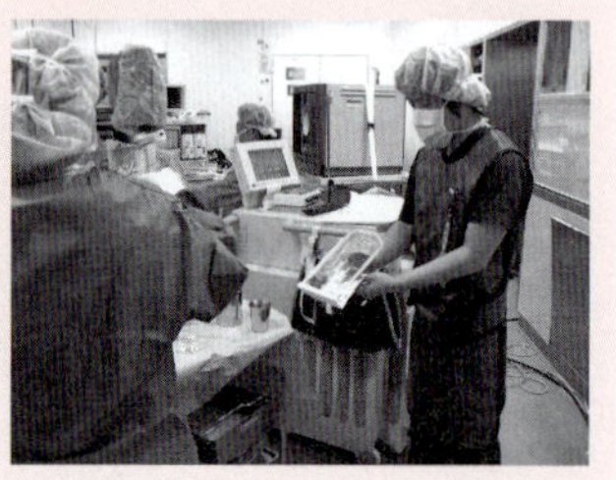

洗浄・消毒と滅菌

医療現場で行っている「洗浄」，「消毒」，「滅菌」についての意味の違いを確認してみよう（表1）。

医療器具は，用途に伴う感染のリスクによってクリティカル，セミクリティカル，ノンクリティカルに分類される（表2）。クリティカル器具は滅菌，セミクリティカル器具は高水準消毒または中水準消毒以上，ノンクリティカル器具は洗浄または低水準消毒以上の処理を行うことが原則とされている。使用した医療機器・器材は廃棄するものと再利用できるものに分けられる。再利用できる使用済みの医療機器・器材は，まず洗浄を行い，その後，適切な消毒・滅菌・保管という工程を経て，再利用する（図3）。

表1 「洗浄」，「消毒」，「滅菌」についての意味の違い

洗浄	対象物からあらゆる異物（汚染・有機物など）を除去すること（表面の付着物を洗い，すすぐこと）
消毒	対象とする微生物について，感染症を惹起しえない水準まで殺滅，または減少させる処理方法（必ずしもすべての微生物の殺滅ではない）
滅菌	すべての微生物を対象として，それらすべてを殺滅または除去する処理方法

表2 スポルディングの分類と処理方法

機器・器材の分類	機器・器材の例	消毒・滅菌のレベル
クリティカル 無菌部位，または血管内に挿入・侵入するもの（歯科器材を含む）	体内埋植器材，外科用器材，その他の手術器材	洗浄＋滅菌
セミクリティカル 粘膜組織および損傷のある皮膚に触れるもの	呼吸器回路（直接，粘膜には接触しないが，器材を通過する空気が呼吸器粘膜に接触するため，セミクリティカルに分類される），喉頭鏡ブレード，気管内チューブ	洗浄＋高水準消毒；ただし，対象器材が耐熱性であれば，高圧蒸気滅菌も可。
ノンクリティカル 損傷のない健常皮膚に触れるもの	便器，血圧計用カフ，聴診器，環境表面	洗浄または，洗浄＋低水準消毒

図3 洗浄と滅菌

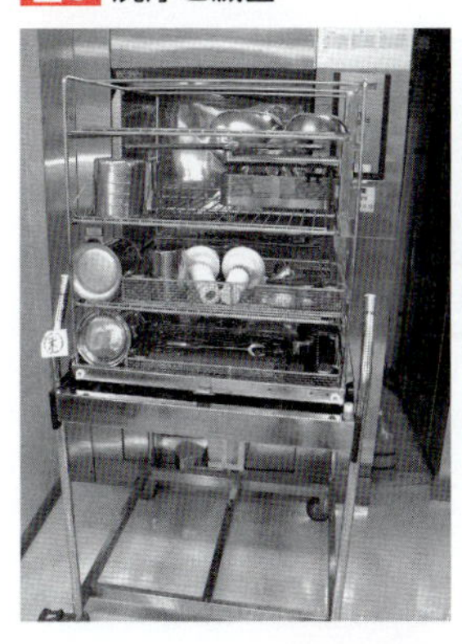

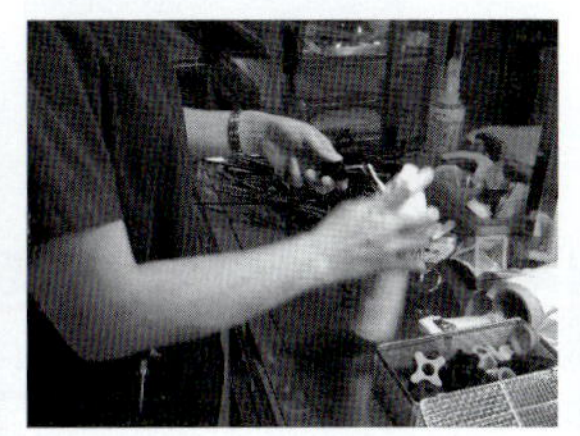

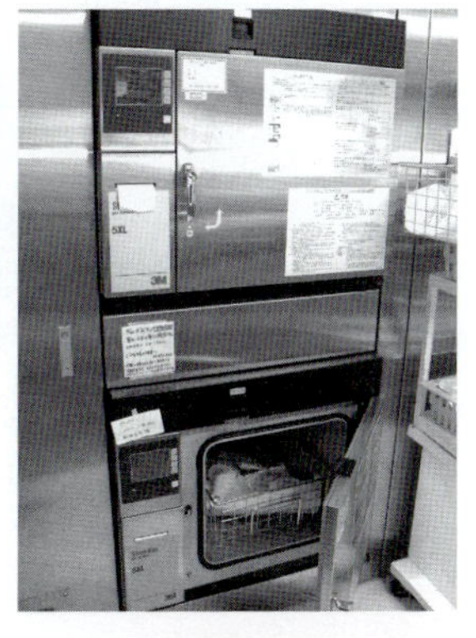

2nd Step 臨床工学技士が知っておきたい洗浄消毒・滅菌

臨床工学技士が医療機器の操作や保守管理を行っていくうえではさまざまな場面において（図4）において洗浄・消毒・滅菌に関する知識が必要になってくる。養成施設で学習するなかで各試験対策だけでなく臨床に直結するという意識をもち，実習先で医療機器・器具に触れる際には，ここで学習したことを思い出してほしい。

図4 CEが中央材料室で得られる効果

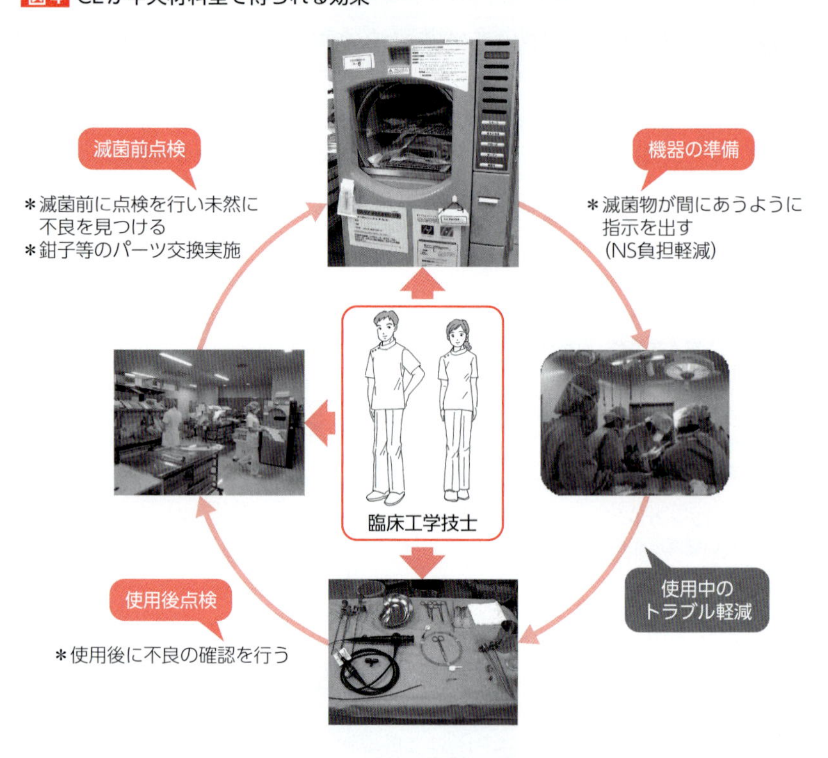

消毒・滅菌前の洗浄の重要性

消毒・滅菌が重要であって洗浄は特に気にしなくてもいいのではと思われがちだが，実際には消毒・滅菌前の洗浄が重要である。また，洗浄工程時の医療機器の破損・故障率も高く洗浄工程における医療機器の保守点検が重要であると最近では注目されている。

血液が付着した医療機器・器材を洗浄しないで消毒液に浸漬した場合には，消毒薬の薬理作用を受けて変性した血液(タンパク質)が器材に固着してしまう。この汚染物の存在は器材の腐食などの原因になるだけではなく，消毒(薬)効果を減少させる。例えば汚染物が高圧蒸気滅菌において蒸気の浸透を不均一にする要因となり，滅菌を不完全にし，滅菌の質が保証できない。

確実な消毒・滅菌を行うためにも事前の洗浄により対象物からタンパク質などの汚れを十分に除去することがきわめて重要となる。洗浄方法はさまざまあり医療機器・器材に適した方法が必要になる。この洗浄方法を間違えると感染対策だけでなく

学生が何を学ぶべきか

臨床工学技士は，「医療機器の安全確保」を役割とするが使用時の安全確保だけでなく使用前の安全確保も大切である。誤った洗浄による医療機器・器具の故障を未然に防ぐことも重要な役割である。例えば，超音波洗浄機での洗浄不可な医療器具を超音波洗浄機で洗浄し，プラスチック部が破損した例もある。

医療機器の故障にまでつながる可能性がある。洗浄方法は，用手洗浄と専用洗浄機器による洗浄の2種類に分類される（表3）。

表3 洗浄方法の種類

用手洗浄	–	ブラシやスポンジを用いて物理的に汚れを除去する洗浄方法で，複雑な構造をもつ機器が対象となる
専用洗浄機器	ウォッシャーディスインフェクター	汚染器材をそのままセットし，洗浄・熱水消毒・乾燥までの工程を自動で行うことができる
	超音波洗浄装置	超音波の作用により，水や溶剤の振動を利用する洗浄方法でボックスロック部など入り組んだ器材の洗浄に適している
	浸漬洗浄装置	温度管理（40～45℃）にした洗浄液に浸漬することにより汚染物質を除去する

消毒について

消毒とは，対象から細菌芽胞を除くすべて，または多数の病原微生物を除去することで，必ずしも微生物をすべて殺滅するものではないとされている（図5）。臨床現場では，消毒は医療機器だけでなく環境面においても関与してくる。また，自らの身を守るためにも重要になる。

図5 消毒のレベル

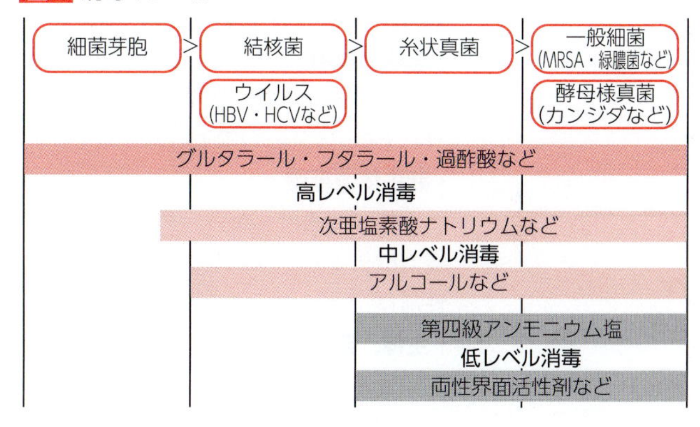

1 消毒の種類

・物理的消毒法

消毒剤を使用しないで微生物を殺滅するもので，熱による消毒法と紫外線による消毒法がある。

熱による消毒法：乾燥した熱（乾熱）では160℃以上の高温でなければ殺菌効果は期待できないが，湿った熱（湿熱）では80℃10分間の処理で芽胞以外の一般細菌を感染可能な水準以下に死滅または不活化する。蒸気は熱水より高い殺菌作用がある。

紫外線による消毒法：紫外線が当たる表面のみ効果がある。

• **化学的消毒法**

消毒剤を使用した消毒方法で熱が使用できない場合に用いる。適当な熱消毒の設備がない場合や，生体および環境，非耐熱性の医療器具などが対象となる。

2 消毒レベルによる消毒剤の分類

医療機器・器材はスポルディング分類によって3つに分けられる（表2）。また，医療機器・器材の感染リスクは4つに分けられる（表4）。これに基づきそれぞれの機器・器材に必要な滅菌・消毒レベルが決まる。

表4 感染リスクと必要な消毒レベル

高リスク 手術機器・器具類　カテーテル類など	消毒レベルは滅菌
中間リスク 内視鏡，喉頭鏡など	高水準消毒もしくは，中水準消毒
低リスク 聴診器，体温計など	低水準消毒（アルコール清拭など）
最小リスク 医療機器・器具の表面　床，壁など	水もしくは洗浄剤による清拭，次亜塩素酸ナトリウムを使用

3 消毒対象による分類

• **生体消毒剤**

人体に適用する。クロルヘキシジン（ヒビテン®），ポビドンヨード（イソジン®）など。

• **非生体消毒剤**

人体には適用しない。グルタラール（ステリハイド®），次亜塩素酸ナトリウム（テキサント®，ミルクポン®），両性界面活性剤（ニッサンアノン®）など。

• **生体，非生体の両方**

消毒用エタノール（消毒用アルコール，ヘキザックアルコール）など。

4 消毒方法による分類

• **浸漬法**

適切な容器に消毒剤を入れ器具などを完全に浸漬して薬液と接触させる方法。

• **清拭法**

ガーゼ，布，モップなどに消毒剤を染み込ませて環境などの表面を拭き取る方法。

• **散布法**

スプレー式の道具を用いて消毒剤を撒く方法。

• **灌流法**

チューブ，カテーテル，内視鏡，透析装置など細い内腔構造を有する器具に消毒剤を灌流する方法。

4 消毒時の注意点

消毒薬によっては，毒性が強く，皮膚などへの飛び散りに対して十分注意が必要である。また，これらの薬剤を取り扱う環境としては換気のよい場所で取り扱う必要がある。

学生が何を学ぶべきか

それぞれの医療機器・器材に必要な処理をスポルディングの分類によって判別する必要がある。消毒方法を間違えると的確な感染対策を行うことができない。

滅菌について

滅菌とは，医療機器・器材を介した感染の防止を目的として，生体内部で増殖しうる細菌やウイルスなどを殺滅・除去し，医療機器・器具の表面を無菌状態にすることである。医療施設での滅菌方法は，高圧蒸気滅菌を原則とし，適用できないものには低温滅菌法を選択する。

また，消毒同様，判断基準としてスポルディングの分類を基準とする。

1 滅菌の種類

滅菌の種類には，高圧蒸気滅菌，酸化エチレンガス滅菌，過酸化水素低温ガスプラズマ滅菌，化学的滅菌などがある。それぞれ熱や化学物質を用いて滅菌を行うが，器材の耐熱性や内腔などの形状に応じた使い分けが必要である。

• **高圧蒸気滅菌器（オートクレーブ）**

高圧蒸気滅菌器は，真空ポンプを有したプレバキューム式と真空ポンプを有していないフラッシュ滅菌器と中間タイプの3種類がある。

医療機関で多く使用されているのは，プレバキューム式の高圧蒸気滅菌器であり，滅菌の確実性が高く残留毒素性がないのが特徴である。121～135℃と高温になるために，高温・高圧に耐えられない医療機器・器材には使用できない。また，ISO/PDTS 17665-2に定められた条件が必要となってくる（表5）。

表5 滅菌プロセスにおける微生物学的な致死率を十分なレベルに達成する時間と温度の最小限の値

保持温度	保持時間
121℃	15分
126℃	10分
134℃	3分

EOG：ethylene oxide gas

・エチレンオキサイド滅菌（EOGガス滅菌）

エチレンオキサイド滅菌は，50～60℃の低温滅菌方法でガスの浸透性に優れ，幅広い機器・器材に適合する特徴があるが，12時間程度，空気に曝すエアレーションが必要である。ガスが毒性を有することから特定化学物質障害予防規則により規定が設けられている。

・過酸化水素蒸気滅菌／過酸化水素ガスプラズマ滅菌

50～60℃の低温滅菌方法であり比較的短時間で滅菌でき，軟性内視鏡や光学機器，プラスチック器具の滅菌に使用されている。軟性内視鏡や光学機器など高価な器材を滅菌する場合は，器材と滅菌器の適合性を確認して使用する必要がある。

学生が何を学ぶべきか

滅菌法の選択は，医療機器・器材の適合性，所要時間，滅菌剤の残留特性，導入／運転費用などを考慮する。医療機関では，通常は高圧蒸気滅菌が優先され，適合しない医療機器・器材に対しては，低温滅菌法の選択が必要である。誤った滅菌法を選択すると医療機器，器材が破損する（図6～8）。

図6　機器の破損①

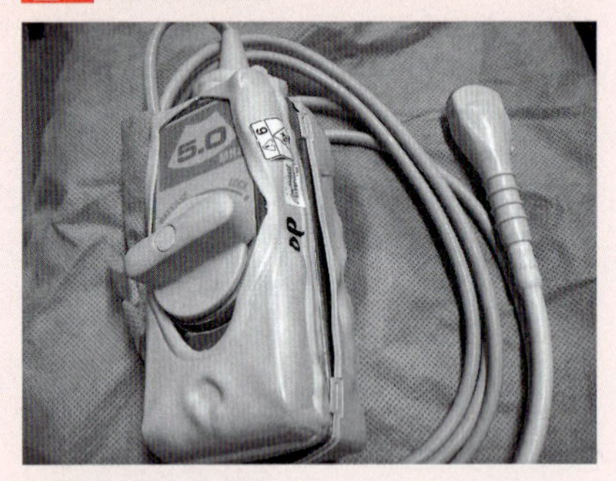

図7　機器の破損②

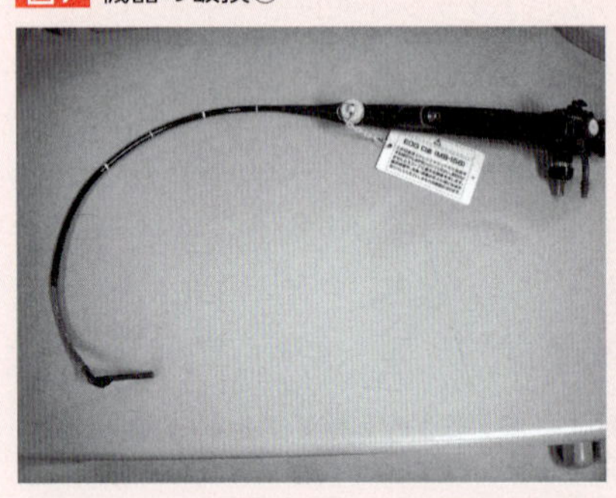

図8　機器の破損③

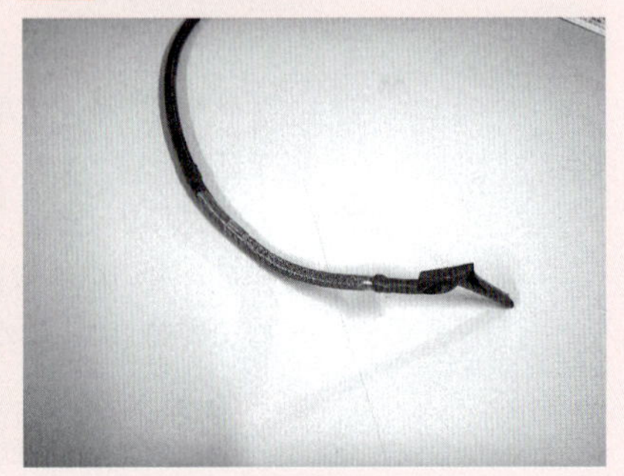

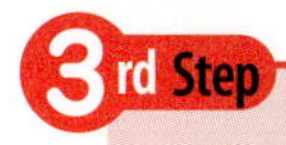

業務記録の記載について

滅菌器の使用に関して，厚生労働省の通知「医療機関等における院内感染対策について」では，日本医療機器学会の「医療現場における滅菌保証のガイドライン」を参考にして滅菌を保証しなければならないとされている。滅菌を保証するには，滅菌工程中の滅菌条件を確認して，記録を保存することが必要である。

臨床工学技士は，使用している滅菌物がきちんと管理されているかを以下の記録によって，判断・確認する必要がある。

滅菌記録

①日常の滅菌を実施し，滅菌工程をモニタリングし，管理する。
②モニタリングの結果を記録し，滅菌責任者の判断により滅菌の適否を判断する。
③モニタリングするべきデータは各滅菌法に従って選定する。
④モニタリングの結果は記録する。記録の方法を規定し，文書化する。

点検記録

滅菌器に付属する計器により，確認する。

その他の記録類

CI：chemical indicator

BI：biological indicator

推奨されている化学的インジケータ（CI），生物学的インジケータ（BI）によって滅菌の安全を保証することが重要である。

1 化学的指標：化学的インジケータ（CI）

タイプ1～6に分類されている。各種の滅菌条件の適否を判断することができる。

2 生物学的指標：生物学的インジケータ（BI）

BIは，培地一体型が多く使用されており，当該滅菌法に対して強い抵抗性をもつ指標菌の芽胞を使い，微生物の死滅を確認する方法である。

以下に推奨されるBIの実施頻度を示す（表6）。

滅菌器は，万能ではないことから，滅菌する器材や材質，形状などを確認しなければいけない。そして，各種のインジケータを適切に使用してモニタリングすることが大切である。

表6 推奨される生物学的インジケータの実施頻度

滅菌法	生物学的インジケータの実施頻度
高圧蒸気滅菌	1日1回以上，インプラントは毎回，陰性結果後に払い出し
フラッシュ滅菌	実施日ごとに
エチレンオキサイド滅菌	毎回使用，インプラントは毎回，陰性結果後に払い出し
過酸化水素プラズマ滅菌	毎回使用，インプラントは毎回，陰性結果後に払い出し

Step up Column

近年の滅菌器は，制御機構の充実や履歴保管をすることが可能になった。滅菌する装置の管理や滅菌器の物理的・化学的・生物学的指標を正しく使用し理解して管理することが安全に滅菌する最大のポイントである。

4th Step 中央材料室での臨床工学技士の役割

臨床工学技士による滅菌前点検の実施

臨床工学技士が行う医療機器・器材の保守点検で近年重要とされているのは，洗浄後の滅菌前のタイミングでの点検である。手術や治療で使用中の故障もあるが，使用後の搬送中や洗浄中に破損することが少なくないとされている。

臨床工学技士は，中央材料室（中材）に常駐し，洗浄後の医療機器・器材の点検・修理をする役割が注目されてきている。

臨床工学技士による滅菌コントロール

臨床工学技士は，医療機器・器材の洗浄・滅菌方法，また滅菌器の特徴も理解したうえで医療機器をどの方法で滅菌するのかや，滅菌器が故障した場合に滅菌方法の代替方法を検討し，中材運営がスムーズになるよう努めなければいけない（図9）。

図9 滅菌コントロール

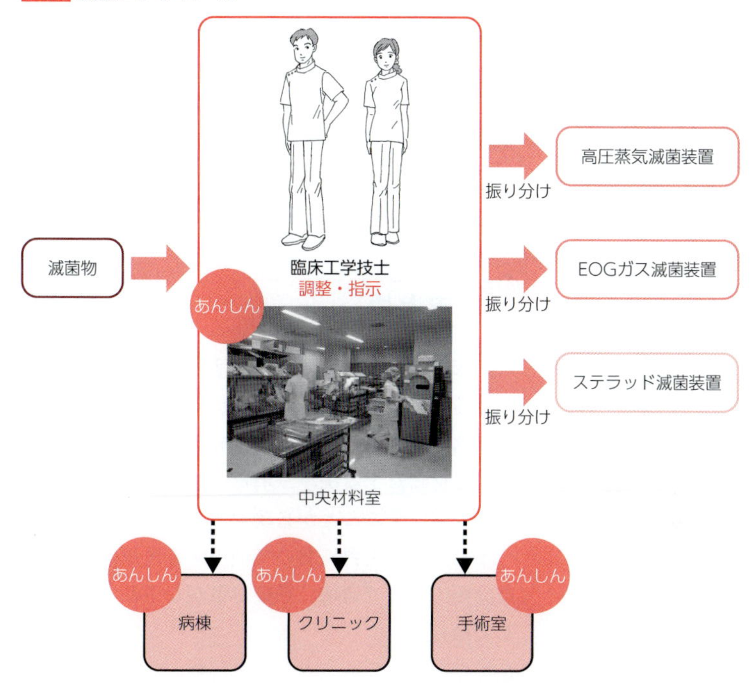

臨床工学技士による滅菌物の管理

中央材料室(中材)では，滅菌する前の状態であることから医療機器・器材の状態が把握しやすいため，ロット確認や故障状態の確認などさまざまな管理を行うことが可能である(図10)。点検によって，医療機器・器材の破損が滅菌前に把握で

図10 軟性内視鏡の滅菌前点検

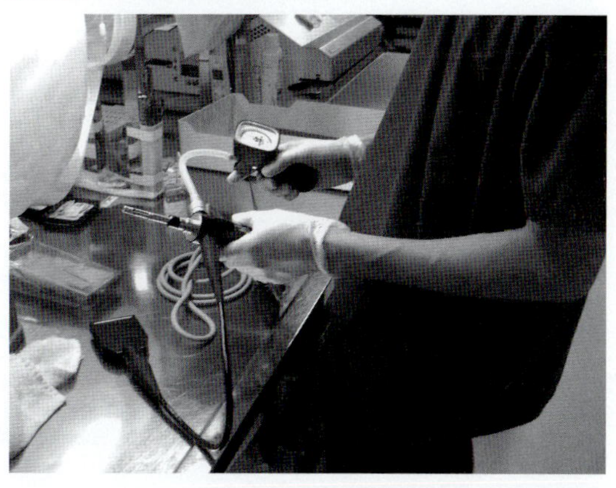

きれば，代替器の手配や修理など最短で対応することが可能である。よって，臨床工学技士が中材へ常駐するメリットは十分あると考えられる。

そして，洗浄や滅菌を行う看護助手などの医療機器・器材の知識を有さない従事者に対して医療機器・器材の取り扱いや分解方法，注意点の説明ができ，より故障予防に努めることが可能になる。

5th Step まとめ

臨床工学技士が臨床現場で活躍する一方，医療機器の管理における消毒や滅菌に関する教育の普及は遅れている現状がある。消毒・滅菌という単元で分けて学習するだけでなく医療機器・器材に対する洗浄・消毒・滅菌を含めた管理を臨床実習に向かう前に学ぶことが必要である。

また，臨床実習において使用する医療機器・器材がどのような分類のもので適切に感染対策がなされているかを注意し使用してほしい。

（山下由美子）

■参考文献

1）感染症法第12条第1項.
2）感染症法第69条第1項第1号.
3）医療法第6条の10.
4）医療法施行規則第1条の11第2項第1号.
5）医療機関等における院内感染対策について（平成23年6月1日医政指発0617第1号）の別添.
6）医療法第24条第1項.
7）医療法第25条第1項.
8）医療法第29条第1項第3号.
9）医療法第15条の2.
10）医療法施行令第4条の7.
11）医療法施行規則第9条の7～15.
12）病院，診療所等の業務委託について（平成5年2月15日指第14号）.
13）基本診療料の施設基準等（平成20年3月5日厚生労働省告示第62号）.
14）基本診療料の施設基準等及びその届出に関する手続きの取扱いについて（平成28年3月4日保医発第0304第1号）
15）日本医療機器学会 編：医療現場における滅菌保証のガイドライン. 2005, 2010.
16）日本医療機器学会 監，小林寛伊，編：医療現場の滅菌 改訂第3版，へるす出版，2008.
17）日本医療機器学会 編，安原　洋，ほか：医療機器学，83(1)，2013.
18）前田芳信 監，柏井伸子 編：歯科医院の感染管理 常識 非常識. クインテッセンス出版，2009.
19）Jan Huijs 著，高階雅紀 監：医療現場の清浄と滅菌. 中山書店，2012.
20）日本医療機器学会 監，小林寛伊 編：医療現場の滅菌 改訂第4版. へるす出版，2013.

Index 和文/欧文

あ

い，う

え，お

か

き

く

け

こ

さ

し

す，せ，そ

た

ち，て

と

な，に，ね，の

は

ひ

ふ

へ

ほ

ま，み，む，も

や，よ

ら，り，れ，ろ

A

B

C

D

E, F, G

H, I

J, K, L

M, N, O

P, Q, R

S

T

U, V, W

数字

CE臨床実習ルートマップ

2016年 9月 30日 第1版第1刷発行

■編 集 日比谷 信 ひびや まこと

■発行者 鳥羽清治

■発行所 株式会社メジカルビュー社
〒162-0845 東京都新宿区市谷本村町2-30
電話 03(5228)2050(代表)
ホームページ http://www.medicalview.co.jp/

営業部 FAX 03(5228)2059
E-mail eigyo@medicalview.co.jp

編集部 FAX 03(5228)2062
E-mail ed@medicalview.co.jp

■印刷所 株式会社 創英

ISBN 978-4-7583-1721-4 C3047